JN199245

呼吸器診療
ANDS BOOK

監修 ● 滝澤 始
杏林大学呼吸器内科 主任教授

編著 ● 皿谷 健
杏林大学呼吸器内科 准教授

Advanced Novel Desirable Schemes Book

中外医学社

執筆 （執筆順）

皿谷　　健　杏林大学呼吸器内科
中元康雄　立正佼成会附属佼成病院呼吸器内科
長友禎子　東京都交通局職員部労働課健康管理医
荒岡秀樹　虎の門病院臨床感染症科
牧野　博　杏林大学医学部付属病院臨床検査部
三倉　　直　杏林大学呼吸器内科
西沢知剛　さいたま赤十字病院呼吸器内科
渡辺雅人　杏林大学呼吸器内科
石井晴之　杏林大学呼吸器内科
肥留川一郎　武蔵野みどり診療所
南　太郎　ブラウン大学医学部呼吸器・集中治療・睡眠医学科
野坂華理　杏林大学呼吸器内科
和田翔子　杏林大学呼吸器内科
倉井大輔　杏林大学総合医学教室感染症科
蘇原慧伶　立正佼成会附属佼成病院呼吸器内科
矢野絹子　杏林大学医学部附属病院薬剤部
小田未来　杏林大学呼吸器内科
平田　彩　杏林大学呼吸器内科
乾　俊哉　国立病院機構災害医療センター
中島　明　中島医院
木村博一　群馬パース大学大学院保健科学研究科医療科学領域
本多紘二郎　杏林大学呼吸器内科
小出　卓　立正佼成会附属佼成病院呼吸器内科
福田のぞみ　杏林大学呼吸器内科
石田　学　東京医科大学八王子医療センター
麻生純平　杏林大学呼吸器内科
下田真史　複十字病院呼吸器内科
布川寛樹　杏林大学呼吸器内科
中本啓太郎　杏林大学呼吸器内科
大熊康介　杏林大学呼吸器内科
佐田　充　国立病院機構災害医療センター
高田佐織　杏林大学呼吸器内科
井上真奈美　杏林大学呼吸器内科
辻本直貴　杏林大学呼吸器内科
小川ゆかり　杏林大学呼吸器内科
横山琢磨　横山医院
渡邉崇晴　国立病院機構災害医療センター

前書きにかえて
君はマニュアルに何を期待するか？

　血痰を示す原因疾患の一覧表，診察の注意の項目，オーダーするべき検査のリスト，などなどがほしいのなら，すでにたくさんのマニュアルがあると思う．しかし，本当に読みたいのは，実地診療の現場で，毎日悪戦苦闘している先輩や仲間の生の声，やり方ではないだろうか．もしそうなら，是非このマニュアルを手に取っていただきたい．

　この本は，当科の皿谷准教授が編集長として，内容，装丁，執筆者などにとことんこだわって作り上げた，皿谷イズム満載のマニュアルである．杏林大学呼吸器内科のスタッフが現時点での総力を結集して作り上げた「あんずの呼吸 2019年決定版」と言える．患者さん一人一人を前にして，つくづく感じるのであるが，私たちが自信を持って言える事柄は，あまりに少なく，予想外のことはあまりに多い．しかし，以下のことは，自信を持って言える．

　第一に，わからないことや知らないことを，知らない，と言えることが大切であり，次につながる重要なステップである．

　第二に，そのわからないことを，自らの手で調べることができる，ということが重要である．

　そして第三に，そうすることが，結局今の，そして明日の患者さんの利益になることを知っている，ということが重要である．

　第一の点であるが，このことが意外に難しい，ということを君は知っているであろうか？　教科書でも文献でもわかっていることは書いてあるが，わかっていないことは書いていないものである．したがって，「今はわかっていない」ことを知るためには，「わかっていることを調べる」何倍何十倍の労力で，文献などを跋渉しなければならないのだ．

　第二の点は，言うまでもなく，文献を調べ，先輩に聴く，ことである程度わかる．しかし，例えばガイドラインを精読しても，「なぜ，その治療をどのくらい，どの期間するのか？」は書いていないことが多い．また，その治療でうまくいかないときどうするべきか？　あるいは，同じグループの薬剤のそれぞれの特徴を

比較した記載，はっきり言えば「どっちがいいか？」を書いてあることは稀である．その時はどうするか？　答えは君の中にある．今流行りの clinical question に対する答えを君が書くべく，さまざまなデザインの臨床試験を，同じ志を持つ仲間と行うしかない．当然，ハードルは高く険しいだろう．しかし，上に挙げた第三のポイントを信じるのなら，「やるっきゃない」のである．本マニュアルには，こうした信念で私たちが得た，数々の clinical pearl も掲載している．ぜひ味わっていただきたい．

　本マニュアルをきっかけとして，一人でも多くの方が呼吸器内科を目指すことを祈って，刊行に際してのメッセージとしたい．

　2019 年 8 月

杏林大学呼吸器内科 主任教授

滝澤　始

序　文

　2015 年秋頃に当院の呼吸器本の作成の話を頂いたと記憶しています．ボスの滝澤 始教授が退官までのあと数年というタイミングで，"最後の大仕事（集大成）になる"，とおっしゃっていたのを思い出します．本書の草案を練るにあたり，あんず（杏林大学呼吸器内科）のカンファレンスで現場の最前線にいる医師たちの生の声（疑問点や議論した点）をノートに書き留め，Great case を思い起こしながら，かなりの熱量を注入して執筆，編集を行いました．"こんな困った症例があった"と他病院の先生と話をしていると，それはほぼ必ず僕たちも通ってきた道であり，僕らなりの答えがあることが多かったですが，それは僕らのカンファレンスで議論になっていたからです．生死に関わる病態を多く扱う呼吸器内科という領域は，さまざまな重大な判断をその都度要し，実際の臨床は精神的，肉体的にもタフな仕事です．しかし肺は全身疾患のまさに窓であり，学問的には本当に奥が深いと感じる日々です．助け合う多くの仲間がいれば研修医からスタッフにいたるまで常に楽しく正しく頑張れる，持続的な個々の成長が可能であると考えています．現場で生き抜いてきたたくさんの "愉快なあんずの仲間たち" と一緒に，地を這うような地道な努力によって築き上げた本書のエッセンスは，たくさんの患者の診療を経て医師，看護師，コメディカルの思いが詰まったメッセージそのもので，時間を経ても "色褪せることのないエビデンス" です．

　最後に，前ボスの後藤 元教授，現ボスの滝澤 始教授の長年の愛のある指導に感謝し，出版に際し尽力して頂いた中外医学社の中畑さん，岩松さんら担当の方々に深謝致します．

2019 年 8 月

杏林大学呼吸器内科 准教授

皿 谷　　健

Contents

第3章	身体所見とバイタルサイン

第4章　検査所見を診療に生かす

第 **5** 章　ANDS パールズ：初級編（Basic）

Contents

第6章　ANDS パールズ：中級編（Standard）

第7章 ANDS パールズ: 上級編 (Advanced)

1章

診断戦略

1 呼吸器診療の大海を泳ぐ

1 航海のはじまり

　皆さんはこれから慣れない航海（臨床の現場）に出るのです．少しばかりの勇気と知恵をもって……．現場にはすでにたくさんの経験をもった先輩医師やコメディカルがいます．出発点は患者との出会い，ゴールは患者が回復するまでです．海はどうやって渡っていくのか？

　そして効率よく，たくさんの経験を知識として蓄えていくためにそれぞれが海図（マインドマップ）をもちましょう．そして以下の言葉を忘れてはいけません．

"The value of experience is not seeing much, but in seeing wisely."

William Osler, MD

"There are only three things that are important in medicine:
　diagnosis, diagnosis, diagnosis."

Charles Bryan, MD

　マグロはほとんど睡眠を取らずに泳ぎ続けます．口を開けて泳ぐことによって，えらを通る海水から酸素を取り入れるためです．止まることは死を意味するのです．呼吸って大事ですね．かくいう人間も，その他の陸上生物と同様に呼吸し続けなければいけませんが，肺は大気を吸い込むという点で，最も外界の影響を受けやすい臓器であるといえます．肺はたくさんの疾患や病態が複雑に絡み合う臓器であり，診断に苦慮することも多く，"肺疾患の理解は内科の王道だ"と筆者が勝手に考えている理由の一つです．

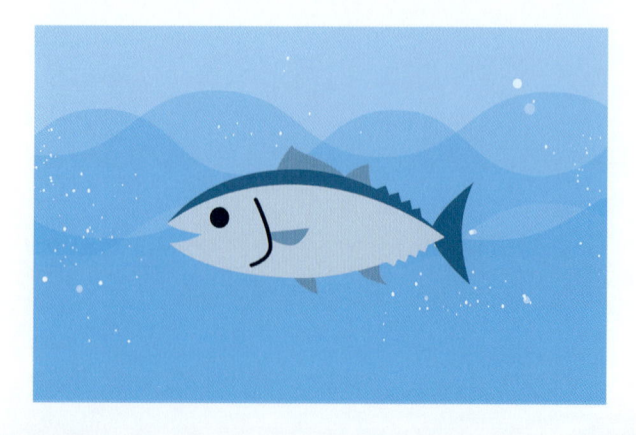

　病棟で研修医があくせくしている中，どんな状況にもどっしりと構えている先生は頼もしい存在に見えます．そういった先生は最初からかっこよく診断できたのでしょうか？　答えは否です（多分）．臨床経験が豊富な多くの先生は何かしらの診断戦略（診断の型とパターン認識）をもっていて，その組み合わせにより頭の中で予想される疾患の重みづけをし，今，診断を急ぐべき状況かゆっくり考えてよい状況かの判断ができていると考えられます．

　Chunha 先生らの報告を簡約すると，ジュニアレジデントと，経験があっても不十分な洞察力（疾患の病態の吟味）で対処する医師と，豊富な経験をもつ優れた医師（Master Clinician）との差は，検査所見にとらわれないこと，臨床所見に基づく診断を重要視していることがあげられるようです❶（Fig 1）．臨床所見に基づく診断とは，ジュニアレジデントにありがちな shotgun test（検査の絨毯爆撃）による検査所見に基づく鑑別診断と明らかに異なります．diagnosis eliminators（所見のないことが意味のあること）を認識でき，一つ一つが意味のない異常値でもその程度や関連する検査結果を統合して診断に rule in できる事象を探すことができる，または rule out できる，重要な鑑別診断（anchors）を想起できるが決め打ちしない，疾患の経過も踏まえた診断ができる，といったことがあげられます．

　しかし，Master Clinician といえども，そこに行き着くまでには頭を抱えて悩んだ多くの症例に裏打ちされた経験と深い洞察があるはずです．コモンな疾患には典型的な主訴，症状，臨床経過が予想可能で，診断を裏打ちできる身体所見，画像所見，検査所見を伴っていることが多いのです．これは筆者が好きな言葉 "multidisciplinary assessment（多角的評価）" といえます．また治療後の典型的な経過も知っておく必要があります．

　たくさんの症例を経験し臨床経過をたくさん知っておくということが重要なのは，同じ症例でも一つとして同じプレゼンテーションはないことを理解できる点です．野球選手で喩えるなら，同じストレートでもピッチャーによって，伸びのある選手，スピードの速い選手，球筋がホップする選手など違いがあります．

　ある程度の診断戦略と経験を得ることができれば，典型例の非典型的なプレゼンテーションでさえ認識できる状態になると思います．

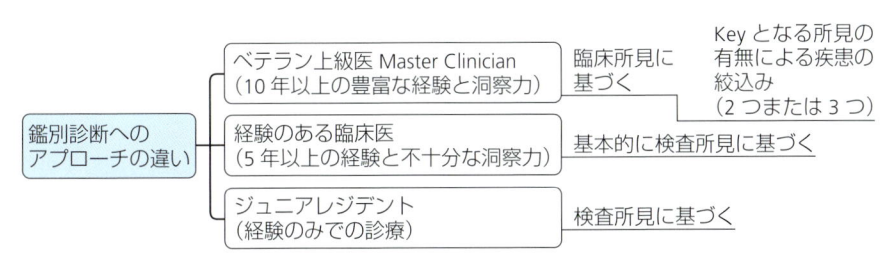

Fig 1 ■ 経験年数による鑑別診断へのアプローチの違い

2 マインドマップを使った多角的評価

Fig 2 は疾患へのアプローチをマインドマップで示したものです．これらの軸が頭の中で統合されて tentative diagnosis（仮の診断）がなされているはずです．過去の強烈な経験や教えから snap diagnosis で一発診断できる場合もありますが，主訴 / 症状からの鑑別，臨床経過からの鑑別，予想される疾患のカテゴライズ，身体所見，検査所見，宿主の免疫状態の評価とそこから類推される疾患，病歴聴取，画像所見の一つ一つを細かく丁寧にみていきます．また疫学も重要です．仮の診断であがった 2 つ 3 つの疾患の疫学データ（好発年齢や男女比など）と合致するか，ということも考慮します．また画像の章でも述べますが，経過から原疾患を推定するということも重要です．それは患者に出会った瞬間から始まる今後の経過と，過去のデータから推定される画像 / 臨床所見の経過（急性，亜急性，慢性）といったことも含まれます．

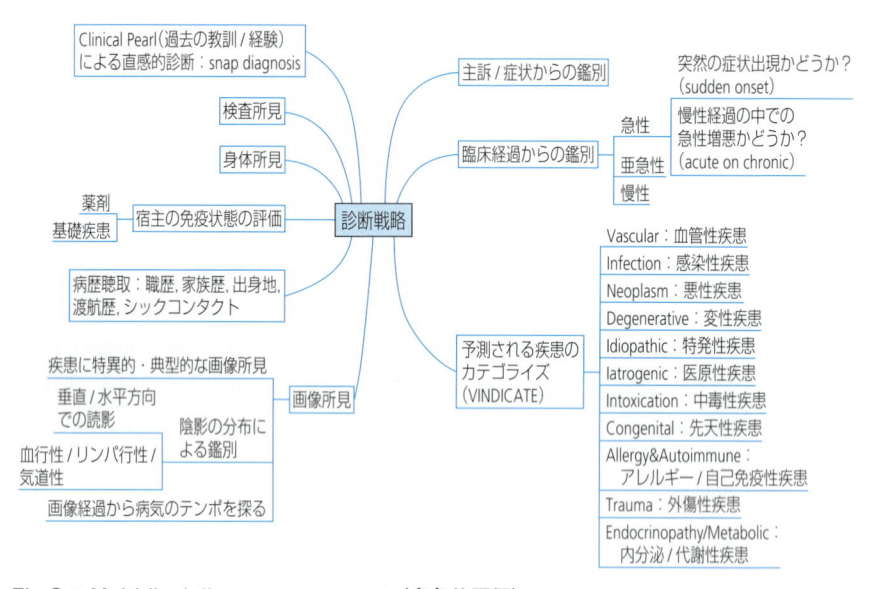

Fig 2 ■ Multidisciplinary assessment（多角的評価）

3 疾患のカテゴライズ

予想される疾患のカテゴライズには VINDICATE を使用すると鑑別診断を漏らす可能性が減ります．主な呼吸器疾患をカテゴライズするマインドマップが Fig 3 となります．最初から際どい鑑別疾患ばかりをあげられるはずがないのです．shotgun test をやる前にまずはどのパートにカテゴライズされる疾患かを想起しましょう！

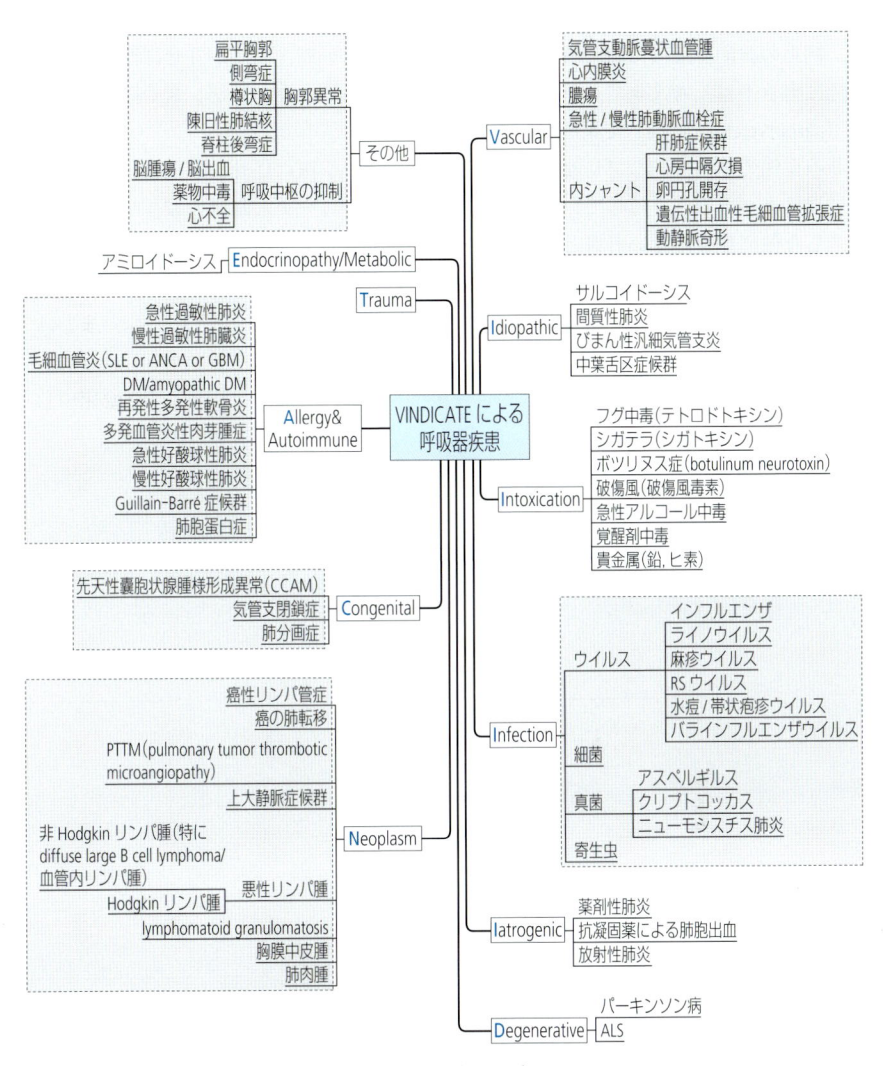

Fig 3 ■ VINDICATE による呼吸器疾患のカテゴライズ

V: vascular 血管性疾患
I: infection 感染性疾患（ウイルス，細菌，寄生虫，真菌）
N: neoplasm 悪性疾患（上皮性，非上皮性）（肺原発，転移病変）
D: degenerative 変性疾患
I: idiopathic 特発性疾患，intoxication 中毒性疾患，iatrogenic 医原性疾患
C: congenital 先天性疾患
A: allergy & autoimmune アレルギー / 自己免疫性疾患
T: trauma 外傷性疾患
E: endocrinopathy/metabolic 内分泌 / 代謝性疾患

　本書ではところどころに Fig 2，Fig 3 でみられるようなマインドマップを提示します．疾患の診断に迷った時，解決の糸口が見つからない時，時間が許せば鑑別リストを実際に書き上げ，考えます．その際には一つ一つのパーツがエビデンスや経験的な確かさ（narrative experience）で構成される必要があります．

　非典型例の非典型的なプレゼンテーションはベテラン医に任せればよいのです．本書は型にはまった書き方はしていませんが，診断のアプローチと臨床のエッセンスをミックスした他に類をみない著書と信じています．速く泳ぐマグロのように素早い診断に行き着くための Clinical Pearl＝ANDS（あんず）パールを伝授します．

📖 文献

❶ Cunha BA. The master clinician's approach to diagnostic reasoning. Am J Med. 2017; 130: 5-7.

2章

症状／主要徴候

1 見逃してはならない疾患を想起する

■ feeling of suffocation（窒息感）や air hunger（息が吸えてない感じ）は間質性肺炎では少ない？

1 息切れあれこれ (Table 1)

　dyspnea, dyspnea on exertion/breathlessness として表現されます．その感知は化学受容体（chemoreceptors）や機械的受容体（mechanoreceptors）があります．

　化学受容体は延髄の呼吸中枢にある二酸化炭素受容体が CO_2 の上昇を感知し，頸動脈小体や大動脈小体では O_2 の低下を検知し延髄に信号を送ります．

　機械的受容体は気道，肺，胸壁（筋肉含む）に存在し呼吸困難感に関わっています．しかし，その呼吸困難のメカニズムはわかっていない部分が多く，種々の機序が組み合って起きていると推定されています．

　日常臨床では心不全や慢性閉塞性肺疾患（COPD）の患者では呼吸困難感が全面に出る印象がありますが，一方で，間質性肺炎（特発性でも二次性でも）患者をみていると，低酸素血症に比して呼吸困難感の訴えは少ないように感じることが多いのです．その理由は不明ですが……．ここに興味深い報告を示します．種々の疾患による呼吸状態の感じ方を示したものです[1]．

　Table 1 のように，feeling of suffocation（窒息感）や air hunger（息が吸えてない感じ）は間質性肺炎では少なく，前述の感覚は案外正しいのかもしれません．

Table1 ■ 種々の疾患に伴う呼吸困難感

感覚	COPD	うっ血性心不全	間質性肺疾患（ILD）	喘息	神経筋・胸壁疾患	妊娠	肺血管疾患
呼吸促迫		×					×
呼気不全感				×			
浅促呼吸				×	×		
努力呼吸	×		×	×	×		
窒息感	×	×					
息が吸えない感じ	×	×				×	
胸部圧迫感				×			
肩息				×			

(Manning HL, et al. N Engl J Med. 1995; 333: 1547-53[1])

F-H-J 分類と MRC 息切れスケール

　呼吸困難感の程度は各疾患においていくつかの機序が推定されており，客観的な評価も難しいですね．ただしその評価方法である修正 MRC 息切れスケール[2]（Table 2）と Fletcher-Hugh-Jones 分類（Table 3）は認識しておきましょう．1952 年に Hugh-Jones は Fletcher らが使用していた息切れスケール（Table 2）を用いた研究成果を報告しましたが，それがなぜかわが国では Hugh-Jones 分類となり現在に至っています．Hugh-Jones は姓であるので，本来なら Fletcher, Hugh-Jones 分類（F, H-J 分類）が正しい記載のようです[3]．

Table 2 ■ 修正 MRC 息切れスケール

Grade 0	激しい運動時のみ息切れを感じる
Grade 1	平地を急いで歩いた時，あるいは緩い坂道を登った時に息切れを感じる
Grade 2	息切れのため同年齢の人よりもゆっくり歩く．あるいは，自分自身のペースで平地を歩いている時に息切れのため立ち止まらなければならない
Grade 3	平地を約 100m あるいは数分間歩いた後，息切れのため立ち止まる
Grade 4	息切れが強くて外出できない，あるいは，衣服の着脱だけでも息切れを感じる

（http://www.goldcopd.com[2]）

Table 3 ■ Fletcher-Hugh-Jones 分類（F-H-J）

1 度	同年齢の健常者とほとんど同様の労作ができ，歩行，階段昇降も健常者並みにできる
2 度	同年齢の健常者とほとんど同様の労作ができるが，坂，階段の昇降は健常者並みにはできない
3 度	平地でさえ健常者並みには歩けないが，自分のペースでなら 1 マイル（1.6km）以上歩ける
4 度	休みながらでなければ 50 ヤード（46m）も歩けない
5 度	会話，着物の着脱にも息切れを感じる．息切れのため外出ができない

📖 文献

❶ Manning HL, et al. Pathophysiology of dyspnea. N Engl J Med. 1995; 333: 1547-53.
❷ Global Initiative for Chronic Obstructive Lung Disease. http://www.goldcopd.com
❸ Miyamoto K. Confusion about MRC dyspnea scales in Japan—which MRC dyspnea scale should we employ? Nihon Kokyuki Gakkai Zasshi. 2008; 46: 593-600.

2 血痰・喀血

1 血痰・喀血総論

　血痰や喀血を呈する症例には種々の疾患があります（Table 1）．血痰/喀血は気管および下気道からの出血を喀出したものを指します．通常は咳嗽を伴います．痰の中に血液が混じる程度のものを血痰といい，ほとんど血痰だけを喀出するものを喀血といいますが，明確な基準はありません．喀血は一度に 2〜5mL 以上の血液が喀出される状態とされ，一般的には 100〜600mL 以上の喀血を大量喀血とよぶことが多いです．喀血の原

Table 1 ■ 血痰，喀血の原因

気道病変		●気管支拡張症 ●気管支炎 ●気道内異物，気道損傷，外傷 ●気管支血管瘻 ●気管支結石症
肺病変	感染症	●肺炎，閉塞性肺炎，肺化膿症 ●肺結核（活動性結核性空洞） ●非結核性抗酸菌症 ●肺真菌症（アスペルギルス症，ムコール症） ●肺吸虫症
	免疫異常	●多発血管炎性肉芽腫症 ●肺胞出血（膠原病，血管炎症候群，Goodpasture 症候群，特発性ヘモジデローシス，薬剤性）
	その他	●肺結核後遺症
腫瘍性病変		●肺癌，転移性肺腫瘍，気管腫瘍
心血管異常		●心不全，肺水腫，肺うっ血 ●肺血栓塞栓症 ●僧帽弁狭窄症，肺動静脈瘻 ●気管支動脈蔓状血管腫 ●肺高血圧症 ●肺動脈瘤
その他		●医原性（肺穿刺，胸腔穿刺，気管支鏡などの合併症，経気管吸引） ●抗凝固薬使用，凝固異常，血小板減少症 ●月経随伴喀血 ●コカイン中毒，覚醒剤中毒 ●肺分画症，アミロイドーシス ●胸部外傷
特発性		●原因不明のもの

因は気管支動脈系由来が多く，90％以上を占めるといわれています．気管支動脈は末梢気管支のレベルで肺動脈と吻合し，毛細血管叢を形成します．肺動脈系由来のものは少ないです．一般に気管支動脈，体循環動脈由来の喀血は量が多いです．血痰・喀血の原因は様々です（Table 1）．日常診療で多いのは気管支拡張症，肺結核後遺症など，もともとあった肺病変に感染が合併して生ずる喀血です．肺癌も喀血原因の 1 割を占めるといわれています．

2015 年のフランスからの 15000 人の喀血患者の報告❶では平均年齢は 62 歳，男女比は 2：1 であり，すべての入院患者の 0.2％を占め，その半数は特発性であったとしています．主な原因は呼吸器感染症（22％），肺癌（17.4％），気管支拡張症（6.8％），肺水腫（4.2％），抗凝固療法（3.5％），結核（2.7％），肺塞栓（2.6％），アスペルギルス症（1.1％）であり，3 年間での再発率は 16.3％でした．特発性とされた症例のうち 4％が 3 年以内に肺癌と診断されています．突然の喀血・血痰で注意すべき病態として肺塞栓と蔓状血管腫，血管炎〔全身性エリテマトーデス（SLE），ANCA 関連血管炎，Goodpasture 症候群などの毛細血管炎〕があります．食道からの出血と鑑別が困難な場合はヘモジデリンを貪食する肺胞マクロファージが肺胞出血の診断には有用です（p.381 参照）．

血痰の既往，呼吸器疾患，心疾患の既往，随伴症状（咳，痰，発熱，胸痛，咽頭痛など），服薬歴（抗凝固薬），外傷の有無，喫煙歴などを問診で確認しましょう．

2 大量喀血の場合

窒息予防のため健側を上に安静臥位とし，補液（細胞外液，生理食塩水，止血剤）を行いながら精査を進めます．大量出血で窒息の危険がある場合は血管確保，気道確保を行い，持続する大量出血では片肺挿管（健側気管支への挿管）が望まれます．気管支拡張症や腫瘍といった局所病変からの大量出血では気管支動脈塞栓術が有効となります．責任気管支に対して EWS®（Endobronchial Watanabe Spigot）充填法（p.500 参照）や，出血コントロールが困難である症例には出血責任病変を含む肺葉切除も考慮されます．

3 拍動を伴わないミミズに注意！

血痰・喀血の原因疾患として気管支動脈蔓状血管腫は稀な疾患ですが，大量喀血をきたし致死的転帰をとることがあるため，鑑別疾患として意識すべきです．

中高年に多く，性差はなく，出血部位は右葉（上葉・下葉）に多い傾向にあります．

気管支鏡の内腔所見は数条の粘膜下病変として描出されるが，拍動を伴うのはおよそ 30％であり，安易な気管支壁の生検は禁忌です．

4 気管支動脈蔓状血管腫とは？

　気管支動脈が蔓状に拡張・蛇行・増生・屈曲しながら走行し，しばしば肺動脈または肺静脈との異常吻合をきたす疾患ですが，拡張の程度や部位に基づく明確な基準はなく，気管支動脈の先天的形成異常による原発性と胸腔内の疾患の炎症に伴う続発性に分類されます．1976 年に Babo らが最初に racemose arteriovenous angioma として報告し，欧米では肺動静脈との異常吻合の有無にかかわらず，angioma recemosum arteriovenosum, pulmonary/bronchial arteriovenous malformation, systemic to pulmonary malformation, bronchial artery varices など様々な呼称でよばれています．本邦では，同時期より蔓状血管腫（racemose arteriovenous hemangioma）として広く認識されています．

　我々がまとめた 1981〜2010 年までの本邦における 47 例の報告[2][3]では，平均年齢は 50.6±18.0 歳，性差はなく，来院時の主訴の多くは血痰・喀血でした．出血部位は右葉（上葉・中下葉）に多く，出血状況の正確な把握は困難ではあるものの，血痰〜大量喀血と多彩な記載がされ個人差が認められ，無症状で診断に至った症例も存在しました．診断は，気管支内腔所見や気管支動脈の評価により総合的に行われます．胸部 X 線検査では，本疾患に特徴的な所見はなく，血痰・喀血による血液成分の吸い込みによる浸潤影を認めることがありますが，正常所見を呈するものが多いのです．胸部 CT 検査（Fig 1）では，気管支周囲に造影効果を認める異常血管が描出されます．血管造影検査には及ばないものの，3D-CT では異常血管と周囲組織の関係をおおまかに把握することができます．

　気管支内視鏡（Fig 2）では，ほとんどの症例で隆起性病変を認めますが，凝血塊や出血所見のみ認めるもの，正常所見のものもあります．一般的に，拍動性の隆起性病変は，本疾患を疑う重要所見の一つと考えられていますが，拍動性の隆起性病変を実際に認めたのは報告例の 30％未満であり，拍動の有無で本疾患を鑑別するのは困難です．ミミズのように膨隆した数条の粘膜下病変をみたら，安易な生検は禁忌です．血管造影検査は，異常血管の走行やシャントの評価に必須な検査であり，本疾患では，気管支動脈と肺動脈のシャント〔B-P（bronchial artery to pulmonary artery）シャント〕を多く認

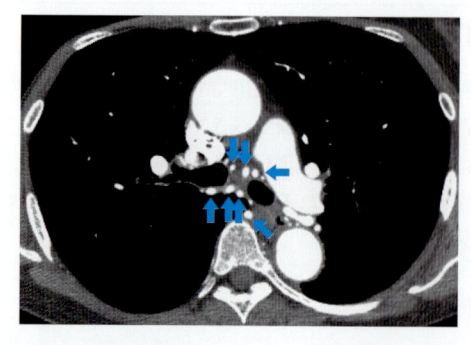

Fig 1 ■ 63 歳女性，胸部造影 CT 像
気管分岐部の気管周囲に造影される異常血管を認める（矢印）．

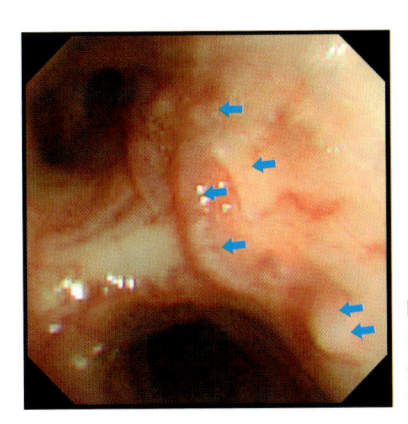

Fig 2 ■ 気管支内視鏡での右第二分岐部の内腔所見
蛇行する隆起性粘膜下病変を認める．拍動なし．
青矢印は粘膜下の気管支動脈に相当．

めることがあります．

　気管支動脈蔓状血管腫の治療は，未治療で軽快した症例もありますが，ほとんどの症例において，外科的切除（葉切除・区域切除）や気管支動脈結紮・気管支動脈塞栓術など何らかの処置が行われています．自験例の2症例（Fig 3～5）では，来院時は少量の血痰を認める程度でしたが，経過中に喀血をきたすようになり，外科的治療の待機中に大量喀血のため死亡の転帰となりました．気管支動脈蔓状血管腫では，大量喀血の危険性を考慮し，手術を含めた治療も常に選択肢に入れておくべきと考えられます．

気管支動脈蔓状血管腫のピットフォール
- 1．必ずしも胸部CTで異常血管が描出されるわけではない．
- 2．気管支動脈造影で初めて診断される気管支動脈蔓状血管腫がある．

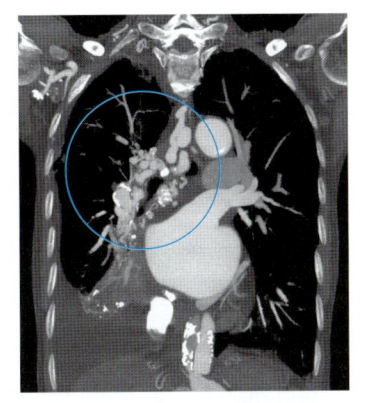

Fig 3 ■ 76歳女性，胸部造影CT 線
気管支周囲に蛇行・屈曲する異常血管を認める．

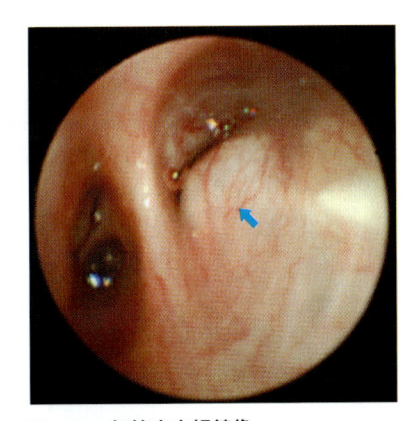

Fig 4 ■ 気管支内視鏡像
気管支内腔に突出する隆起性病変あり（矢印）．

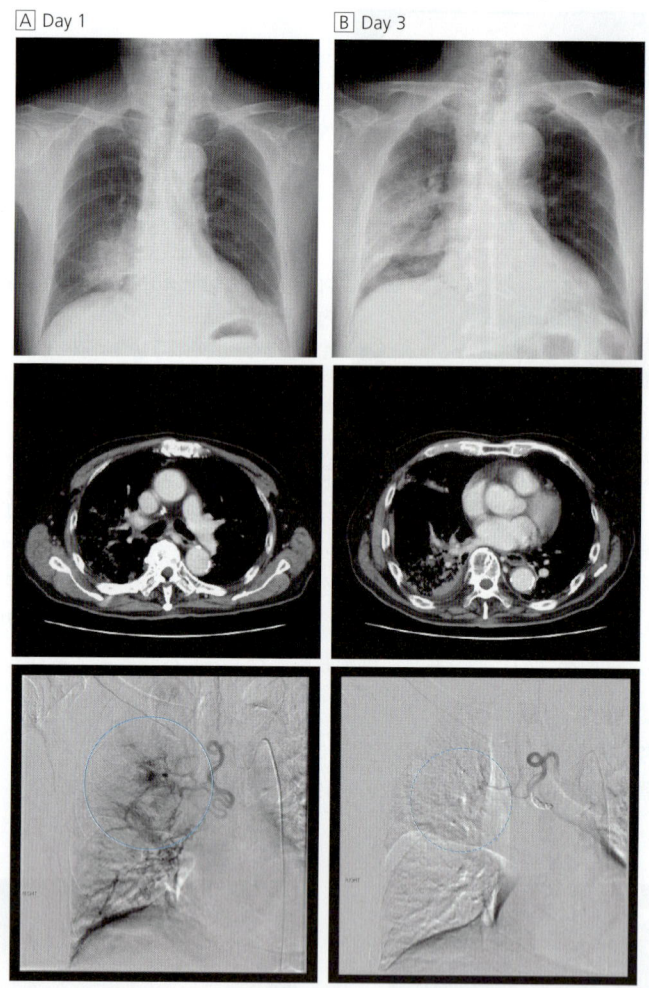

Ⓐ Day 1　　　　Ⓑ Day 3

Figure 5 ■ 血痰を主訴に入院した 77 歳男性の入院時，第 3 病日の X 線像と CT 像と気管支動脈造影像

◯：気管支動脈の造影で異常血管の増生を認める，◯：塞栓術施行後は異常血管は摘出されず．

■ 症例

　7 月 8 日から血痰が出現した 77 歳男性．60 歳から高血圧で治療中です．

　7 月 10 日（Day 1）に胸部 X 線像で右中下肺野に浸潤影を指摘され入院しています．

　バイタルサイン：体温 37.2℃，血圧 146/88mmHg，脈拍 102/ 分，SpO_2 88％（室内気）呼吸数 32/ 分，眼瞼結膜に貧血あり，右前胸部に coarse crackles を聴取し，肺炎，肺胞出血が疑われていました．Day 3 には抗菌薬の投与にもかかわらず，陰影の拡がりを認

め，血痰は持続しています．胸部造影 CT では明らかな異常血管を指摘できません．気管支粘膜下の病変は認めませんが，気管支鏡で中間幹に出血があり，気管支血管造影で同部位での血管増生の存在から気管支動脈蔓状血管腫と診断しました．気管支動脈塞栓術により軽快退院しています．

　本症例において気管支動脈蔓状血管腫では必ずしも胸部造影 CT で異常血管が造影されるわけではないことを示しており，出血部位を画像所見と気管支鏡である程度予測した後，気管支動脈塞栓術が有用であった症例です．

📖 文献

❶ Jain S, et al. Community-acquired pneumonia requiring hospitalization among U.S. Adults. N Engl J Med. 2015; 373: 415-27.

❷ Nagatomo T, et al. Two cases of bilateral bronchial artery varices: one with and one without bilateral coronary-to-pulmonary artery fistulas. Review and characterization of the clinical features of bronchial artery varices reported in Japan. Clin Radiol. 2012; 67: 1212-7.

❸ Nagatomo T, et al. Re: Two cases of bilateral bronchial artery varices: one with and one without bilateral coronary-to-pulmonary artery fistulas. Review and characterization of the clinical features of bronchial artery varices reported in Japan. A reply. Clin Radiol. 2013; 68: 750

3 　胸痛

1 　歴史は繰り返すのだ！

　筆者がジュニアレジデントの頃，沖縄県立中部病院の総合内科を徳田安春先生と一緒に立ち上げた仲里信彦先生が，胸痛の問診の仕方について教えてくれたことを思い出します．患者に不十分な問診しかしていない筆者は別室に連れて行かれ，どのように問診していくかを（oppression, burning sensation, squeezing, penetration などなど）コンコンと言われたことを思い出します．文献[1]は，胸痛に関して古い日本語の文献ですが，虚血性心疾患とその周辺の鑑別についての良質な総説があり，一読をお勧めします．

2 　まずは 3 つの疾患を押さえよ！

　胸痛は主に胸膜疾患で生じることがわかっています．いわゆる sudden onset で起きうる血管が詰まる（塞栓），裂ける（解離），破裂するなどの血管病変以外では胸膜そのものに生じる炎症に伴う胸痛を考慮します．多くは胸膜炎のために吸気時の痛みがあり，深呼吸ができないほどの胸痛を呈します．痛みのために苦悶状の表情を呈する症例もあります．一般的には癌性胸膜炎や結核性胸膜炎は慢性経過を示すため，胸水所見も総細胞数の増加の主体はリンパ球優位であることが多いとされます．しかし例外もあり，胸水中の糖がゼロに近い値を呈する好中球主体の強い炎症を呈する癌性胸膜炎も経験することがあります．

　胸水量の多い胸膜炎をみたら，まず結核性胸膜炎，癌性胸膜炎，膿胸（肺炎随伴性胸水から進展した）の 3 つは必ず鑑別にあげます（Fig 1）．一般内科では最も頻度の高いこの 3 疾患を抑えておけば十分でしょう．胸水量の違いは種々の要因がありますが，血管透過性に関わるサイトカインの関与（例：VEGF，TGF-β など）が考えられます[2]．

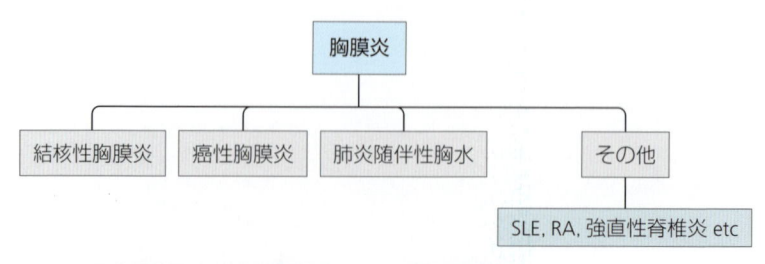

Fig 1 ■ 胸水貯留を呈する胸膜炎での 3 つの鑑別疾患

興味深いことに肺癌の中でも腺癌は圧倒的に胸水量が多いことも，これらの機序によるものと推定されます．身体所見の項でも述べていますが，胸膜炎のある患者は患側を下に側臥位でいることが多いのは，患側を支点にしたこの姿勢で胸痛が和らぐためだといわれています．

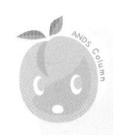

* あ ん ず コ ラ ム *

市中肺炎と胸痛について

　肺炎そのものでは胸痛は認めないと考えられますが，胸膜炎を合併した場合にはpleuritic chest pain が出現します．米国からの報告で 1812 症例の市中肺炎症例における胸痛の出現は全体では 46％とされています[❶]．興味深いことに胸痛の頻度は 18～44 歳で 60％，45～64 歳で 42％，65～74 歳で 32％，75 歳以上で 31％であり高齢者になるにつれて少なくなる傾向にあります（下表）．高齢者を相手にすることが多い日本でも市中肺炎患者の 3 人に 1 人は胸痛がある可能性がありますね．

回答のあった患者を年齢別にグループ分けしてみられる傾行

症候		各年齢別グループの割合（％）				
		18-44y (n=780)	45-64y (n=449)	65-74y (n=303)	≧75y (n=280)	Overall (N=1812)
呼吸器症状	咳	90	84	80	84	86
	呼吸困難	75	72	71	66	72
	痰	64	62	65	64	64
	胸膜炎性胸痛	60	42	32	31	46
	喀血	19	17	13	12	16
非呼吸器症状	疲労	93	93	88	84	91
	発熱	85	75	60	53	74
	悪寒	85	75	60	52	73
	食欲不振	77	72	64	64	71
	発汗	83	70	55	45	69
	頭痛	72	58	42	36	58
	筋肉痛	67	51	30	25	51
	吐き気	48	42	33	31	41
	のどの痛み	45	30	24	27	35
	摂食障害	31	27	19	14	26
	嘔吐	29	24	20	21	25
	下痢	29	22	18	21	24
	腹痛	27	22	18	18	23
	呼吸促進	36	44	68	65	49
	頻脈	41	43	40	37	41
	異常高熱	37	33	32	30	34

(Metlay JP, et al. Arch Intern Med. 1997; 157: 1453-9 [❶])

Reference

❶ Metlay JP, et al. Influence of age on symptoms at presentation in patients with community-acquired pneumonia. Arch Intern Med. 1997; 157: 1453-9.

3 胸痛の発症は急性〜亜急性までさまざま

- 肺塞栓の検査前確率を Wells score for PE, 改訂 Geneva score などでアセスメントする.
- くさび型の胸膜直下の consolidation は肺塞栓を疑う.
- 肺塞栓の胸痛の発症は突然のものから緩徐な出現までさまざまである.
- 肺塞栓の多くは過去 2 週以内に生じた深部静脈血栓症（DVT）が原因となるため, 病歴のチェックと DVT のチェックを必ず行う.

血痰, 喀血, 胸痛などを認めることがある代表的疾患の一つに肺塞栓があります. 胸痛は突然のものから緩徐な発症まで, さまざまあるので注意が必要です. 一症例をみてみましょう（Fig 2）. 症例は 51 歳男性で, 1 カ月前に左下腿骨折（保存療法）の既往があります. 2 週間前にカナダに飛行機で旅行（12 時間のフライト）しその際に左腓腹筋の痛みがありました. 1 週間前から吸気時の右側部胸痛, 血痰が出現しています. 来院時のバイタルサインは, 体温 37.3℃, 呼吸数 16 回 / 分, SpO_2 88%（室内気）, 脈拍 86 回 / 分, 血圧 112/64mmHg, 両側下肺野で呼吸音の減弱あり, 左大腿から下肢にかけて腫脹, 発赤, 把握痛あり.

吸気時に増強する右側胸痛として来院し, 心電図は右室負荷の所見はありませんでした. 胸痛は突然に起きたようです. Wells score（Table 1）: 4.5 点（中リスク）, 改訂 Geneva score（Table 2）: 9 点（中リスク）であり, 胸部造影 CT では左右の肺動脈末梢に造影欠損とくさび型の consolidation を両側肺底部に認め, 膝下には静脈内の血栓があり, 左下肢深部静脈血栓症, 肺塞栓症の確定診断となっています.

さらに簡潔にしたバージョン（Simplified version）もあります❸. 本症例をそれで見積もっても Wells score 3 点（>1）, 改訂 Geneva score 3 点（>2）で PE likely の診断となります.

本症例では喀血は認めませんでしたが, 血痰, 胸痛の原因は長時間のフライトに伴う深部静脈血栓症（DVT）, 4 週間の骨折から肺塞栓症を生じたと考えられました. 肺塞栓の原因となりうる基礎疾患や薬剤歴はありませんでしたが, 肺塞栓の事前確率の推定など（Wells score, 改訂 Genova score）をしっかり行うことで迅速の診断が可能であった症例です.

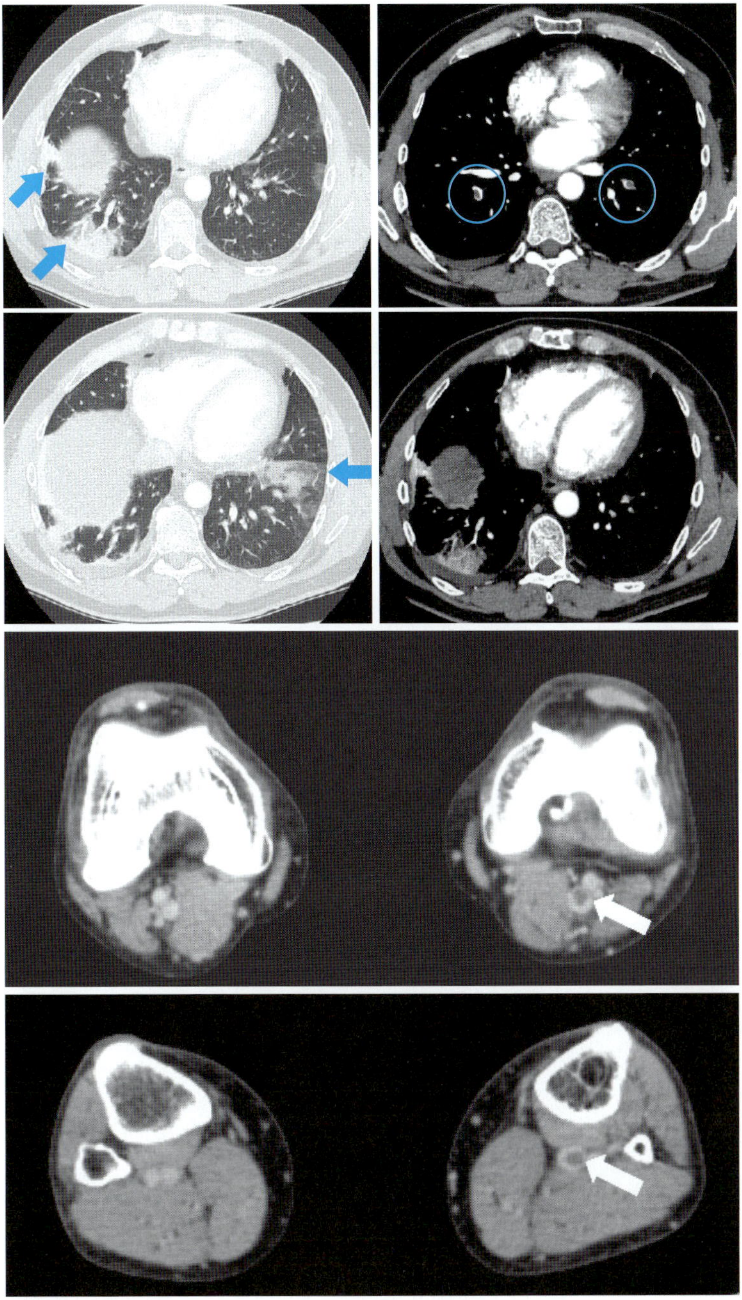

Fig 2 ■ 肺塞栓症例
青矢印: くさび型の consolidation. ◯: 肺動脈内の血栓，白矢印: 下肢静脈内の血栓.

Table 1 ■ Wells score

PE あるいは DVT の既往	+1.5
心拍数＞毎分 100	+1.5
最近の手術あるいは長期臥床	+1.5
DVT の臨床的徴候	+3
PE 以外の可能性が低い	+3
血痰	+1
癌	+1
臨床的可能性	
低い	0〜1
中等度	2〜6
高い	7 以上

PE: 肺血栓塞栓症,
DVT: 深部静脈血栓症
(Wells PS, et al. Ann Intern Med.
2001; 135: 98-107)

Table 2 ■ 改訂 Geneva score

年齢＞65 歳	+1
DVT か PE の既往	+3
4 週以内に全身麻酔下手術か骨折	+2
活動性の固形癌か血液癌または治癒後 1 年未満	+2
片側の下肢痛	+4
喀血	+3
心拍数	
＜75BPM	0
75〜94PBM	+3
＞94BPM	+5
下肢深部静脈圧痛と片側浮腫	+3
臨床的可能性	
低リスク 8%	0〜3
中等度リスク 28%	4〜10
高リスク 74%	＞11

(Le Gal G, et al. Ann Inter Med. 2006; 144: 165-71)

📖 文献

❶ 上地 囊. 胸痛診療のポイント. 中部病院医誌. 1986; 12: 4-9.

❷ Saraya T, et al. Diagnostic value of vascular endothelial growth factor, transforming growth factor-β, interleukin-8, and the ratio of lactate dehydrogenase to adenosine deaminase in pleural effusion. Lung. 2018; 196: 249-54.

❸ Douma RA, et al. Performance of 4 clinical decision rules in the diagnostic management of acute pulmonary embolism: a prospective cohort study. Ann Intern Med. 2011; 154: 709-18.

4 咳嗽: 多彩な疾患群を捉える

1 気管支喘息を念頭においた問診を！ 問診の流儀

　咳嗽を主訴とする患者を診る時，筆者は，気管支喘息を主体とした問診を行い，初診時に Table 1 の 21 項目を問診しています（筆者の「聴診スキル講座」https://www.kango-roo.com/sn/k/view/2424 の気管支喘息の項参照）．急性咳嗽（3 週未満）や遷延性咳嗽（3〜8 週），慢性咳嗽（8 週以上）の分類は医学上のものであって，実際に患者が来院するのはより早いタイミングであることから，治療可能な咳嗽と肺癌を含む危ない疾患を見逃さないことが重要です．特に喫煙による肺気腫や COPD の可能性，気管支喘息を念頭においた問診をするのが有用だと思います（Fig 1）．ちなみに筆者がドイツの学会に出かけた際には，道端に沢山のタバコの吸殻が落ちていて愛煙家の比率は日本と比べ物にならないと感じました．胸部 X 線検査（p.131 参照）と呼吸機能検査（p.320 参照）は一度は行うようにしましょう．X 線検査で肺癌などの粗大病変のないことを確

Table 1 ■ 気管支喘息を疑う患者さんに行う問診事項

① アレルゲンへの曝露（花粉症の有無も）
② 感染の有無（咽頭痛，鼻水がなければ感冒とはいわない）
③ タバコや大気汚染などの気道への刺激（家の傍に工場がないか？）
④ 動物の飼育歴
⑤ ほこり，ダニ（自宅は木造か鉄筋か？　築何年か？）
⑥ 自宅でのゴキブリの有無
⑦ 自宅でのカビの有無
⑧ 冷たい空気（クーラーなど），天気の急激な変化（例: 台風などの気温・気圧の変化での咳の誘発，夏に暑い外気からコンビニの冷房）での咳嗽の有無
⑨ 塗装や調理の強い臭いでの咳の誘発の有無
⑩ 香水などの強い臭いでの咳の誘発の有無（ガソリンスタンドの傍での誘発なども）
⑪ 精神的ストレス（精神的な疲労，乱れ）（例: 親族が死亡した，失恋した，仕事の内容・部署が変わったなど）
⑫ 肉体的ストレス（例: 転職した，睡眠不足，仕事が忙しいなど）
⑬ 運動での咳の誘発（小さい頃，走って咳が誘発されたか）
⑭ 薬物療法（例: アスピリン，β-ブロッカー，湿布など）→医原性のチェック
⑮ 亜硫酸塩の入った食べ物（例: キウイ，マンゴー），または水以外の飲み物（例: ワイン）
⑯ 喘息の増悪因子である胃食道逆流現象（起床時の胸部の灼熱感の有無，口が酸っぱくないか）の有無
⑰ 職業上の化学物質やほこりへの曝露（仕事の内容まで聞く）
⑱ 慢性副鼻腔炎（蓄膿）の有無
⑲ アトピー性皮膚炎の有無
⑳ 家族歴（特に，祖父母，兄弟での喘息の有無）→喘息は隔世遺伝の可能性も
㉑ アルコールでの胸部違和感や咳嗽の有無など（特に，ワインは添加物が多いため発作を誘発しやすい）

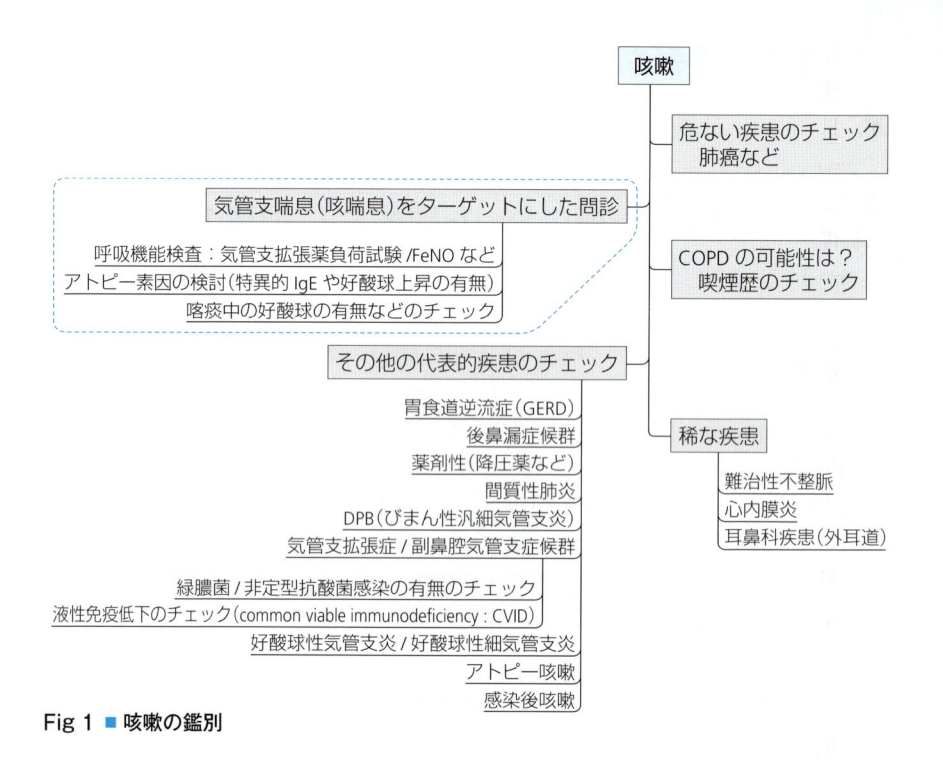

Fig 1 ■ 咳嗽の鑑別

認したのち，気管支喘息を主体とする問診を行います．喫煙歴や職業歴で COPD や職業病（吸入抗原による）などの可能性を探ります．そもそも current smoker では never または ex-smoker に比して慢性咳嗽が 3 倍多いといわれています[1]．それもなければその他の疾患の可能性を考えます．胃食道逆流症（GERD），後鼻漏症候群，薬剤性の咳嗽などです．GERD に対するプロトンポンプ阻害薬や，咽喉頭の搔痒感があればアトピー咳嗽を考慮した抗ヒスタミン薬での治療も行います．

2 One airway, One disease

　気管支拡張が X 線像で確認されればびまん性汎細気管支炎（DPB）の可能性は常に考慮し，副鼻腔気管支症候群や感染症の合併の有無，液性免疫のチェックも行います．我々の検討では液性免疫不全患者で最も多い気道病変は気管支拡張症です[2]．

3 咳の出現時間は疾患を予想できる？

　間質性肺炎の可能性も考慮します．特発性肺線維症（IPF/UIP）では（p.283 参照），

咳嗽の程度は疾患の進行の予測因子となりますが，肺機能との明らかな関連はないとされています．また IPF の咳嗽は COPD や喘息患者と比して明らかに多い傾向がありますが，日中に集中しており夜間は著明に減少することも特徴です．年齢や性別とは関連なく never smoker の IPF や進行した IPF で多いとされています❸．IPF がなぜ胸膜直下肺底部に多いのかはわかっていませんが，呼吸に伴う気道内圧の変化が肺実質の伸縮に伴う損傷を誘導するためともいわれています❹．いずれにしても IPF はまずは肺底部の蜂巣肺がメルクマールとなりますね．

4　好酸球は人気者

　喀痰中の好酸球が多い場合はすぐに喘息だと決めつけずに，好酸球性気管支炎 / 好酸球性細気管支炎の可能性も考えます．好酸球性気管支炎 / 好酸球性細気管支炎は COPD や気管支拡張症，慢性気管支炎，気管支喘息など種々の疾患が作り出す病態と捉えておいてよいでしょう（次頁のコラム参照）．さらに，稀な疾患として迷走神経反射に伴う咳嗽は外耳道の疾患でも出現します❺．耳かきをすると咳が出るのはこの Arnold's ear-cough reflex によるものです．その他，心内膜炎や不整脈などが慢性咳嗽の原因になることもあります❻．頭の片隅に入れておきましょう．

5　喘息に似たこわい疾患たち

　「All that wheezes is not asthma」のコラム（p.82）で詳細を述べますが，慢性咳嗽の一つで見逃してはいけないものに中枢気道の狭窄を呈する疾患群があります❼（Fig 2）．肺癌による狭窄が最も頻度が高いと考えられますが，8 週以上継続するような慢性咳嗽では呼吸機能検査を一度は行うことをお勧めします．呼吸機能検査ではわずかな中枢気道の浮腫や気流制限ですら波形の異常として捉えることがあります．肺音（呼吸音）も重要です．気管支呼吸音の減弱や wheezes の出現，気管への wheezes の放散が診断の糸口になることがあります❽．

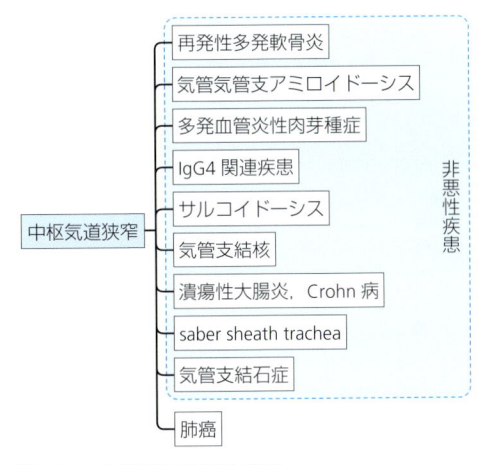

Fig 2 ■ 中枢気道狭窄の鑑別

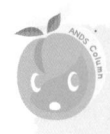

＊あんずコラム＊

咳と胸痛は肋骨骨折も考えよ！

咳が比較的続いている患者が肋骨骨折した，というエピソードを一度は経験したことがあるのではないでしょうか？

ここに興味深い報告があります[1]．咳嗽誘発の肋骨骨折の特徴とリスク因子を解析するため 1996〜2005 年までに施行された 9 年間の単施設での retrospective study です．急性および慢性の定義は 3 週未満かそれ以上かで定義し，骨折線が画像的に

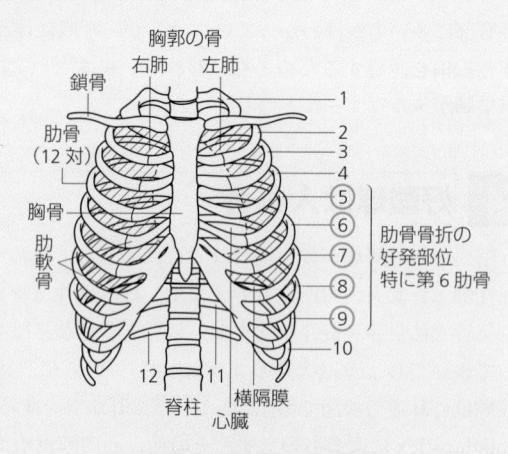

咳嗽誘発肋骨·骨折の好発部位

証明され，外傷，転移，その他の原因のない肋骨骨折患者を調査しています（図参照）．

54 症例の解析では平均年齢が 55±17 歳，78％は女性で，肋骨骨折は 3 週以上の咳嗽と関連があり，突然の発症は 35％程度でした．第 6 肋骨が最も骨折が多く（全体の 23％），側面が 50％，前胸部が 26％，背側が 24％の頻度で左右差はありません．

咳嗽誘発の肋骨骨折は主に第 5〜9 肋骨の側面に生じます．

慢性咳嗽患者に生じた胸痛では部位と時期を意識した診察で肋骨骨折を早期発見しましょう！

Reference

❶ Hanak V, et al. Cough-induced rib fractures. Mayo Clin Proc. 2005; 80: 879-82.

📖 文献

❶ Chung KF, et al. Prevalence, pathogenesis, and causes of chronic cough. Lancet. 2008; 371: 1364-74.

❷ Nishizawa T, et al. Good syndrome occurred in a patient a prolonged time after thymectomy: a case report and literature review of cases in Japan. J Gen Fam Med. 2016; 17: 238-43.

❸ van Manen MJ, et al. Cough in idiopathic pulmonary fibrosis. Eur Respir Rev. 2016; 25: 278-86.

❹ Key AL, et al. Objective cough frequency in idiopathic pulmonary fibrosis. Cough. 2010; 6: 4.

❺ Currie GP, et al. Chronic cough. BMJ. 2003; 326: 261.

❻ Damaraju D, et al. Clinical problem-solving. A surprising cause of chronic cough. N Engl J Med. 2015; 373: 561-6.

❼ Grenier PA, et al. Nonneoplastic tracheal and bronchial stenoses. Radiol Clin North Am. 2009; 47: 243-60.

❽ Saraya T, et al. Critical pitfall: arther cause of wheezing BMJ Case Rep. 2017. doi: 10.1136/bcr-2017-223147.

3章

身体所見と
バイタルサイン

身体所見のみで確定診断することが困難な場面もありますが，患者を診るということは"よく視て，触れて，訴えを聴く"ということだと思います．病歴聴取と視診，触診，打診，聴診ですね．これは時間経過による病態の変化をリアルタイムに知る術でもあります．

感染症科医のエイブラハム・バルギーズ（Abraham Verghees）は，TED で「"医師の手がもつ力"や人を診るとはどういうことか？」という問いかけを，一人の AIDS 末期患者との対話を通して示しています[1]．またその語りの中で，1700 年代に酒屋の息子であったレオポルト・アウエンブルッガー（Leopold Auenbrugger）による打診法の発見，1800 年代のルネ・ラエンネック（René Laennec）による聴診器の発明にも触れています．さらに，画像所見や検査所見についつい頼りがちな現代医師への警鐘とともに，身体診察が患者と医師をつなぐための欠かすことのできない儀式であると述べています．是非一度ご覧下さい．

本稿では既知のエビデンスを交えながら，バイタルサインの要点を，我々が経験した実際の症例をもとに提示します．

1 ドキドキはどの程度？

頻脈は 100/ 分以上の心拍数と定義されますが，脈拍数増加の原因を考えることが重要です．発熱，貧血，運動，甲状腺機能亢進症，頻脈性不整脈，交感神経の緊張などがあります．脈拍数が高い場合は，まず年齢から算出される最大心拍数に近いかどうかを判断します．"200 − 年齢"が予測される 1 分間の最大心拍数であり，それを超える状態は原因疾患が体に高い負荷をかけていることを意味します．また常に脈拍数と心拍数の乖離の有無がないかどうかの注意も必要です．心房細動やその他の上室性不整脈では心拍数＞脈拍数となるため，脈拍数だけでは病態を見逃す可能性があり，実際に聴診器で心拍数を聴きながら，橈骨動脈の拍動との乖離をチェックします．徐脈は心拍数が 60 回 / 分以下と定義されますが，血圧が保たれ，失神や心不全の既往がなければ，いわゆるスポーツ心臓である場合が多いと考えられ，無治療で問題ありません．洞不全症候群の初発症状の可能性も頭の片隅におきましょう．

2 ドキドキしない疾患群とは？

比較的徐脈は興味深いバイタルサインですが，そのエビデンスは乏しいと考えられます．Cunha 先生によると最もコモンな比較的徐脈は β ブロッカーが原因です[2]．ですか

Table 1 ■ 体温と脈の関係

体温	脈拍（回 / 分）	比較的徐脈
106°F（41.1℃）	150	<140
105°F（40.6℃）	140	<130
104°F（40.7℃）	130	<120
103°F（39.4℃）	120	<110
102°F（38.9℃）	110	<100

らβブロッカーを投与中の患者では比較的徐脈をきたす感染症の診断は慎重を要します．ジギタリス製剤，ACE 阻害薬，カルシウム拮抗薬は体温と脈の関係に影響を与えないので比較的徐脈の有無の評価は可能です．比較的徐脈の診断の定義をあげます．原因は多彩ですが，感染症なら細胞内寄生菌の可能性を考えます．Cunha 先生によると 13 歳以上の患者で評価すべきであり，感染症ではレジオネラ肺炎とマイコプラズマ肺炎の鑑別において前者で有意に多く認める所見です．よく勘違いされますが，*Legionella pneumophila* は細胞内寄生して増殖可能ですが，*Mycoplasma pneumoniae* は細胞内寄生はできません．気道上皮に接着し増殖していきます．非感染症ではβブロッカーの他に中枢神経の病変，悪性リンパ腫，人為的発熱，薬剤熱などがあげられます．興味深いことにマイコプラズマ肺炎と比較的徐脈の関連は過去の *Mycoplasma pneumoniae* の健常者への感染実験から導き出されたものです[3]．*Mycoplasma pneumoniae* の人体への感染実験によると 16 人の肺炎患者のうち，体温の 1℃上昇ごとに 4.9 回 / 分の脈拍の上昇を認め，これは肺炎球菌肺炎患者の 7.1 回 / 分に比して少ない傾向にあります[3]．また，発熱に対する呼吸数の増加もマイコプラズマ肺炎は 1.6 回 / 分，肺炎球菌肺炎では 2.0 回 / 分と差を認めています．マイコプラズマ肺炎で比較的徐脈が多く頻呼吸が少ないという事実は日常臨床の感覚とマッチすると思います．これはマイコプラズマ肺炎が画像所見は華々しくても低酸素血症が起きづらいということを意味します[4]．筆者の師匠の一人である米国感染症専門医の青木眞先生によると 39℃で 110 番と覚えるとよいそうです．39℃で 110 回 / 分以下なら比較的徐脈です（Table 1）．その他の計算方法として Ostergaard らによる厳格な定義（脈拍＜体温〔℃〕×10−323）があります[5]．

3 "寒さの程度" による分類を意識せよ！

体温は一般に午前 6 時で最も低く，午後 4〜6 時で最も高いとされます．

発熱した場合，そのほとんどが間欠熱か弛張熱ですが，抗菌薬のある現代では熱型のみで疾患を特徴づけるのは困難になりつつありますが，極端な高熱（＞41.1℃）の原因はグラム陰性桿菌の菌血症や体温調節の障害（重度熱傷，頭蓋内出血，熱中症）が考えられます[6]．もし，高熱で患者が比較的元気であれば薬剤熱の可能性も考えられます[7]．

また徳田らの論文では mild chills（セーターをかけたくなる），moderate chills（毛布が欲しくなる），shaking chills（厚い毛布でも体の震えが止まらない）に分けた場合，chill がない場合に比して菌血症のリスクはそれぞれ 1.8 倍，4.1 倍，12.1 倍高くなると示しています[8]．

4 脈からの診察

血圧を測定する前に両側橈骨動脈が触知できるかどうかの確認はやっておくとよいでしょう．脈拍欠損，血圧の左右差は，高安動脈炎などのチェックにも使用できます．余談ですが，とある漢方専門医の講義を受けた際に，脈診で高安動脈炎を 5 人診断したというエピソードを聞いたことがあります．一般的に両上肢の収縮期圧差は平均で 6～10mmHg であり，20mmHg 以上の差であることは稀です．急性の胸痛患者での血圧の左右差（＞20mmHg）は大動脈解離の予測因子にもなりえます．仰臥位でも脈拍が収縮期血圧より大きい場合には「バイタルの逆転」とよびプレショックを示唆しますので真っ先にチェックします．

起立性低血圧（自律神経失調や急性失血）のアセスメントの際に，仰臥位と立位でのバイタルサインの変動をみる場合，値が安定するまで仰臥位では 2 分間，立位では 1 分間待ってから測定することが重要です．

5 急性出血の評価

例えば病棟で急性失血（喀血，下血）を疑う症例に遭遇した場合はどうでしょう．その際には直腸診の他，Tilt test を行います．Hb の低下が出現するのは半日以上経過してからで急性失血に対する感度は低いと考えるべきです．患者が仰臥位なら，まず 2 分安

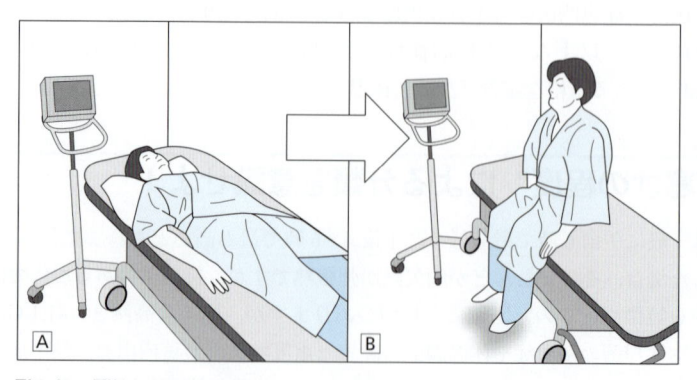

Fig 1 ■ Tilt test

静にし血圧と脈拍の測定（Fig 1A），その後立位またはベッド柵に足をだらんとさせて1分後，2分後に血圧と脈拍を再検し（Fig 1B），脈拍が30回/分以上の増加または収縮期血圧の10〜20mmHg以上の低下は陽性となります[9]．マクギーの身体診断学でも，体位の変化による30回/分以上の脈拍の増加または激しい立ちくらみは，中等度の失血の感度7〜57%，大量の失血の感度98%，特異度99%との記載があります[10]．呼吸器疾患で入院中の患者では長期臥床に伴う直腸潰瘍，憩室出血，腸管への癌転移などが下血の原因でよく遭遇しますが，出血の急性期では，必ずしも採血のHb低下があてにならないことを認識すべきですね．上部消化管出血のリスクのアセスメントはSrygleyらの論文を参考にしましょう[11]．

　頸動脈および大腿動脈拍動を触知できれば収縮期血圧は60mmHg以上です．

　感度はともに95%ですが，特異度は22%, 67%です．一方，橈骨動脈拍動陽性の収縮期血圧≧60mmHgに対する感度は52%と低いですが，特異度は89%を示します．

・軽い圧迫のみで橈骨動脈の脈拍が消失する⇒収縮期血圧100mmHg以下
・中等度の圧迫で橈骨動脈の脈拍が消失する⇒収縮期血圧120mmHg以下
・強い圧迫で橈骨動脈の脈拍が消失する　　⇒収縮期血圧140mmHg以上

も合わせて記憶しましょう．

📖 文献

[1] Verghese A. 2011. https://www.ted.com/talks/abraham_verghese_a_doctor_s_touch?language=ja

[2] Cunha BA. The diagnostic significance of relative bradycardia in infectious disease. Clin Microbiol Infect. 2000; 6: 633-4.

[3] Commission on respiratory diseases. The transmission of primary atypical pneumonia to human volunteers; experimental methods. Bull Johns Hopkins Hosp. 1946; 79: 97-108.

[4] Saraya T, et al. Correlation between clinical features, high-resolution computed tomography findings, and a visual scoring system in patients with pneumonia due to Mycoplasma pneumoniae. Respir Investig. 2018; 56: 320-5.

[5] Ostergaard L, et al. Relative bradycardia in infectious diseases. J Infect. 1996; 33: 185-91.

[6] Simon HB. Extreme pyrexia. JAMA. 1976; 236: 2419-21.

[7] Mackowiak PA, et al. Drug fever: a critical appraisal of conventional concepts. An analysis of 51 episodes in two Dallas hospitals and 97 episodes reported in the English literature. Ann Intern Med. 1987; 106: 728-33.

[8] Tokuda Y, et al. The degree of chills for risk of bacteremia in acute febrile illness. Am J Med. 2005; 118: 1417.

[9] Watari T, et al. Bleeding from a gut lesion as a cause of seizure. BMJ Case Rep. 2015; 2015. pii: bcr2014205619.

[10] McGee S. Evidence-based physical diagnosis. 2nd ed. Saunders; 2007.

[11] Srygley FD, et al. Does this patient have a severe upper gastrointestinal bleed? JAMA. 2012; 307: 1072-9.

視診

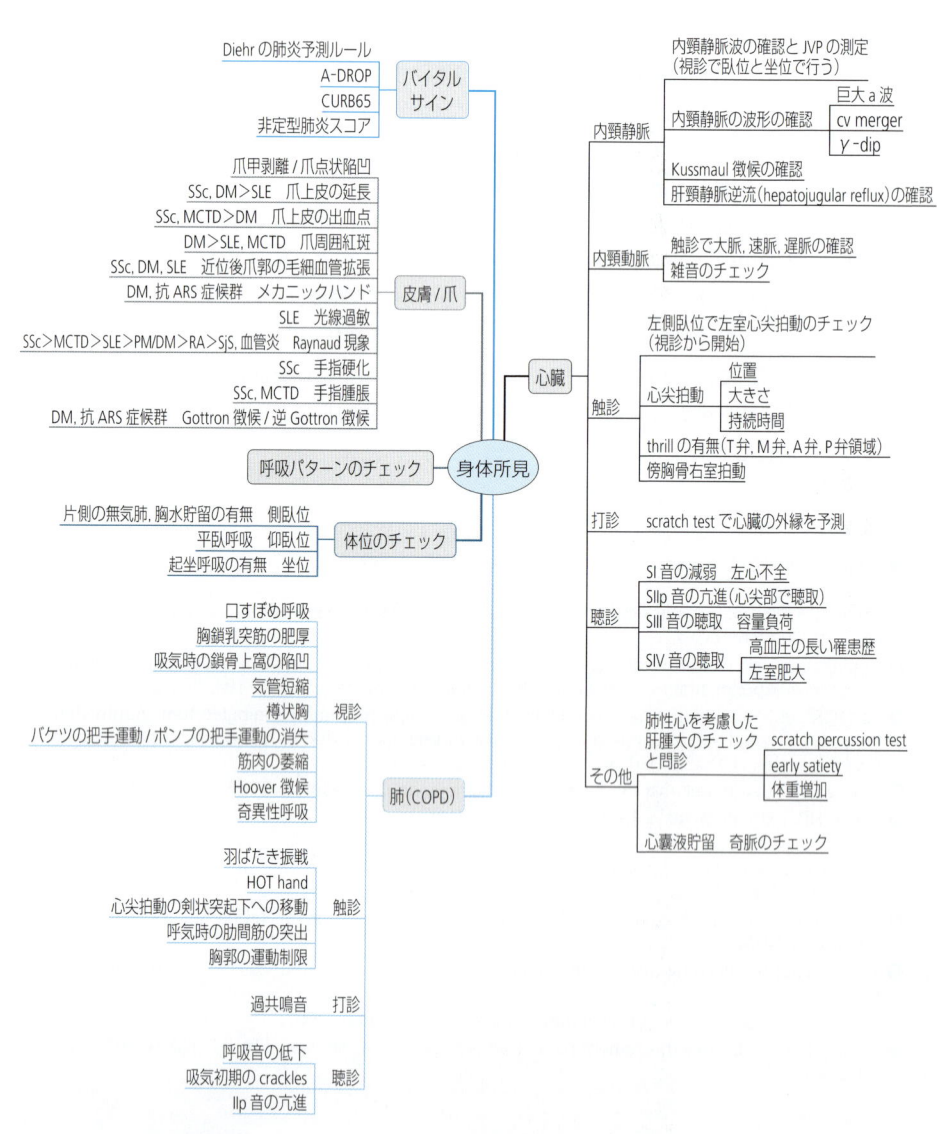

Fig 1 ■ 身体診察

SSc: 全身性強皮症, DM: 皮膚筋炎, PM: 多発性筋炎, SLE: 全身性エリテマトーデス,
MCTD: 混合性結合組織病, RA: 関節リウマチ, SjS: Sjögren 症候群

1 "呼吸" は見て感じよ！

呼吸数

　正常な呼吸数は 20 回 / 分未満である場合が多く，明らかな頻呼吸は 20 回以上と定義されます．本によっては 24 回以上を頻呼吸としているものもありますが，筆者らは 20 回以上を頻呼吸と考えています．呼吸は深さ，回数，リズムに注目します（Table 1）．その他，体位に注目すると病態のヒントになります．

Table 1 ■ 呼吸の異常

- 呼吸の深さ・回数・リズムの変化
- 正常呼吸数は，12〜20 回 / 分
- 呼吸数：20 回 / 分以上は，頻呼吸
- 呼吸数：12 回 / 分以下は，徐呼吸

頻呼吸 tachypnea： 呼吸の深さは変わらずに，呼吸数が増加する
過呼吸 hyperpnea： 呼吸の深さが増すが，呼吸数は変わらない
多呼吸 polypnea： 呼吸の深さも呼吸数も増加する

呼吸パターン

　種々の呼吸パターン（Fig 2）があり，診断のヒントになることがあります．

■ Cheyne-Stokes 呼吸

　安定したうっ血性心不全患者の 30％ に出現しますが，脳幹や中枢神経病変でも認めます．日中に Cheyne-Stokes 呼吸を認めたらそれは心不全の予後不良因子です．筆者が経験した reversed halo sign の多発肺結節を呈した症例を提示します（Fig 3）．意識レベルは GCS（Glasgow Coma Scale）12（E4V3M5）：体温 36.8℃，血圧は 96/44mmHg，脈拍 124 回 / 分，呼吸数 21〜50 回 / 分まで漸増・漸減し無呼吸のパターンを繰り返す Cheyne-Stokes 呼吸パターン，SpO_2 96％（酸素 6L マスク）でプレショック状態でした．眼瞼結膜には点状出血，手掌には皮膚剥離，手指には Janeway's lesion を疑う赤色調の

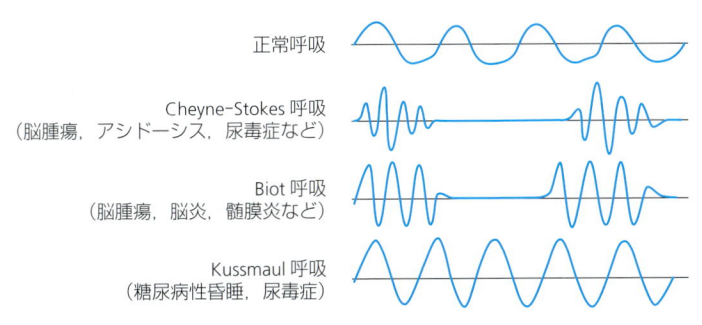

正常呼吸

Cheyne-Stokes 呼吸
（脳腫瘍，アシドーシス，尿毒症など）

Biot 呼吸
（脳腫瘍，脳炎，髄膜炎など）

Kussmaul 呼吸
（糖尿病性昏睡，尿毒症）

Fig 2 ■ 呼吸中枢の刺激により生じる異常型

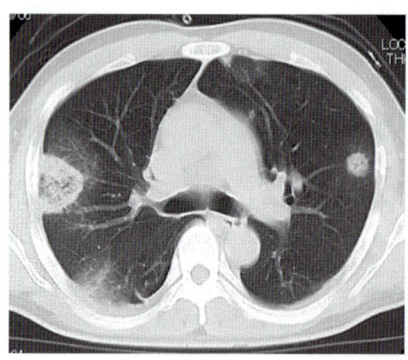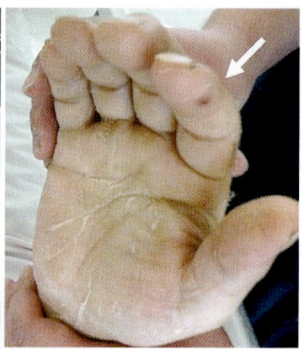

Fig 3 ■ reversed halo sign の多発肺結節を呈した症例

病変（Fig 3 の矢印）があります．心臓超音波では三尖弁に巨大な MRSA の疣贅を認め，三尖弁の心内膜炎および肺病変は菌塞栓と診断し緊急手術となっています❶．後に皮膚剥離は MRSA による外毒素（エンテロトキシン）によるものと判明しました．

■Kussmaul 呼吸

　Kussmaul 呼吸は代謝性アシドーシスを代償するための深くて早い呼吸です．

　筆者の思い出深い症例を提示します．生来健康な 34 歳男性がここ数日の倦怠感を主訴に来院しました．普段は草野球チームでピッチャーをやるほどのスポーツマンで飲食店勤務です．健康診断は十数年受けていないとのことです．話しかけるとこちらの顔をみて話しますが“少しぼーっとしている”という印象です．バイタルサインは呼吸数が少し速い 22 回 / 分程度以外は問題ありません．呼気臭では Kussmaul 呼吸の鑑別ができることがありますが（Table 2），この患者さんは診察直前になんとリンゴジュースを飲んでいました．呼気臭はやはり甘い臭いがします．でもジュースによるものか病態を反映しているのか判断つきません．この少しぼーっとした感じと Kussmaul 呼吸を疑う呼吸パターンから血糖測定を行うと“Hi”の文字が……血糖＞500mg/dL の証拠です．その後 pH は 6.92 まで低下する糖尿病性ケトアシドーシスとなりましたが，インスリンや補液を行い元気に退院しました．呼吸器領域では膿胸や肺膿瘍の治療を行うことがしばしばありますが，喀痰や呼気臭が臭くなったということを患者自身が自覚していることがよくあります．病棟でも膿胸のドレナージ後に嫌気臭のすごく強い排液をしばしば経験しますね．嫌気臭を嗅いだことがない研修医の先生は微生物検査室で培養された嫌気性菌の生えた培地を嗅いでみるといいでしょう．喀痰は量や色だけでなく臭いにも注目しましょう．代謝性アシドーシスを疑う患者では，普段から血液ガスでアニオンギャップをみて，不揮発性の酸の上昇の有無をチェックしましょう．

Table 2 ■ 呼気臭による鑑別

腐敗臭	肝性脳症
尿臭	尿毒症
リンゴ臭（アセトン臭）	糖尿病性アシドーシス
嫌気臭	嫌気性菌感染症

■奇異性呼吸（paradoxical respiration: seesaw motion）

　胸郭と腹部の非強調運動（respiratory alternans, abdominal paradox）ともよばれ，呼吸筋疲労の徴候です．奇異性呼吸は呼吸器内科より呼吸器外科で術後などの呼吸筋疲労が強い場合に生じている例が多いようです．ドーム状の横隔膜は，吸気時に最も重要な働きをする筋肉で，横隔膜が収縮すると，その位置が下がることで胸腔を拡げると同時に腹部内を圧縮し，腹壁を外側へ押し拡げ，横隔膜が元の場所に戻るのにつられて，その後，腹壁は呼気時に縮みます．一方，横隔膜の動きが弱くなると（例：重度のCOPDなど），弱い横隔膜は吸気時に肋間筋につられて上方に移動する．腹壁は吸気時に縮むことになり奇異性呼吸となります．

　奇異性呼吸は横隔膜や呼吸筋疲労によるガス交換の不全の特徴的所見であり，胸部外傷でも認めることがあります．人工呼吸器管理が必要になる場合が高い病態で注意を要します[2]．我々が経験した急性呼吸不全患者に生じた奇異性呼吸の一例を文献[3]で動画で見ることができます．

■SpO₂

　健常者ではSpO_2 94％以上となる．第5章のSpO_2の項（p.191）を参照．

　患者が呼吸困難を呈した時，呼吸数が正常でSpO_2が正常値だったらOKでしょうか？　答えはNOです．例えば気道狭窄の可能性を考えましょう[4]．細いストローを咥えたまま呼吸し続けるのは不可能であり，その際は頻呼吸にはなりませんね．

体位のチェック

■片臥呼吸（trepopnea）

　体位の異常から何がわかるのか？　例えばこのX線像の症例（Fig 4）はどういう体位でベッド上にいるかを想像できますか？

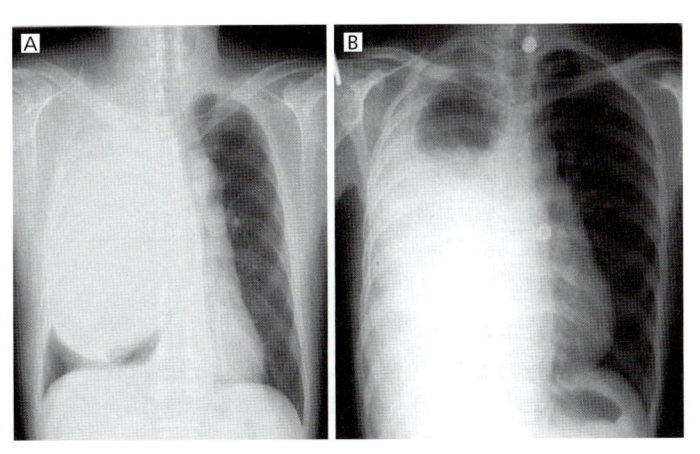

Fig 4 ■

回答：A は肺癌，B は大量胸水の症例です．

症例 A は左側臥位に，症例 B は右側臥位の姿勢をとることが多いのです．症例 A は右肺を占拠する癌があり，左側臥位となることで健側を下にすると健側の血流が増し換気血流がマッチするので SpO_2 が上昇します．症例 B は左側臥位になると大量の右胸水が左肺を圧迫するため右側臥位となった方が楽なのですね．

左右どちらかの臥位で喘鳴が聴取される場合は，腫瘍による気道や大血管による圧迫側を示唆している場合があります．興味深いことに原因は不明ですが，拡張型心筋症によるうっ血性心不全は右側臥位をとる場合が多いようです．"健側が下" という原則に対する例外はいくつかありますが，胸膜炎を伴った胸膜疾患は患者は胸の痛む側を支えにベッドを使用するため，患側が下になることが多いようです[5]．

■ 起坐呼吸（orthopnea）

起坐呼吸（orthopnea）の ortho は "まっすぐ，垂直" を，pnea は "呼吸" を意味します．肺疾患でも心疾患でも出現しますが，最も重要なのは左心不全（うっ血性心不全）に伴うもので，95％以上は左心不全を示します．立位や坐位では右心室は左心室に比して充満圧が低いため，左心不全でも肺うっ血を解消できる程度まで右心拍出量が低下するというメカニズムで起坐呼吸が出現します．純粋な右心不全では起坐呼吸は認めないようです[5]．

■ 平臥呼吸（platypnea-orthodeoxia）（Fig 5）または扁平呼吸

臥位は楽で，坐位または立位になると呼吸困難が出現する右⇒左シャントの増大に伴う症状です．比較的稀な病態ですが鑑別疾患は常に考えておくべきです[6]．特に肝肺症候群（hepato-pulmonary syndrome）では，肺毛細血管が $100 \sim 500\mu m$ まで拡張するため，わずか長径 $8\mu m$ の多くの赤血球が酸素化される前に通り過ぎてしまい右⇒左シャントを惹起します（Fig 6）[7,8]．立位でさらに低酸素が増強します．肺底部を侵すような肺疾患では立位や坐位では換気/血流ミスマッチの増悪により動脈血の酸素飽和度は減少します．

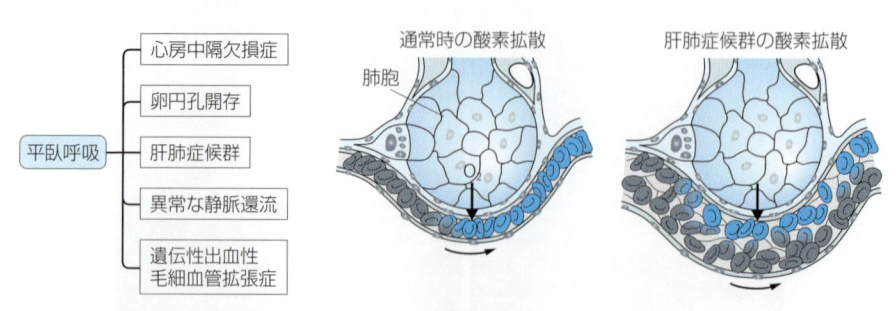

Fig 5 ■ 平臥呼吸の鑑別疾患　　Fig 6 ■ 肝肺症候群における無酸素系血症

■ **Thinker 徴候**

この姿勢はうっ血性心不全や呼吸不全症例で非特異的に認めますが，吸気時の呼吸補助筋の働きを最大限にさせる作用があります❾．前かがみになると腹圧が上昇し，平坦化した横隔膜を通常の形態に戻しピストン作用を取り戻すことができるのです．この姿勢は対標準 1 秒量（%FEV1）が 30%未満の重篤な閉塞性肺疾患であることを示します．

Fig 7A にみられる両膝の皮膚の角化性病変は Fig 7B の姿勢で起こります．

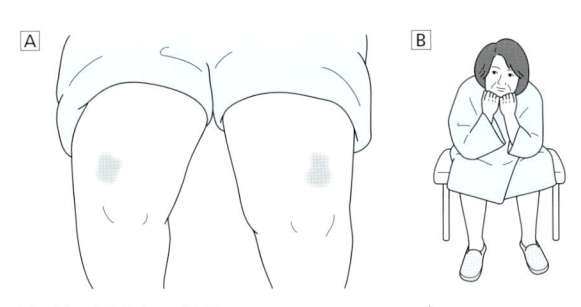

Fig 7 ■ Thinker 徴候

胸郭 / 胸郭運動制限のチェック

視診では胸郭の変形を起こす疾患（胸郭形成術後，COPD による樽状胸，側弯症，漏斗胸など）を観察します．例えば胸郭変形が強い場合には CO_2 ナルコーシスなどのリスクがあり常に考慮すべきです．また胸膜中皮腫や間質性肺炎では胸腔内の腫瘍や肺実質の縮小によって胸郭の縮小を呈することが多いです．扁平胸郭は PPFE（pleuroparen-chymal fibroelastosis）との関連があるとされており，線維化病変が上葉に限局した，もしくは主たる病変が上葉に存在する特発性上葉肺線維症のヒントになります❿．

胸郭の変形をみたら，肺実質の拡張障害，すなわち拘束性換気障害を思い浮かべるでしょう．重度の COPD や気管支喘息などの閉塞性換気障害とともに CO_2 貯留のリスクとして考慮すべきです（p.61「触診」の項，次頁の「羽ばたき振戦」も参照）．

特に胸郭の動きは前後方向（Fig 8A，ポンプの把手運動），左右方向（Fig 8B，バケツの把手運動）の有無をみるべきです．ポンプの把手運動は胸骨と第一肋骨との接合部を支点とした前後の動きであり，バケツの把手運動の消失は胸郭の上方，外側への吸気時の動きの消失のことで，これらは 1 秒量 0.7L 未満，性，年齢，身長から求めた 1 秒量の標準値に対する割合である対標準 1 秒量（%FEV$_1$）＜40%を示唆します．Hoover徴候は，バケツの把手運動の消失のみならず吸気時に季肋部が内方へ陥凹することを示唆し，さらに閉塞性障害の程度が強いことを示します．

COPD の視診，触診，打診，聴診に関する秀逸な徳田らの総説⓫を一読されることをお勧めします．

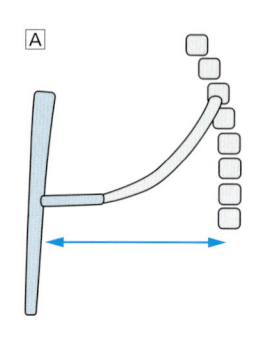 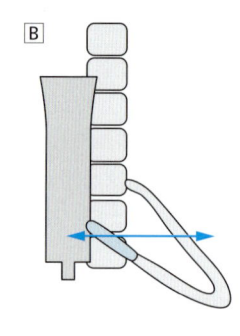

Fig 8 ■ 胸部の動き
A: ポンプの把手運動: anterior-posterior の距離が伸びる，胸骨と椎体の距離が伸び，胸郭が拡がる．
B: バケツの把手運動: horizontal dimension が伸びる，胸郭が若干拡がる．

　臥床している患者の場合は，ベッドサイドで胸骨レベルまでしゃがんで患者の真横から胸郭の上がりが十分かどうかの判断も必要です．COPD などの閉塞性障害のみならず，拘束性換気障害による運動制限のあるのは左右どちらかの肺であるかの判断も行います．

　胸郭の異常をみたら，常に CO_2 貯留のリスクを考えるべきです．

　CO_2 貯留は緩徐な経過なら 100Torr 程度あったとしても意識レベルも歩行も問題なく外来通院する患者もいます．要は急激な上昇が症状として現れるのです．以下は急激な CO_2 貯留に伴う症状として知られています．救急外来など初診患者で情報がない場合には羽ばたき振戦の有無で 15Torr 以上の急速な CO_2 貯留があるか否かの判断が可能です．Sjögren 症候群による拘束性障害から 15Torr 以上の急速な CO_2 貯留と羽ばたき振戦を呈した我々の症例の動画が参照可能です[12]．

　5Torr　患者の手にぬくもりを感じる（hot hand）
　10Torr　脈圧増大，縮瞳，傾眠
　15Torr　羽ばたき振戦，腱反射の低下
　30Torr　昏睡
　40Torr　乳頭浮腫，乏尿

2　"手あて"のはじまり

　さじ状爪以外の所見として，手掌蒼白は Hb 11g/dL 未満に対する感度 58〜64%，特異度 74〜96% です．興味深いのは手掌皮溝（いわゆる手相でみるシワ）の部分の赤みが消失していたら，まず Hb＜8g/dL 未満の貧血があります（感度 8%，特異度 99%）．筆者はこの 2 点に特に注目してみています（Fig 9）．

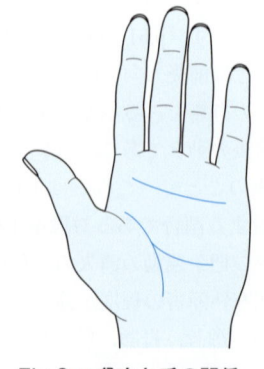

手掌蒼白
手掌皮溝の蒼白

Fig 9 ■ 貧血と手の関係

JCOPY 498-13044

3　爪は全身疾患の窓である（Fig 10）

爪の解剖

　爪は全身疾患の窓（nail abnormalities：clues to systemic disease）とよばれ，しばしば疾患のヒントを与えてくれます[13]．たかが爪，されど爪です．筆者も爪の点状陥凹（nail pitting）から乾癬を診断した時は非常にうれしかった思い出があります．また爪からの診察をルーティーンにすると指の異常にも気が付きやすくなります．日本では"しゃもじ指"または"まむし指"などとよばれる短指症の亜型を筆者らは経験しました[14]．

　http://dermnetnz.org/hair-nails-sweat/nails.html のサイトでたくさんの爪の異常所見を見ることができます．

　爪の部位名は lunula：爪半月，cuticle：爪上皮（甘皮），eponychium：爪上皮の下の部分（しばしば cuticle ともよばれます）などは押さえておきましょう．

　nail fold：爪郭，lateral nail fold：側爪郭，distal nail fold：爪郭遠位部，nail bed：爪床，nail plate：爪甲，nail matrix：爪母などがあります．異常な nailfold capillaries（爪郭毛細血管の異常：拡張や脱落など）や爪上皮の黒い出血斑は膠原病〔全身性強皮症（SSc），皮膚筋炎（DM）/ 多発性筋炎（PM），混合性結合組織病（MCTD），原発性 Sjögren 症候群，オーバーラップ症候群など〕を示唆する所見ともなります[15]．爪郭毛細血管を観察する道具（nailfold capillaroscopy，dermatoscopy）では詳細に爪郭毛細血管の異常を調べることができます．虫眼鏡で代用して診察する先生もいますが，血管拡張や増生が強いと肉眼でも確認可能な場合があります．

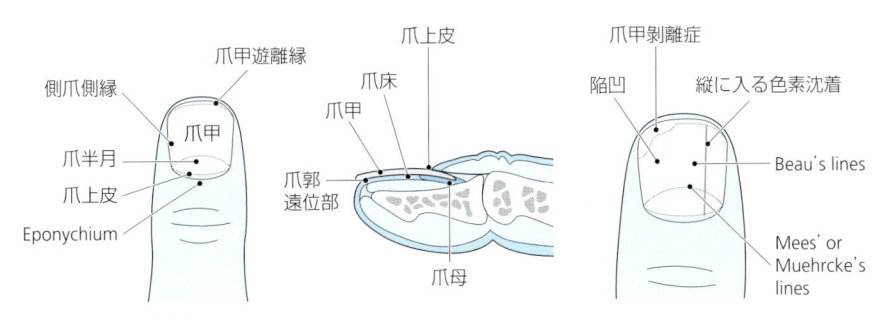

Fig 10 ■ 爪の解剖

爪の診察（Fig 11）

　爪の色をまず見ます．白色爪は Terry's nail（肝硬変，高齢，甲状腺機能亢進症，うっ血性心不全，糖尿病，老化）（Fig 11A）[16]や half and half nails（腎不全）（Fig 11C）の可能性，黄色爪は yellow nail syndrome（Fig 11B）[17]，緑色爪は緑膿菌感染を考えます．爪

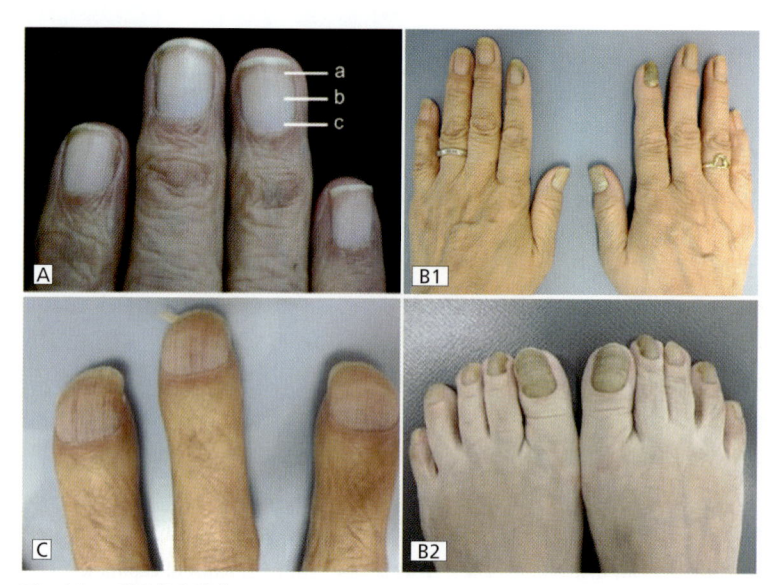

Fig 11 ■ 爪の色の変化

A: Terry's nail （Saraya T, et al. Intern Med. 2008; 47: 567-8[16]）
　　a: 遠位端のピンク色の帯状部分の存在，b: 爪床の白色化，c: 爪半月の消失
B1, B2: yellow nail （Saraya T, et al. Intern Med. 2015; 54: 2089[17]）
C: half and half nails and clubbing

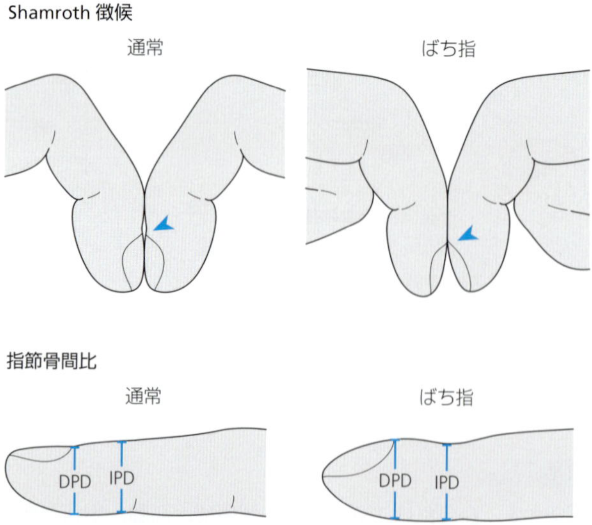

Shamroth 徴候

通常　　　　　　　　　　ばち指

指節骨間比

通常　　　　　　　　　　ばち指

DPD　IPD　　　　　　　DPD　IPD

Fig 12 ■ ばち指の診断方法

（Pallares-Sanmartin A. JAMA. 2010; 304: 159-60[18]をもとに作成）

の成長速度は月に 3mm であり，完全に生え変わるのは半年を要するので，爪を見れば過去半年の病態が反映されると考えてよいのです．ですから化学療法中の患者では，爪甲を横断する凹みである Beau's lines が数段になって見えることもあります．Mees' lines は爪甲を横断する 1 本の白線でヒ素中毒などの重金属中毒や腎不全で生じます．爪甲の数条の縦じわは加齢性変化としてしばしば認め，爪甲剥離症（onycholysis）は甲状腺疾患や乾癬などで認めます．爪をじーっとみていると大動脈閉鎖不全による小動脈の拍動を示唆する Quincke 徴候に気づくこともあります．爪の形状も同時に見ます．鉄欠乏性貧血のさじ状爪，nail pitting（爪の陥凹）は乾癬やアトピー性皮膚炎の可能性を考えます．心疾患や肺疾患でよく出現するばち指は 2 通りの方法で行います．つまり Shamroth 徴候があるかどうか，または IPD（interphalangeal finger depth）＜DPD（distal phalangeal depth）となっているかどうかです（Fig 12）．Schamroth 徴候は通常は negative であり DPD／IPD＜1.0 となります[15]．

爪の形態と成長障害，色の変化からの分類

Table 3 ■ 爪の形態と色による診断

形態と成長障害	
ばち指	炎症性腸疾患，肺癌，石綿肺，慢性気管支炎，COPD，肝硬変，うっ血性心不全，心内膜炎，動静脈奇形
さじ状爪	鉄欠乏性貧血，ヘモクロマトーシス，全身性エリテマトーデス（SLE），外傷，爪膝蓋骨症候群
爪甲剥離症	乾癬，感染，甲状腺機能亢進症，サルコイドーシス，外傷，アミロイドーシス，膠原病
点状陥凹	乾癬，Reiter 症候群，色素失調症，円形脱毛症
Beau's lines	爪の成長障害を起こす全身性疾患，Raynaud 現象，天疱瘡，外傷
yellow nail	リンパ浮腫，胸水，免疫不全，気管支拡張症，副鼻腔炎，関節リウマチ，ネフローゼ症候群，甲状腺炎，結核，Raynaud 現象
色の変化	
Terry's（white）nails	肝疾患，腎不全，糖尿病，心不全，甲状腺機能亢進症，低栄養
青色爪半月	Wilson 病，銀中毒
half-and-half nails	腎不全
Muehrcke's lines	低アルブミン血症
Mees' lines	ヒ素中毒，Hodgkin リンパ腫，慢性心不全，マラリア，化学療法，一酸化炭素中毒，全身の消耗
黒い縦皺	悪性黒色腫，化学物質の付着
縦皺	円形脱毛症，尋常性白斑，アトピー性皮膚炎，乾癬
線状出血	亜急性心内膜炎，SLE，関節リウマチ，抗リン脂質抗体症候群，消化器潰瘍，悪性腫瘍，経口避妊薬の使用，妊娠，乾癬，外傷
血管拡張	関節リウマチ，SLE，皮膚筋炎，強皮症

(Fawcett RS, et al. Am Fam Physician. 2004; 69: 1417-24[15])

なぜ nailfold capillary に注目するのか？

　一般内科医や呼吸器科医でもなかなか capillaroscopy まで使って爪を診察する医師は少ないかもしれません．筆者も肉眼で見ています．

　文献をひもとくと capillaroscopy の歴史は 400 年前に Kolhaus が光学倍率の初歩的な器具を使って，爪郭の毛細血管（capillary loops）の可視化が可能かもしれないと報告したのが始まりです．その後 20 世紀になり全身性強皮症（SSc）やその類縁疾患の Raynaud 現象を観察するために使われ始めました．

　NFC（nailfold capillaroscopy）でのいわゆる scleroderma pattern とよばれる所見は，

1. Recent phase：微小出血，血管構造の破壊を伴わない拡張した血管
2. Active phase：Giant capillaries（megacapillaries）の増加，微小出血，血管の中等度の消失，蛇行
3. Late pattern：血管の高度の消失，血管新生，血管構造の破壊など

などがあるようです．

　ちなみに capillary loop は健常人で 1mm の間に平均で 9 本異常あります．

　NFC は 2013 年の ACR/EULAR の SSc の新しい診断基準に組み込まれています．

　上記の SSc の NFC の所見を認めるのは，文献[1]によると，

SSc：90％以上

SLE では 2～9％（半分の患者が正常所見）

DM/PM：20％～60％で，DM に優位に多い

MCTD：50～65％

Primary Sjögren syndrome：13～30％（Raynaud 現象の有無により頻度が異なる）

RA：なし

抗リン脂質抗体症候群（APS）：記載なし

となります．

　NFC 所見は SSc の早期診断に役立ち，この SSc 様の NFC 所見は他疾患において Raynaud 現象が病的に意義のあるものかどうか，すなわち，ただ単に原発性 Raynaud 現象なのか，それとも背景疾患のある二次性 Raynaud 現象なのかをアセスメントする上で迅速な診断に寄与すると考えられています．DM の活動性の指標にもなるようです．

Reference

❶ Souza EJ, et al. Nailfold capillaroscopy: relevance to the practice of rheumatology. Rev Bras Reumatol. 2015; 55: 264-71.

4 手のガサガサに潜むリスクとは？

　爪周囲紅斑やGottron's signは膠原病を示唆する皮膚病変としてある程度認識可能だと思いますが，メカニックハンド（mechanic's hand，機械工の手）（Fig 13）はよく注意してみないと見落とす可能性があります．メカニックハンドとは，両側の母指尺側と示指・中指の橈側に生じる落屑と亀裂を伴う角化性病変で，工具などの把持といった機械的刺激を想像させるような部位にできることから名づけられました．瘙痒感や水疱がなく，利き手に関係なく両側に認め，足にも病変を認めることがあります．組織学的に液状変性やコロイド小体などを呈します．

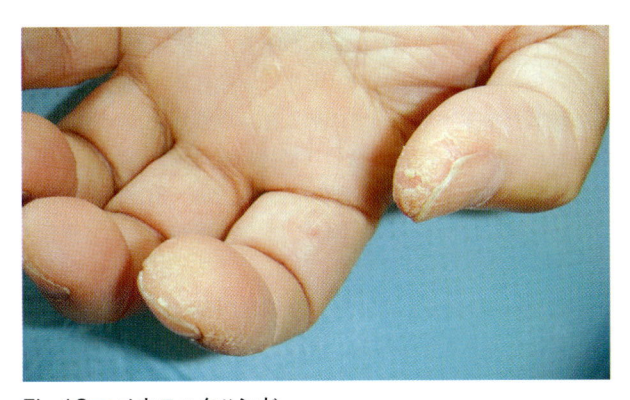

Fig 13 ■ メカニックハンド
(Sohara E. BMC Res Notes. 2014; 7: 303❿)

Table 4 ■ メカニックハンドと関連する疾患

Disease	n （%）
DM/amyopathic DM	24 （54.5）
anti-ARS syndrome	17 （38.6）
SDM	2 （4.5）
RA	1 （2.3）

DM: dermatomyositis
ARS: aminoacyl-transfer RNA synthetase
SDM: sclerodermatomyositis
RA: rheumatoid arthritis

Table 5 ■ メカニックハンドとその他の皮膚所見

Skin lesion	n （%）
爪周囲紅斑	23 （52.3）
Gottron 徴候	17 （38.6）
ヘリオトロープ疹	10 （22.7）
V ネック徴候	5 （11.4）
ショール徴候	4 （9.1）
なし	6 （13.7）

筆者らの 44 症例のメカニックハンドのレビュー[19]では皮膚筋炎（dermatomyositis：DM）/amyopathic DM，抗アミノアシル抗体症候群（抗 ARS 症候群）で特に生じやすく，爪周囲紅斑や Gottron 徴候，ヘリオトロープ疹などの合併が多かったのです（Table 4）．興味深いのは機械工の手だけが皮膚症状として認めた症例も 13.7％に及びました（Table 5）．抗 ARS 抗体および amyopathic DM で高率に陽性となる抗 CADM-140 抗体（抗 MDA-5 抗体）は外注検査で測定可能となり，メカニックハンドは診断のヒントになりえるでしょう．

5 Raynaud 現象：膠原病診断への重要なヒント

Raynaud 現象（RP）は前述したように原発性（primary）か二次性（secondary）かを意識した診察をします[20]．

原発性 RP は，RP 全体の 89％を占め，多くは 30 歳未満の若い女性であり，症状の出現は 15〜30 歳が多いのです[21]．気温が低くなった時，喫煙，家族歴，手に振動を与える職業，感情的なストレス，エストロゲンへの曝露，冷たいものに触ったなどの寒冷刺激で，血管攣縮（白色）⇒組織の低酸素（紫色）⇒再灌流（赤色）となります．数分から数時間続くことがあります．典型例では指先を温めても 15 分から 20 分続きます．

原発性 RP の病的意義はなく，私たちの目標は原発性 RP から二次性 RP へ移行するものや，二次性 RP ならその背景疾患を見分けることが必要になります．

問診では，3 つの質問をします（Fig 14）[21]．3 つの質問がすべて陽性なら RP の鑑別に進みます．

二次性 RP の背景疾患のそれぞれの RP 出現頻度は Fig 15 に示す通りです．膠原病のみならず薬物（βブロッカー，化学療法，麦角誘導体，アンフェタミン，コカイン，エストロゲン，クロニジン，喫煙など），血液疾患（真性多血症，白血病，寒冷凝集素病，クリオグロブリン血症など）も考慮します．

例えば SSc では皮膚所見や前述の NFC の所見のチェック，MCTD は各罹患臓器の

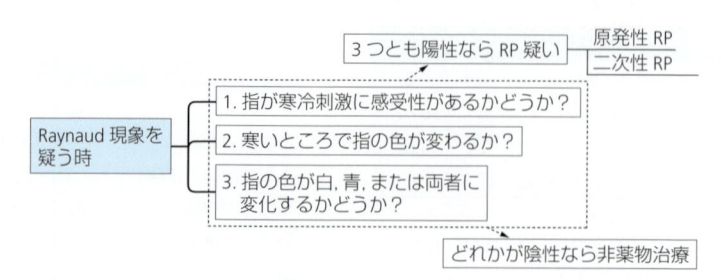

Fig 14 ■ Raynaud 現象を疑う時に行う，問診での 3 つの質問

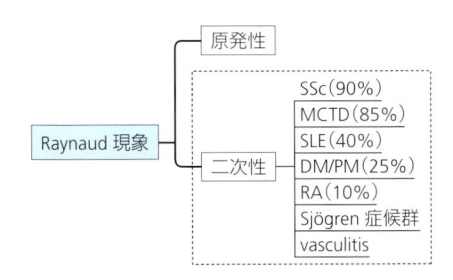

Fig 15 ■ Raynaud 現象の分類と症候群

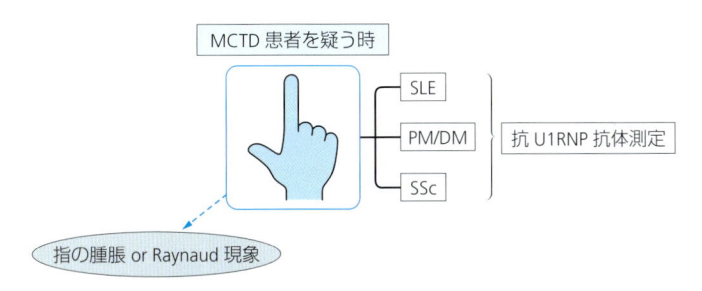

Fig 16 ■ MCTD を疑う時

チェックに加えて，大雑把に下記のようにイメージします（Fig 16）．指の腫脹または Raynaud 現象を頻繁に認める患者では抗 U1RNP 抗体陽性なら診断はほぼ決まりになります．

SLE，PM/DM，SSc などの各疾患の臨床的特徴が混じり合っていることも留意します．

RP の治療は原発性または二次性であっても寒冷刺激やストレスを避けることが大事です．二次性では Ca 拮抗薬，ホスホジエステラーゼ 5 阻害薬，交感神経遮断薬，アンジオテンシン II 受容体阻害薬，SSRI，血管拡張薬，プロスタグランジンなど種々あります．まずは Ca 拮抗薬から使用することが多いと考えられます．

6 皮膚も全身疾患の窓である

皮疹は侮れない病態です．粘膜障害の有無にも気を付けましょう．呼吸器領域では膠原病を含む自己免疫疾患，薬剤，悪性腫瘍，感染症と皮膚病変というカテゴリーで考えましょう．特に傍腫瘍症候群は神経，筋骨格，内分泌，腎臓，皮膚病変と各臓器に及ぶ可能性を考えるべきです．悪性腫瘍と皮膚病変との関連は多彩ですが，良質な総説が 1995 年の Green J に掲載されています[27]．

＊あんずコラム＊

皮疹と粘膜病変

以下の写真の原因がわかりますか？

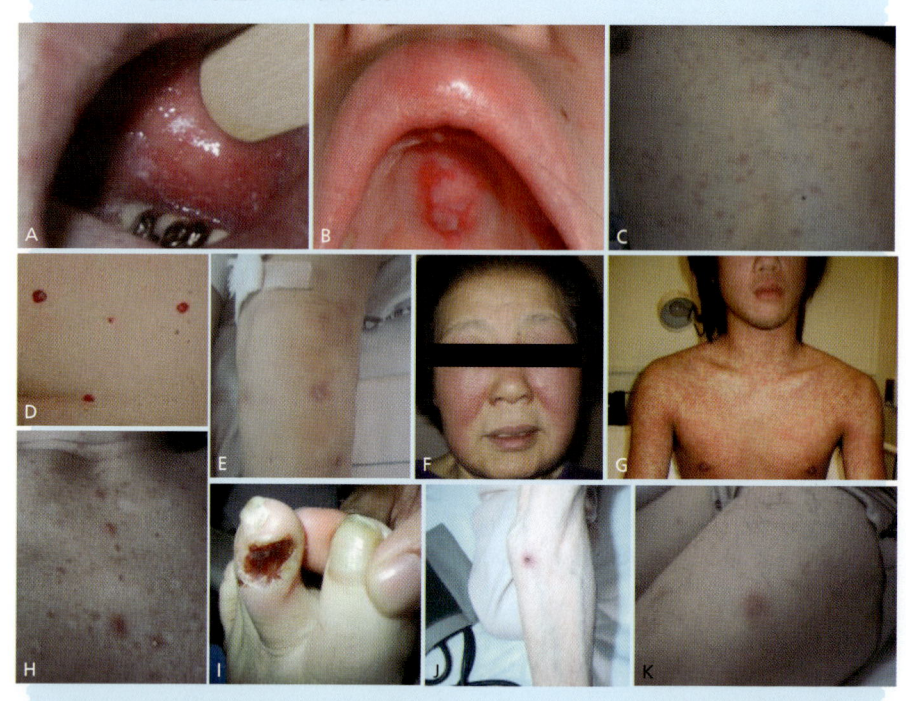

正解

A： 麻疹の koplik 斑

B： SLE の口腔咽頭潰瘍

C： 丘疹（麻疹による）

D： 老人性血管腫

E： 臍を伴う発疹（肝硬変に合併したグラム陰性桿菌による菌血症）

F： 丹毒

G： 薬疹（伝染性単核球症にアンピシリンが投与された症例）

H： 播種性水痘（痂皮から丘疹まで病期の違う発疹が混在）

I： 黄色ブドウ球菌の塞栓症

J： ツツガムシ病（痂皮を伴う刺し口）

K： 結節性紅斑

　感染症から膠原病，薬疹まで様々なものがありますね．例えば結節性紅斑を一つ見ても鑑別は多彩です．有痛性で両側対称性に下腿前面に出現しやすくbruise-like appearanceとなります．鑑別はやはり多彩で特発性が55％を占め，感染症（連鎖球菌の咽頭炎，エルシニア，マイコプラズマ，クラミドフィラ，ヒストプラズマ，コクシジオイデス，抗酸菌），サルコイドーシス，薬剤（抗菌薬，経口避妊薬），妊娠，腸疾患（腸炎，潰瘍性大腸炎），悪性疾患（リンパ腫，癌など）があります[❶]．やはり，病歴と身体所見の両方が大事になります．

Reference

❶ Schwartz RA, et al. Erythema nodosum: a sign of systemic disease. Am Fam Physician. 2007; 75: 695-700.

7 全身所見としてとらえる悪性腫瘍

　Fig 17 のように傍腫瘍症候群は臓器別に考えるとわかりやすいのです．その中で皮膚粘膜障害に着目してみます．

　口腔内の潰瘍ではSchneiderらの総説がまとまっています[㉓]．良性疾患によるアフタの場合は長径が小さく浅い傾向があり自然治癒します．皮疹の有無を問わず，粘膜障害をみたら，急性症状ならまずはウイルス感染症を，3週以上続く慢性の粘膜障害を認めたら，自己免疫疾患（SLE，Behçet病，Sweet病，Reiter症候群，潰瘍性大腸炎，Crohn病），薬剤（細胞障害性薬剤），傍腫瘍症候群（天疱瘡，類天疱瘡など）の可能性を特に意識し生検を考慮しましょう（Table 6）[㉔㉕]．鑑別疾患は多彩ですのでぶどう膜炎や陰部潰瘍，結膜炎，関節炎，発熱，リンパ節腫大の有無はチェックします．

　ここで我々が経験した症例を一例提示します（Fig 18）．54歳男性，主訴は5カ月続く有痛性口腔内潰瘍です．8カ月前に縦隔腫瘍を指摘され胸腺腫の診断がついています．びらんが口腔内だけでなく食道まであったため，嚥下時の痛みもあります．大事な点は長期にわたり口腔内の頬粘膜，口唇，舌に及ぶまで不整形で1cm以上のびらんを認めている点です．生検の適応です．診察で陰部にもびらんと扁平苔癬様の皮疹があることが判明しました[㉖]．天疱瘡は年間発生率が100万人あたり1〜100人で，尋常性天疱瘡，落葉状天疱瘡，その他の3つに大きく分類されます．胸腺腫自体は10万人あたり5.1人の罹患率ですが，この稀な疾患同士の組み合わせがしばしば報告されるようになり腫瘍随伴性天疱瘡という概念が出現し，それに関与する特異抗体も検出されてきました．臨床症状だけで鑑別は困難な場合も多いですが，病理組織は天疱瘡と腫瘍随伴性天疱瘡では異なり[㉗]，後者で予後が悪いことも判明しています．本症例は，たまたま胸腺腫と尋常性天疱瘡の稀な疾患同士の純粋な合併であり，腫瘍随伴性症候群ではありませんで

したが，長引く粘膜障害で生検のタイミングを逃さないことは重要ですね．

Table 7 では口腔内潰瘍の診断で急性，慢性，単発，多発の 4 つの軸で考えることもできます[22]．本症例では慢性，多発に分類されます．

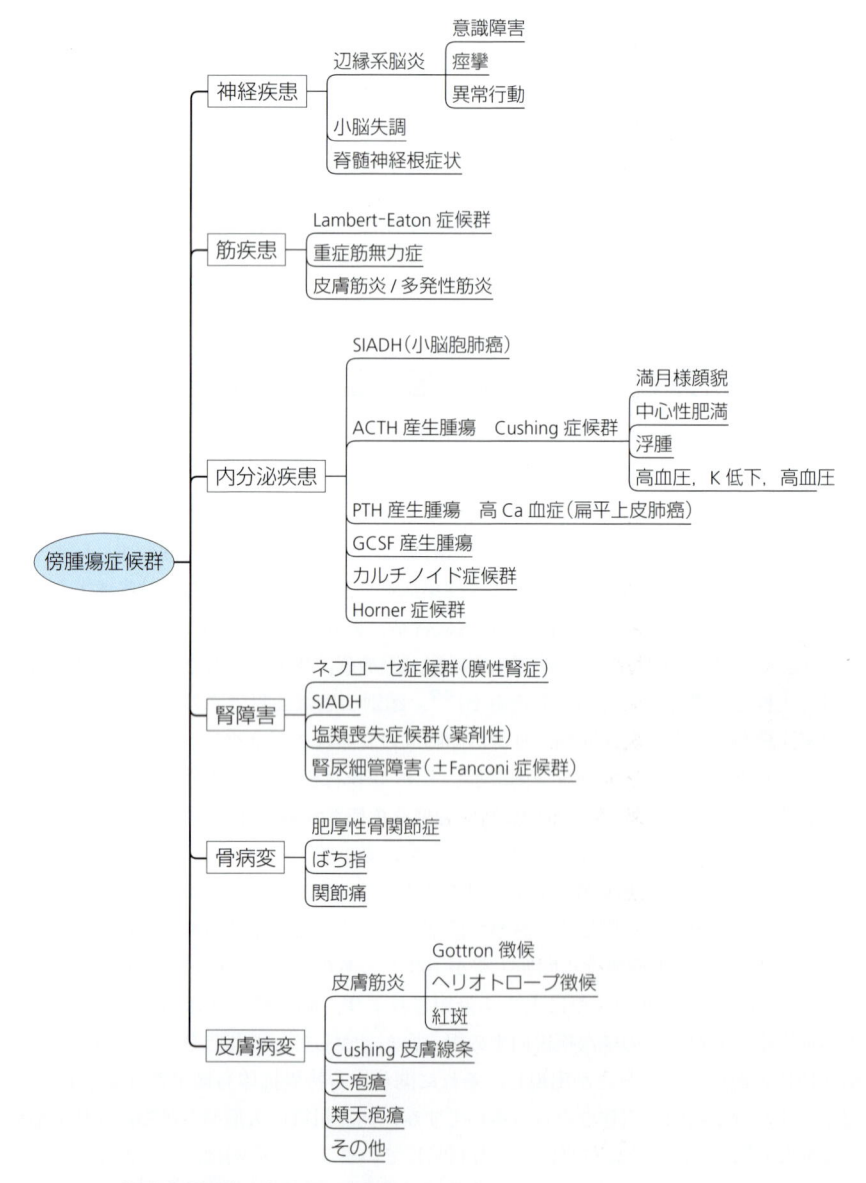

Fig 17 ■ 傍腫瘍症候群の考え方 / 分類のしかた

Table 6 ■ 口腔内潰瘍の鑑別診断

診断	特徴
感染症	
ウイルス	
herpesvirus	水疱，核内封入体を伴う巨細胞
cytomegalovirus	免疫不全者，多角巨細胞
varicella virus	characteristic skin lesions
coxsackievirus	手足口病
トレポネーマ　梅毒	RPR/FTA test が陽性
真菌	
クリプトスポリジウム，ムコール症，ヒストプラズマ	免疫不全者，慢性化，生検または培養陽性
自己免疫性疾患	
Behçet 病	性器潰瘍，ぶどう膜炎，網膜炎
Reiter 症候群	ぶどう膜炎，結膜炎，HLA B27 陽性関節炎
炎症性腸疾患	繰り返す粘血便，粘性下痢，消化器潰瘍
SLE	蝶形紅斑，抗核抗体陽性
類天疱瘡	びまん性皮膚障害
尋常性天疱瘡	びまん性皮膚障害
血液疾患	
周期性好中球減少症	周期性発熱
悪性腫瘍　扁平上皮癌	慢性化，頭頸部リンパ節腫脹

RPR/FTA: rapid plasma reagin/fluorescein treponema antibody test
(Tokuda Y, et al. Intern Med. 2007; 46: 1885-91 [11])

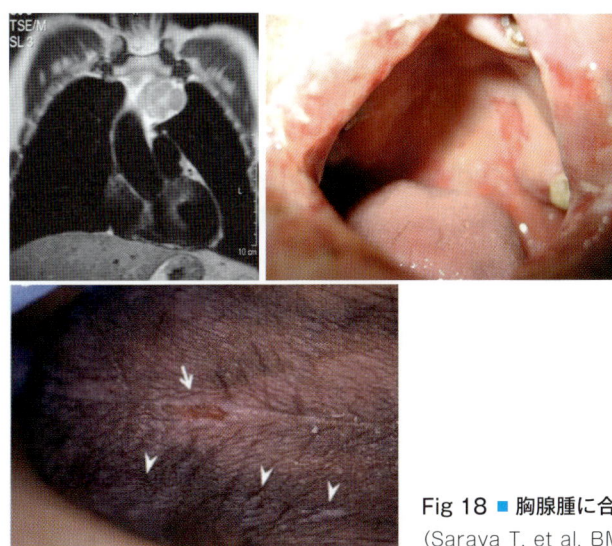

Fig 18 ■ 胸腺腫に合併した尋常性天疱瘡
(Saraya T, et al. BMJ Case Rep. 2015; 2015 [20] より改変)

Table 7 ■ 口腔内潰瘍で考える4つの軸

急性	単発潰瘍
急性壊死性潰瘍性歯肉炎	アフタ（斑点状の小潰瘍）
アレルギー	下疳
化学療法	真菌
多形滲出性紅斑	ゴム腫
ヘルパンギーナ	壊死性唾液腺化生
単純疱疹	扁平上皮癌
帯状疱疹	外傷
放射線照射	結核
慢性	多発潰瘍，再発性
アレルギー	アフタ（斑点状の小潰瘍）
水疱性類天疱瘡	herpes simplex virus 感染
表皮水疱症	
扁平苔癬	
SLE	
天疱瘡	
腫瘍随伴性疾患	
尋常性天疱瘡	

8 薬疹のキモは"粘膜傷害"と"ウイルス感染"の有無

皮疹の中でも，薬剤性皮疹は病歴が最も重要となります．蕁麻疹や粘膜浮腫はⅠ型アレルギーで最も警戒すべき病態です．内服後数分〜1時間以内での症状の出現は，まずⅠ型アレルギーを考えましょう．

その他のアレルギーはⅣ型遅延アレルギーであり，薬剤内服後4〜21日に生じる ① DIHS/DRESS，② SJS-TEN，③ AGEP があります．

DIHS/DRESS（drug inducedhypersensitivity syndrome/ drug rash with eosiophila and systemic symptoms）

DIHS（薬剤過敏症症候群）は日本発症の概念でまさに杏林大学皮膚科の塩原らによって提唱された概念です[29]．80%が薬剤投与後2〜6週までの間に麻疹様発疹（morbilliform eruption：http://emedicine.medscape.com/article/966220-overview を参照）で発症し，粘膜障害は SJS/TEN より少なく，半数がインフルエンザ様の症状を呈し，肝・腎・肺障害を呈することがあります．皮膚病変の程度は臓器障害と相関せず，頸部，腋窩，鼠径リンパ節腫脹が多く，手掌と足底は侵されにくいのです．特筆すべきはこれらの症状は単球に潜伏感染していた HHV-6 ウイルスが薬剤の投与（抗てんかん薬，抗菌薬，抗 HIV 薬など）により再活性化された結果，ウイルスに対する宿主の免疫応答（リンパ球や抗体）により生じるという点です．この DIHS と海外で報告の多い DRESS という概念[29]

Table 8 ■ DIHS（薬剤過敏症症候群）診断基準 2005

概念
高熱と臓器障害を伴う薬疹で，薬剤中止後も遷延化する．多くの場合，発症後 2～3 週間後に HHV-6 の再活性化を生じる．

主要所見
1. 限られた薬剤投与後に遅発性に生じ，急速に拡大する紅斑，しばしば紅皮症に移行する
2. 原因薬剤中止後も 2 週間以上遷延する
3. 38℃以上の発熱
4. 肝機能障害
5. 血液学的異常：a. b. c のうち 1 つ以上 　　　a. 白血球増多（11000/μL）以上 　　　b. 異型リンパ球の出現（5%以上） 　　　c. 好酸球増多（1500/μL 以上）
6. リンパ節腫脹
7. HHV-6 の再活性化

典型 DIHS：1～7 すべて
非典型 DIHS：1～5 すべて．ただし 4 に関しては，その他の重篤な臓器障害をもって代えることができる

はほぼ同義と考えてよいと思いますが，海外では HHV-6 の再活性化と DRESS との関連はあまり注目されてきませんでした．しかし DIHS 患者を DRESS の validity score に当てはめると全症例が probable/definite DRESS に相当することが判明しています[30]．興味深いのはこの DIHS 患者の HHV-6 の血中ウイルス量と DRESS score との相関はないということです．DIHS の診断基準案を Table 8 に示します（次頁コラムも参照）．

Stevens-Johnson 症候群（SJS）/ 中毒性表皮壊死症（TEN）

　Stevens-Johnson 症候群（Stevens-Johnson syndrome：SJS，皮膚粘膜眼症候群）は，高熱や全身倦怠感などの症状を伴って，口唇・口腔，眼，外陰部などを含む全身に紅斑，びらん，水疱が多発し，表皮の壊死性障害を認める疾患です．原因は薬剤が多いとされますが，マイコプラズマ感染やウイルス感染が契機となることがあります．治療はステロイド薬の全身投与です．また SJS から進展する場合が多いのが TEN（toxic epidermal necrosis）で原因は不明ですが，やはり薬剤や感染症が契機となります．治療は全身管理と被疑薬の中止，ステロイド薬の投与となります．SJS より致死率が高く後遺症を残すことがあります．粘膜障害に加えて，表皮壊死が体表の 10%未満は SJS，10～30%は SJS-TEN，30%以上を TEN と大雑把に分類できます．

AGEP（急性汎発性発疹性膿疱症：acute generalized exanthematous pustulosis）

　AGEP は薬剤開始後，数時間～3 日以内に突然に生じる無菌性，毛嚢性（follicular）でない膿疱が紅斑上に出現する病態です．顔面浮腫や 38.5℃以上の発熱，好中球増多を

伴う白血球増加を認めます．口腔内を主体とする粘膜障害は20％に出ますが軽度です．AGEPの半分が薬剤性であり薬剤開始後3日以内と早期に出現することが他の薬剤との大きな違いで，診断のスコアリングもあります[3]．薬剤開始後3日以内の発疹は薬疹ではなく，ウイルス感染を最も考えるべきですが，その例外がこのAGEPとなります．通常は2週程度で自然軽快します．

＊あんずコラム＊

薬疹の原則
～良性のウイルス性皮疹とDIHS/DRESSの鑑別って？～

　下表はRoujeauらによる重症化する薬疹の注意すべき所見です[1]．この表をよくみてみると，青字の部分はDIHSの診断基準案（p.51のTable 9）に入っている所見であることに気づくでしょう．

重症化する薬疹での注意すべき所見

臨床所見	検査所見	全身所見
皮膚	好酸球数＞1000/mm^3	高熱（＞40℃）
癒合した紅斑	リンパ球増多/異形リンパ球増多	リンパ節腫脹
顔面浮腫 or 顔面中心部の皮疹	肝酵素の上昇	関節炎，関節痛
皮膚の痛み		息切れ，喘鳴，低血圧
紫斑		
水疱，表皮剥離		
蕁麻疹		
舌の腫脹		

(Roujeau JC, et al. N Engl J Med. 1994; 331: 1272-85[1])

　皮疹からの大雑把な鑑別としてウイルス感染のような良性疾患の場合，末梢優位な丘疹（maculopapular eruption）[2]が多く，眼や口は保たれ，顔面は侵されにくい傾向にあります[3][4]．また皮疹は左右対称で体幹の発疹が多いです．一方でDIHS/DRESSの場合は顔面の浮腫があり，紅斑は特に眼瞼周囲に強く下行性に皮疹が拡がる傾向にあります（図）．

　ところで，どうしてDIHSという概念そのもので HHV-6 との関連を塩原先生が考

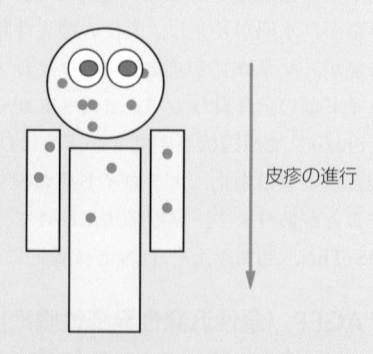

皮疹の進行

DIHS/DRESSにおける皮疹の進行と顔面のイメージ

えたのかが気になりませんか？　塩原先生と話をしていた時，偶然にもその時筆者が手にしていた論文❺は HHV-6 が重篤な伝染性単核球症様の症状を呈することを報告したもので，それが研究の出発点だったそうです．

　おまけですが，DIHS のリンパ節腫脹（診断基準案の項目の一つ）の病理学的検討は少ないですが，関節リウマチ患者の薬剤投与による Epstein-Barr ウイルス（EBV）の再活性化に伴うリンパ節腫脹と組織所見は類似します．リンパ節内には活性化した大型の異型細胞が出現し，あたかも Hodgkin リンパ腫で認める Reed-Sternberg 細胞のように見えることがあります．しかもこの異型細胞は CD30$^+$/CD15$^-$の非 Hodgkin リンパ腫のような染色パターンもあれば CD30$^-$/CD15$^-$の場合もあります．また組織破壊がない場合は，より強く DIHS のリンパ節腫脹を疑います．筆者が経験した症例はこのリンパ節内の異型細胞の HHV-6 の再活性化を，免疫染色および real time PCR で示した世界初の症例となりました❻．

Reference

❶ Roujeau JC, et al. Severe adverse cutaneous reactions to drugs. N Engl J Med. 1994; 331: 1272-85.
❷ Stern RS. Clinical practice. Exanthematous drug eruptions. N Engl J Med. 2012; 366: 2492-501.
❸ Bocquet H, et al. Drug-induced pseudolymphoma and drug hypersensitivity syndrome（drug rash with eosinophilia and systemic symptoms: DRESS). Semin Cutan Med Surg. 1996; 15: 250-7.
❹ Vittorio CC, et al. Anticonvulsant hypersensitivity syndrome. Arch Intern Med. 1995; 155: 2285-90.
❺ Akashi K, et al. Brief report: severe infectious mononucleosis-like syndrome and primary human herpesvirus 6 infection in an adult. N Engl J Med. 1993; 329: 168-71.
❻ Saraya T, et al. Evidence for reactivation of human herpesvirus 6 in generalized lymphadenopathy in a patient with drug-induced hypersensitivity syndrome. J Clin Microbiol. 2013; 51: 1979-82.

9　血流と閉塞部位を意識した診察

　Fig 19 は当院での症例です．ある日，呼吸困難を主訴に上大静脈症候群を呈した縦隔腫瘍の患者が来院しました．顔面浮腫を認め，よく見ると体表に数条の側副血行路を認めます（Fig 19A）．胸部 X 線（Fig 19B），胸部 CT（Fig 19C, D）では巨大な縦隔腫瘍を認め，体表には側副血行路を示唆する血管影を認めています（矢頭，矢印）．どう考えますか？

　身体所見で体表に流れる側副血行路の流れが頭側から尾側の場合は "SVC（上大静脈）の完全閉塞" と診断できます．すなわち SVC の完全閉塞により行き場を失った血液は半奇静脈や肋間静脈などを経由して体表の血管（胸腹壁静脈や内胸静脈など）を使い尾側へどんどん降り，下大静脈を経由して心臓にやっと戻ることができるのです（pattern Ⅲ，Ⅳ）（Fig 20）．この際の奇静脈の流れは通常の流れと逆になるので，reversal of azygos blood flow とよばれます．もし奇静脈が機能し SVC がぎりぎり開存していれば，

何とか奇静脈系を介して SVC へ血液は戻ろうとします（pattern Ⅰ or Ⅱ；Fig 20）．これを antegrade flow といいます．言うなれば通常の順路です．この側副血行路の流れ方は 1987 年に Stanford らが SVC 症候群の患者 27 症例を実際に静脈造影して得られた結果です[32]．その後 CT が発達し，CT で捉えられる側副血管は何か？ という視点で行わ

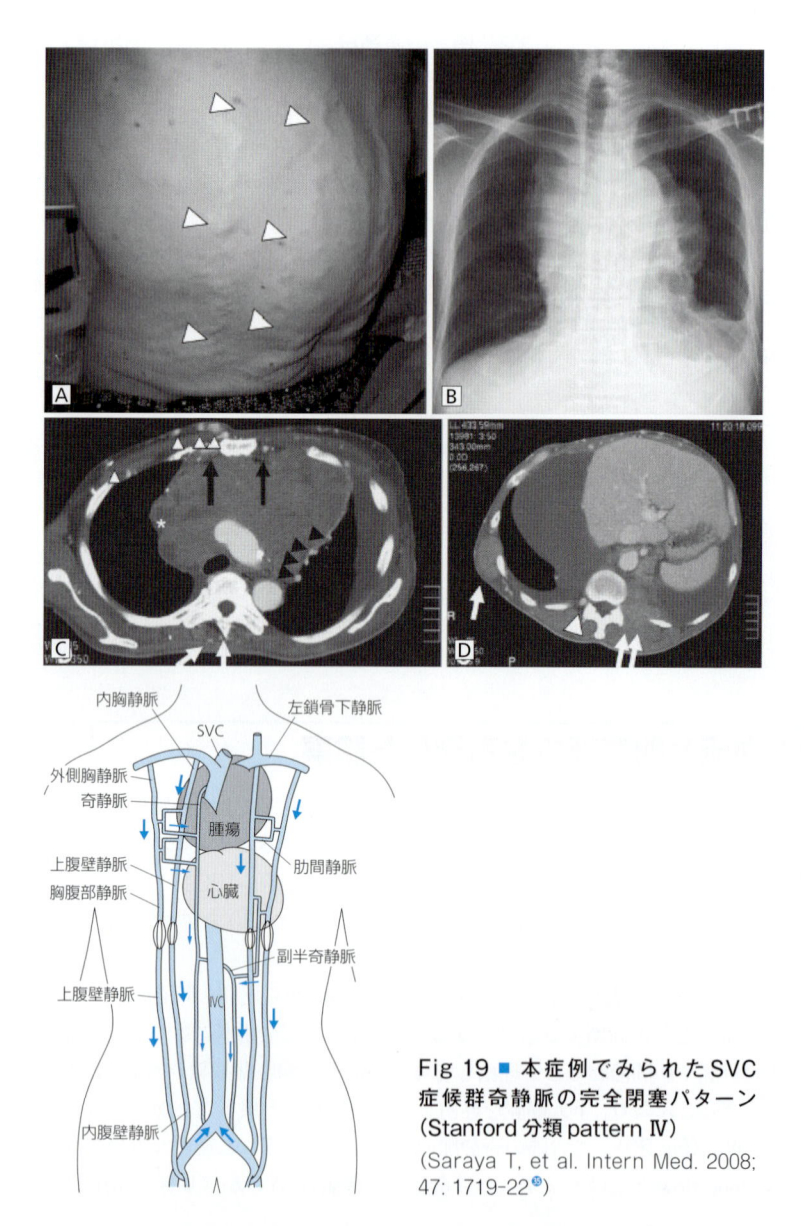

Fig 19 ■ 本症例でみられた SVC 症候群奇静脈の完全閉塞パターン（Stanford 分類 pattern Ⅳ）

(Saraya T, et al. Intern Med. 2008; 47: 1719-22[33])

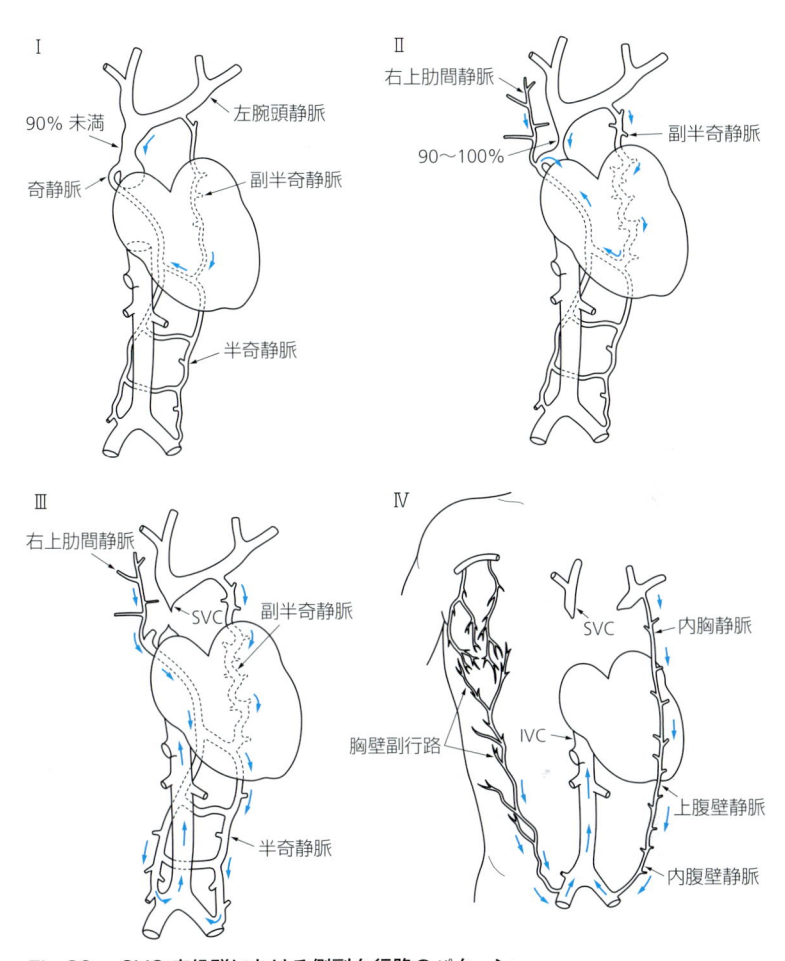

Fig 20 ■ SVC 症候群における側副血行路のパターン
(Stanford W. et al. AJR Am J Roentgenol. 1987; 148: 259-62 [33])

れたよくまとまっている study もあります[33][34]．興味のある方は読んでみてください．側
副血行路は同じ血管であっても部位によってどんどん名前が変わることも覚えておくと
よいでしょう．

　本症例では頭側から尾側への側副血行路の流れでした．指で上から下に側副血行路を
つぶしながら虚脱させた後，せき止めてみます．すると最初は虚脱していた部分（指よ
り頭側）に次第に血液が溜まり膨らんでくることで診断できます．そして画像でも SVC
は完全閉塞しています．奇静脈も腫瘍周囲は閉塞していることがわかりました．Stanford
分類の pattern Ⅳに該当すると考えられます．皮下腫瘤の生検で Hodgkin リンパ腫（結節
硬化型 Stage ⅣA）と診断しました．以上を合わせて Fig 19 のシェーマで示します[35]．

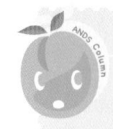

＊あんずコラム＊

Hodgkin リンパ腫（HL）は SVC 症候群を起こしにくい？

よく HL はリンパ節の中に血管の透亮像があって他の悪性疾患より血管が保たれる，という言葉を検討会などで聞くことがありますが，根拠はあるのでしょうか？

SVC 症候群の原因となる縦隔腫瘍の頻度は右表の通りです[1]．

SVC 症候群を惹起するリスクは T-cell lymphoblastic lymphomas（T-LBLs）が高く，mediastinal large B-cell lymphoma（MLBCL）では中等度，HL では低いとされています．前縦隔腫瘍としての HL の頻度は高いにもかかわらずにです．すなわち，SVC 症候群のリスクは non-HL の方が HL より高いのです．

その理由を説明するだけの根拠は，文献上では乏しいですが，non-HL と HL の進展形式に関係あるのかもしれません．つまり Bruno らによると HL はリンパ行性に，non-HL は血行性または近接に浸潤していくと報告しています[2]（下表）．これは血管親和性が non-HL で高い可能性を示唆し，SVC 症候群の頻度が non-HL で高い理由になっている可能性があるのです．

縦隔腫瘍のタイプと頻度

腫瘍のタイプ	頻度%（範囲）
非小細胞肺癌	50（43〜59）
小細胞肺癌	22（7〜39）
悪性リンパ腫	12（1〜25）
転移癌	9（1〜15）
胚細胞性腫瘍	3（0〜6）
胸腺腫	2（0〜4）
中皮腫	1（0〜1）
その他の癌	1（0〜1）

（Wilson LD, et al. N Engl J Med. 2007; 356: 1862-9[1]を改変）

Hodgkin リンパ腫と非 Hodgkin リンパ腫の違い

特徴	Hodgkin リンパ腫	非 Hodgkin リンパ腫
性別	男＞女	男＞女
年齢	15〜35，＞55	年齢とともにリスク上昇
染色体転座	Bcl-2	なし
B 症状の有無	58％の症例（初診時に多く出現）	60％以上（晩期で多く出現）
皮膚病変	ない	病型による
胸部病変	85％	45％
経過	緩徐から急激な進行	緩徐から急激な進行
病理	Reed-Stemberg 細胞	病型による
転移形式	リンパ行性	連続的に周囲へ，血行性
予後	＞85％	病型による

（Bruno TF, et al. CMAJ. 2007; 177: 1177-9[2]を改変）

Reference

❶ Wilson LD, et al. Clinical practice. Superior vena cava syndrome with malignant causes. N Engl J Med. 2007; 356: 1862–9.

❷ Bruno TF, et al. Superior vena cava syndrome and telangiectasia in a man with lymphoma. CMAJ. 2007; 177: 1177–9.

10 頸部の身体所見から診断を予測せよ！

気管の偏位

気管の偏位は指をすっと正面から胸骨上切痕に入れた時に中央よりどちらにずれているかで判断します．ずぼっと入りやすいところに指を入れることがポイントです．胸郭の拳上が不良な部位と気管偏位側が一致することが多いので，それもみるべきポイントです．

気管短縮（short trachea）

胸骨上切痕と甲状軟骨との間の距離は通常は3〜4横指ですが，2横指以下に減少するものを気管短縮とよびCOPDなどで認める所見です[36]（Fig 21）．気管自体が短くなるわけではなく，肺の過膨張により胸骨が肺門に比して上昇することにより生じるとされます．

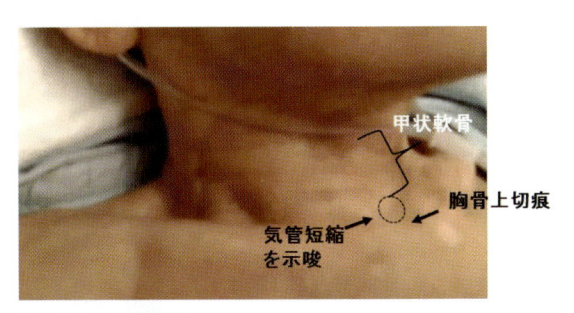

甲状軟骨

胸骨上切痕

気管短縮
を示唆

Fig 21 ■ 気管短縮

呼気時のみの外頸静脈の怒張
（jugular venous distension during expiration）

閉塞性肺機能障害患者では，呼気時に怒張し吸気時に虚脱する外頸静脈を確認できることがあります．これは呼気時の胸腔内圧の上昇を示し簡単に確認できる所見です[37]．

吸気時の鎖骨上窩の陥凹（retraction of supraclavicular fossa during inspiration）はFig

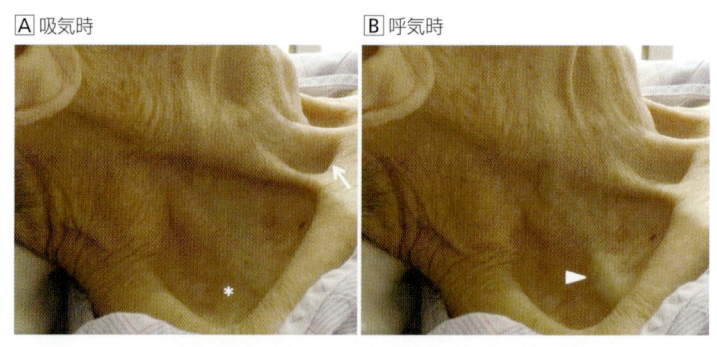

A 吸気時 B 呼気時

Fig 22 ■ A：吸気時の鎖骨上窩の陥凹（＊）および胸鎖乳突筋の胸骨枝と鎖骨枝間（→）の陥凹．B：吸気時の外頸静脈の怒張（▷）

22 の＊部位で吸気時に確認できます．気管支喘息発作でも同様です．気道閉塞の重症化とともに吸気時の鎖骨上窩の陥凹が観察されます．FEV1.0＜700mL，%FEV1.0＜45%，FVC＜2L を示唆します．その他，胸鎖乳突筋の胸骨枝と鎖骨枝の間の部分（吸気時，▷）でも陥凹がよく確認できますので注意してみてみましょう．内頸静脈の見かたは本章 p.87 を参照してください．

胸鎖乳突筋と中斜角筋の肥厚

閉塞性障害では胸鎖乳突筋，拘束性障害では中斜角筋の肥厚の有無もチェックします．入院時にこれらの筋肉は過緊張して"凝った感じ"を自覚している患者もいます．胸鎖乳突筋の肥厚は通常は患者自身の親指より太い場合と定義されます．中斜角筋の活動性亢進は拘束性肺機能障害との関わりが深いとされ，閉塞性障害はその慢性化に際して肥大してくるといわれています．

胸部の観察は胸郭のみならず肋間筋も見ます．Fig 23 の症例では重度の COPD のため，肋間腔の開大（＊），吸気時の陥凹，胸腔内圧の上昇を反映して呼気時の肋間筋の突出（budging）を認めました．外観を見るだけで肋間の開大が目立つ症例です．閉塞性障害がさらに高度化するとバケツの把手運動の消失を通り越して季肋部が内方へと強く牽引される Hoover 徴候が陽性となります（吸気時の動き：→）．

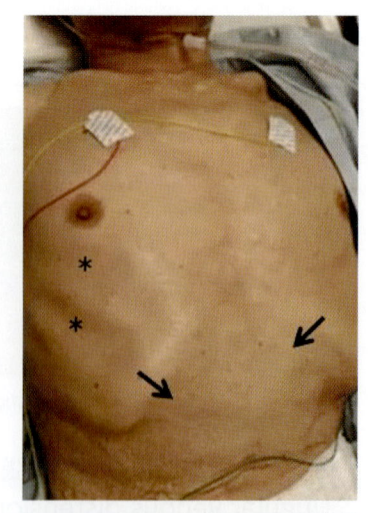

Fig 23 ■ COPD 患者の Hoover 徴候
肋間腔の開大（＊）と吸気時の陥凹（＊）．吸気時の季肋部の内側への移動（矢印方向へ）．

📖 文献

❶ Saraya T, et al. Reversed halo sign caused by huge tricuspid native valve infective endocarditis associated with community-acquired methicillin-resistant Staphylococcus aureus. JMM Case Reports. 2015; 2.

❷ Macklem PT. Respiratory muscle dysfunction. Hosp Pract（Off Ed）. 1986; 21: 83-90, 95-6.

❸ Saraya T, et al. Paradoxical respiration: "Seesaw" motion with massive pulmonary consolidation. BMJ Case Rep. 2016. doi: 10.1136/bcr-2015-213449.

❹ Nakajima A, et al. The saw-tooth sign as a clinical clue for intrathoracic central airway obstruction. BMC Res Notes. 2012; 5: 388.

❺ Jane M, 著. 須藤 博, 他訳. 全身状態. サパイラ 身体診察のアートとサイエンス. 原著第 4 版. 東京: 医学書院; 2013. p.127-34.

❻ Takase B, et al. Importance of platypnea orthodeoxia in the differential diagnosis of dyspnea. Intern Med. 2012; 51: 1651-2.

❼ Ioachimescu OC, et al. A middle-aged woman with chronic liver disease and shortness of breath. Cleve Clin J Med. 2006; 73: 375-81.

❽ Rodriguez-Roisin R, et al. Hepatopulmonary syndrome—a liver-induced lung vascular disorder. N Engl J Med. 2008; 358: 2378-87.

❾ Rebick G, et al. The thinker's sign. CMAJ. 2008; 179: 611.

❿ Frankel SK, et al. Idiopathic pleuroparenchymal fibroelastosis: description of a novel clinicopathologic entity. Chest. 2004; 126: 2007-13.

⓫ Tokuda Y, et al. Physical diagnosis of chronic obstructive pulmonary disease. Intern Med. 2007; 46: 1885-91.

⓬ Tsujimoto N, et al. Flapping tremor as a diagnostic tool for evaluation of hypercapnia. Pulm Res Respir Med Open J. 2015; 2: 49-51.

⓭ Fawcett RS, et al. Nail abnormalities: clues to systemic disease. Am Fam Physician. 2004; 69: 1417-24.

⓮ Saraya T, et al. Non-syndromic brachydactyly, known as Shamoji-yubi or Mamushi-yubi in Japan. BMJ Case Rep. 2013; 2013. pii: bcr2013201242.

⓯ Souza EJ, et al. Nailfold capillaroscopy: relevance to the practice of rheumatology. Rev Bras Reumatol. 2015; 55: 264-71.

⓰ Saraya T, et al. Terry's nails as a part of aging. Intern Med. 2008; 47: 567-8.

⓱ Saraya T, et al. Yellow nail syndrome in toenails. Intern Med. 2015; 54: 2089.

⓲ Pallares-Sanmartin A, et al. Validity and reliability of the Schamroth sign for the diagnosis of clubbing. JAMA. 2010; 304: 159-61.

⓳ Sohara E, et al. Mechanic's hands revisited: is this sign still useful for diagnosis in patients with lung involvement of collagen vascular diseases? BMC Res Notes. 2014; 7: 303.

⓴ Goundry B, et al. Diagnosis and management of Raynaud's phenomenon. BMJ. 2012; 344: e289.

㉑ Wigley FM, et al. Raynaud's Phenomenon. N Engl J Med. 2016; 375: 556-65.

㉒ Kurzrock R, et al. Cutaneous paraneoplastic syndromes in solid tumors. Am J Med. 1995; 99: 662-71.

㉓ Schneider LC, et al. Diagnosis of oral ulcers. Mt Sinai J Med. 1998; 65: 383-7.

㉔ McBride DR. Management of aphthous ulcers. Am Fam Physician. 2000; 62: 149-54, 160.

㉕ Scully C, et al. ABC of oral health. Mouth ulcers and other causes of orofacial soreness and pain. BMJ. 2000; 321: 162-5.

㉖ Saraya T, et al. Not paraneoplastic pemphigus but pemphigus vulgaris in a patient with thymoma. BMJ Case Rep. 2015; 2015. pii: bcr2015210433.

㉗ Ahmed AR, et al. Case records of the Massachusetts General Hospital. Weekly clinicopathological exercises. Case 23-2003. A 79-year-old woman with gastric lymphoma and erosive mucosal and cutaneous lesions. N Engl J Med. 2003; 349: 382-91.

㉘ Kardaun SH, et al. Variability in the clinical pattern of cutaneous side-effects of drugs with systemic symptoms: does a DRESS syndrome really exist? Br J Dermatol. 2007; 156: 609-11.

㉙ Bocquet H, et al. Drug-induced pseudolymphoma and drug hypersensitivity syndrome（drug rash with eosinophilia and systemic symptoms: DRESS）. Semin Cutan Med Surg. 1996; 15: 250-7.

❸⓿ Ushigome Y, et al. Human herpesvirus 6 reactivation in drug-induced hypersensitivity syndrome and DRESS validation score. Am J Med. 2012; 125: e9-10.

❸❶ Sidoroff A, et al. Acute generalized exanthematous pustulosis (AGEP) — a clinical reaction pattern. J Cutan Pathol. 2001; 28: 113-9.

❸❷ Stanford W, et al. Superior vena cava obstruction: a venographic classification. AJR Am J Roentgenol. 1987; 148: 259-62.

❸❸ Bashist B, et al. Abdominal CT findings when the superior vena cava, brachiocephalic vein, or subclavian vein is obstructed. AJR Am J Roentgenol. 1996; 167: 1457-63.

❸❹ Cihangiroglu M, et al. Collateral pathways in superior vena caval obstruction as seen on CT. J Comput Assist Tomogr. 2001; 25: 1-8.

❸❺ Saraya T, et al. Huge mediastinal mass with SVC syndrome accompanying numerous chest wall collateral vessels. Intern Med. 2008; 47: 1719-22.

❸❻ Campbell EJ. Physical signs of diffuse airways obstruction and lung distension. Thorax. 1969; 24: 1-3.

❸❼ Matsuba K, et al. The number and dimensions of small airways in nonemphysematous lungs. Am Rev Respir Dis. 1971; 104: 516-24.

JCOPY 498-13044

3 触診

1 Virchow リンパ節が危険なワケ

　体表のリンパ節腫脹で目立つのは頸部になります．頸部リンパ節の位置を理解することが重要です（Fig 1）．前頸部リンパ節腫脹は A 群 β 溶連菌などの細菌感染で腫脹しやすい部位であり，modified Centor Score を使い 4 点以上なら抗菌薬でのエンピリック治療を行います．後頸部リンパ節はウイルス感染で腫脹するとされています．場所はよくチェックしましょう．リンパ節で注意すべきは鎖骨上窩リンパ節の腫脹です．

　肺や食道，縦隔の病変の転移は右鎖骨上窩リンパ節に流れますので同部位のリンパ節腫大は肺癌，食道癌，縦隔腫瘍をまず考えます．一方，Virchow リンパ節（左鎖骨上窩リンパ節）は胸腹部，精巣，卵巣，腎臓，膵臓，前立腺，胃，胆嚢などのリンパの流れを受けるためこれと関係します[1]．両側の鎖骨上窩リンパ節腫脹自体が悪性疾患の事前確率を上げ，最も注意すべき部位です[2]．

　リンパ節腫脹は generalized（全身性か），localized（局所か）の判断を行い身体診察ではっきりしない場合や付随する症状が続いていない場合には 3〜4 週後に再検します．リンパ節が増大していれば生検に踏み切ります．ウイルス感染症が疑われる際の生検は慎むことが肝要です．なぜならウイルス性疾患に伴うリンパ節腫脹は悪性リンパ腫に病

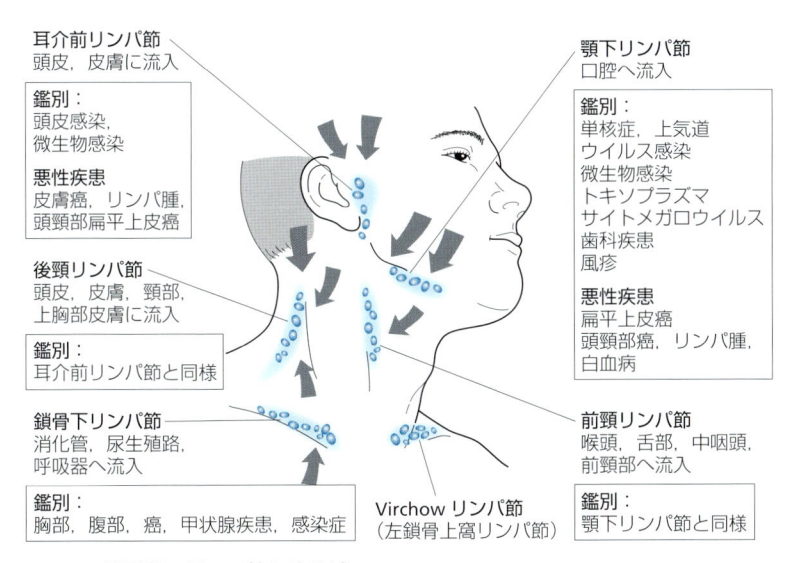

耳介前リンパ節
頭皮，皮膚に流入

鑑別：
頭皮感染，
微生物感染

悪性疾患
皮膚癌，リンパ腫，
頭頸部扁平上皮癌

後頸リンパ節
頭皮，皮膚，頸部，
上胸部皮膚に流入

鑑別：
耳介前リンパ節と同様

鎖骨下リンパ節
消化管，尿生殖路，
呼吸器へ流入

鑑別：
胸部，腹部，癌，甲状腺疾患，感染症

顎下リンパ節
口腔へ流入

鑑別：
単核症，上気道
ウイルス感染
微生物感染
トキソプラズマ
サイトメガロウイルス
歯科疾患
風疹

悪性疾患
扁平上皮癌
頭頸部癌，リンパ腫，
白血病

前頸リンパ節
喉頭，舌部，中咽頭，
前頸部へ流入

鑑別：
顎下リンパ節と同様

Virchow リンパ節
（左鎖骨上窩リンパ節）

Fig 1 ■ 頭頸部のリンパ節と流入域

理像が似ていることがあり誤った診断につながる可能性があるからです．菊池-藤本病は，日本人で多い頸部リンパ節腫脹の原因疾患ですが，本邦から 69 症例のまとめが出ていますので一読をお勧めします[3]．

リンパ節は以下の点に注意して診察します．

■ Size

1cm 以上が異常とされているが，size だけで特異的な診断はできません．子供では，2cm 以上の大きさのリンパ節（異常 X 線写真，その他の耳・鼻の症状なし）は肉芽腫性疾患（結核，猫引っ掻き病，サルコイドーシス）や悪性疾患（悪性リンパ腫）を疑う所見です．

■ Pain/Tenderness

リンパ節が増大するとその被膜が伸ばされて痛みを起こします．通常は炎症反応の過程や膿の結果をみていますが，壊死に伴う出血でも生じることがあります．痛みの有無は良性・悪性の鑑別にはなりません．

■ Consistency（弾性）

stony-hard nodes（弾性硬）は癌のサインです．たいていは転移を示唆します．

very firm，rubbery（弾力性のある）は悪性リンパ腫を示唆します．軟らかい場合は炎症や感染を考えます．

■ Matting

リンパ節の集簇が一つの単位として融合し動くことを matted といいますが，リンパ節は，良性であっても悪性であっても matted となります．

■ 病歴

病歴で重要なのは，2 週未満に消退するリンパ節腫脹や 1 年以上サイズの変わらないリンパ節腫脹は悪性疾患である可能性が低いことです[2]．ただし，これには落とし穴があります．稀な例外として低分化な Hodgkin リンパ腫や非 Hodgkin リンパ腫，慢性リンパ性白血病であることを考慮することが大事になります[4]．

症例

ここで我々が経験した忘れられない症例を提示します[5]（Fig 2）．

【症　例】27 歳，男性

【主　訴】発熱，咳嗽，血痰

【現病歴】7 月末より血痰を伴う咳嗽が出現．近医を受診し胸部単純 X 線写真で左上肺野の肺炎と診断（Fig 2A）．抗菌薬を投与されたが 8 月上旬より吸気時の左前胸部痛が出現．発熱は持続し咳嗽，血痰も増悪．画像上肺炎像の増悪を認め 9 月上旬に当院紹介入院（Fig 2B〜D）．

【既往歴】16 歳時，21 歳時に腎結石で超音波破砕術施行．

【家族歴】特記すべきことなし．

【入院時現症】身長 168cm，体重 48kg，体温 37.6℃，血圧 130/85mmHg，脈拍 118/ 分．
呼吸数 18/ 分，<u>左鎖骨上窩に 20mm 大を 1 個触知（弾力あり，可動性あり，圧痛を伴わない）</u>．左胸部に crackles を聴取．

　左鎖骨上窩に 20mm 大のリンパ節腫脹という事実そのものは悪性疾患を示唆しますが，本症例では 15 歳時から同部位のリンパ節の縮小と拡大を繰り返していたというエピソードがありました．結果的に 12 年もの間，リンパ節の size は拡大縮小を繰り返すものの不変であったのですが，左鎖骨上窩リンパ節および左上葉切除にて，すべての病変は前述の稀な例外の中の一つ，Hodgkin リンパ腫と診断されたのです．内科のシャーロックホームズとよばれる Lawrence Tierney 先生の言葉に "When a patient develops pain in a lymph node soon after drinking alcohol, think Hodgkin's." がありますが，本症例では飲酒では痛みはありませんでした．本症例は Hodgkin リンパ腫が空洞性の肺病変を呈するという稀な病態である他に，いわゆる長年にわたり拡大縮小を繰り返すリンパ節腫脹が実は悪性疾患であったということで，診断に難渋しました．しかし原則論でいえば Virchow リンパ節という悪性疾患のリスクのある部位での話であり，かつ，身体所見では

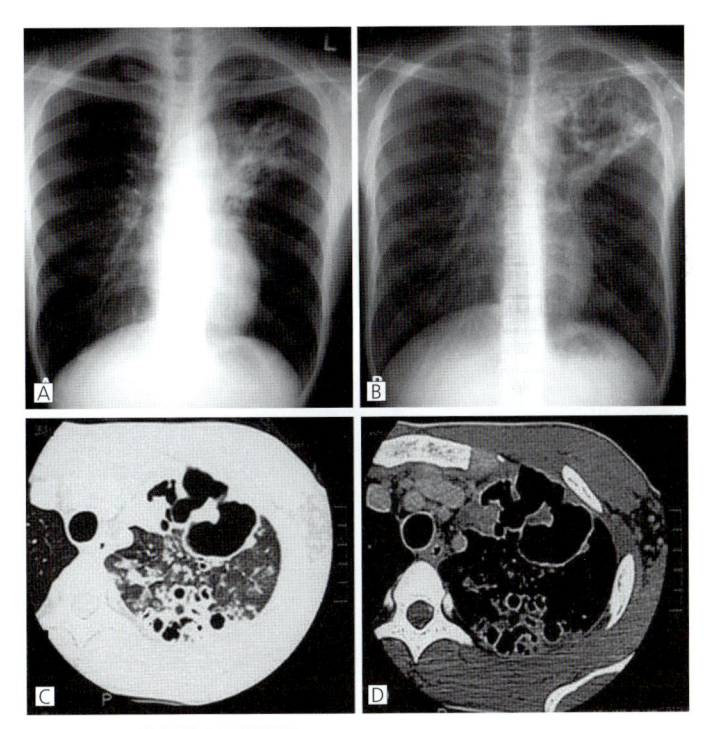

Fig 2 ■ 27 歳男性の画像所見
A：7 月末の X 線像，B：9 月上旬入院時の X 線像，C，D：入院時の CT 像．
(Saraya T, et al. J Clin Oncol. 2013; 31: e211-4[9])

弾力のあるリンパ節腫大で悪性リンパ腫を示唆する所見だったのです.

2 胸郭運動: 見て触って診断する

　視診の段階ですでに胸骨位まで視線を下げて真横から胸郭の動きを見る点は前述の通りです. バケツの把手運動やHoover徴候, 拘束性換気障害のチェックも同様です. 次に, 胸郭に手を当てて, 胸骨を支点としたポンプの把手運動が陽性かどうかをチェックします (Fig 3). 同時に手掌で気管内の喀痰がゴロゴロしているのが触れないかをチェックします. これはrattlingとよばれ, 陽性なら自発喀痰のできない高度の肺活量低下 (VC<15mg/kg) を示唆します.

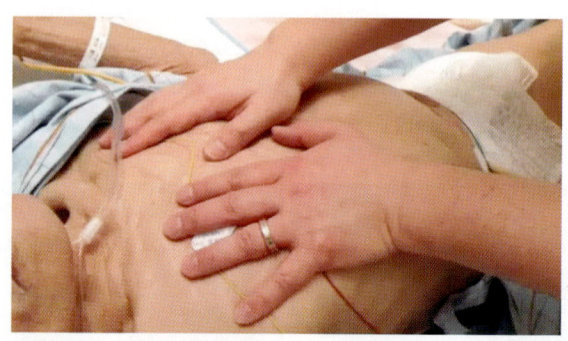

Fig 3 ■ rattlingのチェック

3 皮膚温, 湿潤は隠れた危険をあぶり出す方法

　手の平を胸郭に当てている時には, 同時に皮膚に異常知覚がないか, 発汗の左右差がないかなども確認するといいでしょう (Table 1). 特にHorner症候群が疑われる患者では患側部位の障害された交感神経部位の発汗低下, 疼痛, 知覚鈍麻が出ます[5] (Fig 4).

　Horner症候群では患側では発汗低下による体温の上昇がありサーモグラフィーでは一目瞭然です (Fig 5). デンプンを使用した

Table 1 ■ 皮膚湿潤度と体温の関係

	右側		左側	
	皮膚湿潤	体温(℃)	皮膚湿潤	体温(℃)
前頭部	387	34.7	105	35.0
頭部	137	34.7	67	35.0
前胸部	255	34.6	72	35.2
背部	108	35.0	52	35.0
上腕部	41	32.8	24	34.2
前腕部	60	32.7	20	33.2
手掌	570	34.1	10	34.7
手甲部	153	33.4	50	33.6

(Higaki M, et al. BMJ Case Rep. 2013; 2013. pii: bcr2013009732[6])

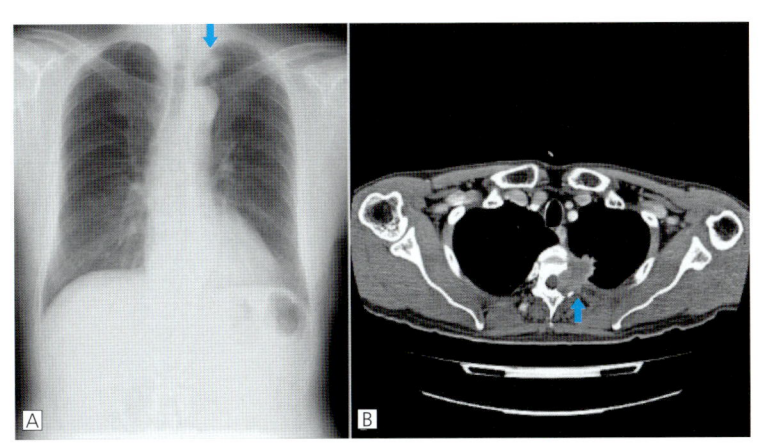

Fig 4 ■ 左肺尖部の腫瘍（矢印は腫瘍）

(Higaki M, et al. BMJ Case Rep. 2013; 2013. pii: bcr2013009732[6])

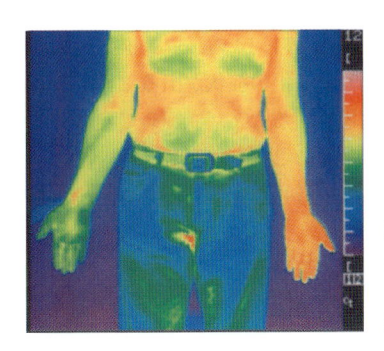

Fig 5 ■ 発汗障害による患側（左側）の体温上昇

(Higaki M, et al. BMJ Case Rep. 2013; 2013. pii: bcr2013009732[6])

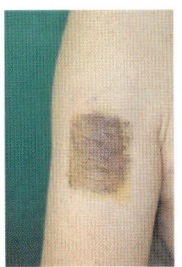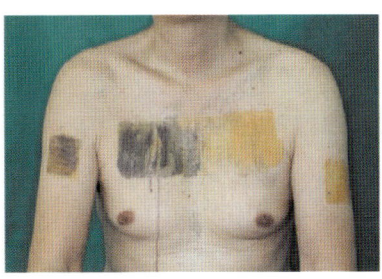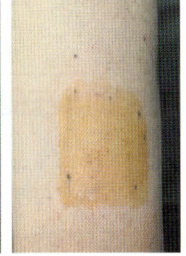

Fig 6 ■ デンプンによる発汗の有無のアセスメント

(Higaki M, et al. BMJ Case Rep. 2013; 2013. pii: bcr2013009732[6])

発汗の程度の調査では明らかに健側（右側）で患側よりも発汗量が多いことがわかります（Fig 6）．また我々の検討では皮膚の実際の水分量が患側で低下し，体温は逆に患側＞健側であることを証明しています．

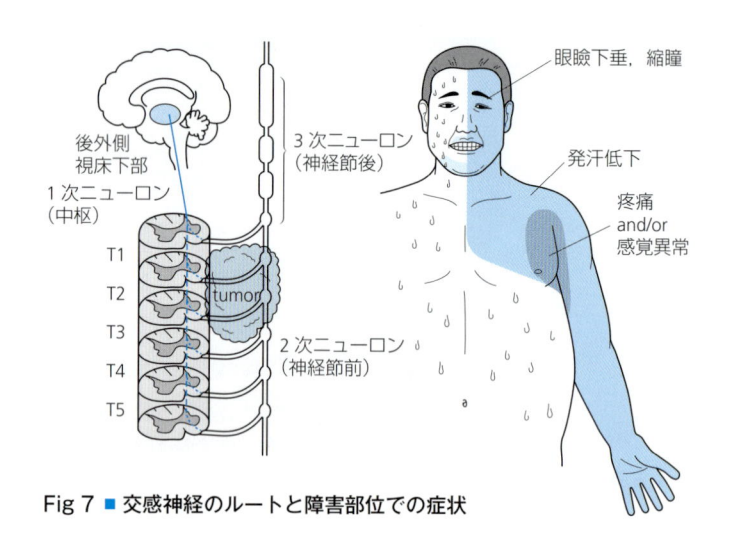

Fig 7 ■ 交感神経のルートと障害部位での症状

　Horner 症候群の pitfall としては，①腫瘍の部位が T1-T4 の高位胸椎レベルの交感神経を障害すると眼瞼下垂，顔面の発汗低下など首より上の症状が出ること，②患側でも腫瘍が交感神経の障害する初期には発汗が逆に増多すること，③極めて稀な例として患側の発汗量が健側より多い状態を維持するものがあること，です．

　交感神経はニューロンを乗り換えながら，一度下行してから上行する経路をとりますので，

　T1-T4　に腫瘍がある時： 顔面や眼瞼

　T2-T8　に腫瘍がある時： 上肢

　T4-T12 に腫瘍がある時： 体幹

に交感神経障害の症状が出やすいことを覚えます（Fig 7）．

4　"浮腫は左側に出やすい"の法則

　Fig 8 は有名な図ですが，slow edema，fast edema の分類のもとになった study です❼．pit recovery time（PRT）とは 10 秒押して何秒で圧痕が戻るかどうかを示した数字ですが，PRT が 40 秒以内なら低アルブミン血症による浮腫を（fast edema），40 秒以上なら静水圧の上昇（腎不全，心不全など）を示唆します（slow edema）（Fig 9）．slow edema が出現する程度の静水圧の上昇を得るためには 3〜5kg 程度の水分貯留が必要になるので急減な体重増加の有無，乏尿の有無，眼下部の浮腫など溢水傾向がないかどうかの確認をします．実際には fast とも slow ともとれない mixed type のような症例にも遭遇することが多いので，ざっと分類できるかどうかを意識することが大事だと思います．

　non-pitting edema は甲状腺機能低下症だけではなく，亢進症でも前脛骨粘液水腫とし

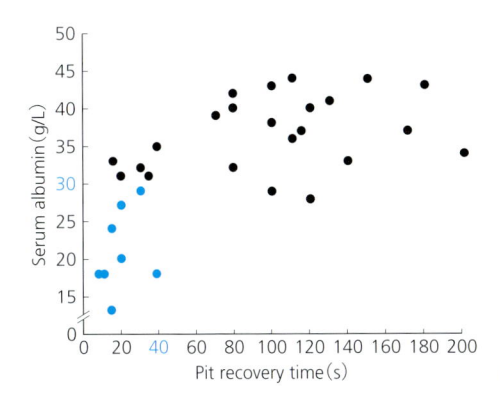

Fig 8 ■ PRT と血清アルブミンの関係

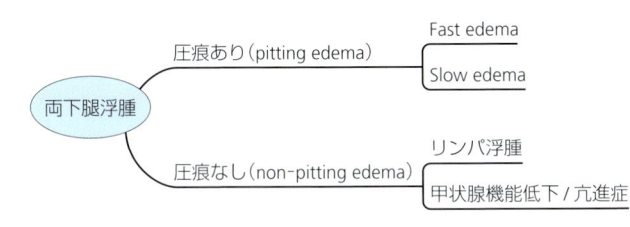

Fig 9 ■ 下腿浮腫の分類

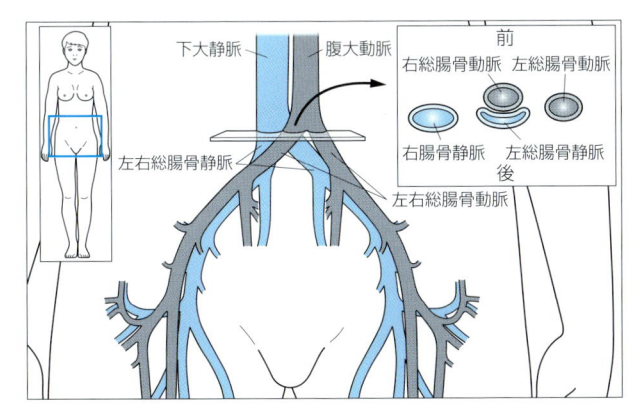

Fig 10 ■ 左下腿浮腫の要因

て出現することがあります．リンパ浮腫の初期は pitting edema で慢性期には non-pitting edema となります．

　日常の診療で浮腫自体が左側に多いことを実感します．それは右総腸骨動脈が左総腸骨静脈を圧排するという解剖学的な要因と考えられます（Fig 10）．

📖 文献

❶ Bazemore AW, et al. Lymphadenopathy and malignancy. Am Fam Physician. 2002; 66: 2103-10.
❷ Ferrer R. Lymphadenopathy: differential diagnosis and evaluation. Am Fam Physician. 1998; 58: 1313-20.
❸ Nakamura I, et al. Medical study of 69 cases diagnosed as Kikuchi's disease. Kansenshogaku Zasshi. 2009; 83: 363-8.
❹ Pangalis GA, et al. Clinical approach to lymphadenopathy. Semin Oncol. 1993; 20: 570-82.
❺ Saraya T, et al. Hodgkin lymphoma with rapidly destructive, cavity-forming lung disease. J Clin Oncol. 2013; 31: e211-4.
❻ Higaki M, et al. Evidence for hypohydrosis as clinical clue to diagnosis of Horner's syndrome. BMJ Case Rep. 2013; 2013. pii: bcr2013009732.
❼ Henry JA, et al. Assessment of hypoproteinaemic oedema: a simple physical sign. Br Med J. 1978; 1: 890-1.

JCOPY 498-13044

4 打診

1 胸水だけじゃない．肝臓に用いよ！

打診音には鼓音（正常な腹部で聴取），共鳴音（正常な肺で聴取），濁音（肝臓や大腿部で聴取）の3種類があります．呼吸器疾患では膿胸や胸水での濁音，慢性閉塞性肺疾患の過共鳴音は診断に有用です．それに加えて，呼吸器内科で診られる疾患としてうっ血肝や肝転移による肝腫大があるため，肝腫大はチェックすべき項目の一つです．肝腫大の評価は scratch percussion test が簡便で役立ちます．

Fig 1, 2 は我々の経験した61歳の肺腺癌の症例ですが（stage Ⅳ：cT2aN3M1b），原発巣は小さいにもかかわらず肝転移が高度であり著明な肝腫大を認めます．

黒のマジックで塗ってある領域（Fig 2A）が肝臓のあったと推定される部位です．右鎖骨中線上で肝臓の直上から打診を行い，濁音になる部位（肝臓上縁）を見つけ，今後は肝臓の下から皮膚を引っ掻いて（scratch して）肝臓下縁の音の高くなる部分を見つけます．この上縁と下縁の長さを測定します．本症例では治療前は26cm，治療後には15cm まで急激に縮小していることが判明しました．治療により急激な腫瘍崩壊が起こったことを示します．治療前にすでに腫瘍崩壊症候群の Cairo-Bishop definition を満たしていた症例であり腫瘍のターンオーバーが盛んであることを示唆していました．本症例はよりアグレッシブな化学療法であるカルボプラチン（350mg/body；AUC 5），パクリタキセル（200mg/m^2），ベバシズマブ（15mg/kg）で加療しました．治療は奏効しましたが，興味深いことに治療4日目からベッド上にボロボロと両側下腿伸側を主体に大量の皮膚が落ち始めます．これはベバシズマブ投与後に腫瘍随伴症候群がさらに進行し，血中を流れる腫瘍抗原に対する反応として魚鱗癬を発症した世界初の症例として報告しました[1]．固形癌は血液疾患と異なり腫瘍崩壊症候群を呈することは極めて稀ですが，著明な肝転移は一つのリスク因子と考えられます．大事なことは肝腫大の評価も実

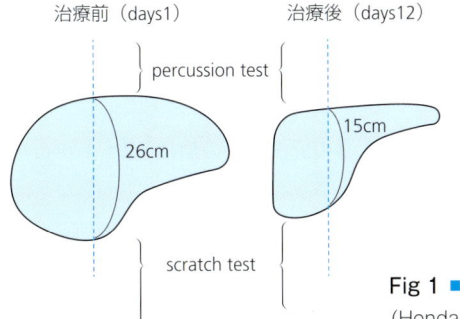

治療前（days1）　治療後（days12）

percussion test

26cm　15cm

scratch test

Fig 1 ■ 61歳肺線癌の症例：肝腫大治療前後の評価
(Honda, K, et al. J Clin Oncol. 2011; 29: e859-60)

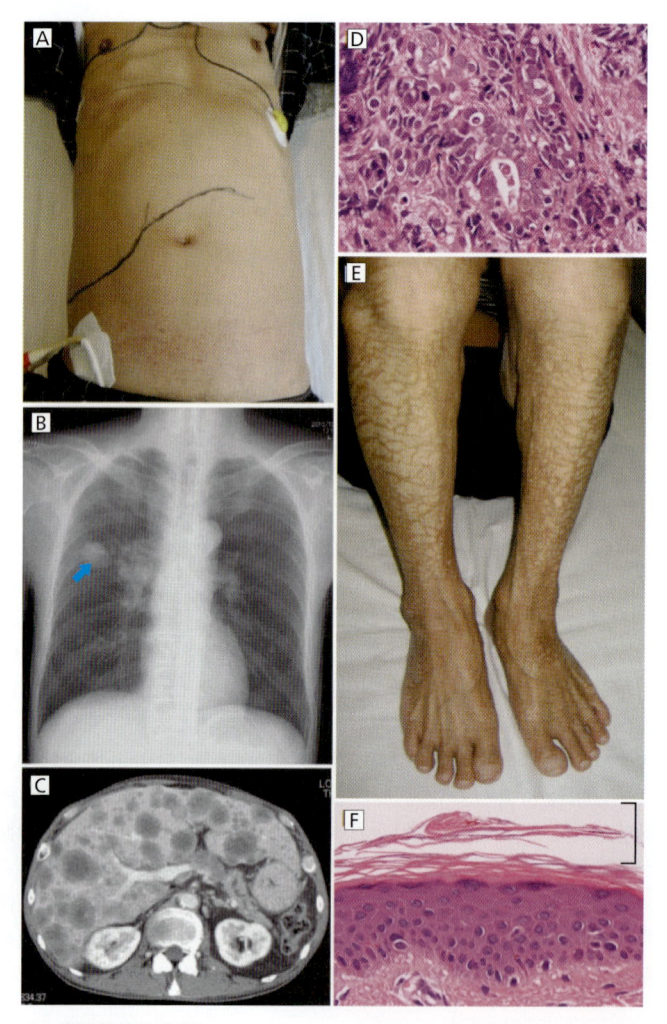

Fig 2 ■ 61 歳肺線癌の症例

A: 肝腫大あり，B: 原発巣（肺線癌）が認められる（矢印），C: 多数の肝転移が認められる，
D: HE 染色で肺線癌の所見が認められる，E: 魚鱗癬の発症，F: 皮膚生検にて皮膚の角化が
著明に認められる（上部の] の部分）（Honda K, et al. J Clin Oncol. 2011; 29: e859-60 [1]）

際に客観的な数値で表現できることにあります．正常の肝濁音界の値は 160～170cm の
患者において右鎖骨中線上で 10～12cm です．

📖 文献

[1] Honda K, et al. Tumor lysis syndrome and acquired ichthyosis occurring after chemotherapy for
lung adenocarcinoma. J Clin Oncol. 2011; 29: e859-60.

5 聴診

1 200年の伝統を継承しよう

まず聴診に関して有用な無料サイトをお勧めします．筆者が作成している聴診スキル講座です（Fig 1）．ここでは実際の聴診音を症例ごとに聞くことができます．さらに株式会社JVCケンウッドが開発中の聴診アプリを使用した聴診音の解析も聴取できます．ラ音は断続性ラ音，連続性ラ音に分けられ，それぞれ緑色，ピンク色で表示されます（Fig 2）．

また聴診のお勧めの研究会は，日本で工藤翔二先生を会長とする肺音（呼吸音）研究会があり（http://coac.jp/haion/），毎年1回，聴診好きな先生方が集まり，「聴診を科学する」という試みがなされています．さらに興味ある先生はILSA（International Lung Sounds Association）という会もありますので参加してみてはいかがでしょうか？

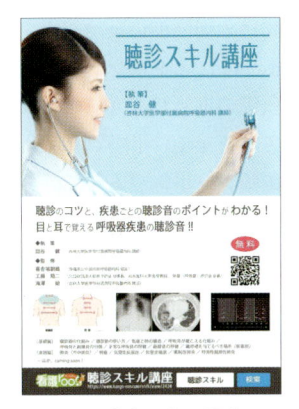

Fig 1 ■ 聴診スキル講座
(https://www.kango-roo.com/sn/k/view/2424)

聴診はいくつのかのラ音が混じることが多いこと，客観的に示せる肺音図などが身近にないことがより混乱を招いているように感じます．筆者も日々迷いながら聴診し同僚たちとお互いに確認し合って勉強しています．驚くべきことに，肺音の総説は実はほとんどありません．筆者の知る限り，ランドマークとなる論文（State of the Art）は現時

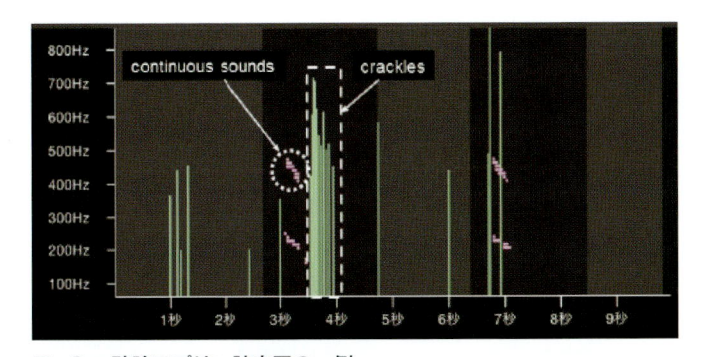

Fig 2 ■ 聴診アプリ：肺音図の一例
crackles（断続性ラ音）は緑色（縦線），continuous sounds（連続性ラ音）はピンク色（横線）で表示される．

点ではわずか 2 報であり 1984 年の Loudon らの Lung Sounds [1] と 1997 年の Pasterkamp らによる Respiratory Sounds [2] のみです．

肺聴診学の基礎を築いたのは，聴診器の発明者でもあるフランス人 René Laennec です（1781-1826）．1816 年のある日に，1 冊のノートを筒型に巻いて患者の心臓部に当てて聞いたところ明瞭に聞こえたのが聴診器発明のきっかけだったようです（TED でも感染症科医のエイブラハム・バルギーズが言及しています）[3]．その後，Laennec は 1816 年に木製筒型の聴診器を発明し，1819 年に間接聴診法を書いたそうです．聴診器（stethoscope）はギリシャ語，stethos（＝breast）＋skops（＝watcher）の意味です．この肺音研究の進歩は工藤らの論文に [4]，ラ音の国際的なコンセンサス作成の話は，日本で開催された第 10 回国際肺音学会のまとめとして日本医師会雑誌の特集 "肺の聴診に関する国際シンポジウム" で詳細に述べられており [5]，極めて興味深いです．

＊あんずコラム＊

聴診器の発明者: Laennec の人生

　1781 年 2 月 17 日にフランスの Brittany に生まれ，幼小期から気管支喘息があったようです．彼が 5 歳のとき，実母は肺結核でなくなります．Laennec は病弱でありながらも古典，ラテン語，ギリシャ語，フルートを勉強し，詩を書いたりしていました．彼が 12 歳の時，大叔父である Dr. Guillaume Francosis Laennec のもとで同居を開始し，14 歳時は Nantes の有名病院で負傷した患者のケアの手伝いをしています．そこで勉学を継続し 1799 年，18 歳の時，人体解剖学や医学の勉強を深め，有名な何人かの指導医のもと医学と外科の道を進んでいきます．1802 年，まだ学生でありながらも Laennec は腹膜炎，無月経，肝疾患に関する研究を発表します．

　1816 年に聴診器を発明，1819 年には lung and heart sounds に関しての臨床経験を発表し 1822 年にはパリの大学教授に就任します．

　1824 年に結婚しますが子供はなく，1826 年 8 月 13 日，45 歳で空洞を伴う肺結核で亡くなります [1]．Laennec は egophony をはじめて記し，また，"bruit de cuir neuf" として現在使用されている friction rub（胸膜摩擦音），pectoriloquism (whispered pectoriloqu: 肺の浸潤影では囁き声が大きく聞こえる)，amphoric breath sounds（低い気管支呼吸音を背景に高調性の音が聞こえる，肺内の空洞内で響く音を示唆）も報告しています [2][3]．

　Laennec は聴診器の発明をし，間接聴診法を出版，それを 2 年後に英語に翻訳したのが John Forbes です．Laennec は胸膜摩擦音を除くすべての副雑音を rale

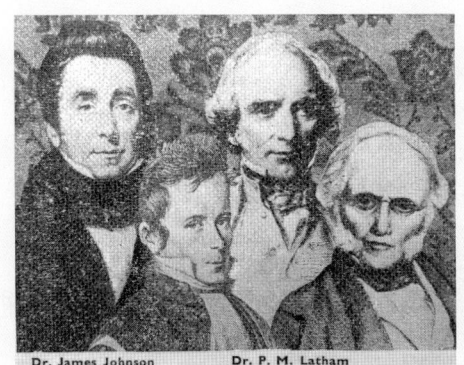

肺聴診学発展での偉人たち
(Robertson AJ, et al. Lancet. 1957;
273: 417-23[4])

と称しましたが，実際に患者の前ではラテン語のrhonchus（複数rhonchi）を使っていたようです．というのはraleという言葉はdeath rattleといって死ぬ直前の患者の喉がゴロゴロ鳴る音の意味をもっていたからです．Forbesはraleとrhonchusを異なった意味で英訳し，raleが断続性，rhonchusが連続性のラ音を示す言葉として1977年のATS分類まで約150年間，米英では使われていたそうです．James Johnsonは初めてwheezeという言葉を，ドイツ人のP.M. Lathamはwet rale, dry raleという言葉を使い，wet raleは湿性の断続性ラ音，dry raleは乾性の連続性ラ音として日本にも引き継がれてきた経緯があります．日本では胸膜摩擦音を除くすべての副雑音をraleと称する点においてLaennecに忠実であるといえます．

Reference

❶ Tomos I, et al. Celebrating two centuries from the invention of the stethoscope: Rene Theophile Hyacinthe Laennec (1781-1826). Ann Am Thorac Soc. 2016; 13: 1667-70.
❷ Sakula A. R T H Laennec 1781-1826 his life and work: a bicentenary appreciation. Thorax. 1981; 36: 81-90.
❸ Sarkar M, et al. Auscultation of the respiratory system. Ann Thorac Med. 2015; 10: 158-68.
❹ Robertson AJ, et al. Rales, rhonchi, and Laennec. Lancet. 1957; 273: 417-23.

2 時相を意識した聴診を

日本で開催された1984年の第10回 国際肺音学会の会議において，各国の肺音の分類と用語の表がまとめられ当日のオーバーヘッドプロジェクターで映されたとのことですが，実際にCHESTにpublishされた表はなぜか日本語がひっくり返っているのがさらに興味深く感じられます（Fig 3）[5]．この会議が現在の国際分類の礎になっています．

	Japan	U.K.	Germany	U.S.	France	Time Expanded Waveform
Discontinuous						
Fine (high pitched, low amplitude, short duration)	捻髪音	Fine crackles (= Fine rales/ crepitations)	Feines Rasseln	Fine crackles	Râles crepitants	
Coarse (low pitched, high amplitude, long duration)	水泡音	Coarse crackles (= Coarse rales/ crepitations)	Grobes Rasseln	Coarse crackles	Râles bulleux ou Sous-crepitants	
Continuous						
High pitched	ふえ（様）音	Wheezes (= High pitched wheezes/rhonchi)	Pfeifen	Wheezes	Râles sibilants	
Low pitched	いびき（様）音	Rhonchi (= Low pitched wheezes/rhonchi)	Brummen	Rhonchus	Râles ronflants	

Table 2—Lung Sound Nomenclature in the World

English	Portuguese*	Spanish†
Fine crackles	Crepitações finas	Estertores finos
Coarse crackles	Crepitações grossas	Estertores gruesos
Wheezes	Sibilos	Sibilancias
Rhonchi	Roncos	Roncus

*Kindly provided by Dr. Abraham B. Bohadana, Faculdade Regional de Medicina, Sao Jose do Rio Preto, Sao Paulo, Brazil and †Dr. Rolando Berger of the University of Kentucky.

Fig 3 ■ 世界での肺音分類（1984 年）

　気管に入った空気の流れは太い部分では早く，分岐を繰り返す気道は次第に細くなるため肺胞領域に向かう間にゆっくりした流れになります．呼吸音の源は第 7 分岐から第 9 分岐までの気管支で生じる乱流領域であり，拡散しかない肺胞腔内からラ音が出るということはではないようです．1978 年に Lung Sounds を発刊した Paul Forgacs によれば，ラ音は比較的中心気道内の水泡膜の破裂音である coarse crackles，呼気時に閉じた末梢気道が吸気中，後半に爆発的に開放し，それが緊満した末梢気腔で共鳴する音である fine crackles なのです❼（Fig 4）．
　気管呼吸音が一番の高調性であり（高い音）＞気管支呼吸音＞肺胞呼吸音と続きます

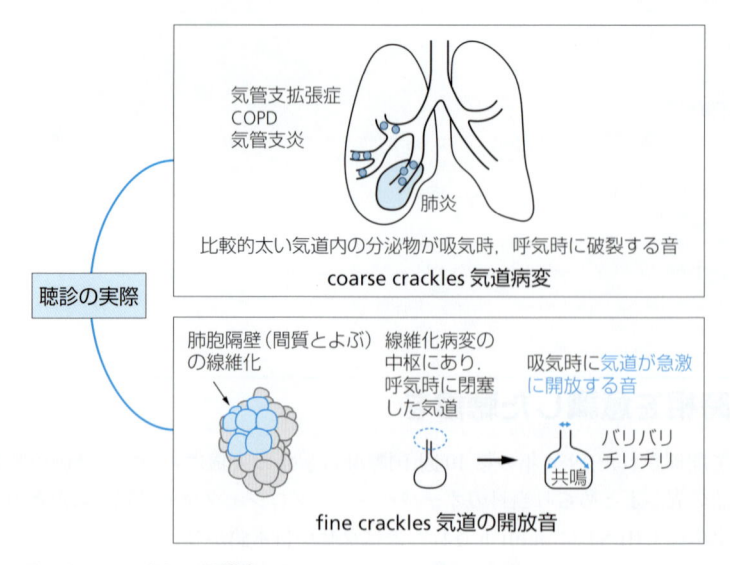

Fig 4 ■ crackles の機序

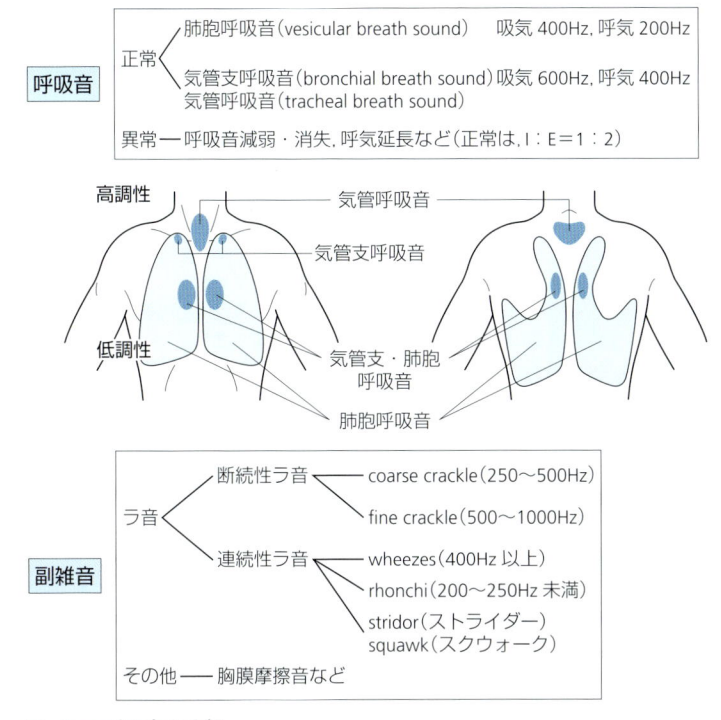

正常
　肺胞呼吸音（vesicular breath sound）　吸気 400Hz, 呼気 200Hz
　気管支呼吸音（bronchial breath sound）吸気 600Hz, 呼気 400Hz
　気管呼吸音（tracheal breath sound）
異常——呼吸音減弱・消失, 呼気延長など（正常は, I：E＝1：2）

呼吸音

高調性

気管呼吸音

気管支呼吸音

低調性

気管支・肺胞
呼吸音

肺胞呼吸音

副雑音
ラ音
断続性ラ音 —— coarse crackle（250〜500Hz）
fine crackle（500〜1000Hz）
連続性ラ音 —— wheezes（400Hz 以上）
rhonchi（200〜250Hz 未満）
stridor（ストライダー）
squawk（スクウォーク）
その他 —— 胸膜摩擦音など

Fig 5 ■ 呼吸音の分類

（Fig 5）.
　ラ音には断続性ラ音と連続性ラ音があり，断続性ラ音には coarse crackles（水泡音：ブツブツ）や fine crackles（捻髪音：パリパリ）が，連続性ラ音には wheezes（笛様音：ヒューヒュー）や rhonchi（いびき様雑音：グーグー）があります．それぞれの周波数の違いを確認してください（Fig 5）.

Wheezes vs Rhonchi

　wheezes と rhonchi の見分け方は，NHK の時報放送の音が参考になります（Table 1）.時報の音"ポッ，ポッ，ポッ，ピー"は440Hz と 880Hz を組み合わせた音でありwheezes はこのポッ（440Hz）より高い音と覚えておくのがよいでしょう.
　wheezes（ピー音）と rhonchi（グー音）の違いは，発生する音の部位が違います.
　wheezes は末梢側の細く硬い気道で発生するため，比較的病変部に限局した音になり，喀痰などの分泌物や咳払いの影響はあまり受けません．喘息では 90％の症例で wheezesが頸部で聴取されますので，必ずチェックします．rhonchi はより中枢気道で発生しますが気道内分泌物の影響を受けるため，咳払いすると音の減弱があるかもしれません.

Table 1 ■ Wheezes と rhonch の違い

	wheezes（笛様音）	rhonchi（いびき様音）
呼吸相	主に呼気終末期	主に呼気，吸気でも聴取
周波数	高音（400Hz 以上）	低音（200〜250Hz 以下）
狭窄部位	細く硬い気道	太く軟らかい気道
病態	気道狭窄	気道狭窄 or 気道内分泌物
主な原因疾患	気管支喘息	気管支喘息
	COPD	COPD
	うっ血性心不全	慢性気管支炎
	分泌物の貯留	びまん性汎細気管支炎（DPB）
	腫瘍による狭窄	気管支拡張症
		分泌物の貯留
		腫瘍による狭窄

Squawk のすすめ

　よく聴取されるラ音にスクウォーク（squawk）があります．"キュッ，ピッ，キュン"という音でスクウィーク（squeak）ともよばれ，吸気時に細気管支壁が振動して発生する連続性ラ音の一種です．fine crackles と一緒に聴取されることがあります．スクウォークは末梢気道で発生するため，胸壁で聴取されても頸部では聴取されることはありません．Squawk は肺線維症，リウマチ肺，多発血管炎性肉芽腫症（旧名，Wegener 肉芽腫症），サルコイドーシス，強皮症などでは吸気の早期に聴取され，過敏性肺炎では吸気の終わりに聴取されやすいという報告もあります．この一瞬のキュンという音を聞き漏らさないようにしましょう[8]．

　その他，断続性雑音には胸膜摩擦音（pleural friction rubs）があり，吸気，呼気の両方で聴取し，ピッチ，間隔が不規則，耳に響く，粗い音であり，胸膜病変で聴取されるなどの特徴があります（Table 2）．

　crackles の呼吸相に関する論文はいくつかありますが[9]（Fig 6），1974 年の Nath らの

Table 2 ■ 断続性雑音の鑑別の要点

	fine crackles	coarse crackles
呼吸相	late inspiratory	early inspiratory & expiratory
ピッチ	高調　約 500〜1000Hz	低調　約 250〜500Hz
音	チリチリ，パリパリ	ブツブツ
体位の影響	あり（腹臥位で減少）	なし
咳の影響	不変	変化あり
痰	なし	あり
疾患	間質性肺炎，肺水腫，肺胞蛋白症	気管支炎，DPB，気管支拡張症，肺炎

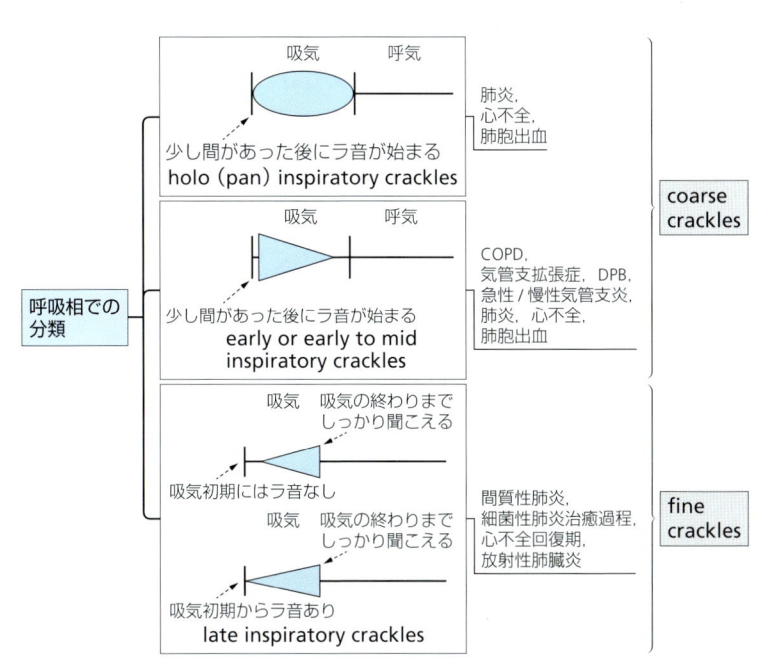

Fig 6 ■ 呼吸相による crackles の分類

Table 3 ■ 呼吸相（時相）による疾患分類

	early	late
疾患	慢性気管支炎 気管支喘息 肺気腫	線維化を伴う胞隔炎 石綿肺 肺炎 心不全による肺うっ血 サルコイドーシス 強皮症 リウマチ肺 原因不明の肺線維症
音の違い	わずかな音 下肺 重力に関係ない 通常は口部への放散あり severe な気管閉塞に関連	しっかりした音 下肺から上中肺野 重力に関連あり 口部への放散は稀 拘束性肺障害に関連

論文では[⑩]，inspiratory crackles を early と late に分けて考えうる疾患とその特徴について述べています（Table 3）.

口部への放散（radiata to the mouth）とは？

　聴診器を口の部分に持って行って吸気のはじめだけに聴取される音をいいます（Fig 7）．胸壁だけでなく口部に放散することを特徴とします．喘息，慢性気管支炎，肺気腫などで聴取されることがあります．一般的には心不全では聴取されないといわれていますが，実際は聴取されることが多いように感じます．

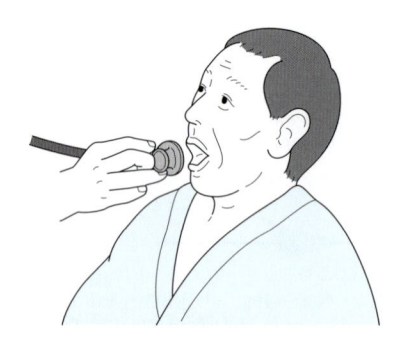

Fig 7 ■ 口腔聴診

呼吸相で分類する意義とは？

　fine crackles を特徴とする進行性間質性肺炎も病勢が進行すると coarse となりうる（Fig 6 の下段も fine から coarse になりうる）ため coarse なラ音のみで肺疾患が COPD，気管支拡張症，肺炎，間質性肺炎，肺うっ血のいずれかを判断するのは困難です．宮城らによれば，例えば同じ coarse crackles であっても進行性間質性肺炎の fine crackles から移行した場合と，気管支拡張症に伴うものかはラ音の持続時間と late fading（early or early to mid）か crescendo（late inspiratory crackles）のどちらであるかで見分けられると報告しています[11]．

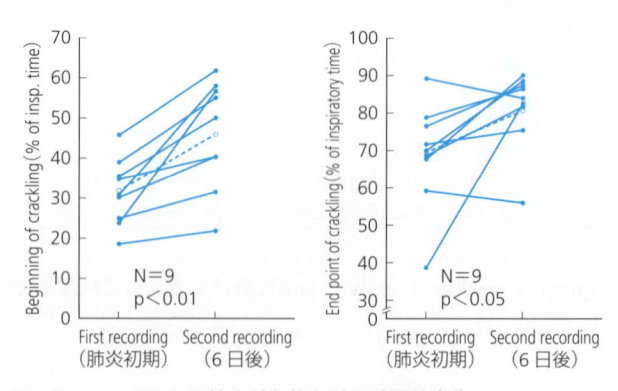

Fig 8 ■ crackles の始まりと終わりの時間的変化

呼吸相による crackles は個々の疾患で変化していくのか？

筆者が検索した限りでは"肺炎の治癒過程"での呼吸相の変化を意識した study は極めて少ないのです[17]．しかしながら Fig 8 に示すように肺炎では初期には crackles の音の始まりは吸気時間の早い段階であり，わずか 6 日後には吸気時間の後ろの方に開始時間がずれているのがわかります．これは呼吸相での分類の前述の Fig 8 （呼吸相での分類）で少し間があった後に coarse crackles が始まるということと一致していますね．また crackles が消失する時間も肺炎初期より 6 日後で有意に遅いことが示されています．

3 聴診部位は狙って行う

中葉舌区の病変を聴取する場合は，女性であれば乳房を持ち上げて聴診する必要があります．外来で多いのは痩せた中年女性に多い気管支拡張症です．副鼻腔炎の有無も副鼻腔気管支症候群を意識しながら問診で漏れなく聴取するようにしましょう（Fig 9A, B の ◯ の部位）．この疾患は体の前面でないと診断が難しくなります．

また，間質性肺炎を疑う症例の場合は，背側肺底部（Fig 9B の ■ ）が最も疾患の頻度が高い部分ですので，必ず聴取します．わずかな fine crackles が診断のヒントになります．Fig 9 の下葉がイメージできればおのずと背側から聴診しなければならない理由がわかりますね．

筆者の経験上の話ですが，肺炎では必ずしも coarse crackles が大きく聴取されるわけでなく，rhonchi や squawk がわずかに片側性に聴取されたりする場合があります．往々にしてこういう状況では患者が普段と違う状態だということを自覚していることが多いと感じています（例：発熱が長引く，胸が重い，定期外来以外にほとんど来たことがない患者が急に来院した，などです）．

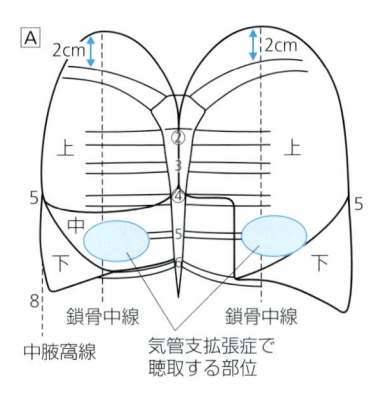
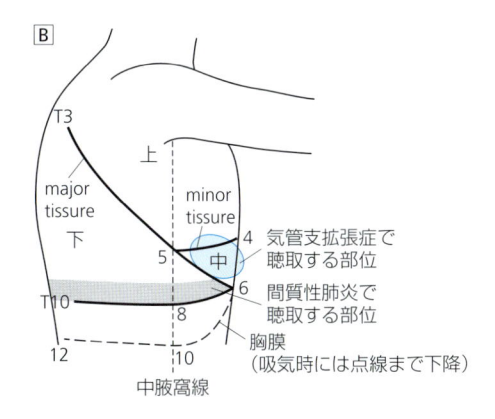

Figure 9 ■ 上・中・下葉を意識した聴診

4 胸水／肺炎：五感を総動員した診察を！

胸水の検出には，①打診，② auscultatory percussion test，③ tactile fremitus（胸郭振盪／触覚振盪），④声音聴診，で確認します．

①打診：例えば中腋窩線上を打診で頭から尾側へ連続で行い，空気のある領域では正常音ですが，胸水の領域では dullness になります．

②auscultatory percussion test：胸骨など骨の同じ部位を片手で叩き続けながら聴診器の位置を頭側から尾側へ下げていくと，胸水の領域で音のピッチが変わる（低くなる）のがわかります（Fig 10）．

③tactile fremitus（胸郭振盪／触覚振盪）：患者に"ひとーつ，ひとーつ"などと言ってもらいながら，手の尺側部位を当て頭側から尾側へと左右差に注意しながらその振動を調べます．胸水や無気肺では減弱し，逆に肺炎，萎縮肺，胸水直上部（Scoda's zone）などでは声の伝導が増すため亢進します（Fig 11）．

④声音聴診：筆者の場合は，患者に"あー"または"ひとーつ"と言ってもらい左右に聴診しながら頭側から尾側へ調べていきます．肺炎があれば声音聴診は亢進し，胸水があれば減弱します．減弱する際は"声がくぐもった感じ"となります．

肺炎を疑うラ音を聴取した場合，egophony（ヤギ音）と肺胞呼吸音の気管支呼吸音化をチェックします（Fig 12）．

egophony は E to A と覚えます．患者に E と言ってもらいながら肺炎を疑う領域にくると A に聴こえます（E to A）．肺炎部位は呼吸音の伝導が亢進しているので，普段は聴取されない高調な気管支呼吸音を聴取できます．これを肺胞呼吸音の気管支呼吸音化といいます．元来，肺実質は高調性の呼吸音（気管呼吸音／気管支呼吸音）を吸収しな

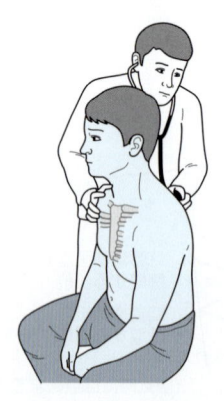

Fig 10 ■ auscultatoly percussion test

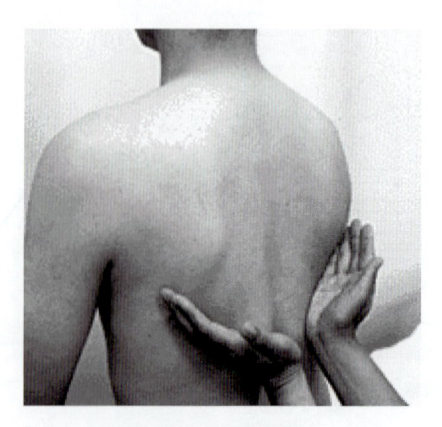

Fig 11 ■ 胸部振盪／触覚振盪

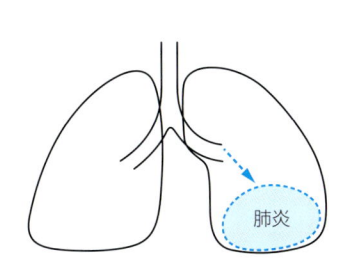

Fig 12 ■ 肺胞呼吸音の気管支呼吸音化 egophony（E to A）

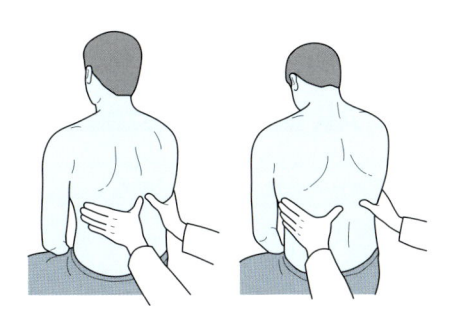

Fig 13 ■ 胸部の運動制限のみかた

がら末梢へ伝わっていくので，肺の末梢では低調性の肺胞呼吸音だけが通常は聴取されます．しかし，肺炎がある場合，呼吸音の伝導が亢進し肺胞呼吸音の気管支呼吸音化（低調な呼吸音に加え高調成分が混じる）が起きるのです．胸郭の動きも Fig 13 のように吸気，呼気で親指の距離が離れるかどうかで確認できます．4〜6cm 離れるのが正常です．

＊ あ ん ず コ ラ ム ＊

Hamman's crunch

筆者が典型的な Hamman's crunch を聴取できたのはわずか 1 例のみですが，そのあまりの明瞭さに度肝を抜かれた思い出があります．

症例は痩せ型，長身，既往歴のない 22 歳男性．3 日前に自転車をこいでいたところ突然の左胸痛が出現しました．以後は "左胸からぽこぽこと音がする" を主訴に来院したのです．Hamman's crunch は，心収縮中期（心音の I 音，II 音の間）にクリック音が聴取され，縦隔気腫や左気胸で聴取される所見です．正確な機序はわかっていないようです．右側の気胸では生じないとされています[1]．本症例では気胸は極軽度なものでしたが，心臓の収縮に合わせて "カチッ，カチッ" という音が聞こえます．ちなみにこの音は患者本人に聴診音を聞いてもらってもわかる程度にしっかり聞こえました．

Reference

[1] Jaiganesh T, et al. Mobile diagnosis: Hamman's crunch in a primary spontaneous pneumothorax. Emerg Med J. 2010; 27: 482-3.

＊あんずコラム＊

All that wheezes is not asthma

"喘鳴を聞くものすべてが喘息にあらず"という先人からの教えがあります[1]．感情的ストレス，気管内の異物または腫瘍，喉頭 / 気管の病変（結核，多発血管炎性肉芽腫症，再発性多発軟骨炎）などでも喘鳴が出現します．筆者は以前に喘息症状で来院したミュンヒハウゼン症候群による喘鳴を経験しました．喘鳴もあり SpO_2 の低下も伴っていました．精神疾患の一つで繰り返す虚偽性障害がミュンヒハウゼン症候群の特徴です．つまり喘鳴も SpO_2 の低下も患者自身で作り出すことができる，ということです．

さて，我々が経験した別の症例をみてみましょう（図 A，B）[2]．61 歳男性で，主訴は 2 カ月前からの労作時呼吸困難を主訴に来院．バイタルサインは正常で低酸素もありません．来院時の診察では喘鳴はありませんでしたが，時々ヒューヒューして発作性に苦しくなることがあったようです．初診医は咳喘息の暫定診断のもと，呼吸機能検査をオーダーしました．X 線では粗大病変はないようにみえます（図 A）．

呼吸機能検査を行うと閉塞性障害のパターンで（図 B），よくみると X 線で右第 1 弓の部分が突出しているようにみえたのです．

緊急で胸部 CT を行うと吸気時には両側肺は同様に膨らみますが（図 D），呼気時には右側肺は腫瘍のため空気を肺内にトラップし左肺に比して大きい状態です（図 C）．冠状断の CT（図 E）と気管支鏡（図 F）では右主気管支内に突出する腫瘍性病変を認めました．

本症例のように胸郭内中枢気道閉塞の場合（気管腫瘍，気管の炎症，縦隔リンパ節腫脹による圧排）は呼気相での障害が出現しプラトーが形成されるため図 G のよ

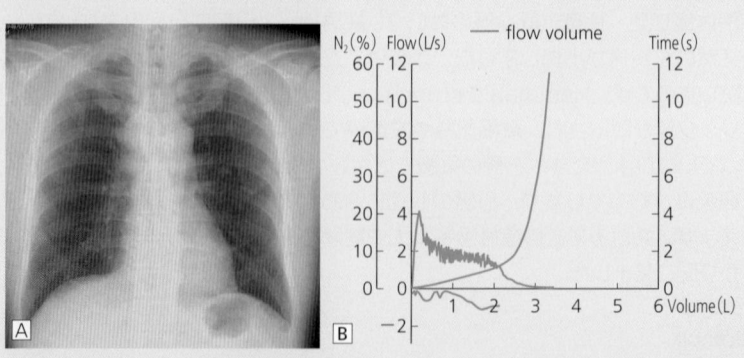

初診時の X 線（A）と呼吸機能検査（B）
(Nakajima A, et al. BMC Res Notes. 2012; 5: 388[2])

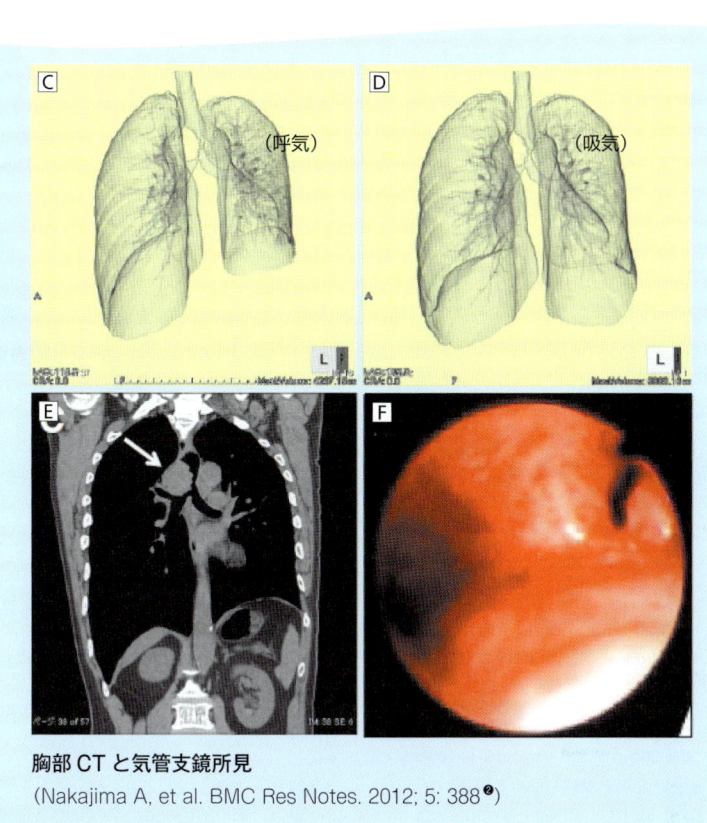

胸部 CT と気管支鏡所見

(Nakajima A, et al. BMC Res Notes. 2012; 5: 388 [2])

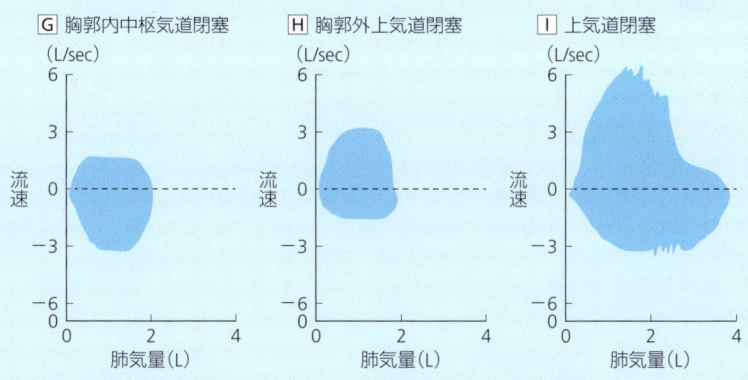

中枢気道閉塞のフローボリュームカーブパターン

(Nakajima A, et al. BMC Res Notes. 2012; 5: 388 [2])

うなグラフとなります．一方，胸郭外上気道閉塞の場合（喉頭軟化症，声帯の機能不全，甲状腺腫瘍，喉頭蓋炎，異物など）は吸気時での障害が強く出るため吸気時にプラトーのグラフとなります（図H）．上気道閉塞は鋸歯状の flow volume curve となります（図I）．代表疾患は閉塞性睡眠時無呼吸症候群（OSAS）や上気道の腫瘍，気管支軟化症などがあります．

　本症例は胸郭内中枢気道閉塞で図Gの呼気性の障害のパターンに加え，図Iの OSAS で認めるような鋸歯状の flow volume curve（saw tooth sign とよびます）が合体した波形でした[2]．胸郭内の中枢気道閉塞では呼気性障害に加えて，浮腫を伴う腫瘍による気管の狭窄部位の振動が流速の乱れを生じた結果と考えています[2]．

Reference

[1] Proctor DF. All that wheezes. Am Rev Respir Dis. 1983; 127: 261–2.

[2] Nakajima A, et al. The saw-tooth sign as a clinical clue for intrathoracic central airway obstruction. BMC Res Notes. 2012; 5: 388.

📖 文献

[1] Loudon R, et al. Lung sounds. Am Rev Respir Dis. 1984; 130: 663-73.

[2] Pasterkamp H, et al. Respiratory sounds. Advances beyond the stethoscope. Am J Respir Crit Care Med. 1997; 156: 974-87.

[3] エイブラハム・バルギーズ. 医師の手が持つ力. https://www.ted.com/talks/abraham_verghese_a_doctor_s_touch?language＝ja.

[4] Kudo S. 肺音研究の進歩. 日本医事新報. 1986; 3247: 3-9.

[5] Mikami R, et al. 肺の聴診に関する国際シンポジウム. 日医師会誌. 1985; 94: 2049-69.

[6] Mikami R, et al. International Symposium on Lung Sounds. Synopsis of proceedings. Chest. 1987; 92: 342-5.

[7] Forgacs P. Crackles and wheezes. Lancet. 1967; 2: 203-5.

[8] Earis JE, et al. The inspiratory "squawk" in extrinsic allergic alveolitis and other pulmonary fibroses. Thorax. 1982; 37: 923-6.

[9] Piirila P, et al. Crackles in patients with fibrosing alveolitis, bronchiectasis, COPD, and heart failure. Chest. 1991; 99: 1076-83.

[10] Nath AR, et al. Inspiratory crackles and mechanical events of breathing. Thorax. 1974; 29: 695-8.

[11] Miyagi S. ラ音の表現方法とその病態生理学的意義. 日本医事新報. 1992; 3550: 140-1.

[12] Piirila P. Changes in crackle characteristics during the clinical course of pneumonia. Chest. 1992; 102: 176-83.

6 一般内科医 / 呼吸器内科医のための 心疾患の診かた

　筆者が大事にしている問診は orthopnea（起坐呼吸）と PND（paroxysmal nocturnal dyspnea：夜間発作性呼吸困難）の有無です．Lawrence M. Tierney 先生の名著，"The Patient History：Evidence-Based Approach" でも "Do you have shortness of breath when lying flat?" という focused question がありますが，実際のところ，うっ血性心不全（左心不全）において orthopnea と PND の陽性尤度比はそれぞれ 2.2，2.6 とそれほど高くありません[1]．うっ血性心不全に対する飛び抜けて高い身体所見はありませんが，腹部頸静脈反射や頸静脈怒張の陽性尤度比はそれぞれ 6.4，5.1 と高い方です[1]．

　当科では月に一度，循環器内科のプロ 佐藤 徹先生による夜の回診を 6 年以上継続してやって頂いています．この "呼吸器内科の循環器的回診" は噛めば噛むほど味の出るスルメのような回診です．そこではエビデンスだけではない熟練の技や教え（clinical pearl）があります．循環器領域の身体所見は体位や姿勢によって変化し，例えば午前中聴取できた Ⅲ 音が利尿薬投与後の夜の回診では聴取できない，ということもあります．心臓超音波や画像所見，心電図などで正解を知ってから再度診察して自分自身にフィードバックするのも良い方法と思います．ここでは押さえておきたい基本事項を提示します．視診⇒触診⇒打診⇒聴診の順番は循環器的回診でも同様です．呼吸器内科医が心疾患の診かたを身に付けるということは実は難しいことなのです．なぜなら，呼吸器疾患の患者は胸郭変形や COPD などで聴診所見が乏しい場合が多いのです．でも諦めてはいけません．我々は聴診だけでなく，全ての身体所見を合わせてトータルで患者を診断できればよいのです．おすすめの文献は佐藤教授による「肺循環障害の日常診察で気をつけること（特集 呼吸器内科に必要な診察術）」[2]です．必読ですよ．

　ここからの記載は順番よりもどういう所見を大事にしているか，に焦点を当てます．

1 手あてのはじまり…

①患者の手をとって，触る．爪や指からの診察は同様です．心不全患者では貧血自体が心不全を増悪していることがあるので，手掌蒼白や手掌皮溝の蒼白の有無は必ずチェックします（p.38 参照）．

②手が温かいか冷たいかのチェックをします．四肢の冷感は低心拍量状態を示唆する所見の一つです[3]．同時に橈骨動脈を触れておよその収縮期圧を推定します（p.28「① バイタルサイン総論」参照）．CO_2 貯留による手が温かい状態（hot hand）も頭の片隅に入れておきましょう．CO_2 による血管拡張が原因です．

2 心尖拍動の3つのルールをマスターせよ！

　心尖拍動（PMI）は大きさ，位置，持続時間の3つに注意します（Fig 1）．

　PMIは必ず左側臥位で見えることが多いのがポイントです．仰臥位なら左鎖骨中線より外側にPMIが触れるまたは見えたら心拡大を示唆します．PMIが直径4cm以上なら左室拡大の陽性尤度比は4.7倍です．

　ただし，右室負荷が強い場合，右室拍動との鑑別が必要になります．右室拍動は傍胸

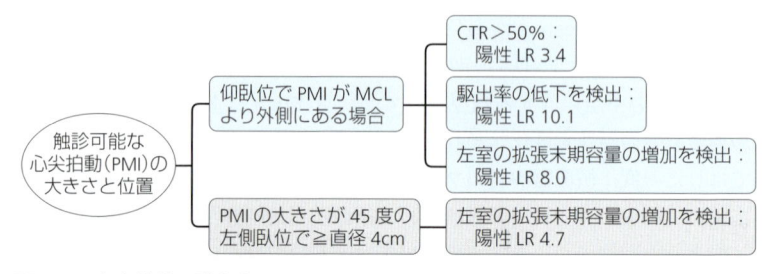

Fig 1 ■ 心尖拍動の診かた
MCL: 鎖骨中線，CTR: 心胸郭比，LR: likelihood ratio

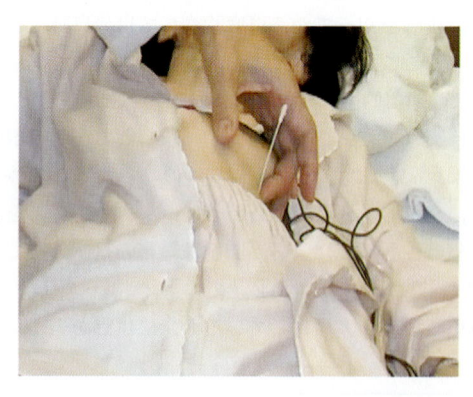

**Fig 2 ■ 綿棒を使った
心尖拍動の診かた**

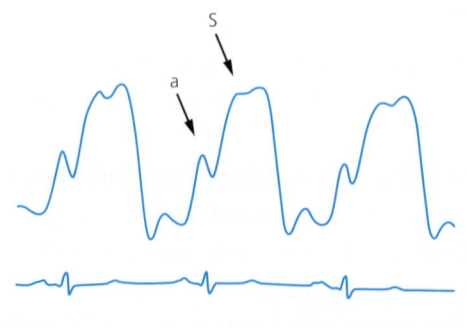

Fig 3 ■ 心尖拍動図
a: 心房収縮波 S: 左室の収縮期波

骨左縁第 4 肋間中心に触知しやすく，外側領域が下にもぐっていくのを見つけられれば確定できます．

左室 PMI は，綿棒を使って動き方で持続時間が長いかどうかを見極めます（Fig 2）．二峰性または抬起性心尖拍動は左室肥大を意味し，大動脈弁狭窄症（AS）や閉塞性肥大型心筋症（HOCM）を疑うことができます（Fig 3）．

3 頸動脈は放散も意識せよ！

両側に頸動脈狭窄があると失神などの原因となるため，頸動脈は片側ずつ触知します．頸動脈拍動の遅延をまず第一にみましょう．重度の大動脈弁狭窄に対する頸動脈拍動の遅延の感度は 31〜90％，特異度は 68〜93％とされています．大動脈弁狭窄症の音は鎖骨にも放散しますので鎖骨上でも聴くようにしましょう．

4 内頸静脈波による診断はアートだ！

まずは YouTube で Paul Wood（1907-1962）により 1957 年に作成された短編映画"The Jugular Venous Pulse"を見ることをお勧めします．いずれも 3〜6 分程度の動画です．

https://www.youtube.com/watch?v=OuG-Ru7fryE
https://www.youtube.com/watch?v=onxSPHdqRfw
https://www.youtube.com/watch?v=R_7QiwTHjqA
https://www.youtube.com/watch?v=WShpdMYVcGM

内頸静脈か外頸静脈か？

右内頸静脈を通常は使用します．外頸静脈は拍動が見えれば中心静脈圧の推定に使用可能です[4]．

内頸静脈

この静脈拍動は慣れるまで少し時間がかかりますが，頸静脈波だけでかなりの情報が得られます．

内頸静脈は筋肉の下に隠れていますので，血管そのものが見えるわけではなく，盛り上がりと凹みを観察するのです．観察の体位は，仰臥位，ベッド 30〜60 度．坐位（90度）の 3 ポイントをみましょう．仰臥位で内頸静脈が見えなければ脱水で頸静脈圧が低すぎて見えていない可能性と，耳の上まで拍動の頂点がいくような頸静脈圧の上昇を示唆します．"内頸静脈の拍動が見えないのは頸静脈圧が高い場合でもありうる"ということです．実際の physical 回診でも肺高血圧患者では坐位にしたらようやく内頸静脈の拍動の頂点が見えたということがよくあります．

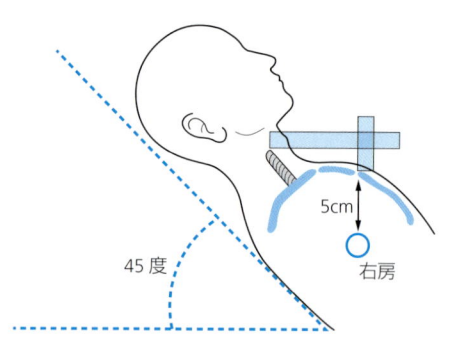

Fig 4 ■ 頸部脈圧の測定方法

　頸静脈圧はルイス角から内頸静脈のトップまでの垂線を測定します（Fig 4）．その実測値に右房圧の 5cm を足します．患者が坐位の場合，右房圧は 10cm を足します．一般的には下記のように考えます．

9.0cm 以下：　　正常

9.0cm〜15cm：　右心不全

15cm 以上：　　両心室不全

知っておきたい内頸静脈波のパターン

　Fig 5 の矢印は圧のかかる方向を示しています．心房細動などでは心房が不規則に収縮するため x 谷は消失します．図と照らし合わせながらみてみましょう．

　矢印は右心房の収縮および拡大に伴うもの，血液自体の流速をみているものと考えるとわかりやすいです．ここでは筆者の独断と偏見で選んだ呼吸器領域で遭遇しやすいパターンを記載します

■ 正常パターン

a 波：右房収縮（心房が収縮するということは右心室以外の内頸静脈などの周囲への圧が広がると考えます）

x 下降：心房の弛緩

c 波：右室収縮開始時に三尖弁が右房側に膨隆

x´ 下降：右室収縮による三尖弁輪の心尖方向への牽引

v 波：右室収縮終了後に右房への血液流入による右房圧の上昇（＝右室充満圧）

y 下降：拡張早期に右房から右室へ血液が吸い込まれる

　イメージがつくように心臓の血流も Fig 5 の下に想像して書いてみました．

　実際の視診では c 波は見えないので頸静脈波は x 下降，y 下降を見ることになります（頸静脈波の右半分を参照）．ポイントは橈骨動脈を触れながら収縮期（S1〜S2）に x 谷を見つけることです．橈骨動脈の触れに合わせて "x""x""x" と言葉にしながら練習しましょう．y 谷は見える人と見えない人がいます．

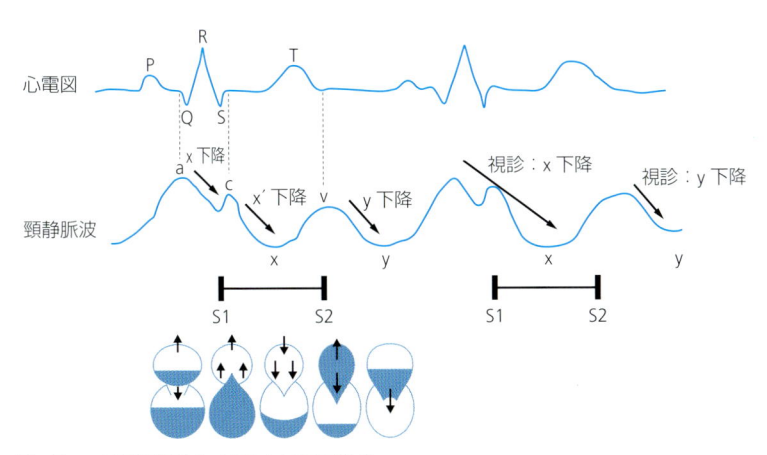

Fig 5 ■ 内頸静脈波と右房 / 右室の動き

■ a 波増高パターン

a 波は右心房に残った血液を最後にぐっと右心室に送り込む力です．ということは右心室への抵抗が強い「右室拡張障害」では心房収縮が強くなり a 波が増高することがわかります．

Fig 6 は第 4 肋間胸骨左縁に傍胸骨右室拍動と thrill 陽性，心尖部で拡張期雑音（肺動脈閉鎖不全，矢印方向への雑音）を認めた原発性肺高血圧の症例です．著明な a 波の増高を認めます．橈骨動脈を触知しながら頸静脈を確認すると収縮期（S1〜S2）直前に素早く盛り上がる高い a 波があり，x 谷がより深く感じられます．a 波は一瞬ですので見逃さないようにしましょう．

肺高血圧症は平均肺動脈圧が 25mmHg と定義されていますが，その値になった時に

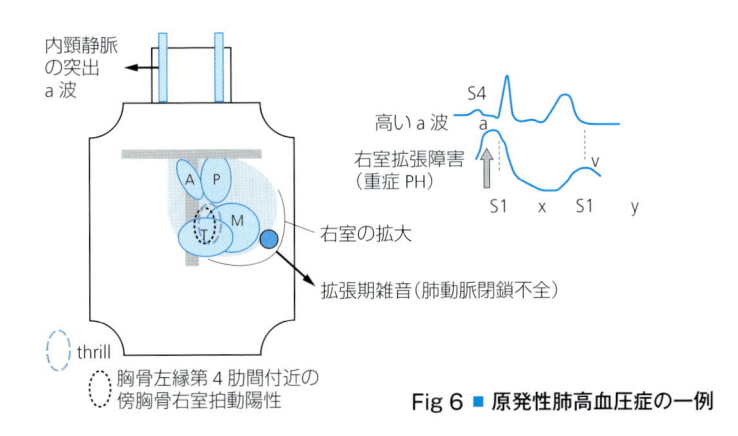

Fig 6 ■ 原発性肺高血圧症の一例

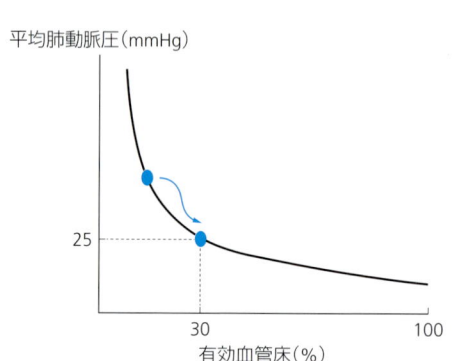

平均肺動脈圧(mmHg)

有効血管床(%)

Fig 7 ■ 有効血管床と平均肺動脈圧の関係

は有効血管床が 30％まで減っていることを示唆するそうです（Fig 7）.

■ v 波増高パターン（cv merger）（Fig 8）

　呼吸器疾患では肺性心などで三尖弁閉鎖不全（TR）の合併が非常に多いのです. TRの合併は x 谷の消失を伴い，胸骨左縁第 4 肋間で収縮期逆流性雑音かつ Rivello-Carvalo徴候（吸気時に増強）を伴っていたら，まず TR を疑います. 前述の a 波と違い，cv merger はゆっくりと頸部の尾側から頭側へもこもこっと盛り上がってきます. これも橈骨動脈を触れながら，本来は x 谷のあるタイミングで x 谷がなく，皮膚が隆起したら，TR を考えます. Fig 9 は肺音図ですが，x 谷がわずかにみえますが TR の逆流に一致して v 波の増高を認めます. また Ⅱp 音の亢進を伴っています. Ⅱp 音の亢進は心尖部で Ⅱp 音が聴取された場合と考えて OK です. 正常では Ⅱp 音は胸骨左縁第 2 肋骨あたりでのみ聴取されます.

■ 深い y 谷

　勘違いされやすいのですが，心タンポナーゼは y 谷（y decent）を示さない頸静脈波で有名です. これは心膜周囲の水が緩衝剤の役割を果たすためといわれています. 要は

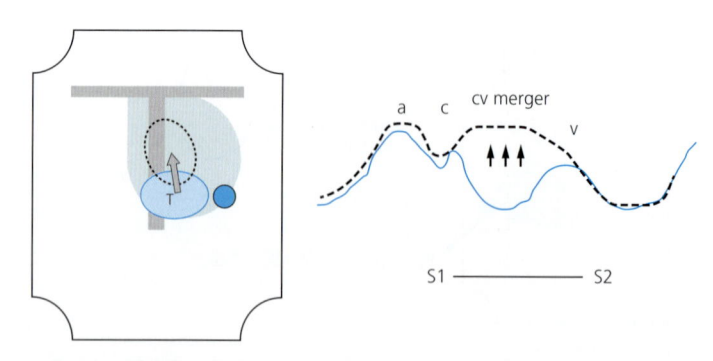

Fig 8 ■ V 波増高パターン（三尖弁閉鎖不全）

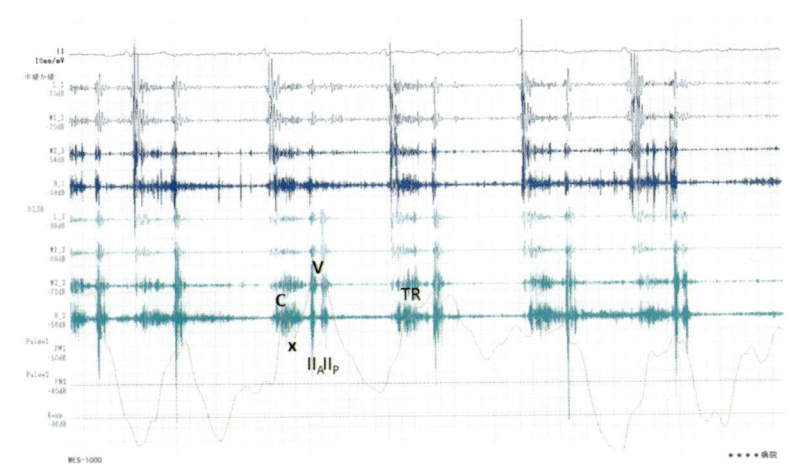

Fig 9 ■ 三尖弁閉鎖不全の心音図

高い V 波が TR により生じる.

右房⇒右室への拡張期の急速な流速は生じないということです．収縮性心膜炎では深い y 谷を認めます．

80 歳男性で薬剤性肺炎の診断で入院

40pack-years の ex-smoker です．心疾患で開胸術の既往があります（Fig 10）．

内頸静脈は点線で囲った部分で，皮膚が 2 回へこむのを確認しました．x 谷と y 谷です．内頸静脈の頂点は＊の部分ですので耳付近まできていますから頸静脈圧はルイス角から頂点までの垂線で 15cm，さらに右房圧を 10cm 加えて内頸静脈圧は 25cm となります．肺性心の所見です．

外頸静脈は描出されていますが，拍動は乏しいので頸静脈圧の推定には使えないと判断しました（Fig 11）．よくみると y 谷が x 谷より深くへこむことに気づいた動画があ

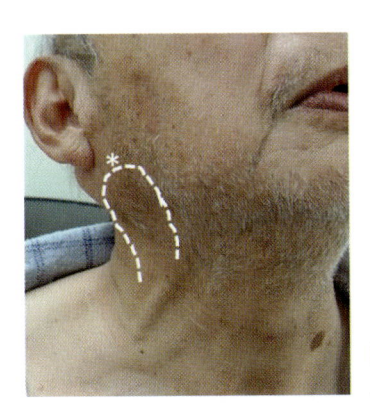

Fig 10 ■ 術後の右室拡張障害に生じた肺性心

点線内: 内頸静脈の拍動のみえる範囲

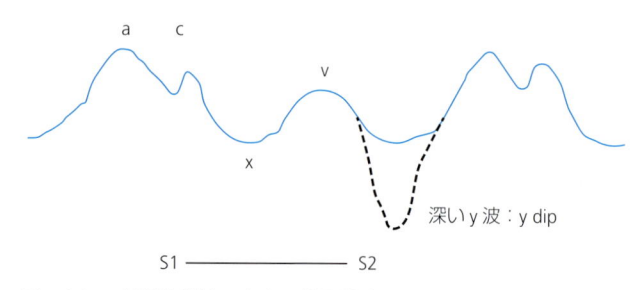

Fig 11 ■ 内頸静脈波: 右室の拡張障害により生じた深い y 波

るので文献[5]で確認してください[5].

　これは術後の影響で心膜の炎症後に右室の拡張障害をきたした影響が考えられました. 前述の通り, 拡がりの悪い右室に一気に右房から血流が流れるため y dip となります. さらに拡張障害が重症な場合には dip and plateau といって, y dip の後にプラトーな頸静脈波が出現します. 呼吸器領域では癌性心膜炎で癒着した場合には y dip, dip and plateau を認めることがあります.

　呼吸器疾患患者をみていると心臓術後などの右室拡張障害が生じている場合, プチ CP（cardiac pericarditis）を経験することがあります. これは完全な収縮性心膜炎ほどではない軽度の拡張障害があって, 右房から右室に一気に血液が流れようとするので y 谷が深く鋭くなります.

■Kussmaul 徴候

　文献[6]は吸気時の Kussmaul 徴候が収縮性心膜炎患者で見事に出ている動画です. 吸気時に内頸静脈圧が上昇することをいいます. 心臓への静脈灌流が障害されていることを示唆します. 収縮性心膜炎の 50％に出現します.

　頸静脈の怒張は収縮性心膜炎では 98％に出現します. 一度は動画でも確認しましょう.

5　奇脈が救う. 緊急オペは必要か？ 判断せよ！

　心嚢液は貯留のスピードが速いとあっという間に心タンポナーゼを引き起こすことがあり十分な注意が必要です. ですから心臓周囲の心膜液の量ではなく, 貯留のスピードが大事で, それをリアルタイムでみることができるのがバイタルサインによる"奇脈"の有無です.

　70 歳男性. 肺腺癌で治療中の患者が数日前から増強する呼吸困難感があり主治医がよばれます. 入院時のバイタルサイン: 血圧 120/82, 脈拍 60/ 分 整, 呼吸数 16/ 分, 体温 37.0℃, SpO$_2$ 95％（室内気）と安定し, コンサルトを受けた時点でもバイタルはほぼ同様で安定しています. ただし X 線（Fig 12）では心拡大の進行を認めます. 1 週

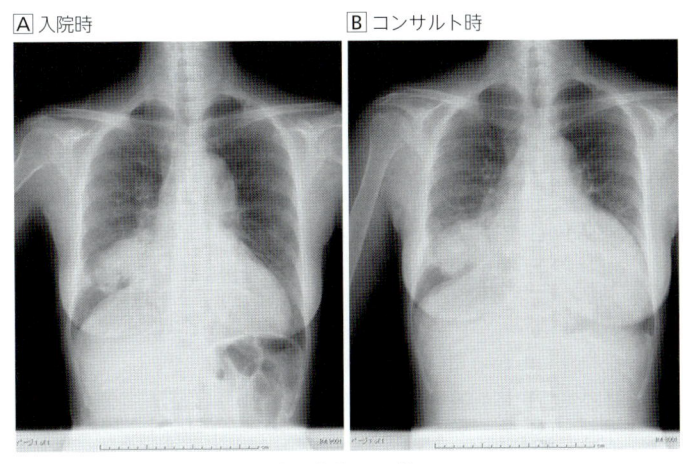

Ⓐ 入院時　　　　　　Ⓑ コンサルト時

Fig 12 ■ 心タンポナーゼの出現前後の X 線

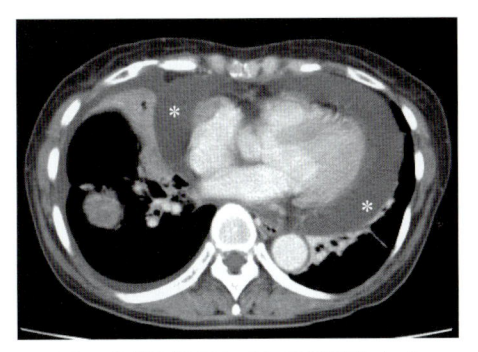

Fig 13 ■ 造影胸部 CT：心囊液の貯留（＊）

間前の入院時より明らかに増大しています．

　さらにコンサルト時の胸部 CT（Fig 13）は心膜液の貯留を大量に認めます．

　主治医が知りたいのは，手術適応となりえるのか？　すなわち，心タンポナーゼのリスクがどの程度あるのか？です．

　ここで奇脈をみます．奇脈は水銀柱の血圧計で測定します．吸気時にコロトコフ音が消失し，呼気時のみに聴診できる値を記録，そして 2mmHg ずつ水銀柱をゆっくり下げていき，連続してコロトコフ音が聴取される部分を見つけ記録します．この差（pulsus paradoxus）が＞10mmHg で陽性です．心タンポナーゼの診断に対する pulsus paradoxus の感度は Table 1 の通りです．

　本症例は 138（呼気時）/126（吸気）⇒　12mmHg（＞10mmHg）で陽性で手術となりました．

Table 1 ■ pulsus paradoxus の心タンポナーゼに対する診断精度

		>12	>10
感度（%）		98	98
特異度（%）		83	70
尤度比（95%CI）	陽性	5.9 （2.4〜14）	3.3 （1.8〜6.3）
	陰性	0.03 （0〜0.21）	0.03 （0.01〜0.24）

(Roy CL, et al. JAMA. 2007; 297: 1810-8 [7] を改変)

　奇脈は 1873 年に Kussmaul らにより，心タンポナーゼ患者では吸気時に脈が消失し呼気時に触知するということから発見されたサインです．

　正常な心臓では吸気時には胸腔内の陰圧のため右心室への静脈還流が増加し左室への肺静脈への還流が低下します．右心室が拡張すると心室中隔はわずかに左へ寄り，左心室からの心拍出量はわずかに低下する．呼気時にはこれらの変化は逆となり，心室中隔は右側へ寄り，右心室への血液の貯留はわずかに減少します．

　心膜液貯留時（特に心タンポナーゼ出現時）には，心臓の周囲が液体で囲まれているため心室の拡張障害が生じ，この逆の反応が起きます．吸気時には右室の圧の逃げ場が心室中隔となり，その結果，吸気時での左心室の血液の貯留の著明な減少が生じ，健常者で認めた吸気時の心拍出量や血圧の低下がより顕著となります（Flg 14）．

　当院での 2012 年現在での 17 症例の心タンポナーゼの内訳は以下の通りです（Table 2）．肺腺癌が圧倒的に多いです[8]．

　また当院では心タンポナーゼを生じるとおよそ半数の症例が 50 日程度で死亡し 6 症例（35.3%）が心タンポナーゼで発症し肺癌と診断されていますので（Fig 15）[9]，奇脈を使用した迅速な診断を活用する意味はあると思います．また統計学的な有意差はありませんが，血圧，脈圧の低下，脈拍増加は本疾患を予測する重要なバイタルサインです．

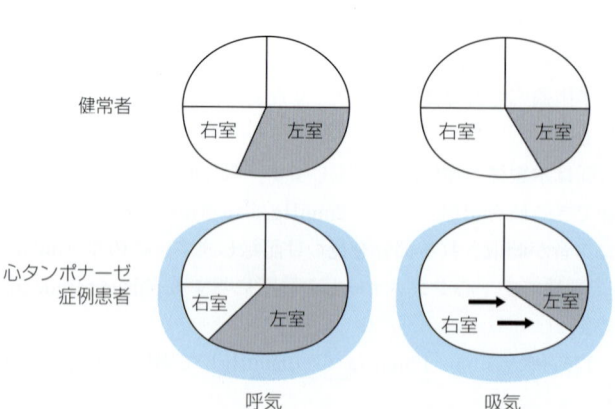

健常者

心タンポナーゼ
症例患者

呼気　　　吸気

Fig 14 ■ 心タンポナーゼの機序

Table 2 ■ 心タンポナーゼを呈した
17 症例の内訳

年齢（中央値±SD）	63±11
性別（M/F）	14/3
病歴（number）	
腺癌	11
扁平上皮癌	1
LCNEC	1
NSCLC	1
SCLC	1
中皮腫	1
不明	1

LCNEC: large-cell neuroendocrine carcinoma, NSCLC: non-small cell lung cancer, SCLC: small cell lung cancer
(Takata S, et al. 日呼吸会誌. 2012; 1: 182[9])

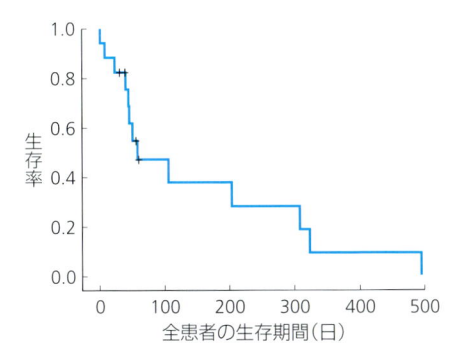

Fig 15 ■ 心タンポナーゼにて診断された 17 人の患者の全生存率を表すカプラン・マイヤー曲線

6 　肝拍動：舌圧子の意外な使い方

　右室負荷の所見です．舌圧子または聴診器，付箋紙（ポスト・イット®）などを右季肋部に置き，拍動の有無をみます．筆者の感覚ではポスト・イット®はかなり使えるアイテムだと思います（Fig 16）.

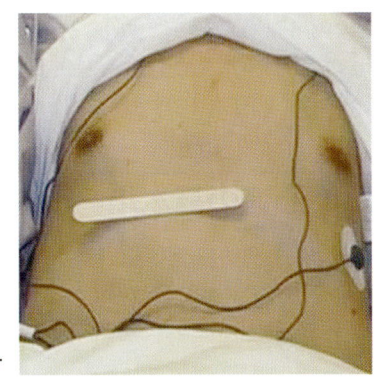

Fig 16 ■ 肝拍動のとり方

7 　右室負荷所見をマスターせよ！

　左第 2 肋間胸骨左縁の外方（付箋紙の一番頭側）に拍動を感じたら肺動脈の拍動の可能性を考慮します（Fig 17）．通常は触れないですが，肺高血圧症ではⅡ音の肺動脈成分が衝撃として触知された場合，肺動脈収縮期圧は 70mmHg 以上を示唆します．一方，傍胸骨右室拍動は呼気時に手掌をぐっと胸壁に押し当てるのがポイントです，手の平に右室の拍動が伝わります．主に胸骨左縁第 3-4 肋間あたりに触れることができますが，肺性心が重症であればかなり広い範囲に拍動を触れることがあるので，左室の PMI と

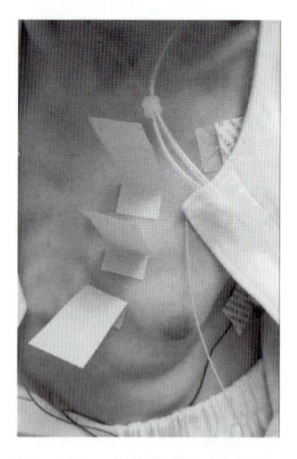

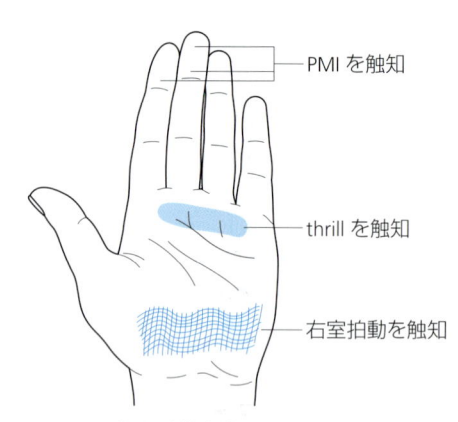

PMI を触知

thrill を触知

右室拍動を触知

Fig 17 ■ 右室拍動の診かた　　**Fig 18 ■ 指と手掌を使った心臓の診かた**

間違えないように注意しましょう．左第 2 肋間胸骨左縁に雑音を聴取し，拍動があまりない場合には肺癌による肺動脈の浸潤が関与することもあります．本症例は左第 2 肋間胸骨左縁（通常は，ここでは右室拍動は触れません），左第 3 肋間胸骨左縁に傍胸骨右室拍動を触れ，付箋紙で明らかになったものです．文献⑩に動画がありますので確認してください．指先で PMI を触知し，thrill と右室拍動を触れる部位をそれぞれ覚えておきましょう（Fig 18）.

8　心音の基本ルールを学ぶ

最後に心臓の聴診に関してのエッセンスを紹介します．

聴診の各音の成分は他書で学んで欲しいですが，Ⅰ音，Ⅱ音の成分は各弁が閉じる音です（Fig 19）.

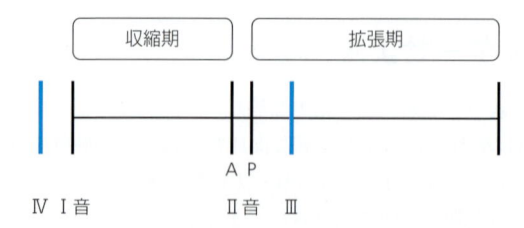

収縮期　　　拡張期

A P

Ⅳ Ⅰ音　　　Ⅱ音　Ⅲ

Ⅰ音：房室弁（僧帽弁と三尖弁）が閉じる音
Ⅱ音：半月弁（大動脈弁，肺動脈弁）が閉じる音

Fig 19 ■ 心音と収縮期 / 拡張期の関係

過剰心音であるⅢ音，Ⅳ音をⅠ音，Ⅱ音と見分けるには？

　Ⅲ音，Ⅳ音は聴診器のベル型を使って聞きます．Ⅲ音，Ⅳ音は，おっかさん（Ⅰ⇒Ⅱ⇒Ⅲ），おとっつあん（Ⅳ⇒Ⅰ⇒Ⅱ）という音の出現のタイミングで聞き分けたりする他に，ギュッと聴診器を胸壁に押し付けてその音が消えたら，それはⅢ音またはⅣ音です．過剰心音は強く聴診器を押し付けると消失するのに対し，Ⅰ音，Ⅱ音は消失しません．迷ったら鑑別に使いましょう（Fig 20）．

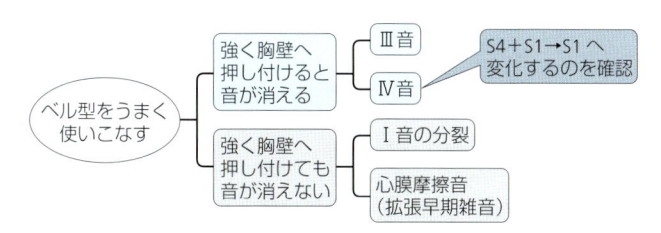

Fig 20 ■ 押し方でわかる過剰心音

心雑音聴取のポイント

　聴診時は Fig 21 の A: 大動脈領域，P: 肺動脈領域，T: 三尖弁領域（4L 中心），M: 僧帽弁領域（左室領域）の４つをイメージして聴診します．

　大動脈狭窄症はたすき掛けのように A〜M の領域まで心雑音が聴取されることが多いです（Fig 22 の青部分）

　大動脈弁狭窄は二尖弁や動脈硬化で起きる場合が多いです．

　透析患者ではほぼ漏れなく動脈硬化に伴う心雑音，頸動脈の bruit が聴取されることも覚えておきましょう．

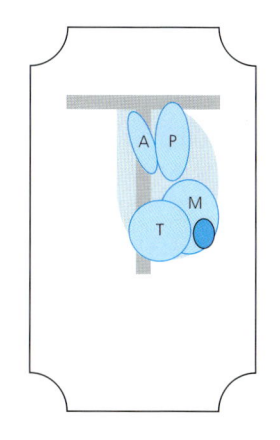

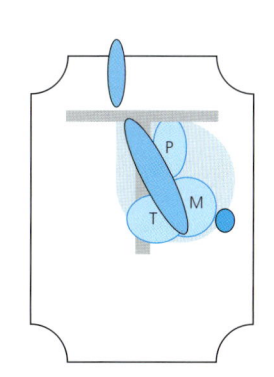

Fig 21 ■ 通常の聴診部位　　　　**Fig 22 ■ 大動脈弁狭窄で聴診する部位**

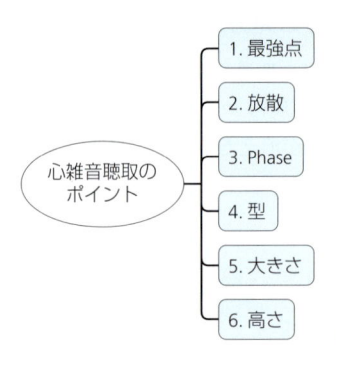

Fig 23 ■ 心雑音聴取の 6 つのポイント

心雑音は左図のように 6 つのポイントに気をつけます（Fig 23）．最強点は前述の通りです．放散は大動脈なら鎖骨や頸部にたすき掛けのように拡がり，MR は左腋窩に放散します．TR は比較的胸骨左縁に限局します．音の高さは AS，MR は高調性，TR は低調性ですが，逆流が高度になると高調性に聞こえることもあります．

＊ あ ん ず コ ラ ム ＊

うっ血性心不全では右胸水が多い？

"Radiographically, these effusions are usually bilateral, right greater than left, with associated cardiomegaly; however, if unilateral, there is a right-sided predominance." という一文が Cohen らの論文❶に記載されていますが理由は不明です．伝統的にうっ血性心不全で右胸水が左胸水よりも多いとされるのは日常診療の感覚ともマッチしているように思われますが，必ずしもそうではなく❷，意外にもそのエビデンスは乏しいのです．

もう一つ，うっ血性心不全の増悪時に上葉の肺血管が下葉の血管より拡張して見えることがありませんか？

うっ血性心不全の増悪時には，肺毛細血管の正常圧（7〜10mmHg）を超えると漏出液が間質に滲み出し，結果として肺底部に多くの血管の攣縮を惹起し，低酸素血症へとつながるようです．この間質への水分の滲み出しは，重力効果により両側肺底部に強く現れるものと考えられていますが，上葉でそれを補うために血流が増えるため上葉の肺血管の拡張が目立つようになります．しかしながらこの機序は，上葉と下葉の血流の逆転を生むほど機能しないとする説もあります．

上葉の血管の拡張所見は左房圧上昇を類推するメルクマールとしては使えるかもしれません．

Reference

❶ Cohen M, et al. Resolution of pleural effusions. Chest. 2001; 119: 1547-62.

❷ Harle T. Congestive heart failure. In: Freundlich IM, et al. A radiologic approach to diseases of the chest. Williams & Wilkins; 1997. p.345-59.

📖 文献

❶ Wang CS, et al. Does this dyspneic patient in the emergency department have congestive heart failure? JAMA. 2005; 294: 1944-56.

❷ 佐藤 徹. 肺循環障害の日常診察で気をつけること（特集 呼吸器内科に必要な診察術）. 呼吸器内科. 2016; 30: 315-9.

❸ 室生 卓. 循環器診察力腕試し. 京都: 金芳堂; 2012.

❹ Davison R, et al. Estimation of central venous pressure by examination of jugular veins. Am Heart J. 1974; 87: 279-82.

❺ Saraya T, et al. Elevated jugular venous pressure with Y-Dip on inspection. Pulm Res Respir Med Open J. 2016; SE: S1-S2.

❻ Mansoor AM, et al. Images in clinical medicine. Kussmaul's sign. N Engl J Med. 2015; 372: e3.

❼ Roy CL, et al. Does this patient with a pericardial effusion have cardiac tamponade? JAMA. 2007; 297: 1810-8.

❽ Saraya T, et al. The role of vital signs in predicting cardiac tamponade in asymptomatic patients with malignancy-associated pericardial effusion. Pulm Res Respir Med Open J. 2016; SE: S3-7.

❾ Takata S, et al. 悪性腫瘍に合併した心タンポナーデの vital sign を含めた臨床的検討. 日呼吸会誌. 2012; 1: 182.

❿ Saraya T, et al. Utility of a sticky note "Post-it" and a cotton swab as a tool to aid cardiac examination. Pulm Res Respir Med Open J. 2016; SE: S17-19.

4章

章

検査所見を
診療に生かす

1 G 染_{ジー　セン}に親しむべし！

グラム染色は，細菌検査の塗抹検鏡で一般的に用いられている方法です．グラム陽性菌とグラム陰性菌の細胞壁成分と構造の違いを，染色で分けることができるのが特徴です（Table 1）．教科書的にはハッカー変法が基本とされてきましたが，近年は手技の簡便性やキット製剤が利用できることから，バーミー法とフェイバー G 法が検査室レベルでは用いられています．杏林大学ではフェイバー G 法を主に用いています．

Table 1 ■ 染色と形態から推定する細菌の分類

	グラム陽性菌	グラム陰性菌
球菌	ブドウ球菌 肺炎球菌 連鎖球菌 腸球菌	*Moraxella catarrhalis* 髄膜炎菌 淋菌
桿菌	*Listeria* *Clostridium* *Corynebacterium*	緑膿菌 大腸菌 *Bacteroides* *Haemophilus influen-zae*（短桿菌） *Acinetobacter*（球桿菌）

グラム染色の形態

細菌はグラム染色によりグラム陽性菌と陰性菌に分けられます．染色により紫色に染まるものをグラム陽性，赤く染まるものはグラム陰性です．また，細菌の形態を観察すると，主に球菌と桿菌に分けることができます．熟練者は，球菌，桿菌の中にも形態をさらに詳しく検討することで，菌の推定をすることができるようになります．つまり，グラム染色の所見からある程度菌の推定，絞り込みをすることができます．しかしながら，初心者は無理をせず，グラム陽性，陰性，球菌，桿菌の大枠を理解するところから始めるとよいでしょう．

グラム染色の所見から，①抗菌薬の選択や②治療効果判定に役立てることができます．また，迅速性に優れ，費用も安価であることも利点です．ぜひ習得したい手技の一つです．

方法（フェイバー G 法）

①臨床検体をよく洗浄したスライドグラスに塗布し，乾燥後メタノール（または火炎）固定する．
②ビクトリアブルーを十分に滴下し，そのまま 1〜2 分程度染色する．
③スライドグラスを水道水で穏やかに水洗する．

JCOPY 498-13044

④水をよく切った後，脱色液で約30〜40秒染色する（媒染と分別を同時に行うため，バーミー法，ハッカー変法より1ステップ簡略化できる）．

⑤フクシン液を十分量滴下し，約1〜2分後染色する．

⑥流水で水洗し，乾燥させた後，検鏡する．

　各染色液がキット化されています．染色時間にはある程度の幅があり，乾燥方法や固定方法が施設によって多少異なります．また，バーミー法を採用している施設も多いと思われますので，最初に各施設の熟練した技師から指導を受けることを強くお勧めします．

対象となる検体種

　グラム染色は喀痰，尿，膿，髄液，血液培養陽性検体など，多くの培養検体を対象とした基本的な検査です．本稿では，呼吸器内科医が習得しておきたい喀痰のグラム染色を中心に記載しています．

検体の質の評価

　喀痰培養を評価する際に，まず検査に値する良質な喀痰かどうかが重要なポイントになります．つまり，口腔内の唾液成分を多く含むのではなく，なるべく下気道から検体を採取することが重要です．喀痰の質の評価法には主に2種類あります．喀痰外観の正常評価（Miller & Jones 分類，Table 2）と鏡検上の評価（Geckler 分類，Table 3）です．採取された喀痰が良い痰かどうか評価するために用いられるのがGeckler 分類です．100倍の弱拡大で鏡検した1視野当たりの好中球，扁平上皮細胞数で判定します．好中球が多く，かつ扁平上皮が少ない検体が理想的です．

Table 2 ■ Miller & Jones 分類

表記	性状
M1	唾液，粘性成分のみの痰
M2	粘性痰の中に少量の膿性部分がみられる痰
P1	膿性痰が全体の 1/3 以下の痰
P2	膿性痰が全体の 1/3〜2/3 の痰
P3	膿性痰が全体の 2/3 以上の痰

M1，M2 は基本的に再提出が望ましいとされています．

Table 3 ■ Geckler 分類

群	好中球（白血球）	扁平上皮細胞
1	<10	>25
2	10〜25	>25
3	>25	>25
4	>25	10〜25
5	>25	<10
6	<25	<25

〔細胞数 /1 視野（100 倍）〕

1〜3 群では唾液の混入が多いため培養検査結果は評価できません．

4，5 群では下気道の病変部から得られた良質な喀痰です．

6 群は気管支洗浄液や経気道吸引痰の場合は適しています．

グラム染色の所見から原因菌の推定をし，抗菌薬の選択に役立てる

Streptococcus pneumoniae（肺炎球菌；Fig 1）はグラム陽性球菌であり，マッカーサーのサングラスのように並んで見える．肺炎球菌が肺炎の起炎菌の場合は喀痰中に多数存在するが，貪食像は乏しい❶.

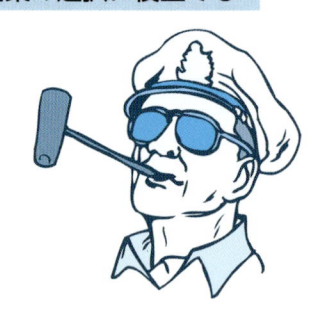

Haemophilus influenzae（インフルエンザ菌；Fig 2）はグラム陰性短桿菌とよばれ，桿菌であるが非常に小さいのが特徴である．喀痰の好中球に貪食されやすい性質をもつ.

Moraxella catarrhalis（モラキセラ・カタラーリス；Fig 3）はグラム陰性双球菌であり，気管支炎や肺炎の原因菌となる．喀痰の好中球に貪食されやすい性質をもつ.

Pseudomonas aeruginosa（緑膿菌；Fig 4）は細くて長いグラム陰性桿菌であり，気管支拡張症に伴う慢性気道感染症で最終的に原因菌となりうる菌である.

Staphylococcus（ブドウ球菌；Fig 5）はグラム陽性球菌でブドウの房のような集塊

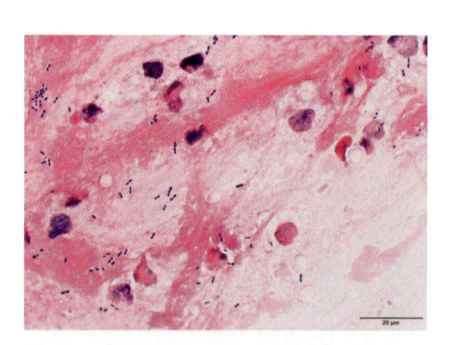

Fig 1 ■ *Streptococcus pneumoniae*

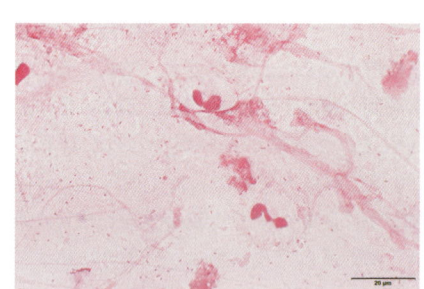

Fig 2 ■ *Haemophilus influenzae*

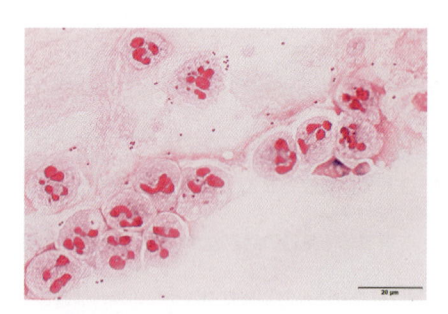

Fig 3 ■ *Moraxella catarrhalis*

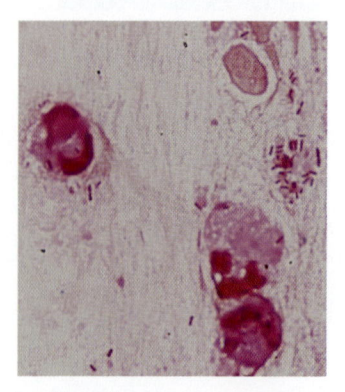

Fig 4 ■ *Pseudomonas aeruginosa*

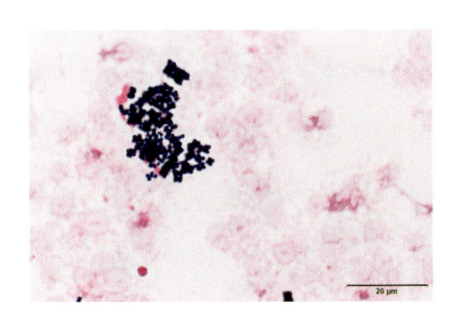

Fig 5 ■ *Staphylococcus*

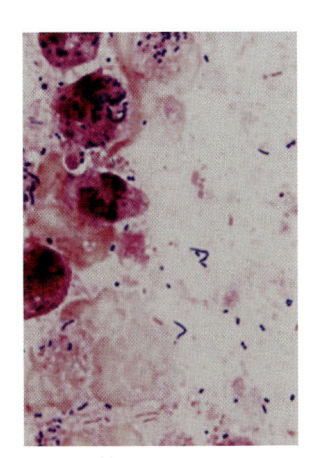

Fig 6 ■ 誤嚥性肺炎の症例（多菌種を認める）

（クラスター）を形成する．皮膚，軟部組織の感染症の原因菌となる．

　グラム陽性球菌，桿菌，グラム陰性球菌，桿菌を認める．多菌種が存在しているのが誤嚥性肺炎の特徴である（Fig 6）．

グラム染色の所見を治療効果判定に利用する

　グラム染色所見を治療効果判定に利用した例を以下に示します．

　70歳代，男性，慢性閉塞性肺疾患の患者が市中肺炎で入院しました．入院時の喀痰（Fig 7A）と抗菌薬投与17時間後（Fig 7B）のグラム染色．菌が観察されなくなっており，初期治療薬（セフォチアム）の効果が認められると判断しました．培養からは感受性良好な *Haemophilus influenzae* が検出されました．

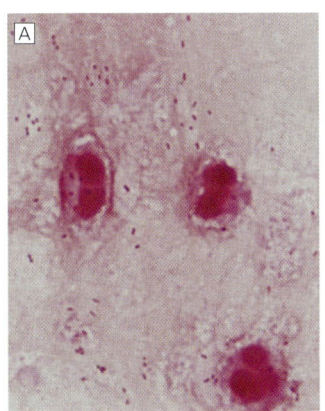

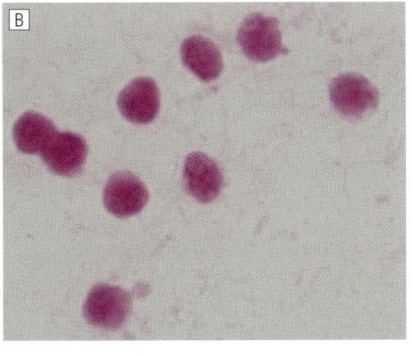

Fig 7 ■ *Haemophilus influenzae*　A：治療前，B：治療17時間後

　70 歳代，男性，慢性閉塞性肺疾患，気管支喘息の患者が市中肺炎で入院しました．入院時の喀痰（Fig 8A）と抗菌薬投与 24 時間後（Fig 8B）のグラム染色．菌が観察されなくなっており，初期治療薬（セフォチアム）の効果が認められると判断した．培養からは感受性良好な *Moraxella catarrhalis* が検出された．

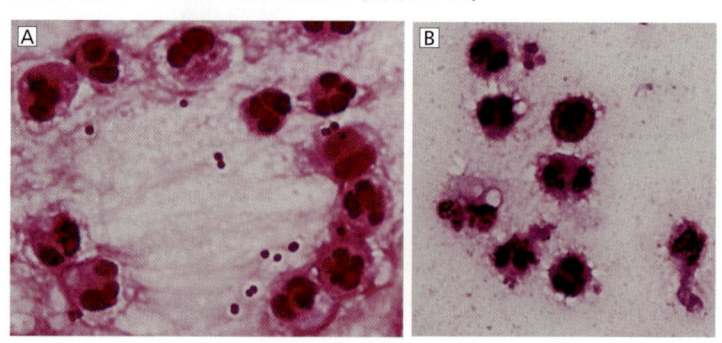

Fig 8 ■ *Moraxella catarrhalis*　A：治療前，B：治療 24 時間後

＊あんずコラム＊

グラム染色のワンポイントエッセンス

　以下のごとく，グラム陽性球菌は *Streptococcus pneumoniae*（肺炎球菌），*Enterococcus* sp（腸球菌），*Streptococcus* sp（連鎖球菌），*Candida albicans*（カンジダ），*Staphylococcus* sp（ブドウ球菌）を覚えます．連鎖球菌は言葉のごとく，チェーンのように連鎖します．カンジダは酵母様真菌ですから楕円形ですね．ブドウ球菌は，クラスターという集塊を作ります．

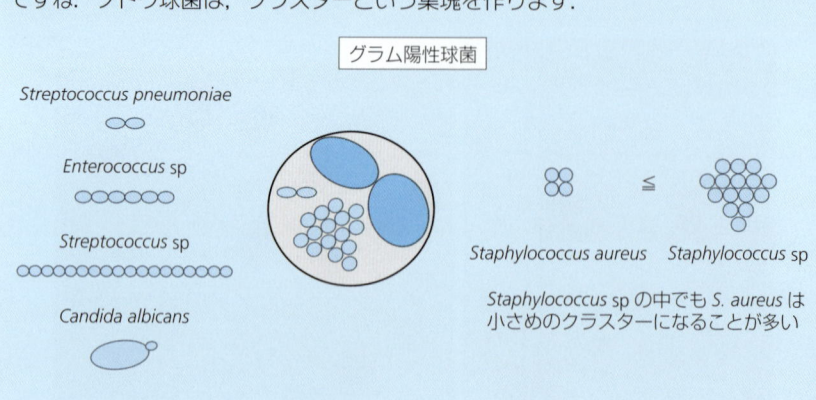

　前頁の図は好中球に貪食される（*Streptococcus pneumoniae*）と *Staphylococcus* sp（ブドウ球菌）を示しています．下図でグラム陰性桿菌の大きさもイメージしましょう．*Hemophilus influenzae* は小さく，*Klebsiella pneumoniae* は太っちょですね．*Pseudomonas* はより細長いイメージです．縦と横で比較したグラム陰性桿菌の大きさを確認してください．

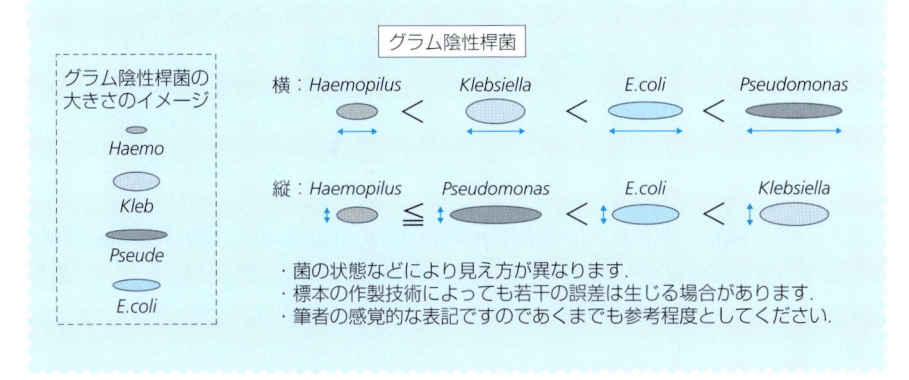

2　トリビアに挑む

- ■ "喀痰中の細菌の貪食像" は，感染に対する診断精度は高くない．
- ■ 貪食＝感染とは直結できず，喀痰の所見すべてを勘案した診断が必要．
- ■ 個々の菌で貪食のされやすさ，されにくさがある．

　グラム染色が感染症の診断や治療効果の判定に有用であることは異論がありません．実際に市中肺炎 320 検体と院内肺炎 342 検体の喀痰グラム染色の原因菌に対する特異度は高いという沖縄からの報告があります[2]．例えば肺炎球菌肺炎では感度 62.5％，特異度 91.5％，*Haemophilus influenzae* では感度 60.9％，特異度 95.1％，*Moraxella catarrhalis* は感度 68.2％，特異度 96.1％です．

　しかしながら，"貪食像" に関してはどうでしょう？　貪食像に関して論じている報告はほとんどないのです．いわゆるトリビア的に "貪食あれば感染症" という思考回路に陥りがちですが，果たして本当にそうでしょうか？　我々はそれを検証するために 2013〜2015 年にプロスペクティブ研究を行いました[1]．喀痰中の好中球 100 個を計 3 回カウントし，うち貪食像のある好中球数の中央値を貪食率と定義しました．対象は呼吸器症状のある患者 163 症例（入院 98 症例，外来 65 症例）で，喀痰の質を問わない場合，43.6％に貪食像を認めました．感染症に対する感度は 49.5％，特異度は 64.3％，陽性

Table 4 ■ 入院，外来患者における喀痰貪食像と感染症の関係

	感染症（+）	感染症（−）	計	p値		
貪食像（+）	46	25	71		感度	49.5
貪食像（−）	47	45	92		特異度	64.3
	93	70	163	p=NS	PPV	64.8
					NPV	48.9

Table 5 ■ Geckler 分類 4 または 5 以上の喀痰の貪食像と感染症の関係

	感染症（+）	感染症（−）	計	p値		
貪食像（+）	31	21	52		感度	63.3
貪食像（−）	18	17	35		特異度	44.7
	49	38	87	p=NS	PPV	59.6
					NPV	48.6

反応的中率は 64.8％，陰性反応的中率は 48.9％でした（Table 4）．一方，Geckler 分類 4 または 5 の良質な喀痰中[❸]の貪食像と感染症との関連は感度 63.3％，特異度 44.7％，陽性反応的中率 59.6％，陰性反応的中率 48.6％とさほど良い診断精度は得られていません（Table 5）．

　しかし興味深いことに感染症群と非感染症群で，以下の3種の菌（*H. influenzae*, *M. catarrhalis*, MSSA）では貪食率が感染症群で有意に高いことが示されました．重要なことは菌により"貪食のされやすさ"があり，例えば感染症群でも肺炎球菌は他の3つの菌（*H.influenzae*, *M. catarrhalis*, MSSA）に比して貪食率が有意に少なく，背景に多数存在する（predominant morphotype）だけと考えられます（Fig 9）．今後もこのトリビアは検証する価値のある問題だと思われますね．

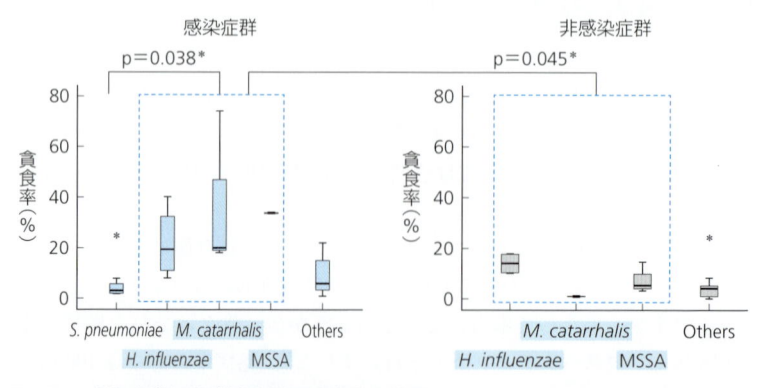

Fig 9 ■ 感染症群と非感染症群の貪食率の比較

📖 文献

❶ Shimoda M, et al. A significance of bacterial engulfment in patients with respiratory infections. Medicine (Baltimore). 2018; 97: e0150.

❷ Fukuyama H, et al. Validation of sputum Gram stain for treatment of community-acquired pneumonia and healthcare-associated pneumonia: a prospective observational study. BMC Infect Dis. 2014; 14: 534.

❸ Sieger B, et al. Empiric treatment of hospital-acquired lower respiratory tract infections with meropenem or ceftazidime with tobramycin: a randomized study. Meropenem Lower Respiratory Infection Group. Crit Care Med. 1997; 25: 1663-70.

2 バイオマーカーに強くなる

1 偽陽性にだまされるな！

- 腫瘍マーカーの主な目的は疾患の早期発見ではなく，病勢のモニタリングである（Table 1）．
- 良性疾患で上昇する可能性のあるものを認識する．
- CEA は stage II や stage III の大腸癌の術後再発の検知のために，PSA は前立腺癌の再発や治療効果の確認で使用される．

Table 1 ■ 腫瘍マーカーの一覧

腫瘍マーカー	関連のある癌	腫瘍マーカー上昇に関わる他の癌	癌を疑う閾値
α-フェトプロテイン <5.4ng/mL	胚細胞性腫瘍 / 精巣腫瘍	大腸癌，胃癌，胆管癌，肝癌，肺癌	>500ng/mL，80%の肝癌
	肝癌	大腸癌，胃癌，胚細胞性腫瘍 / 精巣癌，肺癌	
CA125 <35U/mL	卵巣癌	乳癌，子宮頸癌，肝癌，肺癌，非 Hodgkin リンパ腫，膵癌	>200U/mL，85% の卵巣癌，初期では 50%
CA19-9 <37U/mL	膵癌，胆管癌	大腸癌，胃癌，肝癌，食道癌，卵巣癌	>1000U/mL，80〜90% の膵癌，60〜70%の胆管癌
CEA 非喫煙者<2.5ng/mL 喫煙者<5ng/mL	大腸癌	乳癌，胃癌，肺癌，中皮腫，食道癌，膵癌	>10ng/mL 初期の 25%，進行癌の 75%
Human chorionic gonadotrophin(hCG)<5mIU/mL	胚細胞性腫瘍 / 精巣癌	妊娠性絨毛腫瘍，胃癌，小腸腫瘍	>30mIU/mL 85%の胚細胞性腫瘍（初期では 20%のみで上昇）
	妊娠性絨毛腫瘍	胚細胞性腫瘍 / 精巣癌，肺癌	
蛋白異常症（M 蛋白，Bence Jones 蛋白）	骨髄腫（B 細胞増殖性疾患）	none known	
前立腺特異抗原（PSA）<4 ng/mL	前立腺癌	none known	>10ng/mL（転移のない前立腺癌の 75%で上昇）
CA27-29 <38U/mL	乳癌	大腸癌，胃癌，肝癌，肺癌，膵癌，卵巣癌，前立腺癌	>100U/mL，初期の 33%，進行癌の 67%

CA: cancer antigen, CEA: carcinoembryonic antigen

研修医の先生が読んでおくべき腫瘍マーカーに関する論文を 2 つあげます．Sturgeon[1]や Perkins[2]らによるものです．腫瘍マーカーは CEA が始まりであり，もとはというと大腸癌の再発を感知するためのものです．

腫瘍マーカーと関連のある癌以外にも上昇に関わる癌がありますので注意が必要です（Table 2）．また腫瘍マーカーの解釈に影響を及ぼす良性疾患も常に考慮すべきですね．さらに喫煙やマリファナなどの使用はそれぞれ CEA，hCG の上昇に関わるようです．

腫瘍マーカーに影響を及ぼす良性疾患も考慮しておきたい事象ですね．健康診断では PSA（前立腺特異抗原）を調べることがありますが，80% の症例は 65 歳以上で，死亡症例の 90% 以上もこの年代です[3]．前立腺癌で PSA が 4ng/mL 以 上 は 20〜30% で あ り，10ng/mL 以上は 50% 程度です．PSA 4〜10ng/mL は警戒領域，10ng/mL 以上は癌の疑い強しとして生検も考慮すべきです．

しかしながら PSA が正常範囲の前立腺癌が 20〜30% あること，特に骨転移などがあるような場合でも 2% の前立腺癌で PSA が正常範囲であること，射精後 48 時間程度は上昇することがあるなど，覚えておきましょう．PSA の増加のスピード（PSA velocity）が 0.75ng/mL/ 年以上は PSA が 4ng/mL 以上であることよりも前立腺癌をより疑う根拠になるようです．以前に直腸診と PSA のどっちが前立腺癌を見つけられるか？という study がありましたが，PSA に軍配が上がっていました．

腫瘍マーカー上昇のもう一つの盲点: 腎不全

腎不全で腫瘍マーカーがどうなるのか？　誰しもが疑問に思うこの話題でも実はデー

Table 2 ■ 腫瘍マーカーの解釈に影響を及ぼす良性疾患

急性胆管炎	CA19-9
急性肝炎	CA125，CA15-3
急性 / 慢性膵炎	CA125，CA19-9
急性尿閉	CA125，PSA
関節炎 / 骨関節炎 / 関節リウマチ	CA125
前立腺肥大	PSA
胆汁うっ滞	CA19-9
肝硬変，慢性肝炎	CA125，CA15-3
慢性腎不全	CA125，CA15-3，CEA，hCG
大腸炎	CA125，CA15-3，CEA
うっ血性心不全	CA125
糖尿病	CA125，CA19-9
憩室炎	CA125，CEA
子宮内膜症	CA125
心不全	CA125
過敏性腸炎	CA125，CA19-9，CEA
黄疸	CA19-9，CEA
平滑筋腫	CA125
閉経	hCG
月経	CA125
膵炎	CA125，CA19-9
心膜炎	CA125
腹膜の炎症	CA125
妊娠	AFP，CA125，hCG
前立腺炎	PSA
呼吸器疾患による炎症，肺炎	CA125，CEA
サルコイドーシス	CA125
SLE	CA125
尿路感染症	PSA

（文献[1][2]を改変）

Table 3 ■ 透析患者における腫瘍マーカーの取り扱い基準

腫瘍マーカー	一般基準値の適応	基準値の修正が必要	スクリーニング適正	適応
CEA	×	○ 2 倍程度	△	肺, 胃腸, 乳癌
CA19-9	×	○ 2 倍程度	×	臓器特異性低い
AFP	○	×	○	肝臓, 精巣
PIVKA-II	×	△	△	肝臓
CA125	○	×	○	卵巣, 肝胆道
SCC 抗原	×	○ 2.5～3 倍	△	肺, 食道, 皮膚, 膀胱
CYFRA21-1	×	○	○	肺扁平上皮癌
PSA	○	×	○	前立腺
NSE / ProGRP	×	○?	×	肺小細胞癌, 神経芽細胞腫
CA15-3	○	×	×	乳癌

タはさほど多くないのです.

　腎不全では腫瘍マーカーが上昇するものがあることが知られていますが, そのメカニズムはわかっていません. そしてその報告の多くは日本人によるものです（Table 3）. 腎機能の正常な症例と同じように扱えるのは AFP, CA125, PSA, CA153 です. 反対に透析患者では基準値を 2 倍以上に上げておく必要のあるものは, CEA, C19-9, SCC 抗原ですね❹. SCC 抗原は肺扁平上皮癌のマーカーでした. 一方, データがほとんどないのは SLX です. 筆者らの経験では, 非肺癌患者でも軽度上昇している症例があるように思います.

　NSE と ProGRP, CYFRA21-1 の慢性腎不全および透析症例での振る舞いを述べたのはやはり日本からの報告です. Nakahama らは CYFRA21-1 が腹膜透析患者（CAPD）と血液透析患者（HD）においては一般基準値（3.5ng/mL）より高い割合はそれぞれ 73%（CAPD; mean 4.87±156ng/mL）, 57%（HD; mean 4.07±1.56ng/mL）であったと報告しています（Fig 1）. また ProGRP がカットオフ値（46.0ng/mL）よりも高かったのは CAPD 患者の 90%（mean 112.4±44.5pg/mL）, HD 患者の 90%（mean 107.0±59.4pg）

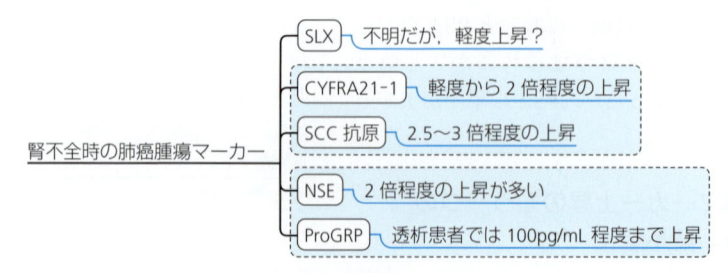

Fig 1 ■ 腎不全と血清腫瘍マーカーの関係

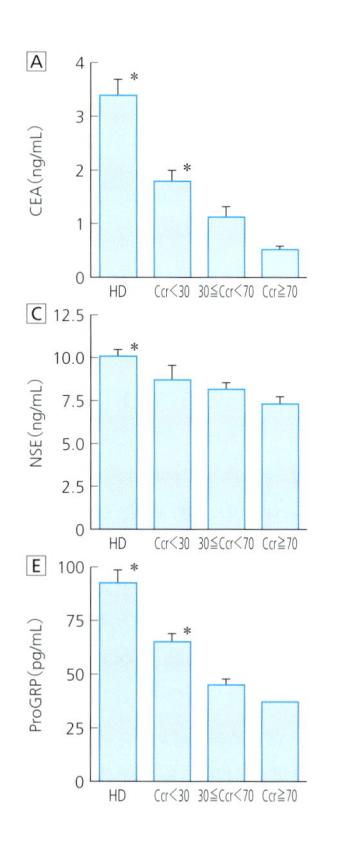
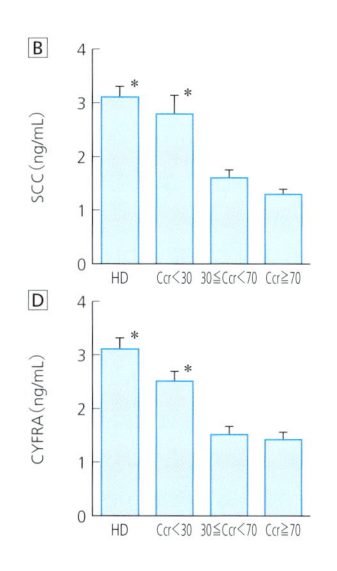

Fig 2 ■ 各腫瘍マーカーの Ccr による値の推移
73 人の維持透析患者と 62 人の慢性腎不全患者（種々の機能低下）の血清 CEA，SSC，NSC，CYFRA，ProGRP
* p<0.001　Ccr≧70 とそれ以外の比較（CEA，SSC，ProGRP）
* p<0.005　Ccr≧70 とそれ以外の比較（CYFRA）
(Nomura F, et al. Oncol Rep. 1998; 5: 389-92 [7])

であると報告しました[5]．このデータでは Crea の上昇と相関して CYFRA21-1 と Pro-GRP が上昇することが明らかであり，腎不全では CYFRA21-1 が 2 倍以上に上昇する可能性，ProGRP では 5 倍以上になる可能性を示しています．中央値では CYFRA21-1 は透析患者では軽度上昇，ProGRP では 100pg/mL まで上昇すると覚えておくとよいでしょう．一方，Cases らが慢性腎不全症例よりも特に透析患者で NSE や SCC が高値を呈することを示しており[6]，やはり腎不全患者での両者の偽陽性は問題になるでしょう．

　肺癌に関して腎不全時の腫瘍マーカーをざっくりまとめると Fig 2（腎不全時の肺癌腫瘍マーカー）の通りになります[7]．各腫瘍マーカーの Ccr による値の推移をみると，やはり何といっても透析患者の ProGRP は 100 程度まで上昇することは明らかで，症例報告では肺癌の合併がなくても 200 まで上昇したとするものもあります．いずれにしても腫瘍マーカーに振り回されることなく，しっかりした解釈と検査のタイミングが望まれます．

2 KL-6 のミニマムエッセンス

- 血清 KL-6 の上昇する疾患をいくつか想起せよ．
- 血清 KL-6＞1000（診断時，安定期の血清）は特発性間質性肺炎の急性増悪，予後不良との関連がある．
- 血清 SP-D は KL-6 よりも病態をより早く反映する．

　その名は Krebs von den Lungen-6（KL-6）です．肺では肺胞のⅡ型上皮細胞に存在します．強そうな名前です．

　1985 年，河野らによって肺癌マーカーとしてヒト肺腺癌細胞株を用いて KL-6 抗体が開発されました．実はこの抗体は体内の種々の組織に存在する KL-6 を同定でき，さらに間質性肺炎で高値を示すことがわかりました[8]．検討された症例は健常者（n＝160），肺炎（n＝21），慢性気管支炎（n＝15），気管支喘息（n＝9），肺気腫（n＝10），気管支拡張症（n＝5），肺結核（n＝21），びまん性汎細気管支炎（n＝10），間質性肺炎（n＝77）がありましたが，血清 KL-6 の正常値を 520U/mL とするとそれを超える症例はそれぞれ健常者 5％，肺炎 14％，慢性気管支炎 0％，気管支喘息 11％，肺気腫 40％，気管支拡張症 40％，肺結核 43％，びまん性汎細気管支炎 40％，間質性肺炎 58％でしたが，間質性肺炎で高値を呈する例が圧倒的に多かったのです．

　一般内科医または呼吸器科医が遭遇しやすい KL-6 高値を呈する疾患は Fig 3 にあげられると思います．腺癌では高値を示すことが知られていますが（稀に扁平上皮肺癌でも），血液疾患でも上昇することがあることは覚えておいて損はないでしょう．これらは言い換えると，KL-6 が分布している領域に病変があるか，または KL-6 を産生する細胞が癌化したとも考えられます．

　2002 年には 21 症例の特発性肺線維症，12 人の膠原病肺症例と 82 症例のコントロール

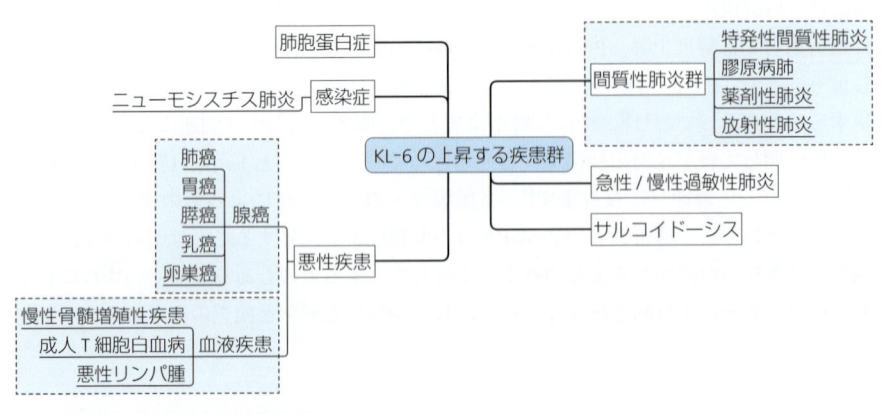

Fig 3 ■ KL-6 の上昇する疾患群

Table 4 ■ 血清マーカーの間質性肺炎に対する診断精度

	KL-6	SP-A	SP-D	MCP-1
感度（%）	93.9	81.8	69.7	51.5
特異度（%）	96.3	86.6	95.1	92.7
診断精度（%）	95.7	85.2	87.8	80.9
尤度比	25.3	6.1	14.2	7.0

SP-A: surfactant protein A, SP-D: surfactant protein D,
MCP-1: monocyte chemoattractant 1

（12 症例の肺炎，70 人の健常者）のデータから，間質性肺炎の診断に対する KL-6（＞465U/mL）の感度，特異度は 93.9％，96.3％と高いこともわかっています[9]．その他，SP-A（48.2ng/mL），SP-D（116ng/mL），MCP-1（1080 pg/mL）の感度特異度を Table 4 に示します．

とは言うものの，間質性肺炎群をみても原因はヘテロであり，特発性間質性肺炎でさえ外科的生検で診断された UIP（usual interstitial pneumonia），NSIP（non-specific interstitial pneumonia），COP（cryptogenic organizing pneumonia）での血清 KL-6 高値の陽性率は前二者で COP よりも高いことが示唆されており[10]，診断を補強する一つのツールとして考えた方がよさそうです．

同様に薬剤性肺炎の HRCT の所見では，びまん性肺障害と慢性間質性肺炎のパターンでは 88.9％で血清 KL-6 が上昇し（＞520U/mL），器質化肺炎/好酸球性肺炎または過敏性肺炎パターンでは全症例で正常範囲（＜520U/mL）という報告もあります[11]．我々の抗腫瘍薬による薬剤性肺炎の検討では KL-6 や SP-D と HRCT による肺野病変の拡がりとの相関は認めませんでしたが，これらはヘテロな背景疾患に対する種々の抗癌薬における検討結果を反映していた可能性があります[12]．

臨床ではよく経験することですが，肺癌合併の間質性肺炎の場合，肺癌の増悪による上昇なのか間質性肺炎の増悪なのかは症状，画像所見，その他の腫瘍マーカーなどを参考に診断するでしょう．また病態が急性な場合，血清 KL-6 は SP-D に比して 1〜2 週遅れて上昇または低下することも知られています[13]．

では，実際に KL-6 高値の間質性肺炎患者を治療または経過観察した時，KL-6 が極めて高い症例や上昇傾向にある場合の評価はどう行うべきでしょうか？

予後との関連では，特発性肺線維症で診断時の血清 KL-6＞1000U/mL 患者を 3 年間経過観察した死亡予測は感度 90％，特異度 70.6％であったとする報告や[14]，特発性間質性肺炎と膠原病肺の安定時の血清 KL-6 のカットオフ値を 1000U/mL とした場合の死亡に対する感度 67.2％，特異度 60.2％とする報告があります[15]．特発性肺線維症 77 症例の検討では安定時の KL-6＞1300U/mL は感度 92％，特異度 61％，陽性尤度比が 2.36 の精度で急性増悪を予測するとしています[16]．ただし，間質性肺炎群において経時的変化と予後との関連を検討した報告は少なく，KL-6 高値（＞1000U/mL）では慎重に経過観察することが必要となるでしょう．

＊あんずコラム＊

世界のβ-D-glucan: 偽陽性を認識して使いこなす

- 真菌感染症を疑う症例ではβ-D-glucan を使用できる.
- アスペルギルス感染症では細胞壁ガラクトマンナン抗原を使用できる.
- β-D-glucan の偽陽性，ガラクトマンナン抗原の偽陽性を認識したうえで結果を解釈する.

真菌に特徴的な細胞膜を構成している多糖体であるβ-D-glucan が上昇する代表的疾患は下の図の通りです． β-D-glucan はクリプトコッカス感染症では上昇しませんので注意しましょう． 同様の理由でノカルジア感染症でも理論的にはβ-D-glucan の上昇は起こりえないはずですが，時々上昇を伴うことがあるのは不思議です．

筆者が研修医の頃，循環器内科，総合診療科，膠原病科，検査科による合同の朝カンファレンスがありました． 前日の入院症例をみんなで議論するのです． そんな時に，あまりお話はされないけれど，ボソッと時々意見を言われる O 先生がいました．

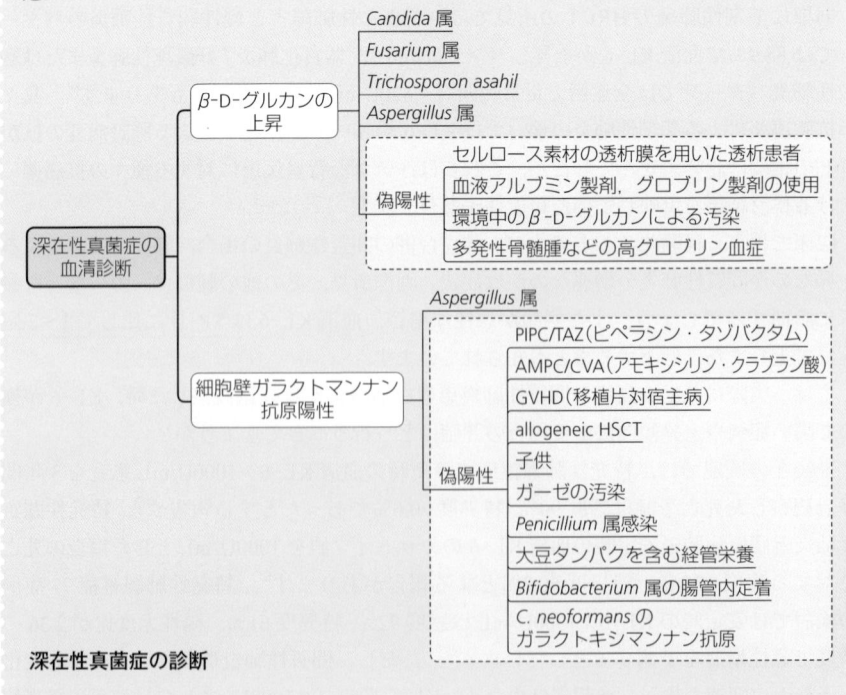

深在性真菌症の診断

JCOPY 498-13044

　1995年にファンギテック G テストが日本で開発され，そのカットオフ値のもとになった Lancet に論文を出したのが O 先生だったのです[1]．侵襲性真菌症の感度90％，特異度100％と報告されました[1]．現在，本邦で頻用されているβ-D-グルカンの測定方法はファンギテック G テストの後に出た MK（MK 法；生化学工業）とβ-グルカンワコー（ワコー法：和光純薬工業）などがあります[2]．

　β-D-glucan はカブトガニの凝固反応を利用して測定されるので，使用するカブトガニが測定値に影響を与えることが種々の論文で報告されてきました[3]．

　ファンギテック G テストやその後に同じ生化学工業から開発されたファンギテック G テスト MK（G-MK）法は，中国産のカブトガニ（*Tachypleus tridentatus*）を用いていましたが，中国産カブトガニ原料の入手が困難となり，新たにアメリカ産カブトガニ由来のライセート limulus polyphemus amebocyte lysate（LAL）を原料としたファンギテック G テスト MKII「ニッスイ」（G-MKII：日水製薬）となっています．

　ちなみに，米国で使われている Fangitell（Glucatell）はアメリカ産カブトガニ（*Limulus polyphemus*）が使われています．

　ファンギテック G テスト⇒ファンギテック G テスト MK（G-MK）⇒ G-MKII で使われるカブトガニの変遷はありますが，今のところ深在性真菌症のカットオフ値は 20pg/mL で変わっていません．しかし，深在性真菌症のカットオフ値により感度，特異度が違うことも認識することが大事です．

　例えば，Fangitell（Glucatell）というキットを使用した海外の報告では，深在性真菌症のβ-D-glucan の値を 60ng/mL での感度 69.9％，特異度 87.1％，80ng/mL では感度 64.4％，特異度 92.4％と報告しています[4]．

　また臨床で注意すべき点は，β-D-glucan の値では常に偽陽性の可能性を考慮することです[5]．

　その他，侵襲性アスペルギルス感染症の診断には血清中の細胞壁ガラクトマンナン抗原を測定することが可能です[6]．ガラクトマンナン（GM）抗原はアスペルギルス細胞壁の構成蛋白の一つで 35〜100kDa の分子量と推定されています．*Aspergillus fumigatus* の GM のガラクトフランに結合するラットモノクローナル抗体 EB-A2 をプローブとして使用し GM を検出するものです．

　ガラクトマンナン抗原の偽陽性として抗菌薬の PICP/TAZ（ピペラシリン・タゾバクタム），AMPC／CVC（アモキシシリン・クラブラン酸）が知られています．PIPC では半合成製造過程で用いる *Penicillium* 属が EB-A2 と反応することが原因とされています．その他，*Cryptococcus neoformans* のガラクトキシロマンナン抗原も EB-A2 と交叉反応し，偽陽性を生じます．*Bifidobacterium* 属は腸管の正常細菌叢の一つですが，成人では 6％しか存在しないのですが，乳児では 75％以

上では *Bifidobacterium* 属が占めるとされ，小児では偽陽性の可能性が高いのです．

日本では EORTC/MSG（European Organization for Research and Treatment of Cancer/Invasive Fungal Infections Cooperative Group and the National Institute of Allergy and Infectious Diseases Mycoses Study Group）のガイドラインに加え，慢性型アスペルギルス症を含めた使用を目指したガイドラインが作成されています．どちらを使用するにせよ，対象とする人がどれだけ深在性真菌症を疑う症例であるのかを見極め，各試薬の利点・欠点についても理解したうえで診断する必要がありますね．

Reference

❶ Obayashi T, et al. Plasma（1 → 3）–beta-D-glucan measurement in diagnosis of invasive deep mycosis and fungal febrile episodes. Lancet. 1995; 345: 17-20.

❷ Yoshida K. Utility of the（1 → 3）–β-D-glucan test in diagnosis of invasive fungal infections. Med J Kinki Univ. 2015; 40: 77-81.

❸ Odabasi Z, et al. Beta-D-glucan as a diagnostic adjunct for invasive fungal infections: validation, cutoff development, and performance in patients with acute myelogenous leukemia and myelodysplastic syndrome. Clin Infect Dis. 2004; 39: 199-205.

❹ Ostrosky-Zeichner L, et al. Multicenter clinical evaluation of the（1 → 3）beta-D-glucan assay as an aid to diagnosis of fungal infections in humans. Clin Infect Dis. 2005; 41: 654-9.

❺ Kedzierska A, et al. Current status of fungal cell wall components in the immunodiagnostics of invasive fungal infections in humans: galactomannan, mannan and（1 → 3）–beta-D-glucan antigens. Eur J Clin Microbiol Infect Dis. 2007; 26: 755-66.

❻ Wheat LJ. Rapid diagnosis of invasive aspergillosis by antigen detection. Transpl Infect Dis. 2003; 5: 158-66.

3 BNP は心不全の rule out に！

- BNP の感度が高いため，心不全の rule out に有用．
- BNP は慢性心不全，心房細動，肥大型心筋症において様々な程度で上昇する．
- 呼吸不全患者の BNP は 100pg/mL をカットオフとすると，心不全に対する感度が 90%，特異度が 76% である．

BNP，NT-proBNP の上昇が示す意味とは

心不全の際に BNP（脳性 Na 利尿ペプチド）が増加するにもかかわらず尿が出なくなってしまうというパラドックスは，BNP に対する抵抗性が増大することによります（natric peptide の receptor は cGMP カスケードで生理活性を得ますが，cGMP を不活化する phosphodiesterase が up-regulation されると動物実験で示されています）．また，proBNP から BNP と共に NTproBNP が産生されますが，これは生理学的活性はありません．NTproBNP は半減期が BNP より長いこともあり，BNP よりも血中濃度が高くなります．

心不全の際は BNP より高値で検出される NTproBNP の感度は改善するようですが，BNP よりも腎機能に影響されやすいという欠点があります．また，BNP と NTproBNP は換算できません．

Rule out に役立つ BNP

BNP の感度の高さから，心不全の rule out に有用なことはよく知られており，この点では「世界の BNP」であるといえます（Table 5）．ただ，感度 100% ではないので BNP が低く出てしまうかもしれない状況を知っておく必要があります．予想されるより低く出てしまう状況では，カットオフ値を変更するなどの工夫が必要です．

Rule in には注意

rule in する（心不全と診断する）には様々な状況を加味する必要があり，rule out に用いる場合よりもさらに注意が必要です．特に慢性心不全，心房細動，肥大型心筋症においては様々な程度ですでに上昇しています．それぞれの状況での BNP 上昇の程度についてすでに調べられているものもあります．今後カットオフ値を病態に応じて場合分けしていくことが求められるかと思われます．

rule in に用いるうえで，診断ミスを防ぐ対策として時系列での変化が重要です．慢性心不全では患者個々においての wet BNP（心不全時の BNP），dry BNP（心不全を治療し安定した後の BNP）という概念が必要です．Medina らは平均年齢 81 歳（心房細動 54%，COPD 33%，糖尿病 42%，高血圧 90%）で，急性冠症候群や eGFR<15mL/ 分

Table 5 ■ 心不全の rule out

呼吸不全患者 （N Engl J Med. 2002; 347: 161） （Am J Cardiol. 2005; 95: 948）	カットオフ値 BNP 100pg/mL，Sn 90%，Sp 76% NTproBNP 300pg/mL，Sn 99%，Sp 68%
肺高血圧（Eur Respir J. 2011; 37: 1096）	心電図で RV strain を認めるかもしくは NT-proBNP >80pg/mL，Sn 100%，Sp 19%
心房細動（JACC. 2005; 46: 838）	BNP 200pg/mL，Sn 85%，Sp 73%
腎疾患（JACC. 2006; 47: 91）	NTproBNP（Cre<2.5 の患者） GFR>60： カットオフ 900pg/mL で 　　　　　　Sn 85%，Sp 88% GFR<60： カットオフ 1200pg/mL で 　　　　　　Sn 89%，Sp 72%
A 弁の弁口面積<0.5cm^2 の重症 AS の心不全 （J Intern Med. 2004; 256: 381）	NTproBNP>1200pg/mL，Sn 77%，Sp 79%
肥満と BNP （Am Heart J. 2006; 151: 999）	Sn 90% のカットオフ値 BMI<25 では BNP 170pg/mL 25<BMI<35 では BNP 110pg/mL BMI>35 では BNP 54pg/mL

/1.73m^2，HOT（在宅酸素療法）使用中および収縮性心膜炎を除いた計 108 人の患者群に対して，心不全になった群と stable だった群のΔBNP を比較しました[17]．ΔBNP 29% をカットオフとした場合，心不全に対する陽性尤度比 3.8，陰性尤度比 0.25 だったようです．また，NYHA の心機能分類，下腿浮腫，肺ラ音だけでは感度 67%，特異度 80% だったものが，ΔBNP＞29%を合わせると感度が向上し，感度 85%，特異度 79%（AUC 0.89）になったようです．ただ，実際には 30%増で rule in はやや特異度が低いように思います．

4 sIL-2 レセプターは何を疑い測定するのか？ 高値ならどうする？

- 血清可溶性 IL-2 レセプター（sIL-2R）の上昇する疾患をいくつか想起せよ（Fig 4）．
- sIL-2R の上昇，それをどう捉えるか？
- IVL の特徴（不明熱，血球貪食症候群，皮疹，中枢病変）は覚えておく．

インターロイキン -2（IL-2）は 1976 年に T 細胞の成長因子として，活性化した T 細胞の培地の上澄みから発見されました．インターロイキン -2 レセプター（IL-2R）は α，β，γ鎖の 3 種類のユニットからなり，特に IL-2 受容体α鎖（IL-2Rα，CD25，Tac antigen ともよばれる）は IL-2 に特異的とされています（Fig 5）[18]．悪性リンパ腫の腫瘍細胞が増殖すると，腫瘍関連のマクロファージ（tumor-associated macrophages：TAMs）や活性化した T 細胞がリンパ腫細胞の近傍に集まります．この TAMs から放出された MMP-9 は IL-2Rα鎖をちょんぎってしまう結果，末梢血中に可溶性の形でも存

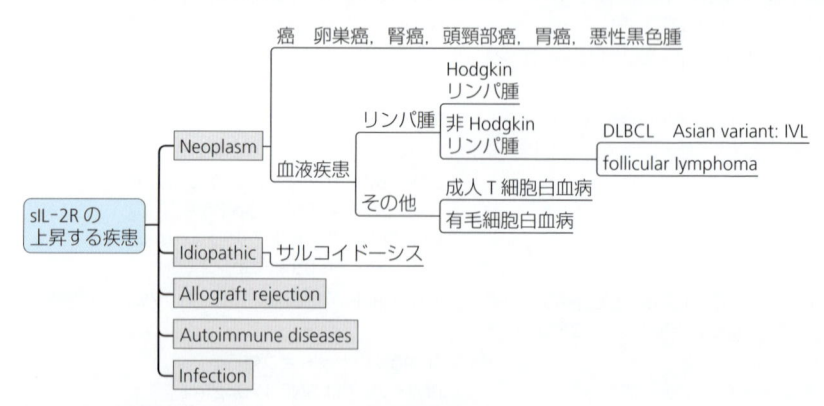

Fig 4 ■ 血清可溶性 IL-2 レセプター上昇の鑑別疾患
DLBCL：びまん性大細胞リンパ腫，IVL：血管内リンパ腫

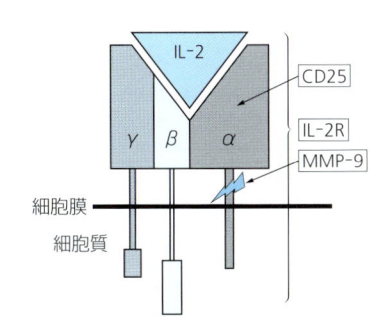

Fig 5 ■ soluble IL-2 receptor の構造
(Sakai A, et al. J Clin Exp Hematop.
2014; 54: 49-57[19])

在する sIL-2R レベルが上昇するのです．sIL-2R は IL-2 との結合性を保持することから，生体の免疫調節にも関与していると推定されています．sIL-2R は健常成人でも血清や体液に 100〜500U/mL で存在するとされ，半減期は 0.62 時間と短く腎臓で代謝され排泄されます[19]．

　sIL-2R は非 Hodgkin リンパ腫，成人 T 細胞白血病といった悪性腫瘍のマーカーであり，腫瘍量や病勢を反映するとされています[20]．T 細胞が活性化される病態であれば上昇を示すので，関節リウマチや SLE などの膠原病やウイルス性肝炎，結核性リンパ節炎やサルコイドーシスでも高値を示すことが知られています．詳細を知りたい方は文献[19]で sIL-2R が上昇する疾患群を確認しましょう．細かいメカニズムはさておき，我々が sIL-2R を測定するのはリンパ腫，サルコイドーシスなどを疑う時ですね．肺癌と悪性リンパ腫はしばしば画像上の鑑別を要するので，肺癌症例でも sIL-2R は測定されていることになります．

　では sIL-2R は各疾患でどのくらいの値になるのでしょうか？　稀な血液疾患ですが，成人 T 細胞白血病と有毛細胞白血病はそれぞれ 69000U/mL，48000U/mL まで上昇したという報告があり，極めて高値になる可能性があります．Hodgkin リンパ腫は最初の血清 sIL-2R の値が臨床経過を予測するという報告もあり，1500U/mL 以上での再発は16.4％，1500U/mL 未満での再発は 1.5％だったとする報告もあります．やはり sIL-2R は病勢を反映すると考えてよさそうですね．

　一方，日本では圧倒的にびまん性大細胞リンパ腫（diffuse large B cell lymphoma：DL-BCL）が多いですね．DLBCL の Asian variant とよばれる血管内リンパ腫（intravascular lymphoma：IVL）も気になるところです．Sakai らの報告では DLBCL は少なくとも半数程度が 1500U/mL を超えているようです（Fig 6）[18]．本邦で不明熱といえばよく遭遇する IVL ではどうでしょうか？　生前診断が可能であった 29 症例の我々のレビューでは sIL-2R は，中央値が 2105U/mL（最小値 728〜最大値 6499U/mL）でした[21]．LDH は非特異的ですが中央値で 1487U/L（最小値 490〜最大値 5938U/L）に上昇していたことも診断のヒントになりますね．皮膚所見も注意して観察しますが[27]，皮疹のないところ

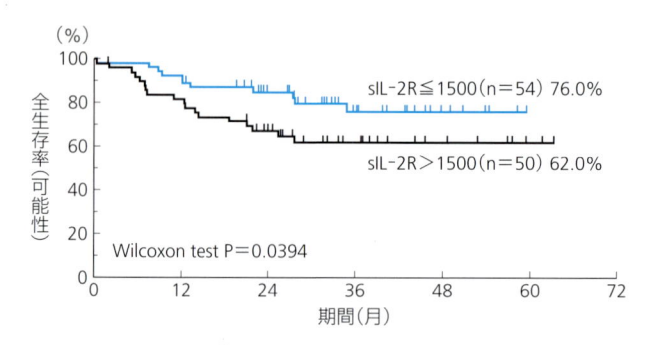

Fig 6 ■ DLBCL の予後

(Sakai A, et al. J Clin Exp Hematop. 2014; 54: 49-57[16])

からでも皮膚のランダム生検で腫瘍細胞は陽性となることを覚えておきましょう．これは腫瘍細胞が血管外に進展していくために必要な2つの因子であるCD29（β1 integrin）やICAM-1の欠損によるものと考えられているためです．生検をやると小さい血管にぎっしり腫瘍細胞が詰まっているのが見えます[21]．IVLは疑わないと診断できないので不明熱，血球貪食症候群，皮疹，中枢病変といった典型的な症状や[23]，画像所見が乏しいわりに低酸素血症が強い場合，血液ガスでのAa-DO$_2$の極端な開大はIVLを疑う所見といえます．

　次に非Hodgkinリンパ腫で頻度が高い濾胞性リンパ腫でもIVLと同程度にsIL-2Rは高値となり[18]，stageが進行すると病勢を反映して有意に高くなるようです．LDHの値はYoshizatoらの報告ではIVLよりも低い値となっています[24]．Fig 6のようにDLBCLではsIL-2Rの値が高いほど予後が不良となっています．

　サルコイドーシスでも病勢を反映するといわれるsIL-2Rではありますが，我々の65症例の検討では中央値が935U/mL程度であり最小値は317，最大値は5440U/mLと比較的高値でした[25]．肺癌をはじめとする固形癌でもsIL-2Rは上昇しますが，通常は極端な上昇は認めないとされています[19]．

　以上からsIL-2Rのあくまで予想図ですが，サルコイドーシスやリンパ腫は1000～1500U/mL程度の中央値をとり，成人T細胞白血病（ATL）などはさらに高く，肺癌を含めた固形癌は低い値ということになると推定されます（Fig 7）．

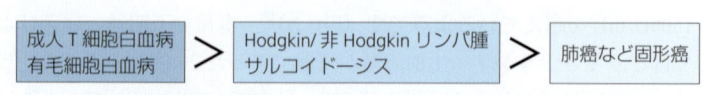

Fig 7 ■ sIL-2R 値の比較

5 IGRA 陰性は感染を否定しないのだ

- IGRA はヒト型結核菌に特異的な検査で BCG の影響を受けない.
- IGRA の解釈を理解しよう.

IGRA とは

　IGRA とは，interferon gamma release assay〔インターフェロン（IFN）-γ遊離試験〕の略です．結核菌に感染した人の末梢血には，結核菌を認識する T 細胞がいて，結核菌を認識すると IFN-γ を放出します．IGRA はこの反応を利用した検査です．IFN-γ は炎症性のサイトカインで，結核菌に対する免疫反応では中心的な役割を果たします．

IGRA の利点

　結核感染の補助診断に，ツベルクリン反応（ツ反）があります．ツ反は，BCG 接種や非結核性抗酸菌（NTM）の影響を受けます．日本人は，ほぼ全ての人が BCG を接種していますので，ツ反の解釈が難しいことが多いのが問題です．ちなみに，BCG はウシ型結核菌を弱毒化したワクチンで，ツ反にはヒト型結核菌由来の生成蛋白質誘導物を用います．ヒト型とウシ型の結核菌は塩基配列が 99.9％相同なため[26]，BCG 接種後にはツ反陽性になります．一方，IGRA はヒト型結核菌のみに存在する抗原部位（ESAT-6，CFP-10，TB 7.7）を用いた免疫反応のため，BCG の影響を受けないのが特徴です．

IGRA の種類

　2015 年現在，本邦には T-スポット®.TB（T-スポット），クォンティフェロン®TB ゴールド（QFT-3G）の 2 種類があります．T-スポットは全血から単核球を分離し，ESAT-6，CFP-10 の刺激で IFN-γ を産生する細胞の数を数えます．QFT-3G は，全血を ESAT-6，CFP-10，TB 7.7 で刺激し，血液中の細胞が産生した IFN-γ 濃度を測ります．採血管に入れる血液量が不正確だと結果の信頼性が低下するので注意しましょう．T-スポットと QFT-3G に多少の差異はありますが，研修医レベルでは概ね同等の診断価値と理解してよいと思います．

IGRA の解釈

　IGRA の解釈を Fig 8 に示します．ポイントは以下の通りです．
1. IGRA 陽性の中には，現在発症している人も，過去に治療を終えた人も，未発症（潜在性結核感染症）の人も含まれます．ただし，現在発病している結核患者でも数％は IGRA 陰性，潜在性結核感染症の一部は IGRA が陰性化するため，IGRA 陰性は結核感染を否定する根拠になりません．

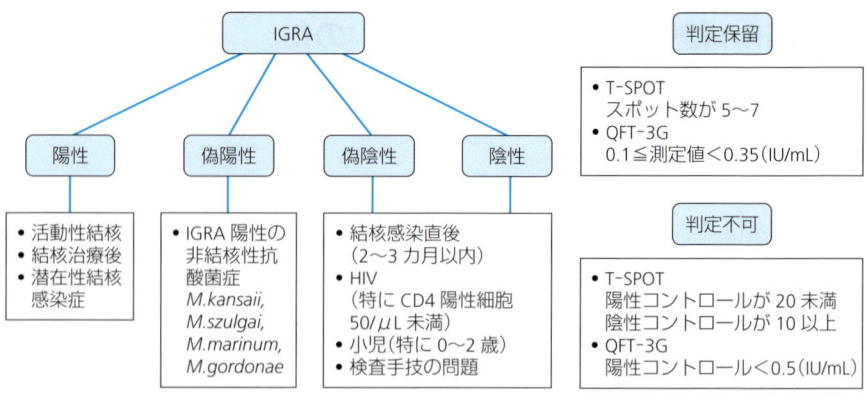

Fig 8 ■ IGRA の考え方

2. 高齢者は結核菌の既感染率が高いため，IGRA 陽性でも慎重な判断を要します．若年者は既感染率が低いため，IGRA 陽性は新たな結核感染の可能性が高いです．2015 年現在，75 歳以上は既感染率が約 50% 以上，55 歳未満は 10% 未満と推計されていますので[26]，75 歳以上と 55 歳未満で判断の基準が異なると覚えるといいでしょう（Table 6）[27]．高齢者でも以前に行った IGRA が陰性の場合には，最近の感染と判断する材料になります．

Table 6 ■ 年齢別既感染率の推計

	感染危険率%	
	2015 年	2020 年
50 歳	7.6	5.8
55 歳	10.6	7.8
60 歳	15.7	10.8
75 歳	48.8	36.2
80 歳	61.1	48.9
85 歳	73.1	61.1

（大森正子．結核既感染者数の推計．公益財団法人結核予防会結核研究所．2009[27]）

3. 一部の NTM 感染症で陽性になりますが，*Mycobacterium avium* complex（最も主要な NTM 感染症の原因菌）では IGRA は陰性です．

4. 結核に感染した直後や，免疫状態が低い場合には偽陰性になります[28][29]．また，手技上の問題で偽陰性になることもあります．特に，T-スポットで陽性コントロールが 100 未満の場合には，結果が陰性でも偽陰性の可能性を考慮しましょう．

5. 陽性と陰性の間の中間域として判定保留があります．QFT-3G と T-スポットでは，判定保留の意味が異なりますので覚えておきましょう[30]．

　① QFT-3G の判定保留は，基本的には陰性として扱います．ただし，接触者検診で IGRA 陽性患者が 15% 以上の場合には，判定保留を「陽性と同様」に扱います．これは，陽性的中率を上げ，感染者の見逃しを少なくするためです．ただし，一律に陽性として扱うのではなく，結核患者との接触歴などの背景，臨床症状，画

像所見などを総合的に考慮して，感染の可能性が高い場合のみ陽性として扱います[31].

　②T-スポットの判定保留は，再検査が必要な領域です（QFT-3G のような 15％の
　　ルールはありません）．再検査でも判定保留の場合には，他の診断方法を用いる
　　か，または臨床的・医学症状や患者背景を考慮のうえ，医師の判断のもとで結核
　　感染の状況を総合的に診断します．

6. 陽性コントロールが陰性で判定不能となった場合，抗 IFN-γ 抗体が陽性のこともあ
　ります[32,33]．抗 IFN-γ 抗体が陽性の播種性 NTM の可能性がないか検討しましょう．
　抗 IFN-γ 抗体陽性は稀な免疫不全の病態で，播種性 NTM（または骨 NTM）の原因
　になると知られています．本邦でも専門施設に依頼すれば測定できます．ちなみに，
　抗 IFN-γ 抗体陽性が播種性 NTM を予測する精度は感度 0.9，特異度 1 です．

まとめ

　IGRA はヒト型結核菌に特異的な検査です．BCG の影響を受けない点が最大の長所で
す．ただし，菌自体を検出しているわけではないため，あくまで補助診断として用いま
す．高齢者では結果を慎重に判断する必要があります．

6 PCT: 肺炎球菌（肺炎）と非肺炎球菌（肺炎）で 分けて考えて！

- PCT は肺炎の重症度，治療効果のマーカーである．
- PCT で感染症か否かを診断することはできない．

PCT とは

　プロカルシトニン（PCT）は，甲状腺ホルモンであるカルシトニンの前駆物質です．
甲状腺では，前駆物質の PCT が酵素で切断されて，成熟型のカルシトニンになります．
プロカルシトニンは，はじめは腫瘍マーカーとして注目されました[34]．その後に，敗血
症をはじめとする感染症のバイオマーカーとしてデータが集積されました[35]．

PCT の産生部位と産生刺激

　感染がない状態では，PCT は甲状腺で作られ，恐らくほとんどが成熟型のカルシト
ニンに変化します．肺でも少量だけ作られますが，他の組織では作られません．感染症
になると，全身の臓器が PCT を産生します[36]．

　PCT の産生刺激は，細菌の菌体成分や炎症性サイトカインです[37]．理論的には，炎症
が起こっていれば，感染症がなくても PCT 値が上昇します．実際，PCT は間質性肺炎

でも上昇しますが，間質性肺炎に感染症を合併しているか否かは判断できません．つまり，PCT は感染症と診断を確定した後に有用であり，感染症かどうかを判断するマーカーではありません．

肺炎診断時の PCT

肺炎でも PCT 値は上昇しますが，敗血症ほどの高い値にはなりません．杏林大学のデータでは，PCT の中央値（25〜75 パーセンタイル）は，0.34（0.12〜2.34）ng/mL です[38]．ちなみに，敗血症と診断する場合のカットオフは 0.5ng/mL，重症敗血症は 2.0ng/mL です．我々のデータでは，肺炎に菌血症（血液培養陽性）を合併すると PCT 値が上がり，2.3ng/mL をカットオフとすると，感度 0.83，特異度 0.78 で菌血症の合併を予測できます（未発表データ）．PCT 値は肺炎の重症度（日本の ADROP，米国の PSI，欧州の CUB-65）と相関します[38,39]．また，臨床スコアによる肺炎の重症度が高くても，PCT 値が 1ng/mL 未満なら死亡率が低いというデータもあります[40]．

肺炎患者の PCT 値は，原因菌の影響を受けます（Fig 9）．肺炎球菌による肺炎（肺炎球菌肺炎）では，それ以外の肺炎（非肺炎球菌肺炎）よりも PCT 値が高くなります[37]．PCT が，10 や 20ng/mL を超えるような異常高値でも，肺炎球菌が原因菌ならば心配は不要です．適切に利用すれば，ちゃんと良くなります．

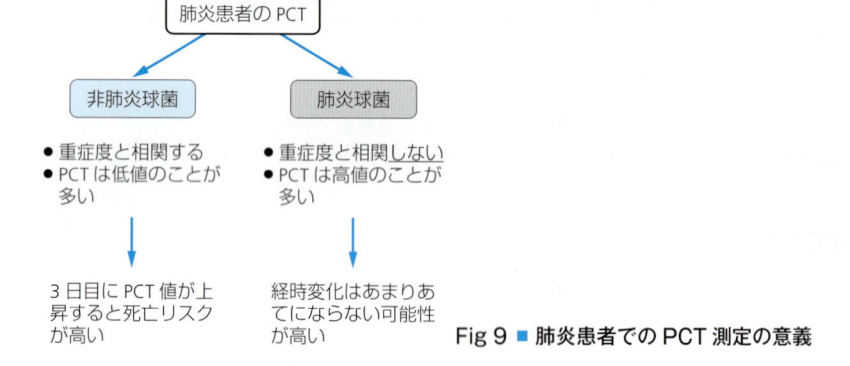

Fig 9 ■ 肺炎患者での PCT 測定の意義

PCT の経時変化

PCT の経時変化は治療効果を反映します．我々のデータでは，PCT の値が入院時から 3 日目にかけて上昇すると死亡リスクが高く，原因菌が非肺炎球菌ならば死亡リスクがさらに上がります（Table 7）．よって，肺炎と診断して PCT を測定し，原因菌が非肺炎球菌だったら 3 日後にもう一度 PCT を測定しましょう（Fig 9）．もし，PCT が上昇しているようなら危険信号です．初期治療が上手くいっていない可能性があります．抗菌薬の追加や変更，全身管理の強化を検討し，他の増悪因子（栄養状態，合併症の有

Table 7 ■ PCT 値が治療前から開始 3 日後に上昇した時に患者が死亡するリスク

	オッズ比（95％信頼区間）	N	p 値
全体	4.5（1.4-14.7）	151	0.02
非肺炎球菌	6.7（1.8-24.9）	110	0.01
肺炎球菌	ND	41	ND

無，悪性腫瘍の有無）などをチェックしましょう．患者さんの全身状態が落ち着いている場合にも，数日間は注意深く観察するようにしましょう．ただし，肺炎球菌肺炎では，PCT が上昇したとしても，必ずしも死亡率が高いわけではないようです．

欧州では，PCT の値で抗菌薬の開始，終了を判断すること（antimicrobial stewardship）が試みられています．PCT を指標にすると，抗菌薬の使用期間が短縮でき，抗菌薬による有害事象を低減でき，死亡率は変わらないというものです[4]．本邦でも，保険適応の問題がクリアされれば，有望な治療戦略になり得ます．ただし，抗菌薬の開始や終了は PCT 値のみで判断せず，あくまでも個々の症例で総合的に判断すべきであると覚えてください．

まとめ

PCT は肺炎の有望なバイオマーカーです．PCT 値は肺炎球菌肺炎が非肺炎球菌肺炎よりも高いです．非肺炎球菌肺炎では，PCT 値は肺炎の重症度と相関し，経時変化は死亡リスクの評価に役立ちます．肺炎球菌肺炎では，PCT 値は肺炎の重症度と相関せず，経時変化はあてにならない可能性が高いです．

＊あんずコラム＊

肺癌と PCT：意外な落とし穴

肺癌に肺炎などを合併した場合，プロカルシトニン（PCT）は細菌感染なら上昇，ウイルス感染なら上昇なし……って，決めつけてよいですか？　前述の項目にもあったように PCT は肺炎の重症度，治療効果のマーカーであり，PCT 単独で感染症か否かを診断することはできない, ということでした．Becker らによると，種々の疾患または病態で PCT の上昇があるとされています（表 A）[1]．細菌感染とウイルス感染では前者で PCT の上昇が高いことが示されていますが，ウイルス感染でも上昇することはあります．またウイルス感染後の細菌による二次感染でも上昇することがあるでしょう．

A 高プロカルシトニン血症の原因	
神経内分泌性腫瘍	重症感染症
甲状腺髄様癌	細菌
小細胞肺癌	ウイルス
カルチノイド症候群	寄生虫
非感染性疾患（全身性炎症）	敗血症
気道熱傷	外傷
誤嚥	機械的損傷
膵炎	熱傷
熱中症	外科手術
腸間膜梗塞	

(Becker KL, et al. Crit Care Med. 2008; 36: 941-52[1])

B 肺癌とプロカルシトニン（>0.1ng/mL）

肺癌	
小細胞肺癌	60%
大細胞癌	53%
未分化癌	33%
肺腺癌	29%
扁平上皮癌	17.50%

(Ghillani PP, et al. Cancer Res. 1989; 49: 6845-51[2])

　我々は高 PCT 血症となりうる原因（表 A）を知っておくべきです．さらに過去の報告によると，肺癌では小細胞肺癌のみならず，大細胞癌，未分化癌，肺腺癌，扁平上皮癌で 0.1ng/mL を超える症例が一定の割合で存在し（表 B），中には 10ng/mL 以上の症例も少数ですが存在することも留意する必要があります[2]．

Reference

[1] Becker KL, et al. Procalcitonin assay in systemic inflammation, infection, and sepsis: clinical utility and limitations. Crit Care Med. 2008; 36: 941-52.
[2] Ghillani PP, et al. Identification and measurement of calcitonin precursors in serum of patients with malignant diseases. Cancer Res. 1989; 49: 6845-51.

📖 文献

[1] Sturgeon CM, et al. Serum tumour markers: how to order and interpret them. BMJ. 2009; 339: b3527.
[2] Perkins GL, et al. Serum tumor markers. Am Fam Physician. 2003; 68: 1075-82.
[3] Wilt TJ, et al. Clinically localised prostate cancer. BMJ. 2006; 333: 1102-6.
[4] Kuno T, et al. Tumor marker in patients on chronic hemodialysis. 日臨. 2004; 62: 391-4.
[5] Nakahama H, et al. CYFRA 21-1 and ProGRP, tumor markers of lung cancer, are elevated in chronic renal failure patients. Respirology. 1998; 3: 207-10.
[6] Cases A, et al. Tumor markers in chronic renal failure and hemodialysis patients. Nephron. 1991; 57: 183-6.
[7] Nomura F, et al. Serum levels of five tumor markers for lung cancer in patients with chronic renal failure. Oncol Rep. 1998; 5: 389-92.
[8] Kohno N, et al. New serum indicator of interstitial pneumonitis activity. Sialylated carbohydrate antigen KL-6. Chest. 1989; 96: 68-73.
[9] Ohnishi H, et al. Comparative study of KL-6, surfactant protein-A, surfactant protein-D, and monocyte chemoattractant protein-1 as serum markers for interstitial lung diseases. Am J Respir Crit Care Med. 2002; 165: 378-81.
[10] Ishii H, et al. High serum concentrations of surfactant protein A in usual interstitial pneumonia compared with non-specific interstitial pneumonia. Thorax. 2003; 58: 52-7.

⑪ Ohnishi H, et al. Circulating KL-6 levels in patients with drug induced pneumonitis. Thorax. 2003; 58: 872-5.

⑫ Tamura M, et al. High-resolution computed tomography findings for patients with drug-induced pulmonary toxicity, with special reference to hypersensitivity pneumonitis-like patterns in gemcitabine-induced cases. Oncologist. 2013; 18: 454-9.

⑬ Otsuka M, et al. New serum markers to monitor treatment of acute exacerbation of interstitial lung disease. Nihon Kokyuki Gakkai Zasshi. 2001; 39: 298-302.

⑭ Yokoyama A, et al. Prognostic value of circulating KL-6 in idiopathic pulmonary fibrosis. Respirology. 2006; 11: 164-8.

⑮ Satoh H, et al. Increased levels of KL-6 and subsequent mortality in patients with interstitial lung diseases. J Intern Med. 2006; 260: 429-34.

⑯ Ohshimo S, et al. Baseline KL-6 predicts increased risk for acute exacerbation of idiopathic pulmonary fibrosis. Respir Med. 2014; 108: 1031-9.

⑰ Medina L, et al. Importance of Bnp changes during the follow-up in elderly outpatients with heart failure. Clin Biochem. 2014; 47: 1010-4.

⑱ Sakai A, et al. The role of tumor-associated macrophages on serum soluble IL-2R levels in B-cell lymphomas. J Clin Exp Hematop. 2014; 54: 49-57.

⑲ Bien E, et al. Serum soluble interleukin 2 receptor alpha in human cancer of adults and children: a review. Biomarkers. 2008; 13: 1-26.

⑳ Kamihira S, et al. Significance of soluble interleukin-2 receptor levels for evaluation of the progression of adult T-cell leukemia. Cancer. 1994; 73: 2753-8.

㉑ Nishizawa T, et al. Antemortem diagnosis with multiple random skin biopsies and transbronchial lung biopsy in a patient with intravascular large B-cell lymphoma, the so-called Asian variant lymphoma. BMJ Case Rep. 2014; 2014: bcr2013202661.

㉒ 三友貴代, 他. Intravascular large B-cell lymphoma の2例—皮膚所見と生検のポイント. 臨皮. 2015; 69: 761-6.

㉓ Zuckerman D, et al. Intravascular lymphoma: the oncologist's "great imitator". Oncologist. 2006; 11: 496-502.

㉔ Yoshizato T, et al. Clinical significance of serum-soluble interleukin-2 receptor in patients with follicular lymphoma. Clin Lymphoma Myeloma Leuk. 2013; 13: 410-6.

㉕ Koide T, et al. Clinical significance of the "galaxy sign" in patients with pulmonary sarcoidosis in a Japanese single-center cohort. Sarcoidosis Vasc Diffuse Lung Dis. 2016; 33: 247-52.

㉖ 木島まゆみ. 日本で使用されている動物用診断薬　牛感染症とその診断薬の概説　結核病. 日本獣医師会誌. 2014; 67: 11-2.

㉗ 大森正子. 結核既感染者数の推計. 公益財団法人結核予防会結核研究所. 2009.

㉘ Fujita A, et al. Performance of a whole-blood interferon-gamma release assay with Mycobacterium RD1-specific antigens among HIV-infected persons. Clin Dev Immunol. 2011; 2011: 325295.

㉙ 徳永 修, 他. 新しい結核感染診断法の課題と展望 小児への QFT 等の適用とその課題. 結核. 2010; 85: 21-3.

㉚ 日本結核病学会予防委員会. インターフェロンγ遊離試験使用指針. 結核. 2014; 89: 717-25.

㉛ 加藤 誠, 他. インターフェロンγ遊離試験使用指針. 結核. 2014; 89: 717-25.

㉜ Browne SK, et al. Adult-onset immunodeficiency in Thailand and Taiwan. N Engl J Med. 2012; 367: 725-34.

㉝ Sakagami T. Disseminated nontuberculous mycobacteriosis that is positive for neutralizing anti-interferon-gamma autoantibodies: a new disease concept based on host factors. Kekkaku. 2015; 90: 561-4.

㉞ Ghillani PP, et al. Identification and measurement of calcitonin precursors in serum of patients with malignant diseases. Cancer Res. 1989; 49: 6845-51.

㉟ Assicot M, et al. High serum procalcitonin concentrations in patients with sepsis and infection. Lancet. 1993; 341: 515-8.

㊱ Muller B, et al. Ubiquitous expression of the calcitonin-i gene in multiple tissues in response to sepsis. J Clin Endocrinol Metab. 2001; 86: 396-404.

㊲ Linscheid P, et al. In vitro and in vivo calcitonin I gene expression in parenchymal cells: a novel product of human adipose tissue. Endocrinology. 2003; 144: 5578-84.

㊳ Tamura M, et al. Serial quantification of procalcitonin (PCT) predicts clinical outcome and prognosis in patients with community-acquired pneumonia (CAP). J Infect Chemother. 2014; 20: 97-103.

㊴ Kruger S, et al. Procalcitonin predicts patients at low risk of death from community-acquired pneumonia across all CRB-65 classes. Eur Respir J. 2008; 31: 349-55.

㊵ Huang DT, et al. Risk prediction with procalcitonin and clinical rules in community-acquired pneumonia. Ann Emerg Med. 2008; 52: 48-58, e2.

㊶ Schuetz P, et al. Effect of procalcitonin-based guidelines vs standard guidelines on antibiotic use in lower respiratory tract infections: the ProHOSP randomized controlled trial. JAMA. 2009; 302: 1059-66.

画像診断に強くなる：①胸部 X 線

1 胸部 X 線写真の読影法（あんずの呼吸流）： 小三 J を意識せよ！

- 読影のステップ
  ①画像（フィルム / モニター）までの距離を考える．
  ②胸部全体を見渡すようにチェックする．
  ③見落としやすい部位をチェックしていく．
  ④臨床情報の重視，そして過去の画像をチェックする．

　胸部 X 線写真は，臨床医にとって最も馴染みやすい検査法の一つです．しかし被曝量の多い胸部 CT を日常診療で頻用している傾向はないでしょうか．胸部 X 線写真で異常所見を指摘しても結局，胸部 CT 検査を行うのであれば最初から胸部 CT 検査でいいでしょ……，X 線写真で見逃すのは嫌だし……，と思ったことはないですか？　実は，胸部 X 線写真読影の神ともよばれる Felson 教授でさえも，胸部 X 線写真読影の依頼があった時に「透視（胸部 CT が開発される前は胸部透視が精査）しないと……」と弁解していた頃があったようです．

　これまで Felson 教授をはじめ多くの先生方が，その守勢の立場を払拭させるために胸部 X 線写真の読影法を考案してきました．それゆえ，先人達が苦労して提供してくれてきた胸部 X 線写真の読影法を理解して「胸部 CT 検査（昔は胸部透視）をやらないと……」という弁解の論は少しでも避けていきたいですね．本章では胸部 X 線写真の読影が少しでも馴染みやすくなるように，読影のアウトラインをまとめた杏林呼吸器内科（あんずの呼吸）流を紹介していきます．

ステップ 1：画像（フィルム / モニター）までの距離を考える

　「木を見て森を見ず」ということわざがありますが，まさに胸部 X 線読影も同じです．まずは胸部全体像を見渡せるような読影から行っていきましょう．人間の視野（Fig 1）は水平方向に 200 度，垂直方向には 120 度あります．垂直方向の 40 度は中心視領域といって低速の動きに対する感度が高く，さらに水平方向の 15 度の範囲は視覚情報の認識が高い領域だといわれています．そのため読影においては，視野が 15 度程度になるような位置が好ましくなります．

　実際には読影者は，画像に向かって両腕をまっすぐ伸ばし 10〜20cm 届かない程度が適切な距離になるでしょう．もちろん両腕や視力の個人差があるので，一つの目安にし

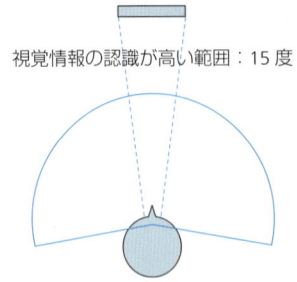

視覚情報の認識が高い範囲：15 度

水平方向の視野範囲：200 度

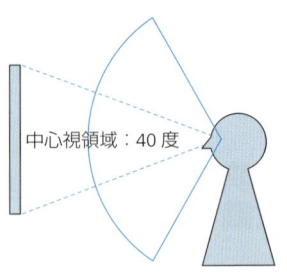

中心視領域：40 度

垂直方向の視野範囲：120 度　　**Fig 1 ■ 人間の視野**

てください.

　＊異常陰影は一つとは限りません，必ずステップ 2, 3 の読影ポイントはしっかり
　　チェックしてください.

ステップ 2: 胸部全体を見渡すようにチェックする

　胸部 X 線写真の全体像を見て，パッとわかる所見からチェックしていきましょう.
異常所見だけでなく，正常所見であることもチェックします. これからの内容は立位正
面像での所見です.

　＊胸部 X 線写真正面像が立位なのか背臥位なのかを，まず判別してください. 左横
　　隔膜下に胃泡が確認できれば，簡単に立位での撮影であることがわかります. し
　　かし時折，立位でも胃泡が確認できない場合があります. その場合は，第 1 肋骨
　　と第 2 肋骨の交差点の位置を確認しましょう. 左右の第 1・2 肋骨の交差点を結ぶ
　　線より上方に肺尖部の肺野が明らかにみられる場合は，背臥位で撮影された正面
　　像です（Fig 2）. ちなみに仰臥位での胸部 X 線写真では，健常者でも心陰影・縦

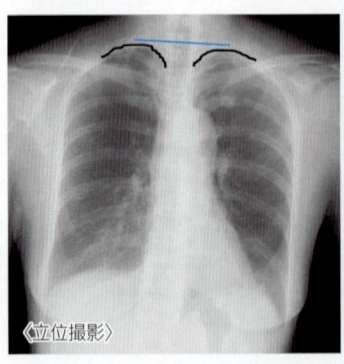

《立位撮影》　　　　　　　　　《背臥位撮影》

Fig 2 ■ 立位と背臥位との比較
第 1 肋骨と第 2 肋骨の交差点より上方に肺尖部が見えるのは背臥位撮影.

隔影は拡大し，気管分岐角度も 10〜15 度増大します．

最初に重視するのは肺の大きさです．肺は胸郭・肋骨・縦隔・横隔膜に囲まれた陰圧環境に存在しますので部分的な異常（容積変化）でも肺全体の変化につながることが少なくありません．つまり肺の容積変化をチェックすることで何らかの異常所見が存在することに気付き，読影がスタートしやすくなります．

A）肺全体の容積（大きさ）：両側横隔膜の位置を確認しましょう（Fig 3）．

①左右差を確認：左横隔膜位は右側よりも低いのが基本．通常は約 1/2 肋間くらい左右差があります（黄線）．

②肋骨で右横隔膜の位置を確認：右横隔膜の高さはドーム状のトップ（横隔膜頂）が第 6 肋骨の前部（水色），第 10 肋骨（白色）の後部となることが一般的です．しかし横隔膜の高さにはかなり個人差があり，健常者の 11％は上記より高位にみられるようです．

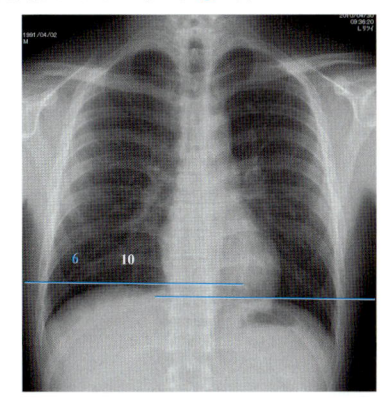

Fig 3 ■ 横隔膜の位置

＜片側性に横隔膜挙上が著しい場合＞

無気肺などによる肺野の含気減少，腫瘍や術後などによる横隔膜神経麻痺，さらには横隔膜下膿瘍や腹腔内腫瘍などからの圧排性病変を疑いましょう．

＜横隔膜位が低位の場合＞

右横隔膜の高さが，第 11 肋骨の後部となる場合は横隔膜の高さが低く，肺容積の増大，肺の過膨張を疑います．横隔膜の平坦化，滴状心なども伴う場合は重度の慢性閉塞性肺疾患（COPD）が存在するでしょう．

次に以下の項目を確認しましょう．これらの所見はパッとみて確認できるものです，慣れてくるとスグに目に飛び込んでくると思います．

B）以下の項目が正常所見であることをしっかり確認してください

①脊椎：側弯症があると両側肺や縦隔内臓器は変形していることを留意しなければならない．

②心胸郭比：胸郭横径に対する心横径の比率を百分率で計測したものです．一般的に 50％以上は心拡大と判断します．心拡大が心不全徴候かどうかは，胸水貯留や肺血管影増強をチェックすることで確認しましょう．

③肺血管影：肺野に見える血管影は肺動脈影がほとんどです．

＜肺血管影が増強している場合＞

通常，肺野に拡がる血管影は上肺野と下肺野で比較すると 0.6〜0.8：1 程度に下肺野の血管影が太く見えます．上肺野も下肺野も同程度に見えれば血流のうっ血を疑

い，また部分的に著しく太い血管影があれば血流異常（動静脈奇形，肺血栓塞栓症など）があることを疑ってください．また右肺門部に見える下行肺動脈の血管影が伴走する中間気管支幹の透亮像より明らかに増大している場合は肺高血圧症の存在を疑いましょう．

＜肺血管影が減弱している場合＞

肺気腫や肺嚢胞症など肺野の含気増加（air-trapping）の存在を考えます．また肺血栓塞栓症により血流減少している可能性も考えましょう．

④胸水貯留：肋骨横隔膜角（costophrenic angle）を見ます．通常は鋭角です．不明瞭な鈍角の場合に胸水貯留を疑いますが，他に肺気腫，無気肺，肺内病変（浸潤影や結節影など）の存在でも見られます．しかし，肺気腫であれば横隔膜平坦化や透過性亢進を伴い，無気肺であれば横隔膜挙上などをチェックし鑑別していきましょう．

⑤肺野：明らかな浸潤影，結節影，腫瘤影が見られるかを確認してください．

ステップ 3： 見落としやすい部位をチェックしていく

胸部 X 線写真は 1 枚に多くの情報が凝縮されているので，解剖学的な構造物が重なる部位は異常陰影を見落としやすくなります．その部位を忘れずに順序よく確認していくために「小三 J 読影法」を紹介します．

■ 小三 J 読影法（Fig 4）

上記の正常像の理解や異常陰影の隠れやすい部位の把握をわかりやすい方法で読影できる方法で，日本医科大学の佐藤雅史先生が提唱したものです．胸部 X 線写真正面像に「小」「三」「J」の字を肺野に描くようにして異常陰影を探す読影法です．

・「小」： 気管の偏位や透亮像を確認し，両側肺尖部から鎖骨までの両側肺野の透過性に左右差がないかを確認します．

・「三」： 上・中・下肺野の透過性に左右差がないかを確認して，そして両側肺動脈影の位置や肺門部の透過性にも注意します．

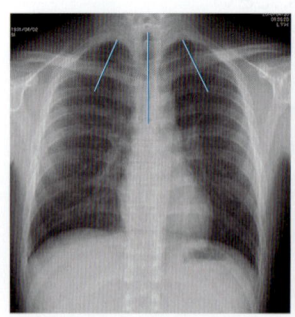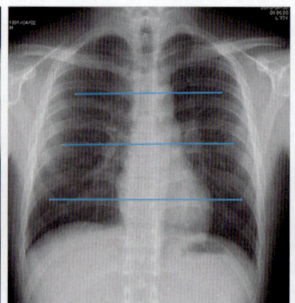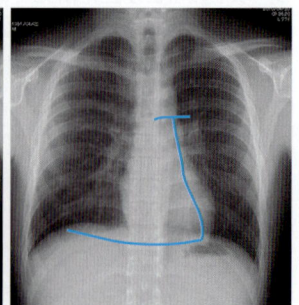

Fig 4 ■ 小三 J 読影法

・「J」：大動脈弓部や A–P window の確認から始まって，下行大動脈の辺縁や心陰影に重なる肺野，そして両側横隔膜に重なる肺野に異常陰影がないかを確認していきます．

「小」エリアの読影ポイント：気管透亮像と肺尖部の肺野のチェック

健常者では気管透亮像の中央には胸椎棘突起が見え，まっすぐに下降しています．左右どちらかに偏位している場合は，肺野の含気減少もしくは縦隔内の占拠性病変の存在を疑いましょう．また気管右壁は，鎖骨の高さから気管分岐部まで見えます．その部分は右肺胸膜から気管粘膜までの縦隔が気管内ガスと肺内ガスに挟まれて 2〜4mm 幅の白い線（右傍気管線: Fig 5）として描出されます．この右傍気管線は成人健常者で 94％に見られるので，もし見えなければ腫瘍やリンパ節腫大などを疑うべきです．左気管壁は大動脈弓や鎖骨下動脈が接しており正常像でも不明瞭になります．

両側肺尖部〜第 1 肋骨化骨部までの上肺野は肋間が狭く，鎖骨と肋骨前部と後部が重なり合うので，左右対称に肺野の透過性に差がないかを確認します．

「三」エリアの読影ポイント：上中下肺野の左右差，そして両側肺門のチェック

健常者では左右の肺野透過性（濃度）は同程度です．そのため同じ高さの肺野で左右差が見られた場合は，異常陰影のチェックをしましょう．肋骨や血管影の重なり，特に肋軟骨の石灰化では左右差が見られますので各陰影の辺縁をフォローして異常陰影かどうかを評価します．

次に両側肺門・気管分岐部のチェックは重要です．なぜなら胸部の中で最も深部にあり重なり合うものが最も多い部位だからです．胸部 X 線正面像で両側肺門として最も目立つものは左右の下行肺動脈影です．この下行肺動脈影は，太さ・濃度ともに健常者の 80％以上で左右差はありません．そのため左右差のチェックは意義があります．そして下行肺動脈影の起始部の高さもチェックしてください．左側が右側より高く（健常者の 97％），約 2cm 程度高位（Fig 6: 白線）です．稀に左右同じ高位の場合もありますが右側が高いことはありません．もし右

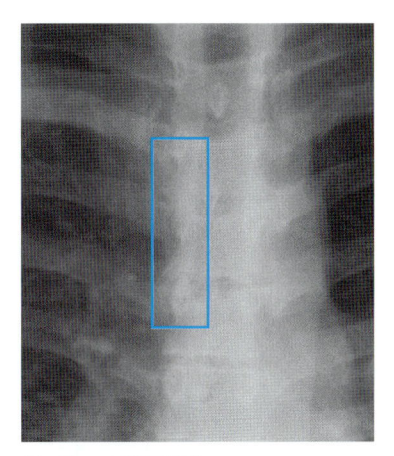

Fig 5 ■ 右傍気管線

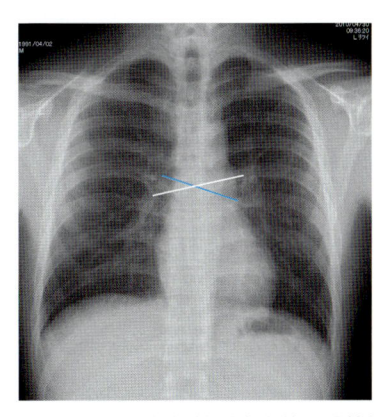

Fig 6 ■ 下行肺動脈起始部と第 2 分岐部

側が左側より高位であれば，右上葉の含気減少をきたす何かの原因（無気肺，陳旧性炎症による肺虚脱，肺葉切除後など）が存在します．また極端に左側が高位の場合は左上葉に含気減少があることを示唆しています．また主気管支から上葉支に分岐する左右の第 2 分岐部の高さは，肺動脈影の起始部とは異なり左側が右側よりも低位（Fig 6：青線）です．これは左主気管支（約 4.5cm）が右主気管支（約 1.5cm）より 3 倍程度長いためです．左第 2 分岐部の高さが右側と同レベルもしくは高位である場合は，左肺の含気減少を疑うサインになりますので重要なチェックポイントです．

　最後に気管分岐角度もチェックしてください．気管透亮像の正中から右主気管支は 25 度，左主気管支は 35 度に分岐（左右の分岐角度 60〜70 度）していることが一般的です．個人差や吸気量によって多少の角度変動ありますが，90 度近くに開大していれば，縦隔内（気管分岐下）のリンパ節腫大や肺内の含気減少などが疑われる所見になります．

「J」エリアの読影ポイント：大動脈・心陰影・横隔膜に重なる肺野のチェック

　大動脈弓〜下行大動脈，肺動脈，そして心臓は胸部 X 線写真の中で大きな陰影なので，異常陰影が見落とされやすいエリアです．これらの臓器は血液濃度であり接している肺野の空気濃度とは明確なコントラストがみられます．このコントラストである境界線が不明瞭な場合は異常陰影が存在しますので，注意深く境界線の辺縁をチェックしてください．

　そして，横隔膜に重なる肺野にも注意が必要です．胸部 X 線写真の正面像では，横隔膜に重なる肺野は全体の約 6％ も占めています．主には両側後肺底区 S10 と外側肺底区 S9 の一部で，第 1 腰椎下縁の高さまでは肺野が存在する．その肺野も異常陰影が存在していないか確認していきましょう．

ステップ 4：臨床情報の重視，そして過去の画像をチェックする

　これまでは胸部 X 線写真をどのように見ていくかを述べてきました．実際の現場では，何らかの臨床診断を疑って胸部 X 線写真は検査されます．ですから，疑った臨床診断に合わせた部位から胸部 X 線写真を見てください．例えば，若い男性の突然の右胸痛なら右気胸の存在を疑い，右肺野に気胸腔がないかを真っ先に読影します．また左胸痛に発熱を伴う例では胸膜炎や肺炎を疑い，左胸水貯留や左肺野に浸潤影がないかを探してください．想定していた異常陰影があっても，その後に必ずステップ 2〜3 の読影をしてください．想定外の異常陰影があるかもしれません．また正常所見の確認が病態把握に重要なポイントになることも少なくありません．

　さらに過去の画像所見があるかどうかは重要です．比較読影することの利点は 3 つあります．①血管影や肋骨影の重なりなのか，異常陰影なのか？と困った時，②陳旧性陰影を疑う時，の鑑別には非常に役立ちます．そして 1 年前，または 1 カ月前の胸部 X 線写真など過去の胸部 X 線の時期により，③経過から異常陰影の原因（急性・慢性）

や進行スピードがわかります.

　これまで述べてきたステップ 1〜4 の読影内容を習慣的に行うだけで，胸部 X 線写真の読影にはかなり馴染むことができます．しかし，もっと読影能力を向上させるためのコツも教えます．1 つ目は，病歴や身体所見からしっかりと鑑別診断を考えてから，胸部 X 線写真の読影に臨むことです．2 つ目は，読影した胸部 X 線写真のスケッチを丁寧に描くことです．異常陰影があってもなくても，症例ごとに肺の大きさや心陰影なども異なりますから必ずオンリーワンのスケッチになります．そして最後は読影所見をレポートとして文章化することです，異常所見だけではなく正常所見も含めてすべてを書いてください．これらの内容で読影を重ねていけば，間違いなく読影できる医師になれるでしょう.

知っていてほしい胸部 X 線写真での豆知識

気管分岐部レベルは，第 6 胸椎程度（Fig 7）

　この条件に合わない場合は脊椎変形もしくは肺内異常所見の存在を疑います.

第 8 胸椎の縦径・横径がスケール（ものさし）（Fig 7）

　胸部 X 線正面像で，陰影の大きさを想定するために第 8 胸椎の大きさは役立ちます．正中部に位置し最も正面視に相当した部位で，その椎体の横径・縦径はそれぞれ 3.2cm，2.2cm とされています.

小葉間裂（minor fissure）は右第 4 肋間レベル（Fig 8）

　右上葉と中葉の境界で，髪の毛のような細い線状影から hair line ともよばれます．健常者で必ずみられるわけではありません．しかし，この minor fissure が第 4 肋間レベル

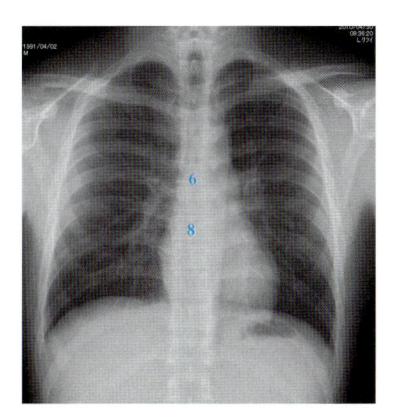

Fig 7 ■ 気管分岐部と第 8 胸椎

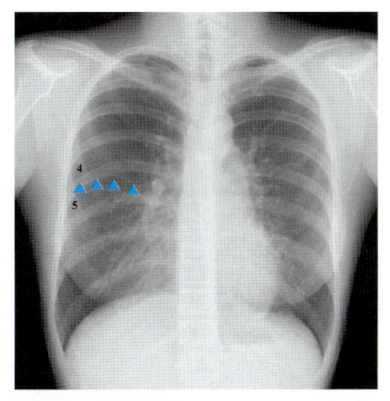

Fig 8 ■ 小葉間裂 minor fissure（▲）
第 4 肋間（第 4 肋骨と第 5 肋骨の間）から水平にみられる.

周辺ではない，もしくは水平裂ではない場合は右肺内での含気減少を疑ってください．

Chilaiditi 症候群（Fig 9）

　右横隔膜と肝臓との隙間（肝横隔膜間位 hepatodiaphragmatic interposition）に恒久的に大腸または小腸が位置する症例のことです．比較的多くみられますが，一般に無症状のもので精査の必要はありません．

Aorta-Pulmonary window：A-P window（Fig 10）

　大動脈弓から下行大動脈に移行する部分で左肺動脈と重ならないコントラストができる部分のことを指します．縦隔リンパ節〔特に Botallo（ボタロー）管リンパ節〕の腫大が存在すると，その部分のコントラストが消失もしくは大動脈影の辺縁が外側に突出します．

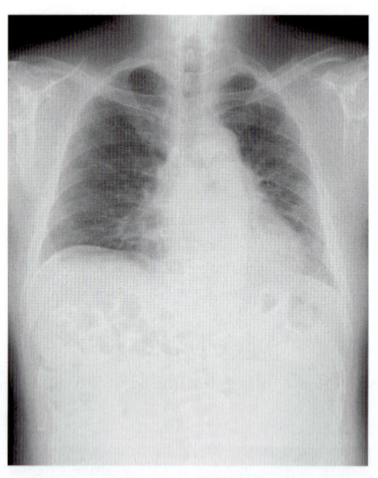

Fig 9 ■ Chilaiditi 症候群

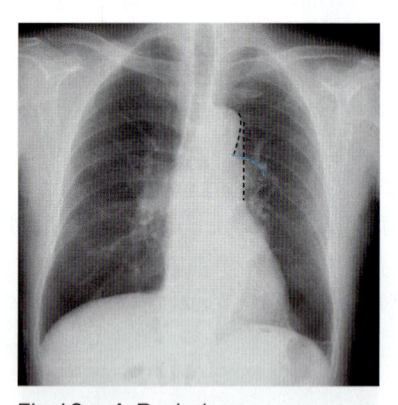

Fig 10 ■ A-P window
大動脈影（上行・下行）：黒線と，肺動脈影：青線に囲まれ，明るい三角形のエリア．

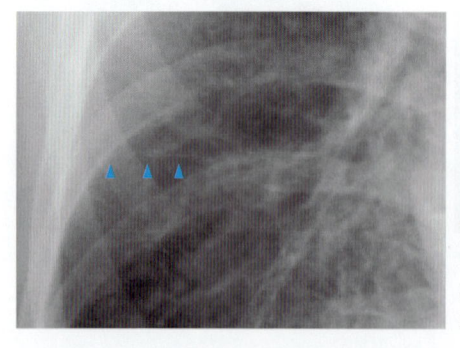

Fig 11 ■ Kerley B line は小葉間隔壁の肥厚
肺野の外側から水平に伸びる毛髪状の線状影．

Kerley B line は肥厚した小葉間隔壁（Fig 11）

　肺野の外側縁（下肺野が主）にみられる，長さ 1～3cm・幅 1～2mm の水平な線状陰影のことをよびます．通常，5～10mm 間隔に水平に段々に並んで見られます．これは小葉間隔壁の肥厚を反映しているので，肺静脈圧の上昇，リンパ管のうっ滞，もしくは小葉間隔壁周囲の炎症が疑われる所見です．Kerley B line が見られたら，まずは左心不全による肺水腫を疑ってみよう．

胃泡と左横隔膜との距離

　胃泡上縁と左横隔膜頂部との距離は一般的に 1cm 以下（健常者の 88％）です．そのため，明らかに 2cm 以上の距離があれば左胸水貯留を疑いましょう．もちろん胃泡がない場合や胃泡が横隔膜頂部近くにない場合は参考にはなりません．

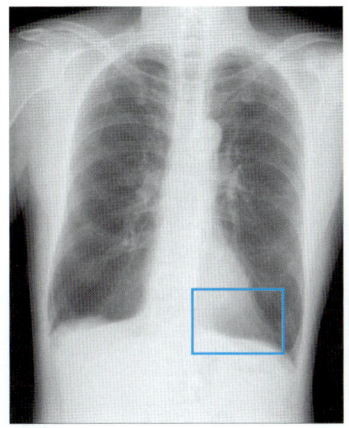
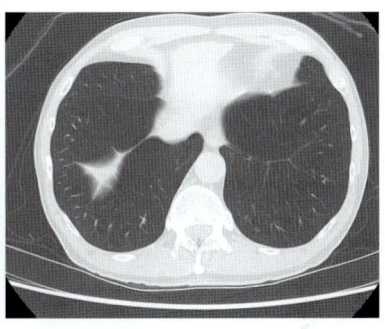

青枠部分のCT画像：
心陰影より腹側にも肺野あり

Fig 12 ■ 心陰影下部にも肺野が見られるのは著明な過膨張

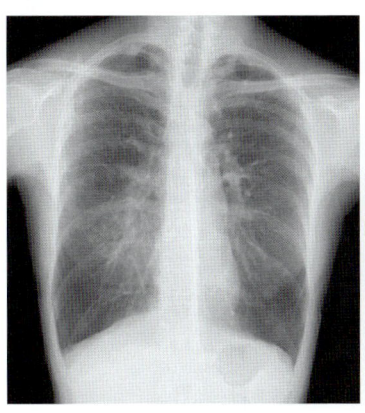
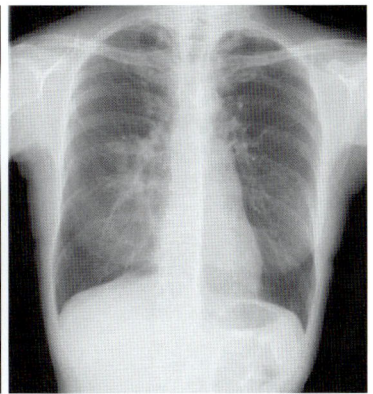

〈喘息発作で過膨張〉　　　　　　　　　　〈発作改善時〉

Fig 13 ■ 肺過膨張所見は心陰影，横隔膜の変化に注目

心陰影下部での肺野透過性亢進は過膨張所見

　健常者では深吸気時であっても左横隔膜前方は心陰影と接しており，心陰影下部に透過性亢進した肺野はみられません．著しい肺過膨張がある場合は，心陰影下部の透過性が亢進します（前頁の Fig 12）．喘息発作など急激な過膨張の場合，横隔膜の変化と共に，この心陰影下部の透過性亢進や心陰影の大きさ（CTR）が変化します（前頁の Fig 13）．

肋軟骨の石灰化で性別がわかる！

　下肺野にみられる肋軟骨（第 9-11 肋骨先端）の石灰化は，肋骨上縁や下縁部から伸びていく辺縁型（Fig 14A）と逆に肋骨先端の中央部のみ伸びていく中央型（Fig 14B）の 2 パターンに分かれます．中央型の石灰化では女性，辺縁型の石灰化では男性であることが大半なのが事実です．

肋鎖靱帯圧痕で利き手がわかる！？（Fig 15）

　鎖骨近位部の下縁には肋鎖靱帯（菱形靱帯）が存在します．時に，この鎖骨下縁に窪

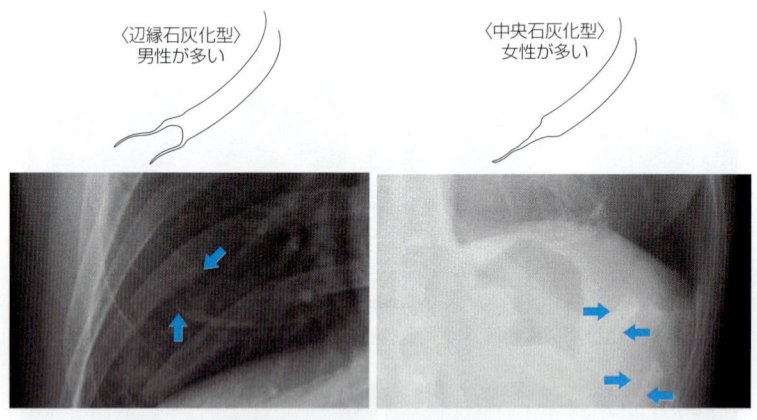

〈辺縁石灰化型〉
男性が多い

〈中央石灰化型〉
女性が多い

Fig 14 ■ 性別による肋軟骨石灰化の違い

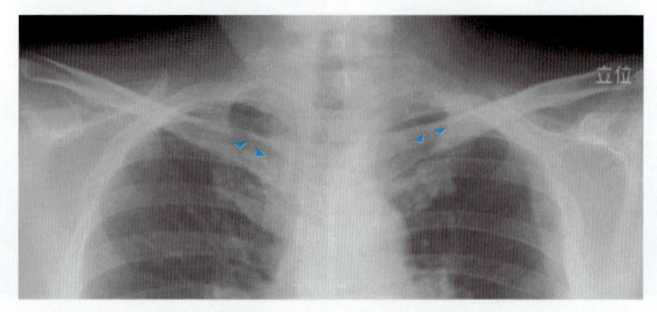

立位

＊左投げピッチャーのプロ野球選手：左側の鎖骨縁は窪みのある圧痕になっている

Fig 15 ■ 肋鎖靱帯（菱形靱帯）の圧痕で利き手がわかる

みがみられることがあり，菱形窩（rhomboid fossa）とよばれています．左右差がある場合は，窪みが強い方が利き手のようです．

2 無気肺のパターンを知る：他人に差をつける読影法

　無気肺とは，主気管支あるいは葉気管支の閉塞により末梢肺が虚脱している状態です．区域気管支より末梢の気管支が閉塞しても肺内には解剖学的に側副気路 air pathway があるので，その末梢の無気肺にはなりにくいのです．この air pathway は肺胞間にある Kohn 孔と，細気管支と肺胞との間にある Lambert 孔がありますが，Kohn 孔が主体です．それは Lambert 孔の数が少なく，Kohn 孔は肺胞1個につき1〜2個存在するからです．

　各肺葉の無気肺とは各肺葉の含気容積が著しく減少している状態なのです．そのため各肺葉の無気肺を胸部X線写真で診断するためには以下の2点がポイントになります．①含気減少に影響される構造物の変化，そして②虚脱した肺が接する大血管・心陰影のシルエットサイン陽性をチェックすることです．

右上葉の無気肺（Fig 16）

　右上葉は虚脱してくると徐々に上方に移動し，minor fissure が一辺の三角形の陰影となる．さらに虚脱が進むと縦隔側に移動し，右上縦隔に重なって無気肺の陰影は胸部X線写真ではわからなくなってしまいます．

①変化する構造物：minor fissure の挙上・消失，気管の右方偏位，右肺門の挙上，右下葉の代償性過膨張

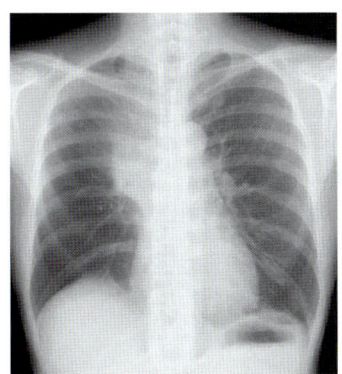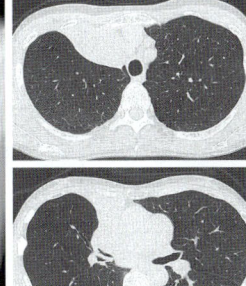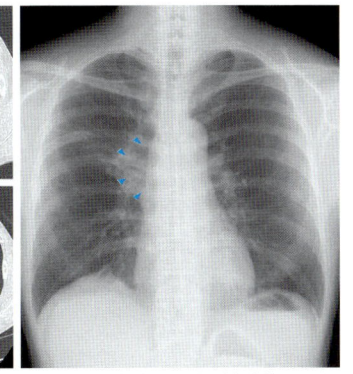

右上肺野縦隔側は透過性低下（右中葉は先天性形成不全で虚脱している症例）

改善時：右上肺野の透過性改善しており形成不全の中葉（三角形）は残存

Fig 16 ■ 右上葉の無気肺
右上葉の無気肺は上方前方・縦隔側に偏位する．

②シルエットサイン陽性部位：上行大動脈，右心陰影第 1 弓

右中葉の無気肺（Fig 17）

　右中葉の容積は他の肺葉に比べ前後径が小さいので虚脱が著しくない場合は，上・下肺野の変化はなく，右中肺野の肺野が淡く透過性低下した程度です．しかし虚脱が進むと minor fissure と major fissure と心陰影で囲まれた三角形の陰影を呈してきます．
①変化する構造物：minor fissure の下方偏位・消失
②シルエットサイン陽性部位：右心陰影第 2 弓，右肺門部（下行肺動脈）

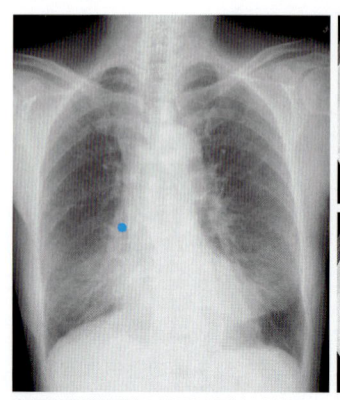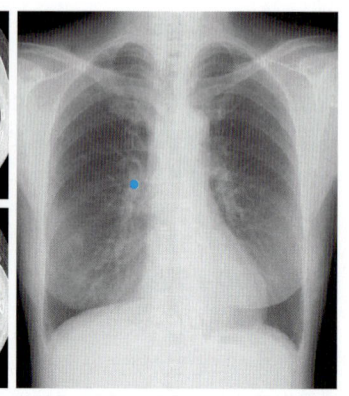

右下肺野縦隔側の肺野透過性が低下し，右心陰影第 2 弓が不明瞭化・右肺動脈影は（青点）低位

無気肺は縦隔側へと虚脱

改善時：右心陰影第 2 弓は明瞭になり，右肺動脈影（青点）は上方に戻っている

Fig 17 ■ 右中葉の無気肺
中葉無気肺は右心陰影のシルエットサイン陽性を確認.

右下葉の無気肺（Fig 18）

　右下葉は虚脱すると，下方，後方，脊椎に向かって内側に無気肺が進んできます．そのため右肺門から右肋横隔膜角（CPA）に向かう major fissure と横隔膜と脊椎による三角形の陰影を呈します．しかし著しく虚脱が進むと，右心陰影に重なるほど小さな三角形陰影になってしまいます．
①変化する構造物：minor fissure の下方偏位，右横隔膜の挙上，右上葉の代償性過膨張，右肺門の降下
②シルエットサイン陽性部位：右横隔膜，右肺門部（下行肺動脈）
　（右心陰影第 2 弓はシルエットサイン陰性であるのがポイント）

JCOPY 498-13044

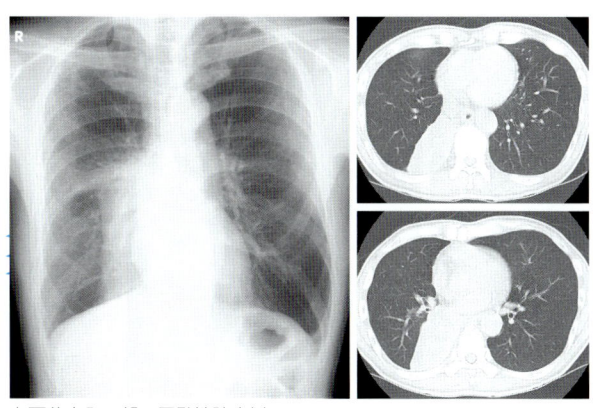

右下葉支入口部の原発性肺癌例

Fig 18 ■ 右下葉の無気肺

無気肺となった右下葉は背側・縦隔側に偏位する．右下肺野の透過性低下はあるが，右心陰影第2弓は不明瞭にはならない（シルエットサイン陰性）．

左上葉の無気肺（Fig 19, 20）

　前方上方へと虚脱していき，完全に虚脱すると左上肺野の内側に透過性が低下した陰影を呈します．そして過膨張した左下葉により左上肺野の透過性は肺尖まで正常に見えるようになります（Fig 19）．そのため正面像より側面像の方が左上葉全無気肺を指摘することが容易です（Fig 20）．胸骨後スペース retrosternal space の透過性が低下し，心陰影まで重なる前方の箱状陰影が見られます．

①変化する構造物：左横隔膜の挙上，左下葉の過膨張

　　　　　　左上区のみの無気肺（気管の左方偏位・左肺門の挙上）

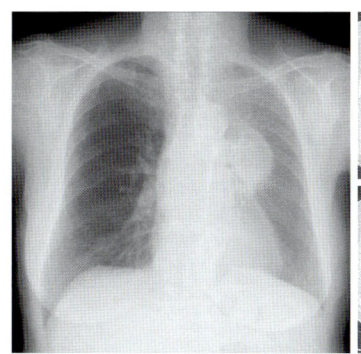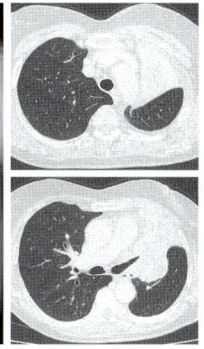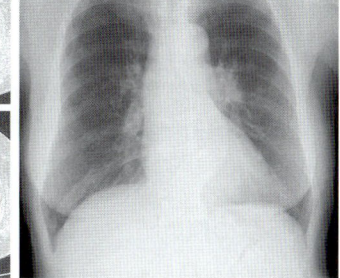

気管の左方偏位や左横隔膜挙上は軽度であるが，よく見ると左全肺野で淡く透過性低下が見られる（左肺門部の腫瘤影は小細胞肺癌）

改善時：左全肺野の透過性改善．気管の偏位や横隔膜も正常化

Fig 19 ■ 左上葉の無気肺

無気肺になった左上葉は上方前方・縦隔側へと偏位する．

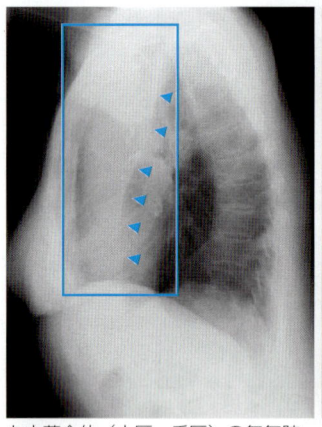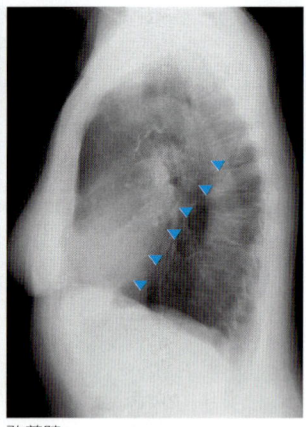

左上葉全体（上区・舌区）の無気肺　改善時
は側面像の方がわかりやすい

Fig 20 ■ 左上葉無気肺の側面像

無気肺になった左上葉は前方に偏位し，胸骨後スペースから心陰影に重なるように透過性が低下する（青枠）．左下葉は過膨張しており大葉間裂（major fissure：▼）がかなり前方に偏位する．

②シルエットサイン陽性部位：側面像では心陰影

＊時に喘息発作など，両側上葉の無気肺を同時に呈することがあります．その場合は気管の偏位がなく肺門や横隔膜も左右差が見られず胸部 X 線写真で無気肺を診断することが難しいことがあります．しかし大動脈や心陰影とのシルエットサイン陽性がヒントになりますので，しっかり①②ともにチェックしてください．

左舌区の無気肺 （Fig 21）

舌区の容積は大きくないので左上葉全体（左上区および舌区）の無気肺と異なり，周囲構造物の偏位は目立ちません．左中肺野の透過性が低下していきます．側面像の方が無気肺になった舌区の束状陰影が明らかにみられます．

①変化する構造物：心陰影や左横隔膜の上方偏位
②シルエットサイン陽性部位：左心陰影第3-4弓，左肺門部

左下葉の無気肺 （Fig 22）

右下葉の無気肺と同様に，下方，後方，脊椎に向かって内側に無気肺が進んできます．左肺門から左肋横隔膜角（CPA）に向かう major fissure と横隔膜と脊椎による三角形の陰影を呈します．しかし著しく虚脱が進むと，左心陰影に重なってしまいます．

①変化する構造物：左肺門の降下，左上葉の代償性過膨張，左横隔膜の挙上
②シルエットサイン陽性部位：下行大動脈，左横隔膜，左肺門部（下行肺動脈）

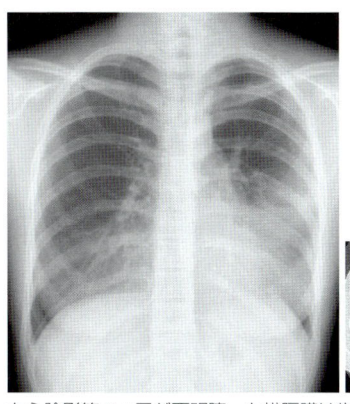
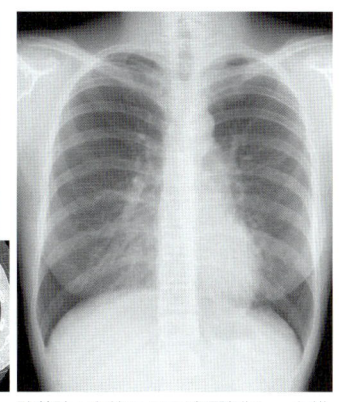

左心陰影第 3-4 弓が不明瞭，左横隔膜は挙上
（マイコプラズマ肺炎による無気肺例）

改善時：左第 3-4 弓が明瞭化し，左横
隔膜も正常化

Fig 21 ■ 左舌区の無気肺

左舌区の無気肺は心陰影とのシルエットサイン陽性．

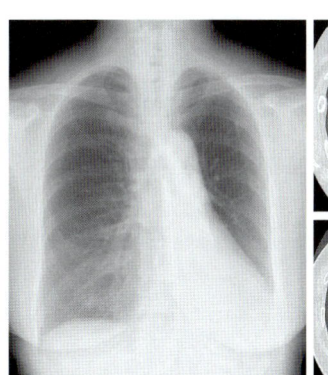
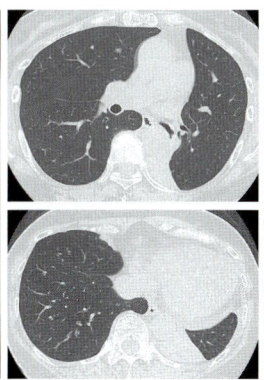

心陰影に重なる左下肺野の透過性低
下，左横隔膜不明瞭で挙上，しかし
左 3-4 弓は明瞭

改善時：心陰影に重なる肺野の透過
性改善，左横隔膜も明瞭となり正常
な位置

Fig 22 ■ 左下葉の無気肺

無気肺になった左下葉は後方縦隔側へと偏位する

3　覚えておくと武器になる！　小粒でもピリッと辛い読影法

誤嚥性肺炎の好発部位右肺 S6

　誤嚥性肺炎の典型像は Fig 23 の通りです．右肺 S6（右肺の下葉のてっぺんの部分）に起こりやすいのです．この画像は右肺 S6 だけに浸潤影がありますので典型例として

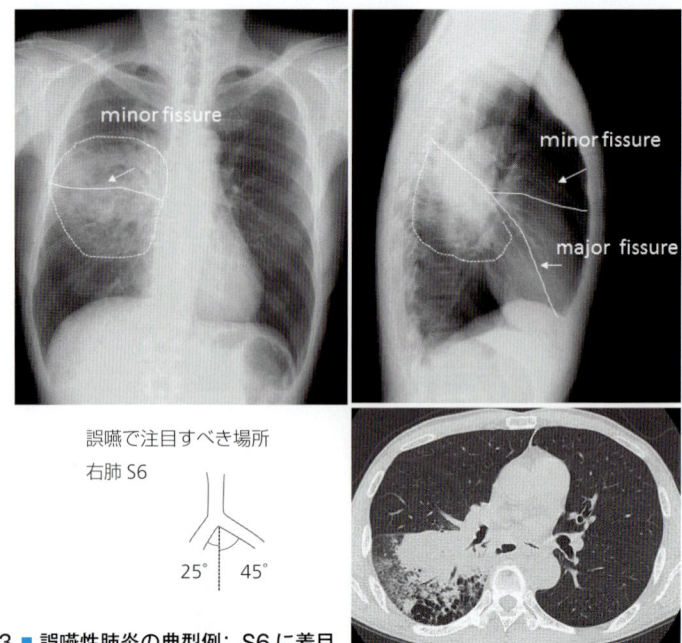

誤嚥で注目すべき場所
右肺 S6

25° 45°

Fig 23 ■ 誤嚥性肺炎の典型例: S6 に着目

頭にたたきこみましょう. Fig 23 の左下の主気管支の角度をみれば, 右側に誤嚥しやすいのは明らかですね.

点線で囲まれた部分が S6 に相当します. そして minor fissure と major fissure との位置関係もイメージしましょう.

葉間胸水に着目する

心不全や胸水貯留疾患において葉間胸水が貯留することがあります. 特に心不全では minor fissure に貯留しやすい傾向があるので覚えておきましょう.

Fig 24~26 は 74 歳男性で, 2 カ月前からの労作時呼吸困難を主訴に来院しました. 夜間発作性の呼吸困難があります. バイタルサインは血圧 148/80mmHg, 呼吸数 18/ 分, 心拍数 80/ 分, 体温 36.3℃, SpO_2 97%です. さてどのような疾患が考えられるでしょうか?

これは major fissure にたまった葉間胸水であり, たまたま正面からみるときれいな腫瘍のように見えます. その後, 利尿薬であっという間に消失しました[1]. いわゆる vanishing tumor です. vanishing tumor は minor fissure に多いことが知られていますが, 本症例では major fissure に出現していました.

左心不全の典型的な X 線像は Kerley's A~C lines が綺麗に描出されている論文をチェックしましょう[2].

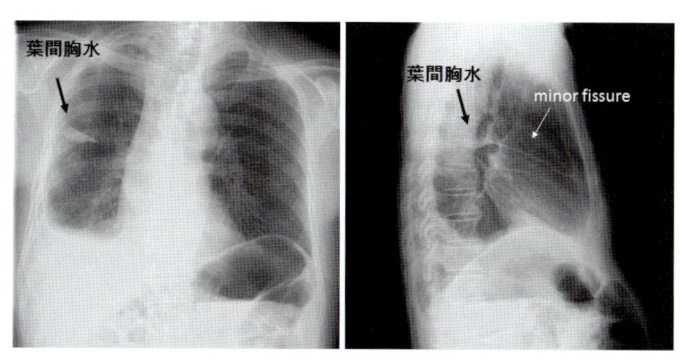

Fig 24 ■ 左心不全に合併した胸水（minor fissure 主体）

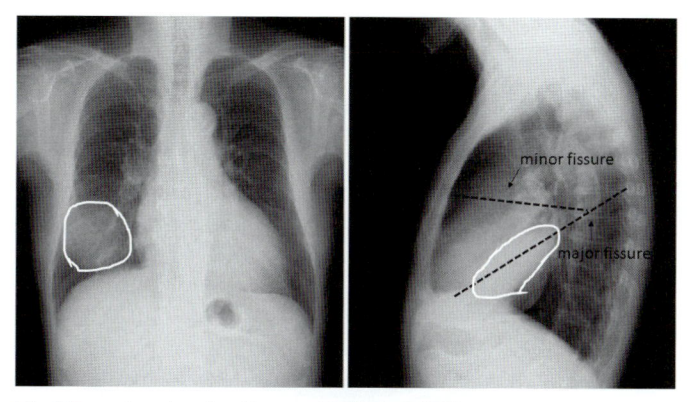

Fig 25 ■ minor/major fissure に着目した読影

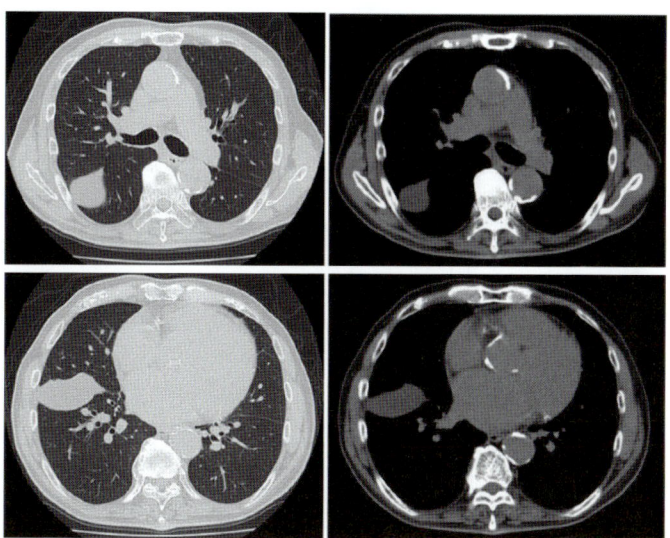

Fig 26 ■ 胸部 CT で major fissure の胸水貯留

肺炎と見間違うなかれ

　右下葉全体に拡がる consolidation とすりガラス陰影です（Fig 27）．すりガラス陰影はよく見ると，crazy paving appearance（モザイク状ですね）をしています．患者の主訴は長引く咳嗽と喀痰で，抗菌薬不応性の肺炎として紹介されました．特に喀痰が溢れるほど出てきます．気管支鏡では蟹の泡のように，ぶくぶくした泡沫状の分泌物が後から後から湧き出てきます．

　診断は，粘液産生性の腺癌でした．中高年者の長引く咳嗽や喀痰で，喀痰量がとても多い時には粘液産生性の腺癌の可能性を考えましょう．

　筆者の独断と偏見ですが，抗菌薬が効かない肺炎または間質性肺炎疑いとして紹介される例には Fig 28 のものをまず考えます．

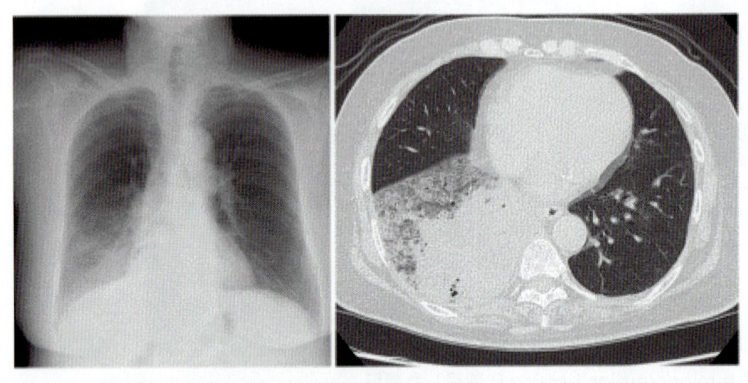

Fig 27 ■ 肺炎に似た粘液産生性腺症

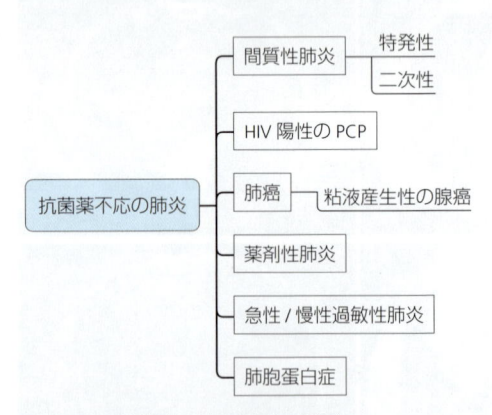

Fig 28 ■ 抗菌薬不応の肺炎の鑑別

胸水を見る！

　胸水を見る裏ワザで，胃泡と見かけ上の横隔膜の上縁との距離を見ると，左側では特に容易に発見できる場合があります．正常では 50 歳以上の 98％の患者において，<u>胃泡と横隔膜ドームとの距離は 7mm を超えない</u>とされています（Fig 29）．自信がない時は側臥位でも X 線を撮りましょう．では，胸水がなかった時の X 線写真を Fig 30 に示します．確かに 7mm 未満ですね！

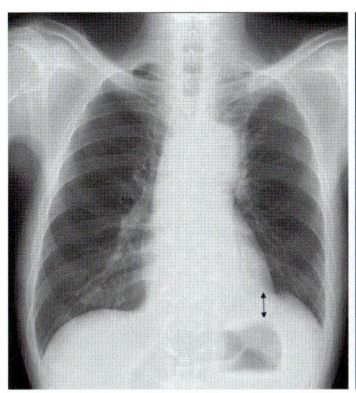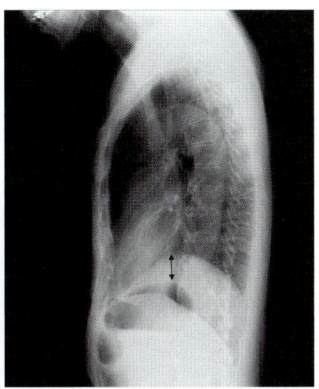

Fig 29 ■ 左胸水貯留の X 線

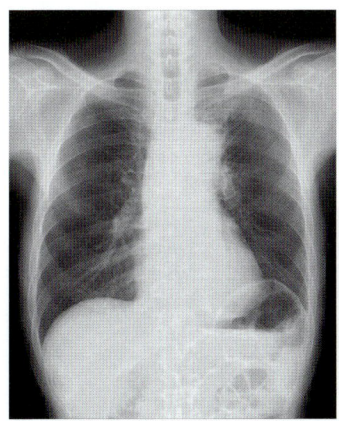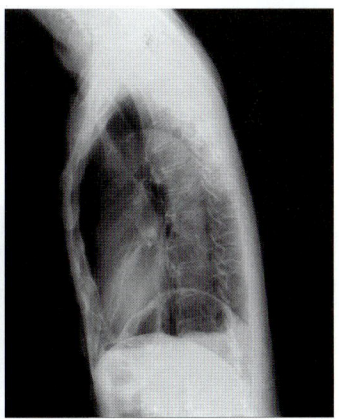

Fig 30 ■ 左胸水消失後の X 線

横隔膜の位置と CP angle に着目する

　気管支喘息発作で来院した患者です（Fig 31）．左の X 線写真は横隔膜の位置が低くなり（前側の肋骨で 7 番目が横隔膜のライン），心陰影が全て見えるほど肺が過膨張しています．さらに CP angle が先鋭化しより深くなっているのがわかります．右の X 線

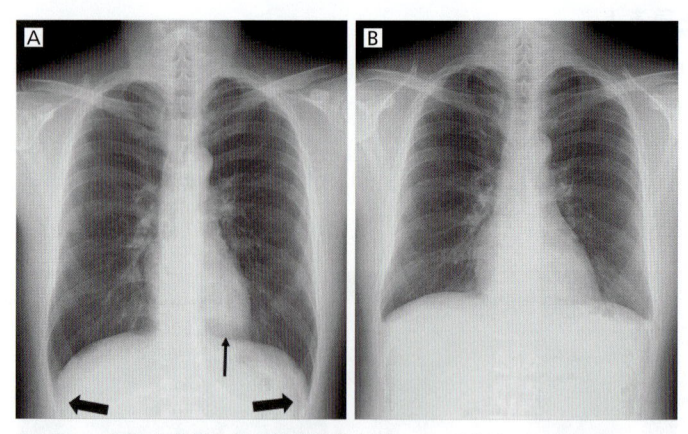

Fig 31 ■ 気管支喘息発作の治療前後 X 線　A：発作時，B：退院前.

写真は発作が改善した後です．横隔膜の位置が正常化し，心陰影も下縁は見えなくなっており，CP angle も浅く dull になっています．胸腔内圧の上昇によるこれらの変化は気管支喘息発作のみならず，COPD の急性増悪や気胸（多くは片側です）でも認めるので注意してみましょう．

病気のかくれんぼ

　肺癌の患者です（Fig 32〜34）．左右の鎖骨の濃度の違いに気づけるかどうかが問われます．

　大動脈の陰影とは異なる腫瘤の陰影が見えます．肺癌の症例でした（Fig 33）．見落としの多い場所のうちの一つです．

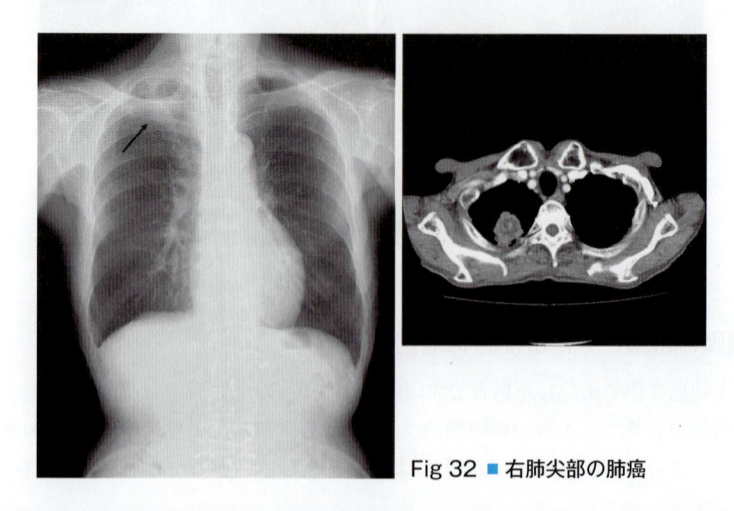

Fig 32 ■ 右肺尖部の肺癌

　心陰影の後ろに隠れている腫瘤性陰影です．これも肺癌の診断でした．側面像で下葉背側に腫瘤を指摘できます（Fig 34）．

　胸部CTではこれほど大きいにもかかわらず"かくれんぼ"しています．常に気をつける部位の一つです．

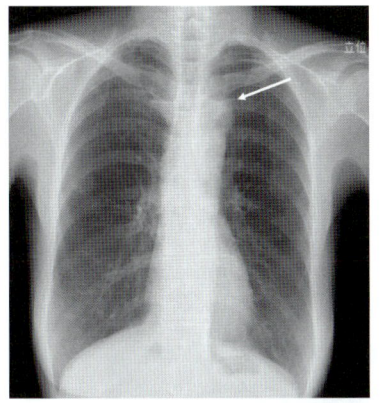
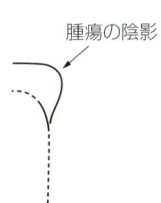
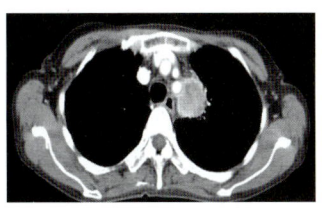

Fig 33 ■ 大動脈に重なる腫瘍 X線と胸部CT

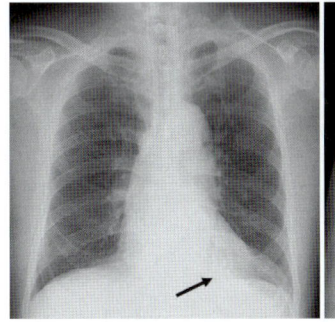
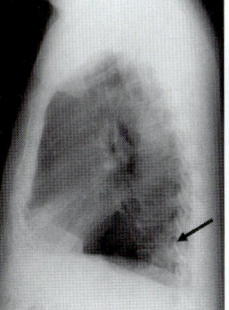
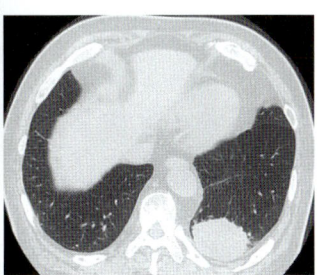

Fig 34 ■ 心陰影の背側の腫瘍影

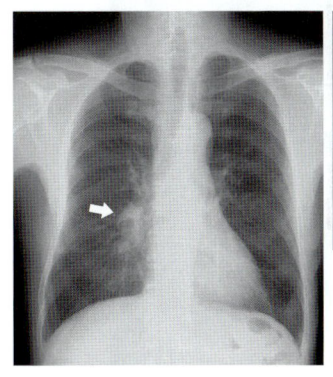
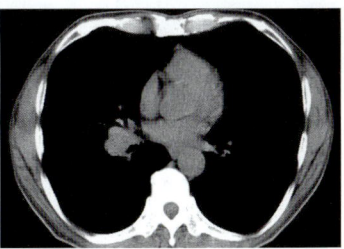

Fig 35 ■ 右肺動脈に重なる結節影

Fig 35 は右肺動脈に重なる結節影です．右肺動脈が不自然に腫大しているのがわかります．

気管内腫瘍，異物

気管内腫瘍としては，肺癌，シュワノーマ❸，気管支結石❹，平滑筋腫，アミロイドーシス❺，乳頭腫，異物などがここ数年で経験した症例です．呼吸困難，喀血，咳嗽，無気肺など様々な症状を呈しますが，全身性疾患の一部としての症状なのか，気管内だけに出てきた新生物なのかの見極めが重要となります．

慢性炎症に伴う気管支結石は肺結核が知られていますが，びまん性汎細気管支炎で2cm もの長さの気管支結石を喀出した症例を経験しました（Fig 36）❹．肺移植前の状態ですが，この気管支結石が気管内に詰まると呼吸状態が増悪し，喀出すると改善するというエピソードを繰り返しており興味深いです．

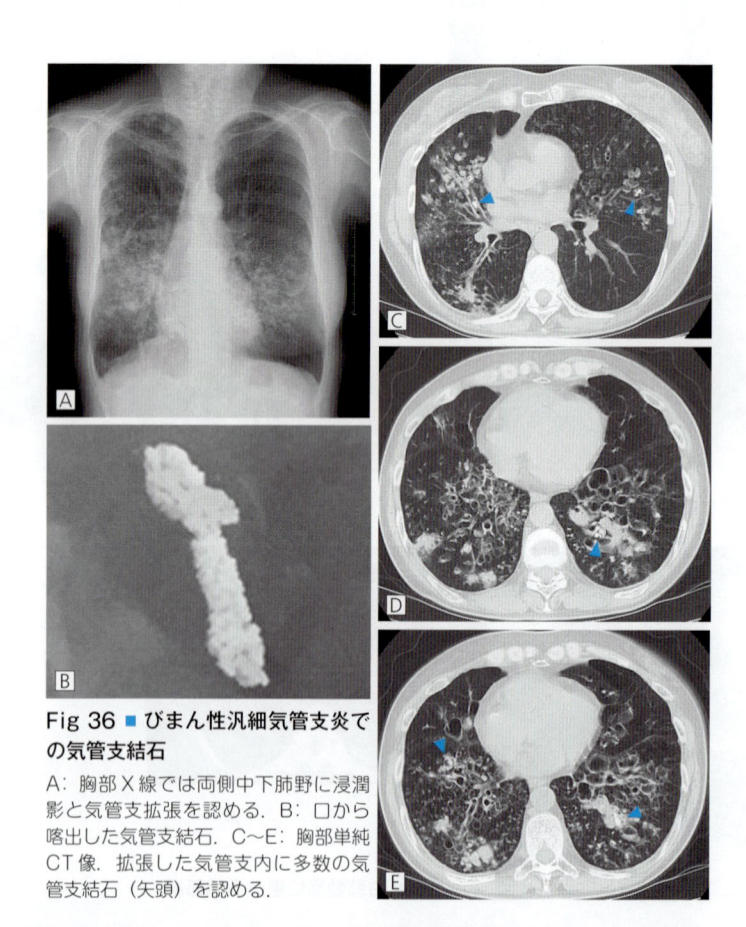

Fig 36 ■ びまん性汎細気管支炎での気管支結石

A: 胸部 X 線では両側中下肺野に浸潤影と気管支拡張を認める．B: 口から喀出した気管支結石．C〜E: 胸部単純CT 像．拡張した気管支内に多数の気管支結石（矢頭）を認める．

頭の片隅に入れておきたい稀な疾患

■ 担癌患者は，周囲組織との瘻孔は常に注意すべき

　肺炎か肺膿瘍かで鑑別を迷う症例ですが，実は食道癌があり，食道癌の肺実質への直接浸潤により瘻孔が生じていました❺（Fig 37）．肺癌や食道癌がすでに判明している場合，気管−転移リンパ節との瘻孔，気管食道瘻，食道−リンパ節瘻なども考慮しなければなりません．気胸患者でも肺瘻を起こし，膿胸を合併することがあるのと同様な事象ですね．

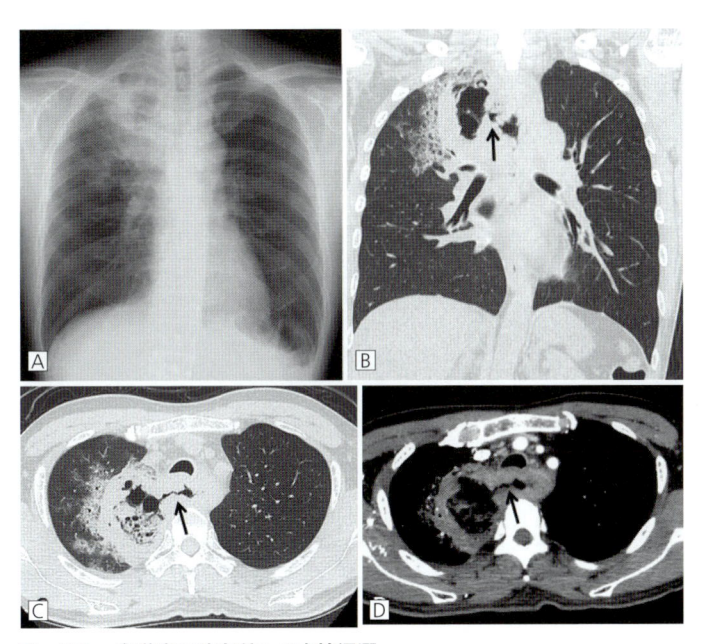

Fig 37 ■ 食道癌の肺実質への直接浸潤
A: 胸部単純X線像で右の上肺野に浸潤影を認める．
B〜D: CT像．食道と肺実質との瘻孔を認める（→）．

■ 誤嚥は誤嚥でも……

　ある日，救急外来に75歳男性が肺野異常陰影で受診しました（Fig 38）❼．消化管造影検査で飲んだバリウムを大量に誤嚥したというものです．あせった紹介元の先生とは裏腹に，ご本人はケロッとしており，両側下肺野に coarse crackles は聴取しますが，バイタルサインも問題ありません．

　誤嚥して2時間後の来院でした．さてどうしますか？　一般的に食道，胃，小腸，大腸とすべての消化管の検査に使用される硫酸バリウムは肺への刺激性はなく，非常に稀な例を除いて致死的になることはありませんので大丈夫なんです．

　一方，我々が気をつけるべきものは，水溶性ガストログラフィンです．硫酸バリウム

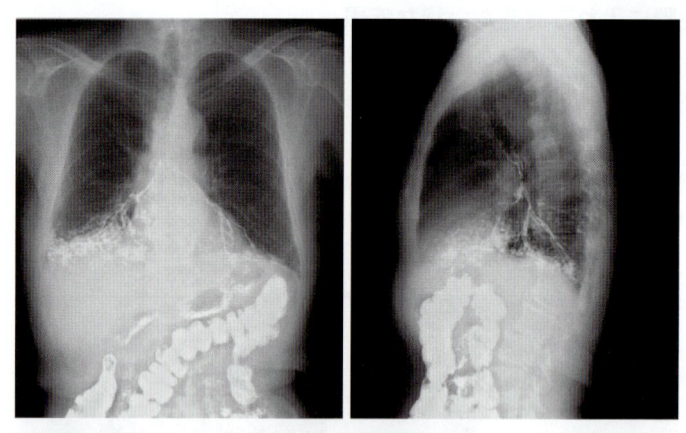

Fig 38 ■ 硫酸バリウムの大量誤嚥の X 線像

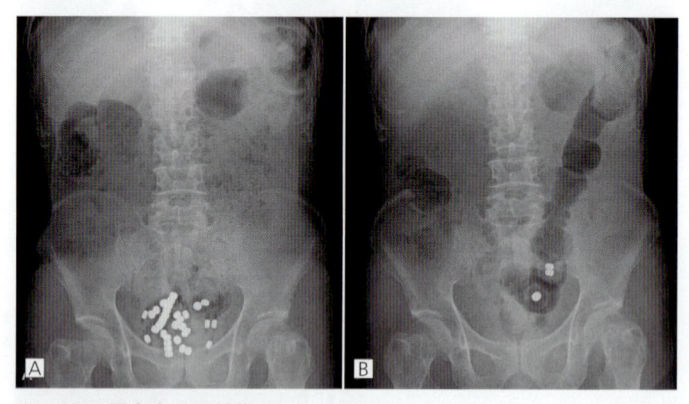

Fig 39 ■ 異食症の X 線像

による腸閉塞などが危惧される場合には水溶性ガストログラフィンが用いられます. これは誤嚥すると刺激性があり肺水腫などを起こすことがあります.

■ **異食症**

精神科病棟などで時々遭遇する異食症です. 服を半分食べたという症例もありましたが, 本症例はオセロを 34 ピース食べた 79 歳男性です (Fig 39A). 数十年の統合失調症と異食症の既往があり, 2 年前に直腸癌の手術の既往があります. 31 ピースまで排泄されましたが, あと 3 個のところで便秘と下血を生じ (Fig 39B), 直腸癌の再発が見つかり手術で事なきを得た症例です[8].

■ **歴史の生き証人**

最近は戦争体験者の話を外来でお聞きする機会がぐっと減ったと感じます. 症例は 14 歳時に B29 の焼夷弾による爆撃を受けた症例です (Fig 40). 終戦のわずか 5 日前の

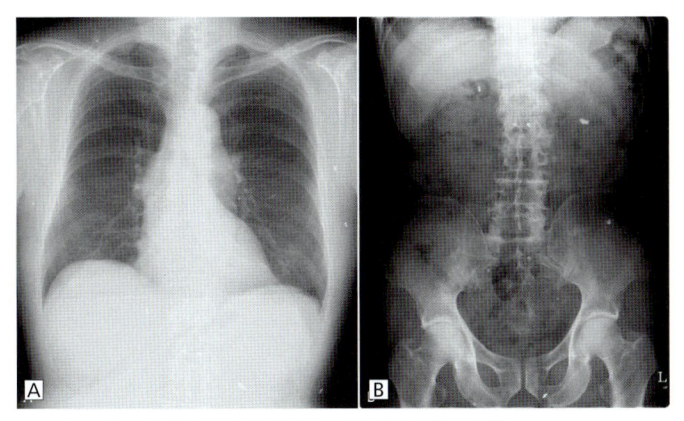

Fig 40 ■ 胸・腹部X線で認められる皮下の多数の異物

話です．胸腹部の皮下に多数の破片があります．実際にB29の爆撃の記録は詳細に残っており，本症例のエピソードがあった場所と一致していました．終戦から70年以上が経ちますが，一枚の写真からは病気だけでなく，その人の生々しいお話と一緒に，人生の一端を垣間見ることがあります[❾].

＊あんずコラム＊

急がば回れ

下の写真は健診で撮影した52歳女性の胸部X線像です．読影してください．

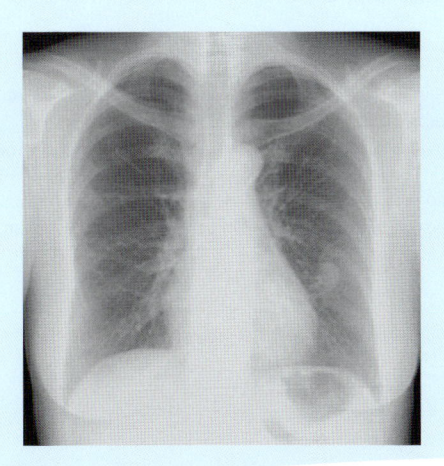

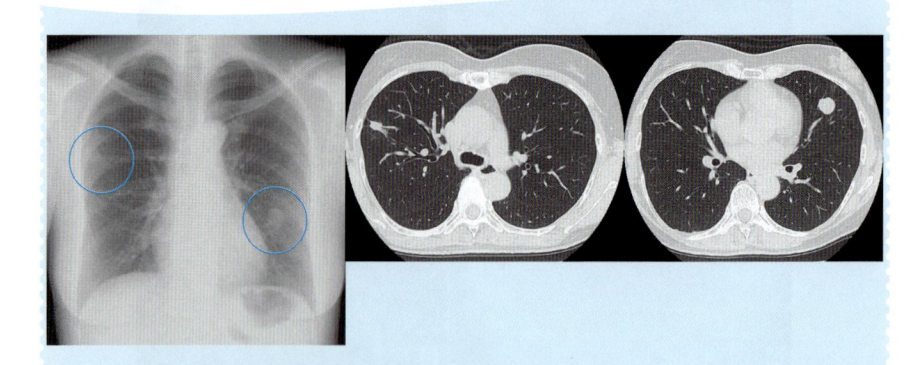

　左下肺野に境界明瞭な円形の2cm弱の結節影は指摘できると思います．異常陰影は1つでしょうか？　読影スピードが速くなってくると，パッと明らかな異常所見を1つ指摘すると読影を終わらせていませんか？　異常所見は1カ所とは限りません．この写真では右中肺野の外側にも淡い結節影がみられます．胸部CTでは右上葉B3aの末梢に結節影が存在しています．読影も慌てずに，しっかり全肺野を確認する習慣をつけましょう．

📖 文献

❶ Saraya T, et al. Phantom tumour of the lung. BMJ Case Rep. 2013; 2013: bcr2013010457.

❷ Koga T, et al. Images in clinical medicine. Kerley's A, B, and C lines. N Engl J Med. 2009; 360: 1539.

❸ Nagatomo T, et al. Bronchial schwannoma masquerading as cause of hemoptysis in a patient with pulmonary embolism. General Medicine. 2013; 14: 67-71.

❹ Saraya T, et al. Broncholithiasis and lithoptysis associated with diffuse panbronchiolitis. Intern Med. 2016; 55: 2315-6.

❺ Saraya T, et al. Tracheobronchial amyloidosis in a patient with Sjögren's syndrome. Intern Med. 2016; 55: 981-4.

❻ Ohkuma K, et al. Esophageal malignancy with an esophagorespiratory fistula masquerading as pneumonia. Intern Med. 2016; 55: 2119-20.

❼ Ohkuma K, et al. Massive barium sulfate aspiration in the bronchial tree. Intern Med. 2015; 54: 2081.

❽ Saraya T, et al. Othello pica: a clue of recurrent rectal cancer. Intern Med. 2015; 54: 2525.

❾ Saraya T, et al. A memory of World War II in an elderly Japanese man. J Gen Fam Med. 2015; 16: 305-6.

1 結節影の極意

　肺の単発結節（solitary pulmonary nodule：SPN）は 30mm 以下の radiographic opacity と定義されます[1]（Fig 1）．外来で胸部異常陰影がある時，SPN は無症状のことが多いため，気管支鏡などの組織生検を行うかどうかも含めて悪性疾患の可能性を見積もる作業が必要になります[2,3]．コモンな SPN の鑑別は Table 1 に示す通りです．癌のリスクは大きさ，喫煙状況，結節の辺縁にも着目します．

　一般的には結節が大きくなる，年齢が高い，喫煙していると肺癌へのリスクが高くなるといわれ[4]，Veterans Affairs Model や Mayo Clinic Model（Table 2）での悪性を予測するリスク因子が報告されています[5]．

　以下の Brock University cancer prediction equation の計算式では，クリックするだけで現在，1 年後，2 年後，3 年後のフォローアップ期間の悪性の可能性を予測できます[4]．これらはネット上で無料で利用可能です．または，Medcalc などのアプリケーションでも利用できます（https://www.uptodate.com/contents/calculator-solitary-pulmonary-nodule-malignancy-risk-in-adults-brock-university-cancer-prediction-equation）．

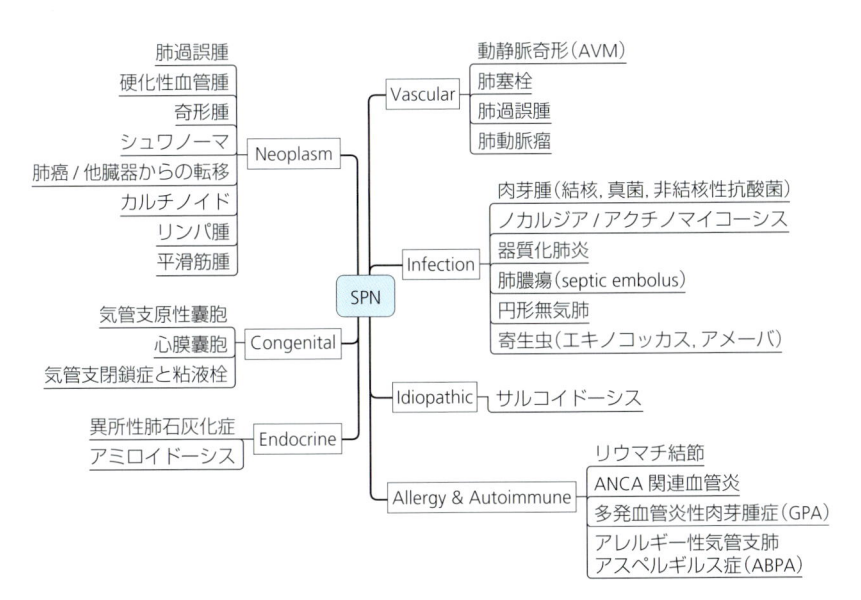

Fig 1 ■ 肺の単発結節の鑑別

Table 1 ■ 肺の単発結節の癌のリスク

	低い	中等度	高い
結節の長径（cm）	<1.5	1.5〜2.2	≧2.3
年齢	<45	45〜60	>60
喫煙状況	なし	喫煙者（≦20 本 /day）	喫煙者（>20 本 /day）
禁煙状況	7 年以上前に禁煙 or never smoker	禁煙<7 年	喫煙あり
結節の辺縁	スムース	でこぼこ	spiculation あり

(Ost D, et al. N Engl J Med. 2003; 348: 2535-42 [4])

Table 2 ■ Mayo Clinic Model（>4mm）による単発結節の癌の危険因子とオッズ比

危険因子	悪性に対するオッズ比
他臓器癌	3.8
スピクラを伴う	2.8
Current or past smoking	2.2
上葉にある	2.2
直径（per mm）	1.14
年齢	1.04

(Swensen SJ, et al. Arch Intern Med. 1997; 157: 849-55 [5])
(Mayo Clinic Model は http://reference.medscape.com/calculator/solitary-pulmonary-nodule-risk で無料で計算が可能)

それでは評価に必要な項目を少しみてみましょう．

SPN の診かた

　倍加時間（doubling time）は小細胞肺癌が 30 日，大細胞癌が 60 日，扁平上皮癌が 90 日，腺癌が 120 日，といわれていますが，実際にミリ単位の結節影の体積が 2 倍になるのを感知するのは胸部 CT でも困難と思われます．サイズが大きいほど大きさの変化も検出されやすいのです．肺胞上皮癌など肺胞上皮を這って進行する癌の場合は極めて進行が遅い場合があり，筆者の経験でも 10 年ほど大きさが変わらないものがありましたので注意しましょう．

　SPN をみたら，増大のスピードに加えて，20mm 以上かどうかを確認しましょう．20mm 以上なら悪性の可能性がぐんと上がり，50％に近い確率で悪性となります[1]．30mm を超えたらまず悪性が鑑別の第一となります．SPN のサイズが 5mm 未満なら 0〜1％，5〜10mm では 6〜28％，>20mm なら 64〜82％とする報告もあり，やはり 20mm 以上は要注意です[6]．小さいと悪性の可能性が低いため，Fleischner Society では

特に 4mm 未満の SPN はフォローは不要としています（Fig 2）❼.

　形態もチェックします．辺縁がスムースであることは良性を意味しますが，悪性でも 1/3 でも辺縁がスムースなので注意が必要です．分葉化（lobulated）は，SPN の増大傾向がなくても 80％の確率で悪性ですが，肺過誤腫などのように良性疾患でも分葉化するものがあります．スピクラ（spiculated）は陽性反応的中率が 88〜94％で悪性です．

　造影剤による造影効果は 10〜15HU 以上の増加があれば，悪性の可能性が上がりま

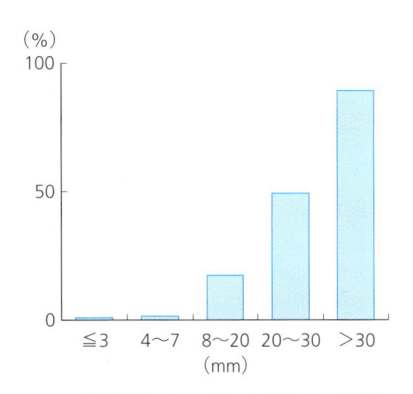

Fig 2 ■ 単発結節の腫瘍径と悪性の可能性
(MacMahan H, et al. Radiology. 2005; 237: 395-400❼)

す．石灰化はポップコーン状にまばらに含まれる場合（肺過誤腫など），SPN の中心に存在している場合には良性の場合が多いとされています．一方，eccentric（外側など）に沈着している場合には悪性の可能性が上がります．

　すりガラス陰影の定義は気道，血管，小葉間隔壁が透けて見える程度の increased lung attenuation とされています．すりガラス陰影単独の nodule は solid nodule と比して悪性の可能性が高い（59〜73％ vs 7〜9％）とする報告があります．周囲の娘結節（daughter nodule）がある場合は良性の可能性が高まります．nodule 以外の部分にも目を向けましょう．

　PET スキャンでは 8〜10mm の大きさは偽陰性の可能性があるのであまり勧められません．また代謝の低下している腺癌（肺胞上皮癌）やカルチノイドも偽陰性となる可能性があり解釈には注意を要します．ちなみに PET-CT の uptake を利用した clinical prediction model もあり（http://www.nucmed.com/nucmed/spn_risk_calculator.aspx），悪性の予測が計算可能です．空洞性陰影の壁が 15mm より厚い場合は悪性の可能性が高くなり，5mm 未満なら良性のことが多いですが，必ずしも真実ではないのでこれも注意が必要です．

　さて，どうやって SPN をフォローするか？ですが，一つの方法として紹介します．

　8mm 未満では Fleischner Sociery Gudeline に従い（Table 3），8mm より大きい SPN ならば肺癌のリスクをアセスメントして，低い場合（＜5％），中等度の場合（5〜60％），高い場合（＞60％）に分けて中等度以上なら組織学的なアプローチを行うというものです（Fig 3）．年齢，喫煙状況，癌の履歴，結節の大きさ，形態，部位を勘案した Brock University cancer prediction equation や Mayo Clinic Model などを使用し，悪性の可能性を見積もります❽．悪性の可能性が低いと判断されれば 6, 12, 24 カ月後に CT でフォローしていきます．日本 CT 検診学会のホームページにはサイズや充実成分による結節の

Table 3 ■ Fleischner Society Guideline

結節の大きさ[a]	低がんリスク患者[b]	高がんリスク患者[c]
≦4mm	観察なし[d]	12 カ月間の CT での観察
4〜6mm	12 カ月間 CT で観察し，著変を認めなければ終了	同左下
6〜8mm	6〜12 カ月間 CT で観察し，変化を認めなければ 18〜24 カ月フォロー	3〜6 カ月間

[a]: Average of largest and smallest axial diameters of the nodule.
[b]: No smoking history and absence of other risk factors.
[c]: Previous or current smoking history, or other risk factors.
[d]: Risk of malignancy （<0.1%） is substantially lower than for an asymptomatic smoker.
(MacMahan H, et al. Radiology. 2005; 237: 395-400 ●)

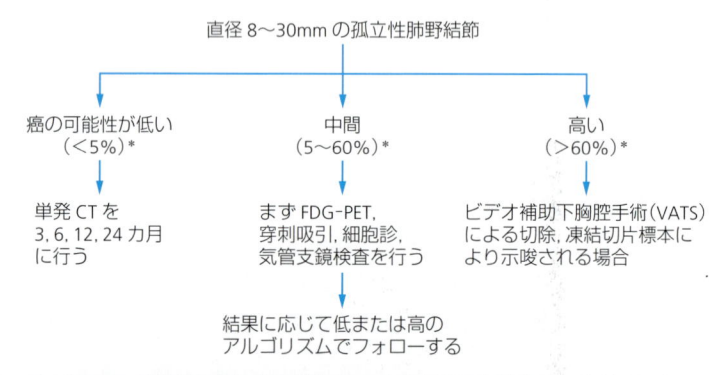

Fig 3 ■ 8〜30mm で外科的な治療の対象となる孤立性肺野結束のマネジメント
*リスクファクター（患者の年齢，喫煙，癌病歴，結節の大きさ，形態，場所）に基づいた癌の可能性
(Albert RH, et al. Am Fam Physician. 2009; 80: 827-31 ●)

フォローのアルゴリズムが掲載されています（http://www.jscts.org/）．
　では実際の症例をみていきます．

リウマチ結節： Allergy & Autoimmune

　リウマチ結節は一般的に皮膚や皮下にできやすいですが，肺や上気道，心臓にも認めることがあります．関節リウマチ症例では，健常人と比較し，悪性腫瘍に罹患するリスクが 1.5 倍高いと報告されています．そのため肺野に結節影を指摘された関節リウマチ症例では悪性腫瘍とリウマチ結節の鑑別が重要になります．肺のリウマチ結節は，男性に多く，喫煙者で血清中のリウマチ因子が高く皮下結節を伴う患者に多いといわれています．リウマチ結節は径 5〜50mm に増大し，通常は上中葉の末梢側に分布し，空洞性病変に変化し腫瘍径の増大のみならず自然消退を呈することもあるのです．我々の施設でビデオ補助下胸腔手術（VATS）を施行した 3 症例（Fig 4，Table 4）では，肺結節

の PET-CT の取り込みの程度は関節リウマチの活動性（DAS28-ESR）によらず，血管炎の所見が得られたもので SUVmax が高い傾向を示していたことは興味深い結果です❾❿．

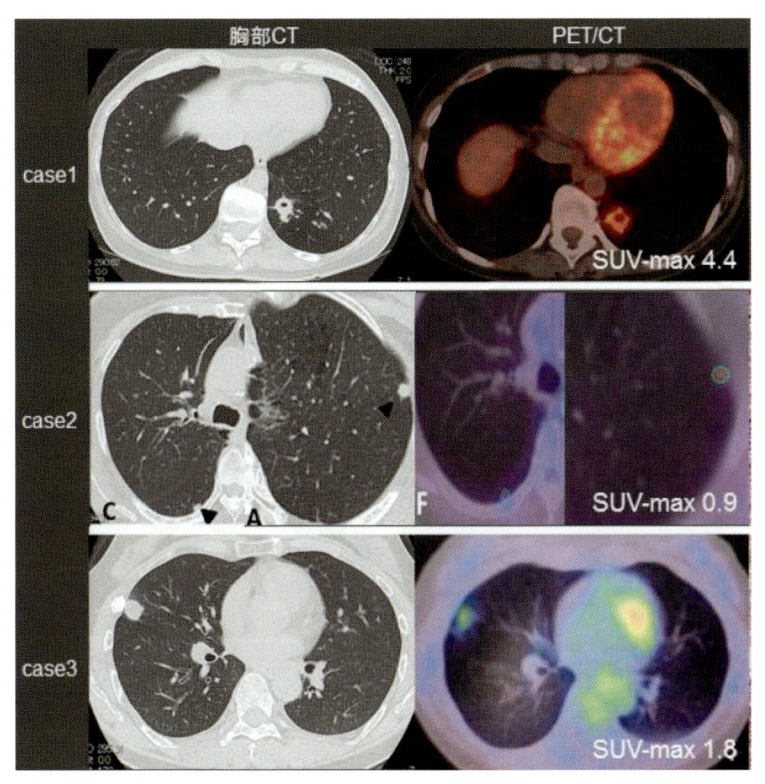

Fig 4 ■ リウマチ結節の胸部 CT と PET-CT

Table 4 ■ リウマチ結節の PET-CT の集積とリウマチの活動性との関係

	年齢	性別	DAS28-ESR	FDG-SUV max	腫瘤径	病理所見
症例①	45	女性	3.95	4.4	25mm	壊死性肉芽腫（血管炎あり）
症例②	76	女性	5.51	0.9	6mm	壊死性肉芽腫
症例③	47	女性	3.57	1.8	14mm	壊死性肉芽腫
				0	3mm	壊死性肉芽腫

DAS28-ESR: disease activity score-erythrocyte sedeimentation rate
FDG-SUV: fluorodeoxyglucose-standardized uptake values
疾患活動性（FDG-SUV max）: >5.1; high, 3.2～5.1; moderate, <3.2; low, <2.6; remission

アスペルギルス症: Infection

68 歳の男性で右肺野の SPN で紹介されました．70 pack years の current smoker であり肺癌のリスク因子をもっています．COPD の stageⅡと診断されています．SPN の直径は 15mm でスピクラを伴っています（Fig 5A）．FDG PET-CT の SUV の uptake は早期相で 3.4，晩期相では 4.2 と上昇しています（Fig 5B）．

SUV＞2.0 やスピクラの存在，heavy smoker であることは肺癌の可能性を考えさせます．ちなみに先ほどの Mayo Clinic model や Brock University cancer prediction equation で計算すると癌のリスクはそれぞれ 37％，59％と計算されます．

本症例は形態的に腺癌が疑われ VATS が施行されました．VATS の右肺部分切除では，壊死成分を囲むように微小膿瘍と肉芽組織があります（Fig 5C）．壊死成分の中心には Grocott のメテナミン銀染色で染まるアスペルギルスが検出され（Fig 5D），肺アスペルギローマと診断された症例です．肺癌らしい画像所見でも肺気腫を背景にもっている場合にはアスペルギルスも考慮すべきですね[11]．

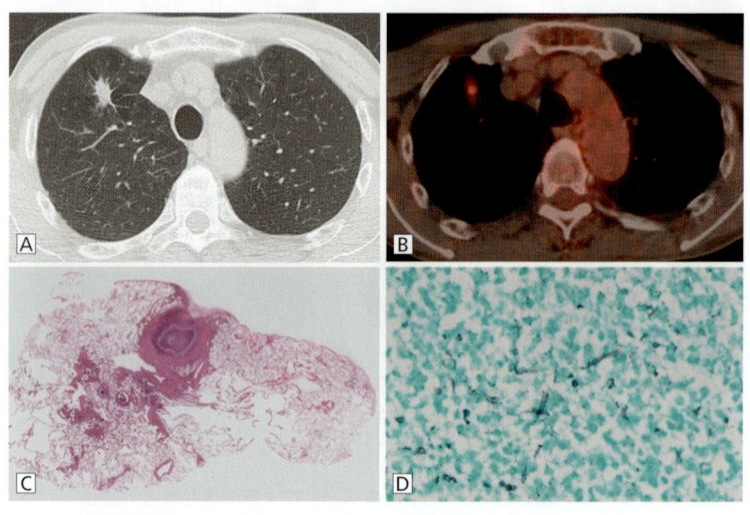

Fig 5 ■ 肺癌が疑われた肺アスペルギローマの一例

アクチノマイコーシス: Infection

43 歳で生来健康な男性が，数週間前から 37℃台の発熱，左側胸部痛，血痰を伴う咳嗽が出現し，近医を受診しました．胸部 X 線にて左上肺野に空洞性陰影を指摘されたため当院に紹介受診となりました．左上肺野に一部に空洞を伴った 30mm 大の結節影を認め（Fig 6A），初診時胸部単純 CT では左 S1＋2 に一部に空洞を伴う 35mm 大の consolidation があります（Fig 6B）．

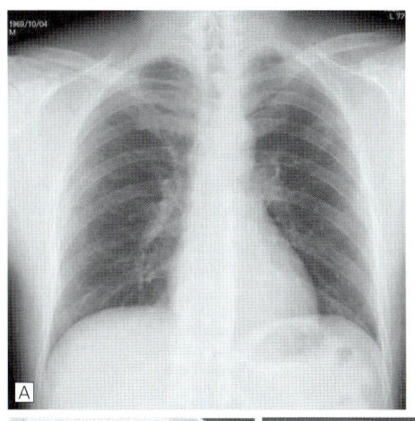

Fig 6 ■ 肺アクチノマイコーシスの治療経過

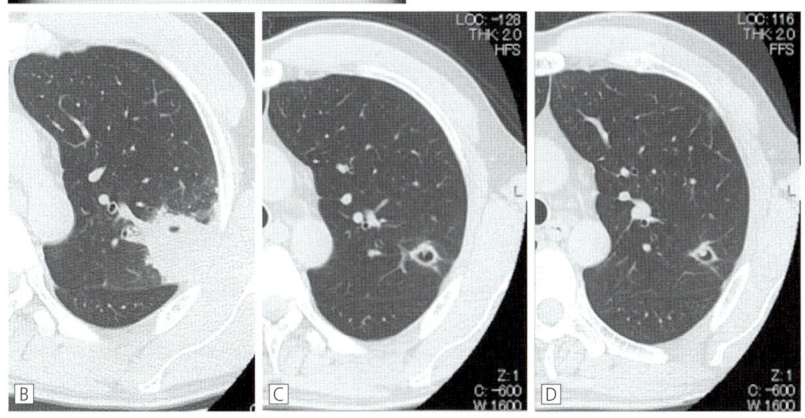

　本症例は肺膿瘍の診断のもと，アモキシシリン・クラブラン酸の治療で改善がありましたが（Fig 6C），薄壁の空洞性病変が残存し，内部に小さい結節が出現，増大していきます（Fig 6D）．さて，何を考えるでしょうか？

　ここで大事なのは，薄壁空洞の内部は通常の肺組織ではないことがわかります．正常肺が壊される時は，癌やその他のneoplasmで置き換わる場合，または壊死で抜けてしまう場合があります．本症例は後者ですね．臨床症状と経過からは何らかの感染症を疑います．肺気腫や肺結核の空洞の後に生じたアスペルギルスでしょうか？

　VATSの結果は肺放線菌症（肺アクチノマイコーシス）でした．空洞内部で増大してきた菌球はアクチノマイコーシスのドルーゼ（菌塊）だったわけです（Fig 7B）．ではなぜ空洞ができたのか？　それはアクチノマイコーシスが周囲の組織を溶かす酵素（エラスターゼ）を出していたからなのです．そこがアスペルギルスとの違いですね．菌球のGrocott染色により多数の菌糸を確認でき（Fig 7C），それは抗酸菌染色が陰性でした[⑫]．

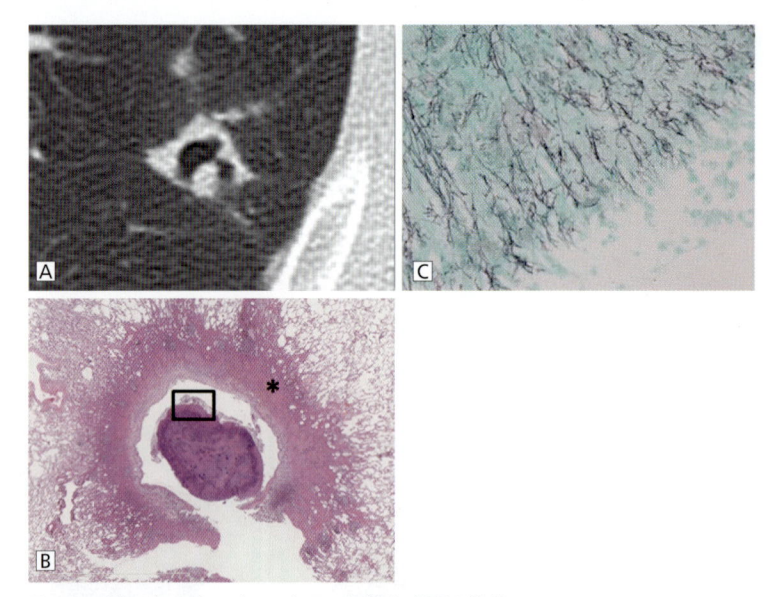

Fig 7 ■ 肺アクチノマイコーシス・画像と病理の比較
A: 胸部 CT の病変の拡大.
B: VATS 検体.壊死した肺内(＊)に菌塊(ドルーゼ)を認める.
C: Grocott 染色陽性の多数の菌糸.

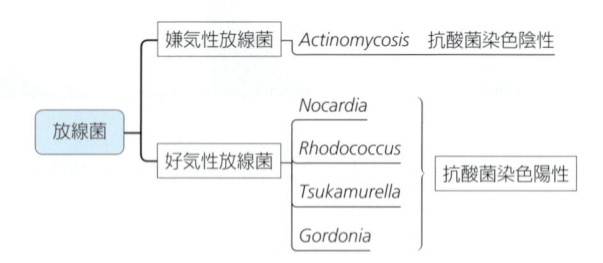

Fig 8 ■ 代表的な放線菌の鑑別

　しばしば肺アクチノマイコーシスと肺ノカルジア症は鑑別が困難です.菌の形態も非常に似ていて区別ができないのです.ただし,抗酸菌染色で Fig 8 のように鑑別できますので覚えておきましょう.

　アクチノマイコーシスやノカルジア感染症は必ずしも細胞性免疫の低下者に生じるわけではなく,健常者も罹患することがあることも覚えておきましょう.ノカルジア感染症は Fig 9 のように画像パターンにバリエーションがありますが,我々の 33 症例のレビューによると結節または多発結節のパターンの鑑別にあげるべき疾患です.

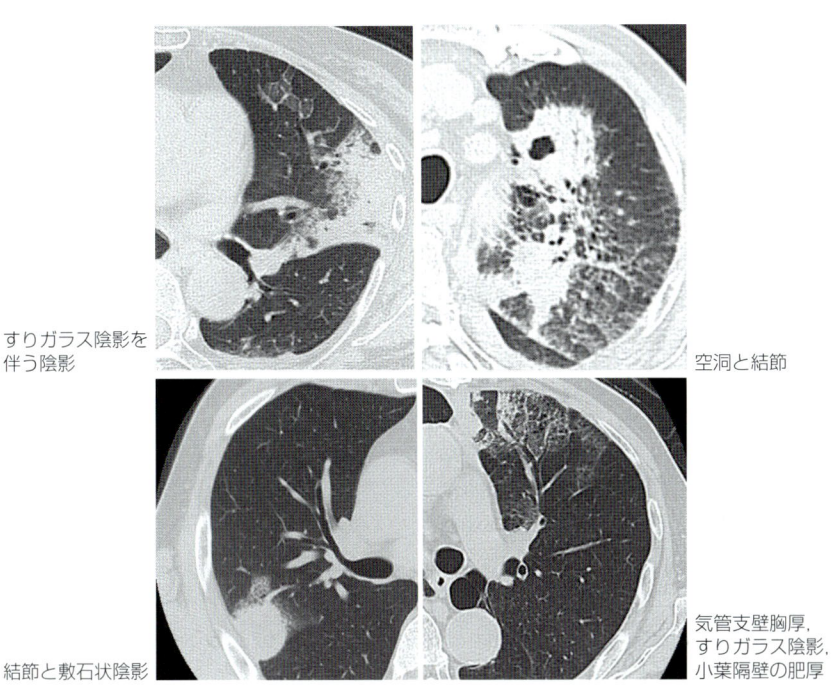

すりガラス陰影を
伴う陰影

空洞と結節

結節と敷石状陰影

気管支壁胸厚，
すりガラス陰影，
小葉隔壁の肥厚

Fig 9 ■ 肺ノカルジア症の代表的画像

Vascular

Fig 10 は，肺の結節影で来院した 15 歳男性です．結節影をよくみていると流入動脈
（→）と流出動脈（▶）があることがわかり，動静脈奇形（AVM）であることが判明し
ました．こういった先天性疾患も呼吸器領域ではしばしば遭遇する所見です．

呼吸器領域での先天性疾患で遭遇することが比較的多いものとしては Fig 11 の 3 つ

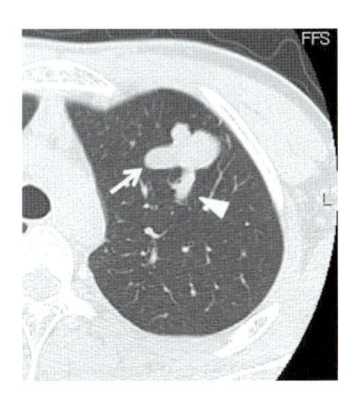

Fig 10 ■ AVM（動静脈奇形）の胸部 CT

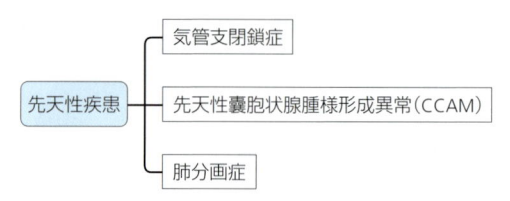

Fig 11 ■ 代表的な先天性肺疾患

を押さえておくべきでしょう．詳細は述べませんが，胎生期の形成異常による気管支閉鎖症や先天性嚢胞状腺腫様形成異常（CCAM）では時に肺結節影を呈することもあります．

Cyst vs Cavity

SPN の鑑別の際にもちらりと出てきた cyst，cavity です．まずは確認しておきたい論文は 4 つあります[13～16]．そしてそれが理解できたら全体像をつかんでいきます[17]．

違いは壁の厚さが 4mm より大きいか，小さいのかで決めます（Fig 12, 13）．4mm より大きいなら cavity ですね[15]．文献によっては cyst は 2mm 未満で定義しているものもありますが[16]，ここでは 4mm で話を進めます．

Woodring らは，壁の厚さが 1mm 以下であればすべて良性であり，cavity でも壁が一番厚いところで 4mm 以下であれば 92％が良性，5～15mm では悪性と良性は半々で，15mm 以上では 95％が悪性であるという報告をしています．壁の厚さは良性・悪性の判断にかなり有用だと考えられます[18]．疾患へのアプローチは第 2 章で述べましたが，clinical context で考える，すなわち，年齢，性別，喫煙歴，病歴，免疫不全の有無，基礎疾患，薬剤（健康茶や健康食品を含む），肺外症状，外傷の有無，旅行歴は必ずチェックします．まず疾患のテンポの評価を考えたいですね．急性（数日から数週）なら大抵は感染症，その他の心血管系を含めた炎症性疾患が考えやすく，慢性経過は悪性疾患や代謝性疾患などを考慮します．Fig 13 のマインドマップが頭にあれば，疾患の漏れは少なくなるでしょう．多発する cyst ではより全身性疾患を考えておくべきで，また cyst 内部に小さい nodule を伴う場合にはさらに鑑別診断を狭めることが可能です（Fig 14, 15）．ある研究会で肺結核として治療され増悪して cavity を呈する症例が出ていました．日本初の類鼻疽（melioidosis）の輸入症例でしたが，cavity の鑑別疾患として文献にはしっかりあがっていたことを思い出します[14]．

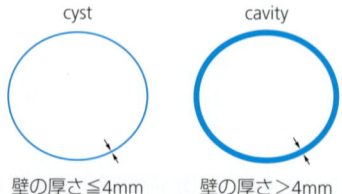

壁の厚さ≦4mm　壁の厚さ>4mm　　**Fig 12 ■ cyst と cavity の違い**

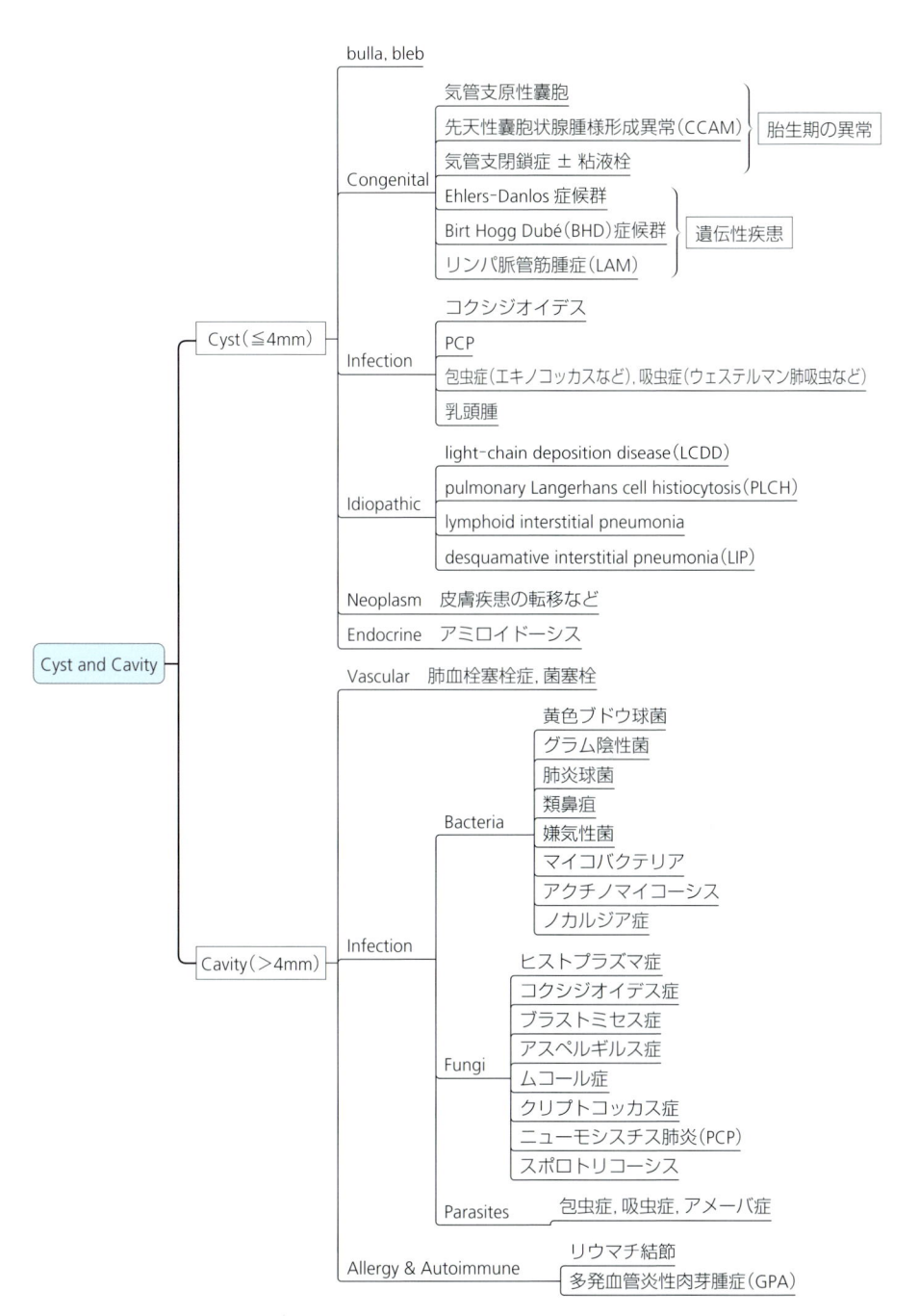

Fig 13 ■ cyst と cavity の鑑別疾患

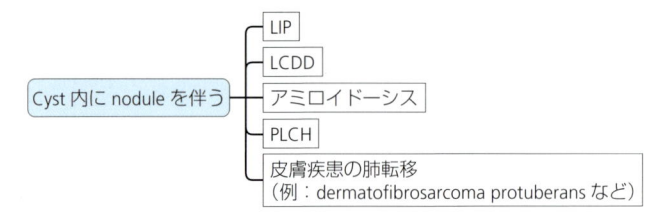

Fig 14 ■ Cyst 内に結節を伴う画像の鑑別

LIP: lymphoid interstitial pneumonia, LCDD: light-chain deposition disease,
PLCH: pulmonary Langerhans cell histiocytosis

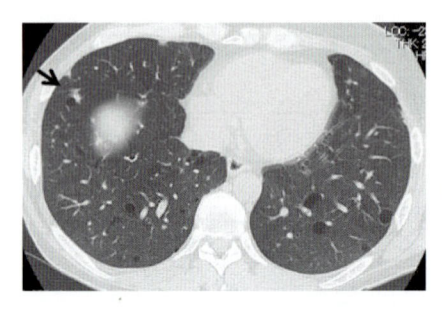

Fig 15 ■ Cyst 内または近傍に nodule を伴う皮膚線維肉腫（dermatofibrosarcoma protuberans: DFSP）の多発肺転移

＊あんずコラム＊

さらなる変化球が来たら？

- 多発結節 / 空洞影ではまずは血流感染 / 塞栓の除外をする.
- Bullous lung disease という疾患も頭の片隅に入れよう.

　これまでは SPN や嚢胞，空洞など学びました．ただし臨床現場では多発結節，多発空洞性陰影，多発嚢胞性陰影など，種々の変化球が飛んできます.

　多発結節は SPN にある鑑別を土台にしていくとよいでしょう．ただ菌血栓塞栓症は右心系の心内膜炎であったり，肺動脈血栓症など緊急の処置が必要になることもあるので "血管に詰まっていくもの" をまず rule out することが重要です．感染症の可能性がぐっと低くなったら他疾患の鑑別を進めます．多発結節影で一読を勧めたいのは，"Case 17-2006: a 34-year-old man with cavitary lung lesions" という題目の N Engl J Med に出た論文です❶．Lymphomatoid granulomatosis（LYG）という疾患であったわけですが，実際にこの症例の診断は胸腔鏡下肺生検をやっても悪性リンパ腫などとの鑑別を含めて難しいことがあります.

多発する（大きな）嚢胞性肺疾患では稀ではありますが，bullous lung disease という言葉とともに頭に入れておきましょう．

Reference

❶ Hochberg EP, et al. Case records of the Massachusetts General Hospital. Case 17-2006—a 34-year-old man with cavitary lung lesions. N Engl J Med. 2006; 354: 2485-93.

❷ Mireles-Cabodevila E, et al. A young patient with a minimal smoking history presents with bullous emphysema and recurrent pneumothorax. Chest. 2007; 132: 338-43.

Bullous lung disease の鑑別

喫煙
α_1 アンチトリプシン欠損症
HIV 感染症
経静脈的薬剤使用（ヘロイン，コカイン，タルク，メチルフェニデート）
マリファナ吸引
コカイン吸引
自己免疫疾患（Sjögren 症候群, GPA など）
結合織疾患
　皮膚弛緩症候群
　Marfan 症候群
　Ehlers-Danlos 症候群
嚢胞形成性サルコイドーシス
特発性巨大気腫性肺嚢胞
Birt-Hogg-Dubé 症候群
神経線維腫症
代謝性疾患
　Fabry 病
　シアル酸尿症

(Mireles-Cabodevila E, et al. Chest. 2007; 132: 338-43 ❷ を改変)

* あんずコラム *

先天性疾患は身近にある？

- 先天性疾患であるが成人発見例もある．
- 悪性疾患を合併する報告があるため注意が必要．

先天性嚢胞状腺腫様形成異常（congenital cystic adenomatoid malformation: CCAM）は，1949 年に Ch'in が報告した一つの疾患群である．病理学的には，細気管支上皮の腺腫様増殖により多数の嚢胞を形成する先天性疾患とされています．非遺伝性の過誤腫様異形成で原因は不明です．放射線画像所見，病理組織学的特徴に臨床学的特徴も加えて以下の 3 型に分類した stocker の分類があります（次頁の図）．Ⅰ型は平滑筋と弾性線維で構成された壁をもつ大きな嚢胞が少数認められるもので，CCAM 全体の 50～70％がこのⅠ型になります．大部分が生後 1 週間～1 カ月の間に呼吸困難やチアノーゼにて発症します．もしこの時期を無症状で経過しても，ほとんどは乳児期や学童期の反復する肺炎や肺化膿症などの呼吸器

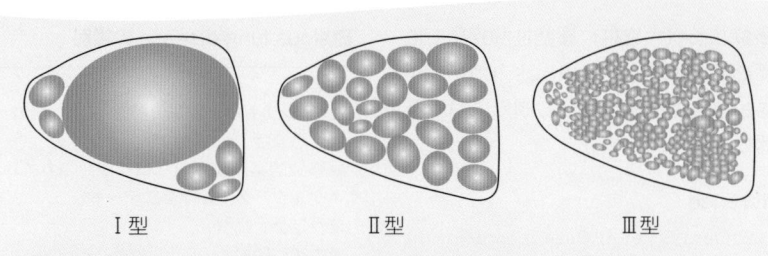

I 型   II 型   III 型

Stocker 分類

I 型: 通常一つもしくは大きく空気と液体を含んだ構造物が認められるもの.
II 型: 空気を含んだ多嚢胞性の嚢胞もしくは限局した部位で浸潤影が見られる.
III 型: solid な微小嚢胞が見られるが, それは組織学的にのみ診断される.

感染症で発見されることが多いです. しかし, ごく稀に成人期まで無症状のまま経過し, 健診や呼吸器感染症状で発見されることもあります. 先天性の疾患であり他の先天奇形（肺分画症, 肺形成不全, 心血管奇形, 漏斗胸など）を合併するとされています. 出生前では超音波で, 出生後では胸部 X 線や CT にて発見されます. 感染を合併した場合内部の air-fluid level と造影される薄い壁が認められます.

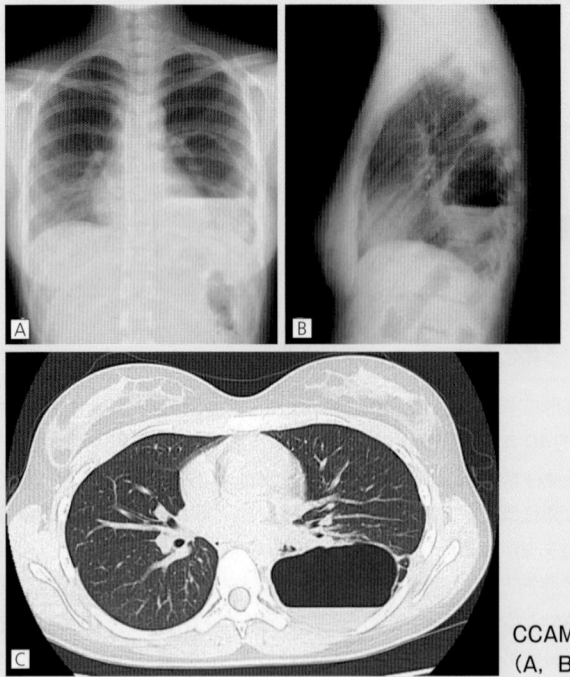

CCAM の来院時胸部 X 線
（A, B）および CT（C）

　治療はⅡ型，Ⅲ型だと他の先天性奇形を合併しその結果予後が悪いです．したがって治療をすることになるのはⅠ型になります．約76％で自然退縮するとの報告もありますが，巨大囊胞によって正常肺の成長を阻害する可能性や悪性疾患の合併も報告されているため外科的切除が勧められています．

　Stocker分類のⅠ型の症例を提示します（前頁の写真）．この症例は16歳女性で発熱を主訴に受診されました．胸部X線（写真A，B）にてair-fluid levelを認める巨大な囊胞を認め，CT（写真C）上でも同様の所見を認めております．感染のコントロールの後手術を行った症例です．

Reference

❶ Ch'in KY, et al. Congenital adenomatoid malformation of one lobe of a lung with general ana-sarca. Arch Pathol. 1949; 48: 221-9.

❷ Stocker JT, et al. Congenital cystic adenomatoid malformation of the lung. Classification and morphologic spectrum. Hum Pathology. 1977; 8: 155-71.

❸ Edward Y, et al. Multidetector CT evaluation of congenital lung anomalies. Radiology. 2008; 3: 632-48.

❹ 松田佳也, 他. 成人で発見されたcongenital cystic adenomatoid malformationの1例. 日呼外会誌. 2009; 23: 105-9.

❺ http://kompas.hosp.keio.ac.jp/contents/000131.html

📖 文献

❶ Patel VK, et al. A practical algorithmic approach to the diagnosis and management of solitary pulmonary nodules: part 1: radiologic characteristics and imaging modalities. Chest. 2013; 143: 825-39.

❷ McNulty W, et al. Investigating the solitary pulmonary nodule. BMJ. 2012; 344: e2759.

❸ Klein JS, et al. Imaging evaluation of the solitary pulmonary nodule. Clin Chest Med. 2008; 29: 15-38, v.

❹ Ost D, et al. Clinical practice. The solitary pulmonary nodule. N Engl J Med. 2003; 348: 2535-42.

❺ Albert RH, et al. Evaluation of the solitary pulmonary nodule. Am Fam Physician. 2009; 80: 827-31.

❻ Wahidi MM, et al. Evidence for the treatment of patients with pulmonary nodules: when is it lung cancer?: ACCP evidence-based clinical practice guidelines (2nd edition). Chest. 2007; 132 (3 Suppl): 94S-107S.

❼ MacMahon H, et al. Guidelines for management of small pulmonary nodules detected on CT scans: a statement from the Fleischner Society. Radiology. 2005; 237: 395-400.

❽ Gould MK, et al. Evaluation of patients with pulmonary nodules: when is it lung cancer?: ACCP evidence-based clinical practice guidelines (2nd edition). Chest. 2007; 132 (3 Suppl): 108S-130S.

❾ Saraya T, et al. Fluorodeoxyglucose (FDG) uptake in pulmonary rheumatoid nodules diagnosed by video-assisted thoracic surgery lung biopsy: two case reports and a review of the literature. Mod Rheumatol. 2013; 23: 393-6.

❿ Nakamoto Y, et al. PET/CTおよび胸腔鏡下肺生検による組織学的評価を施行し得た肺リウマチ結節の1例. 日胸. 2014; 73: 1472-7.

⓫ Saraya T. Pulmonary aspergillosis mimicking primary lung cancer. Pulm Res Respir Med Open J. 2015; 2: 75-6.

⓬ Hirukawa I, et al. 小空洞に増大する菌球を胸腔鏡下部分肺切除で診断しえた肺アクチノマイコーシスの1例. 日呼吸誌. 2012; 1: 464-9.

⓭ Ryu JH, et al. Cystic and cavitary lung diseases: focal and diffuse. Mayo Clin Proc. 2003; 78: 744-52.

⓮ Gadkowski LB, et al. Cavitary pulmonary disease. Clin Microbiol Rev. 2008; 21: 305-33, table of contents.

⓯ Cosgrove GP, et al. Challenges in pulmonary fibrosis. 3: Cystic lung disease. Thorax. 2007; 62: 820-29.

⓰ Raoof S, et al. Cystic lung diseases: algorithmic approach. Chest. 2016; 150: 945-65.

⓱ Ryu JH, et al. Diagnostic approach to the patient with diffuse lung disease. Mayo Clin Proc. 2002; 77: 1221-7; quiz 7.

⓲ Woodring JH, et al. Solitary cavities of the lung: diagnostic implications of cavity wall thickness. AJR Am J Roentgenol. 1980; 135: 1269-71.

JCOPY 498-13044

画像診断に強くなる：③肺エコー

1 ハラミ（横隔膜）に親しむ

近年，横隔膜エコーが注目されています．超音波検査は侵襲がない検査であり，集中治療領域や呼吸器領域での活躍の場は今後さらに重要になっていくと筆者は考えています．横隔膜エコーは我々の間では愛着を込めてハラミエコーとよばれていますが，牛のハラミとは横隔膜の背中側をいうようです．

半臥位もしくは仰臥位で，右第8〜10肋間の中腋窩線の横隔膜付着部（zone of apposition of the diaphragm）に3.5〜10MHzの周波数の超音波を当て（studyにより異なります），呼気終末と吸気終末の横隔膜の厚みを測定します．同時にM-modeでも横隔膜の動きを記録します．

Tdi（diaphgaram thickness）とは横隔膜の厚さのことです．以下で計算されるΔTdi%は，人工呼吸器管理下の場合30%以上が正常[2]，非人工呼吸器管理下の場合はΔTdi 20〜100%を正常とされています[3]．

$$(\Delta Tdi\%) = \frac{[Tdi\ end\text{-}inspiration] - [Tdi\ end\text{-}expiration]}{[Tdi\ end\text{-}expiration]} \times 100$$

呼気終末の横隔膜の厚さは2.0〜3.0mmが正常です[4]．

まとめるとΔTdiが30%未満（人工呼吸器管理下），20%未満（非人工呼吸管理下），呼気時の横隔膜の厚みが2mm未満を横隔膜機能不全と定義されます（Fig 1, 2）．

なぜ，呼吸器疾患，集中治療疾患で横隔膜エコーは重要か？

横隔膜機能不全をみるためには超音波がてっとり早く，侵襲がなく，3分程度であっという間に終わるからです[5]．超音波以外では胸部X線像での横隔膜左右差の確認，fluoroscopyによるsniff test（透視をしながら鼻をすすり，横隔膜の左右差をみる），呼

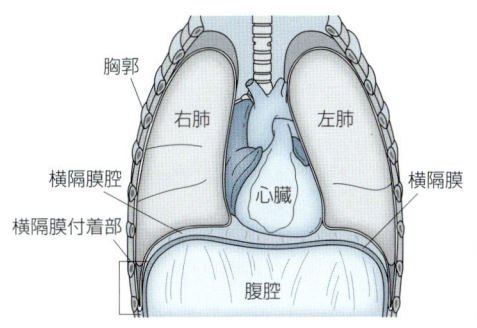

Fig 1 ■ 横隔膜の解剖

(McCool FD, et al. N Engl J Med. 2012; 366: 932-42[1]をもとに作成)

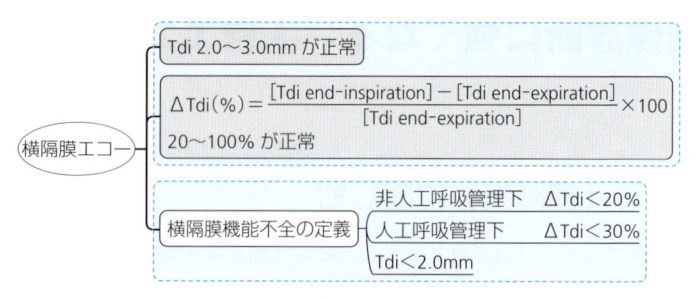

Fig 2 ■ 横隔膜エコーによる正常と機能不全の定義

吸機能検査などいろいろありますが，実際のところは呼吸状態の不良な患者では検査のための移動は困難でリスクを伴いますし，余分な被曝にもなります．例えば人工呼吸器管理症例では$\Delta Tdi\% \geqq 30\%$は抜管成功のパラメーターとして感度88％, 特異度71％で使用できるというデータも出ています[❷].

　正常に機能している横隔膜は吸気時には厚く（左2.9mm）呼気時には薄く（右1.6mm）なっています（Fig 3）．例えば本症例では右側胸部第8〜10肋間中腋窩線において，Δ Tdi は2.9〜1.6/1.6で62.5％となります．またM-mode では肺実質を示す seashore sign（さざ波サイン）を認めます．肺が動くサインである sliding lung も同時に確認します．また胸膜のアーチファクトである A line はよく見ると鏡面像になるかのように描出され

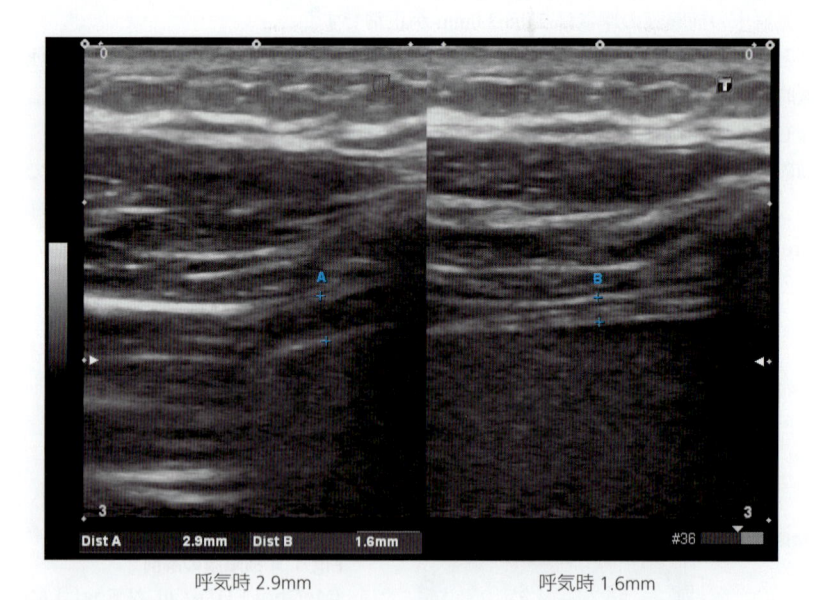

呼気時 2.9mm　　　　　　　　　　呼気時 1.6mm

Fig 3 ■ 横隔膜エコー（吸気，呼気）

ます.

さらに，肺エコーも一緒に見ることができます.

肺エコーでは Fig 4, 5 にあるような特徴的なサインを見つけながら検索します.

① sliding lung の確認をする（肺が動いているかの確認）

② A line，B line の確認（左右でそれぞれ 6 カ所をスキャン）

③ 疾患の想定　　　をトレーニングします.

前胸部（zone 1），側胸部（zone 2），背部（zone 3）をスキャンし，上部下部でそれぞれ行います. 片肺で 6 カ所スキャンすることになります. 特に zone 3 で PLAPS（poster-olateral alveolar and/or pleural syndrome）の有無，すなわち consolidation か胸水の有無をチェックすることになります.

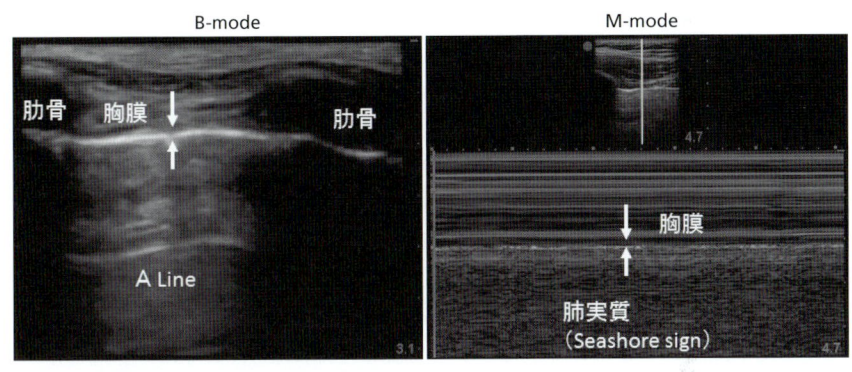

Fig 4 ■ 正常肺エコー（B-mode，M-mode）

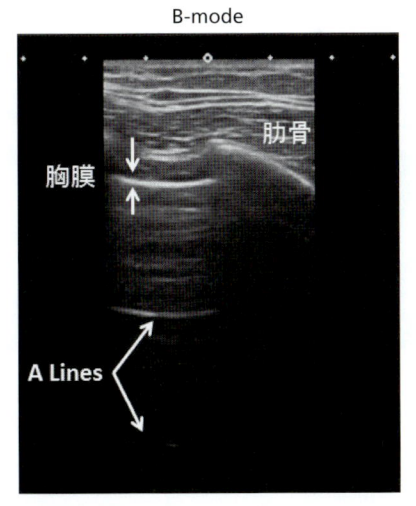

Fig 5 ■ 肺エコー

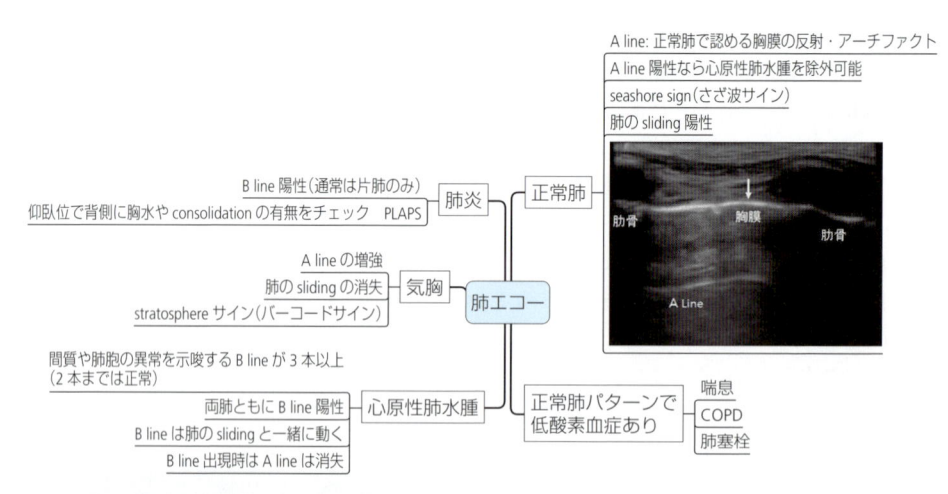

Fig 6 ■ 肺エコーの考え方 / みかた

　A line は正常肺に見える胸膜の反射であり，アーチファクトです．A line の消失は肺水腫を，増強（バーコードサイン）は気胸を示唆します．B line は肺胞や間質の異常を示唆し 3 本以上が陽性となります．心原性肺水腫や肺炎で陽性となります．B line が片側なら肺炎を，両側なら心原性肺水腫を，というように鑑別を進めていくのです（Fig 6）．

　Fig 7 は神経筋疾患による II 型呼吸不全の入院症例です．外観からは呼吸パターンや胸郭の動きに問題はなかった症例ですが（文献[6]の動画参照），実際には肝臓を介した M-mode で横隔膜の動きは少なく（Fig 7A），B-mode では吸気時の Tdi は 1.73mm（Fig 7B 左），呼気時の Tdi は 1.76mm（Fig 7B 右）で（通常は吸気時に厚くなりますが，検

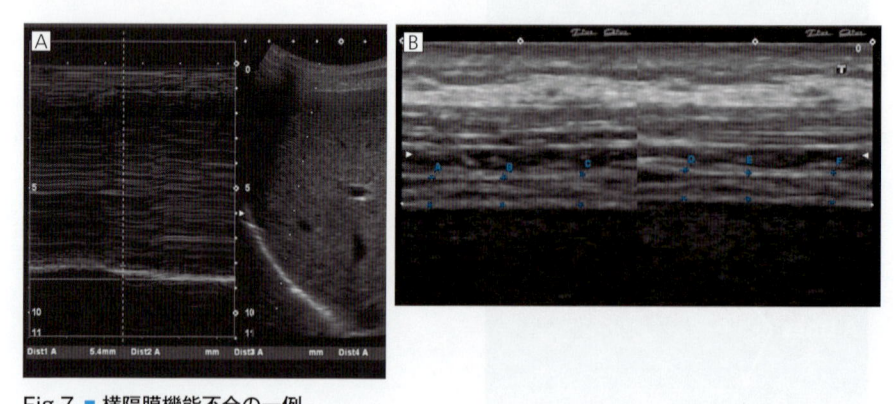

Fig 7 ■ 横隔膜機能不全の一例
吸気時の Tdi は 1.73mm（B 左），呼気時の Tdi は 1.76mm（B 右）

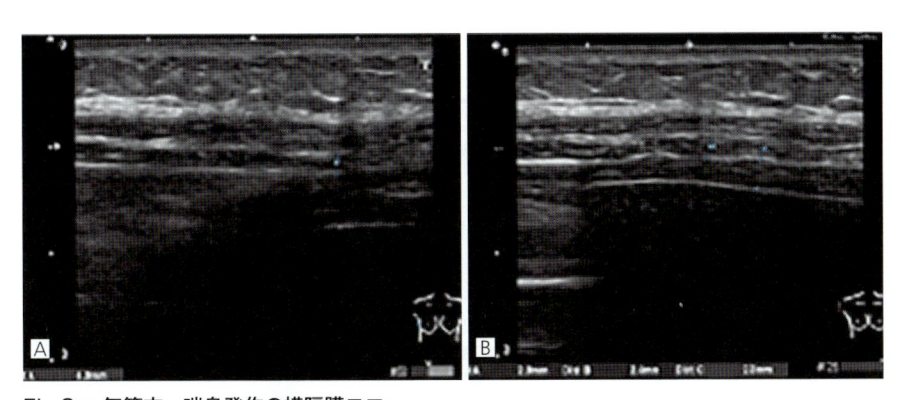

Fig 8 ■ 気管支・喘息発作の横隔膜エコー
吸気時の Tdi は 4.9mm，呼気時の Tdi は 2.6mm，ΔTdi 88.4%

査時は吸気時が逆に Tdi が薄かったのです），ΔTdi ％は 1.7%であり横隔膜機能不全と診断しました．

　逆に，明らかに奇異性呼吸を合併しており横隔膜機能不全を迅速に診断できたⅡ型呼吸不全を呈した ALS の症例も経験しています[7]．

　さらに興味深い症例があります．喘息発作で入院した 67 歳女性です（Fig 8）．Ⅱ型の急性呼吸不全と奇脈，奇異性呼吸を合併していました（文献[8]の動画参照）．しかしながら横隔膜の動きは吸気時 Tdi 4.9mm，呼気時 Tdi 2.6mm のΔTdi 88.4%と保たれていたのです．呼吸不全の改善に伴い奇脈や奇異性呼吸は消失しました．通常，奇異性呼吸は横隔膜機能不全で生じます．喘息発作を契機とした呼吸筋の仕事量（respiratory load）が増えた結果，一過性の奇異性呼吸が出ることを証明した一例となったのです[8]．

＊あんずコラム＊

悪性疾患の自然消退（spontaneous regression）はあるのか？

　70 歳女性で 10 カ月に及ぶ慢性咳嗽で呼吸器内科に紹介となった女性です（写真）．2 カ所に結節影があります．左下肺野の結節は初診時には 15mm，4 カ月後には 30mm まで増大しました．この左 S10 の病変で CT ガイド下生検を行うも炎症性変化との診断で，初診時より 7 カ月後には両結節は縮小し，入院時には右上の結節は消失，左下肺野の結節は再増大しています．入院 2 カ月前には微熱が出現し，鼠径リンパ節腫大の生検で diffuse large B cell lymphoma（DLBCL）の診断となりました[1]．本症例では EBV は既感染パターンであり，組織での再活性化の所見は

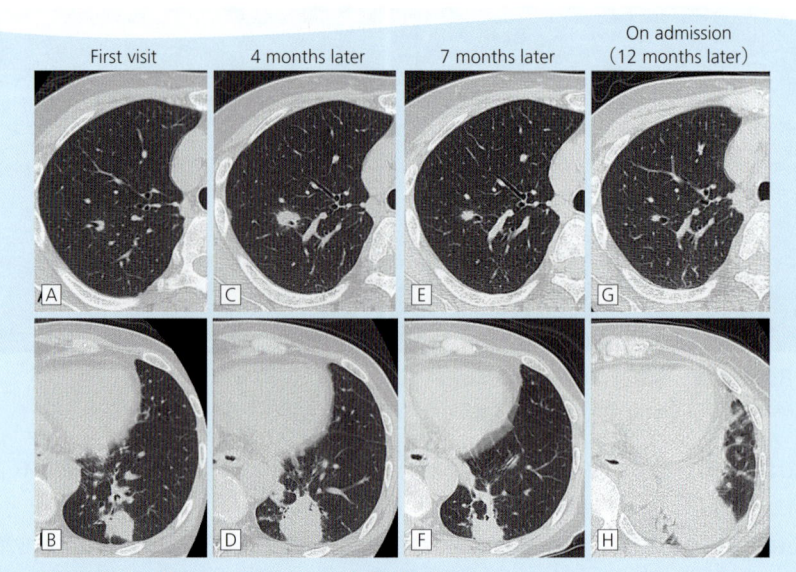

自然に縮小・増大した悪性リンパ腫の胸部 CT

認めませんでした．悪性疾患で自然縮小または消退することは稀ですが，DLBCLでは EBV の再活性化により増大，消退などを起こすことがあります．癌患者の自然消退の報告は稀ですが，新規に診断された癌患者のうち 1/12000 患者・年の割合で自然消退したという報告があります．

Reference

❶ Saraya T, et al. Spontaneous regression of Epstein-Barr virus-negative diffuse large B-cell lymphoma that presented with multiple pulmonary nodules. J Gen Fam Med. 2016; 17: 244-8.

📖 文献

❶ McCool FD, et al. Dysfunction of the diaphragm. N Engl J Med. 2012; 366: 932-42.

❷ DiNino E, et al. Diaphragm ultrasound as a predictor of successful extubation from mechanical ventilation. Thorax. 2014; 69: 423-7.

❸ Cohn D, et al. Diaphragm thickening during inspiration. J Appl Physiol (1985). 1997; 83: 291-6.

❹ McCool F, et al. Diaphragm ultrasound in the intensive care unit. In: Jankowich M, et al. Ultrasound in the intensive care unit. New York: Humana Press; 2015.

❺ Lichtenstein DA, et al. Relevance of lung ultrasound in the diagnosis of acute respiratory failure: the BLUE protocol. Chest. 2008; 134: 117-25.

❻ Mikura S, et al. Diaphragmatic dysfunction without paradoxical breathing: a case of nemaline myopathy. Pulm Res Respir Med Open J. 2016; SE: S22-4.

❼ Mikura S, et al. Diaphragm ultrasonography as a tool to assess the respiratory issues of a patient with amyotrophic lateral sclerosis (ALS). Pulm Res Respir Med Open J. 2016; SE: S20-1.

❽ Mikura S, et al. Diaphragm ultrasonography as a tool to assess paradoxical breathing in a patient with asthma attack. Pulm Res Respir Med Open J. 2016; SE: S14-6.

5章

ANDS パールズ：
初級編（Basic）

酸素療法

薬物療法

肺総論

結核・
非定型抗酸菌症

感染症

間質性肺炎・
アレルギー

COPD・喘息

癌

その他

1 知っておきたい酸素の極意

1 低流量 vs 高流量

「酸素を投与する」という治療は，呼吸器内科ならずとも，医療を生業とする方であれば誰しも経験することだと思います．しかし，きちんと理解してその投与法・投与量を決定している方は意外と少ないのではないでしょうか．ここでは最低限知っておくべき酸素療法の役割と使い方について低流量システムを中心に述べていきます．

酸素の流量とは？

→配管あるいは酸素ボンベから出る単位時間あたりの酸素量のこと

成人での1回換気量：500mL，吸気時間：1秒，とすると，1秒間で500mL吸うので500mL/秒×60秒＝30L/分となります．これを目安に「低流量」「高流量」といわれます．つまり低流量・高流量とは「患者が必要とする吸入気を超える酸素と空気の混合ガス」を供給するかどうかで分類されます．

ざっくりと「低流量」「高流量」

● 患者の呼吸状態に依存して吸入酸素濃度が**変動する**ものが「**低流量システム**」
● 患者の呼吸状態に関係なく吸入酸素濃度が**変動しない**ものが「**高流量システム**」
→低流量システムは比較的規則正しい呼吸状態の患者での使用が望ましい．

例）①1回換気量500mL，吸気時間1秒の患者が鼻カニュラで酸素3L/分を吸入した場合

鼻カニュラから酸素100%を吸入しているので　3000mL÷60秒＝50mL

周囲の空気の吸入量は500mL − 50mL＝450mLとなり，

そのうち酸素は大気で21%とすると，450×0.21＝94.5mL

ゆえに1回換気量で吸入する酸素量は50＋94.5＝144.5mL

吸入酸素濃度は144.5/500×100＝28.9%

②同じ患者で1回換気量が300mLに低下した場合

同様に考えて，1回換気量で吸入する酸素量は50mL＋（300 − 50）×0.21＝102.5mL

吸入酸素濃度は102.5/300×100＝34.2%

ですから，1回換気量が少ない患者では同じ酸素濃度を供給しているつもりでも思った以上に高濃度の酸素を吸入していることになるので，注意が必要です．COPDの増悪患者で酸素の微量計を使用するのはこのためですね．

低流量システムの種類（Table 1）

■鼻カニュラ

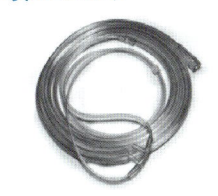

酸素を吸入しながらの食事や会話が容易であるため広く使われています．ただし鼻粘膜の乾燥を引き起こすこと，それ以上の吸入酸素濃度の上昇は望めないことから流量は5L/分までです．また鼻閉のある患者には勧められません．

■酸素マスク

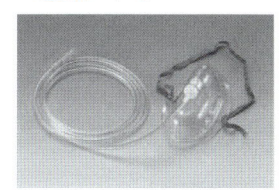

マスク内に貯留する呼気を再吸収しないようにする，すなわち $PaCO_2$ が上昇しないようにするため，酸素流量 5L/分以上で使用します．ゆえに吸入酸素濃度は40％以上となり，低濃度酸素吸入が望ましい場合には勧められません．

■リザーバー付き酸素マスク（低流量に分類しないこともある）

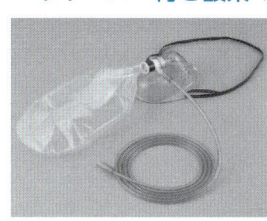

呼気時にリザーバー内に酸素を蓄え，吸気時にリザーバー内の酸素とチューブから出てくる酸素，マスク内のガスを吸入することにより高濃度の酸素を吸入できます．二酸化炭素の蓄積を防止するためとリザーバーマスク内に十分量の酸素を貯めるために流量は 6L/分以上にします．高濃度酸素投与による CO_2 ナルコーシスなどの危険性がある患者には注意が必要です．

Table 1 ■ 酸素流量と吸入酸素濃度の目安

鼻カニュラ		簡易酸素マスク		リザーバー付き酸素マスク	
酸素流量 （L/分）	吸入酸素濃度の 目安（%）	酸素流量 （L/分）	吸入酸素濃度の 目安（%）	酸素流量 （L/分）	吸入酸素濃度の 目安（%）
1	24				
2	28				
3	32				
4	36				
5	40	5～6	40		
6	44	6～7	50	6	60
		7～8	60	7	70
				8	80
				9	90
				10	90～

※鼻カニュラの目安：20＋酸素流量×4（%）

＊ あんずコラム ＊

簡易マスクとベンチュリーマスクの穴の違い，
リザーバーマスクの盲点

　下図のように簡易酸素マスクでは小さい穴，ベンチュリーマスクでは大きい穴がマスクにはついています．

　これは簡易酸素マスクでは純酸素 100％を流してできるだけマスク外に漏れないように小さい穴になっているのですね．ただしこれには大きなリスクがあります．先ほど示したように 1 回換気量が少ないと患者自身の呼気を再吸入するため CO_2 ナルコーシスの可能性があることです．

　また，リザーバー付き酸素マスクでは，一方向弁が外れていないかどうかを確認しましょう．

　マスクの一方向弁は外気を吸入しないように（酸素が外へ漏れないように）ついており，リザーバー側の一方向弁は患者の呼気が入らないような設定になっています．リザーバーマスクの注意点ではリザーバーが吸気時にしぼんでいないかどうかのチェックをすることです．しぼんでいることは，十分量の酸素が蓄えられずに患

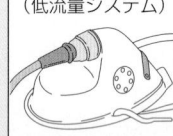

簡易酸素マスク
（低流量システム）

外へ酸素が逃げにくい構造
酸素流量は 5L/分以上で使用（5〜10L/分）
酸素流量が少ないと（5L/分未満にすると）
呼気を再吸収し CO_2 ナルコーシスのリスクあり

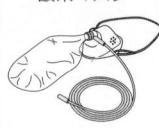

リザーバー付き
酸素マスク

一方向弁により，
気流をコントロール

マスクの一方向弁は一つの状態でキープする
→吸気に外気が入らないようにするため

リザーバーマスク側の一方向弁は呼気がバック内に入らない役割をもつ

リザーバーマスクの
膨らみが悪い

1 回換気量が酸素流量より多い

酸素流量が不十分
（高濃度の酸素が患者に
供給されていない）

酸素流量を上げる

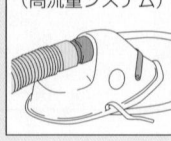

ベンチュリーマスク
（高流量システム）

ベンチュリー効果で大気を取り込むためマスクの穴は大きい

者に供給されていること，患者の換気量が酸素流量より多いことを意味しているからです．ベンチュリーマスクではベンチュリー効果で外気を一緒に吸うため，わざと穴が大きくしてあるのです．

Reference

❶ 酸素療法の実際. In: 日本呼吸器学会肺生理専門委員会, 日本呼吸管理学会酸素療法ガイドライン作成委員会, 編. 酸素療法ガイドライン. 大阪: メディカルレビュー社; 2006.
❷ 宮本顕二, 監. 酸素療法の手引き. 大阪: 日本メディカルネクスト; 2010.
❸ 酸素療法. URL; www.covidien.co.jp/medical/academia/respiratory/oxygen
❹ 日本呼吸器学会 NPPV ガイドライン作成委員会, 編. NPPV ガイドライン. 改訂第 2 版. 東京: 南江堂; 2015.

2 　酸素ボンベの残量を理解する

　病棟業務のなかで，患者搬送時に使用する酸素ボンベの残量を確認していますか？搬送中に不足すると大変だから，未開封（満タン）の酸素ボンベを使用しよう！　って思っていませんか？

【問題】

　酸素 5L/ 分の投与が必要な患者を CT 検査室に搬送します．Fig 1 の流量計を示す酸素ボンベが使用できる時間は，どれくらいでしょうか？

【解答】

　まず大切なことは，自分の病院で使用している酸素ボンベの容量を知っておくことです．酸素ボンベは 5 種類あり，大きさや容量も異なりますので確認しておきましょう．ちなみに杏林大学で使用する搬送用酸素ボンベは 500L 入りの 1 種類にしています．

　酸素ボンベの満タン時（Fig 2）は $150kg/cm^2$ を指すことを覚えてください．今回の問題では 30 弱を指していますので，満タン時の約 20％（30/150）が残量になります．満タンで 500L の酸素ボンベですので，500L の 20％，つまり 100L 程度の酸素が残っています．

　5L/ 分の酸素を必要としている症例であれば，20 分しか使用できないことになります．20 分だと CT 検査室に搬送して病棟に戻ってくるには，予備酸素ボンベが必要でしょう，と計算してから行動してください．

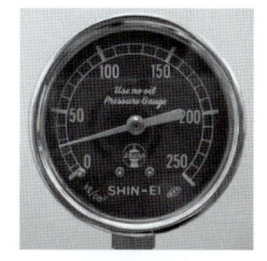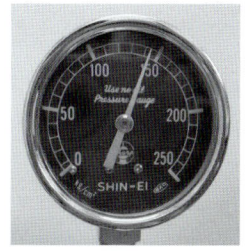

Fig 1 ■ 酸素ボンベのメーター: 使用歴のあるもの　Fig 2 ■ 酸素ボンベのメーター: 満タン時

3 ベンチュリー効果を学ぶ

今回は酸素の高流量システムのベンチュリーマスクとベンチュリーネブライザーを中心に高流量システムの酸素投与方法の違い (Fig 3) について述べます.

酸素療法は手軽に始められる反面, SpO_2 100%を常に保ったまま投与されるなど, 管理がうまくできていない場合を時々見受けます. CO_2 ナルコーシスをきたす可能性のある基礎疾患がある患者さんにおいては特に酸素の過剰投与が害となる可能性があるため注意が必要です. 以下に酸素療法の仕組みについて概説します. 本稿では1回換気量と酸素投与の関係について主に述べます.

まず, 酸素マスクが完全に密閉された場合を想像してください. 患者は十分な換気量を呼吸できません. つまり, カニュラやマスクから出てくる酸素の量では足りない換気量は, カニュラやマスクの隙間から吸っています.

通常の吸気時間を1秒と仮定し, 通常の大人の1回換気量を500mLと仮定すると, 口辺りの空気の流れは500mL/秒(=30L/分)ということになります. この"30L/分"を覚えることが以下を理解するには重要です.

この30L/分は, 上記仮定のもとに成り立つ数字であり, 吸気時間が短い(呼吸数が多い場合など)場合や, 1回換気量が少ない人の場合は低流量酸素システムでは異なる酸素濃度になるのは前述 (p.180) の通りです. では, ベンチュリーマスクやベンチュリーネブライザーなどの高流量システムとよばれるものはどう違うのでしょうか.

ここでも1回換気量と吹き付ける酸素の量についての理解が重要です.

低流量酸素システムと違い, 30L/分以上を吹きつけます. つまり, 1回換気する時に生まれる流量全てを吹きつける気体でカバーしようということです. なぜこのようなことをするのでしょうか?

それは FiO_2 を正確に規定したいためです. 低流量酸素システムのようにマスクから

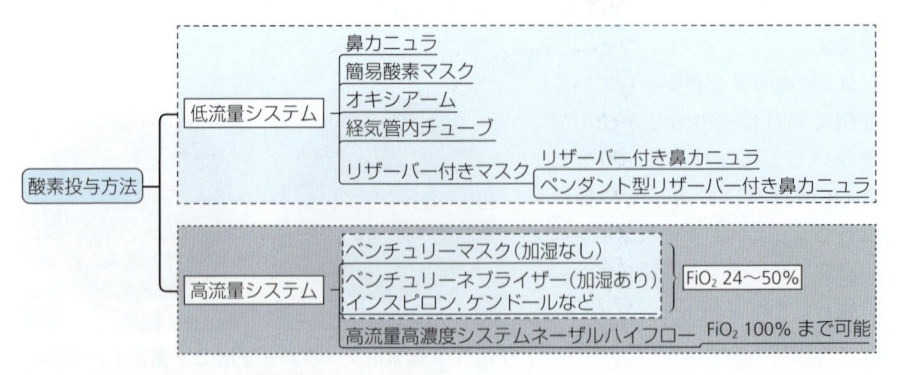

Fig 3 ■ 低流量システムと高流量システムの違い

酸素療法

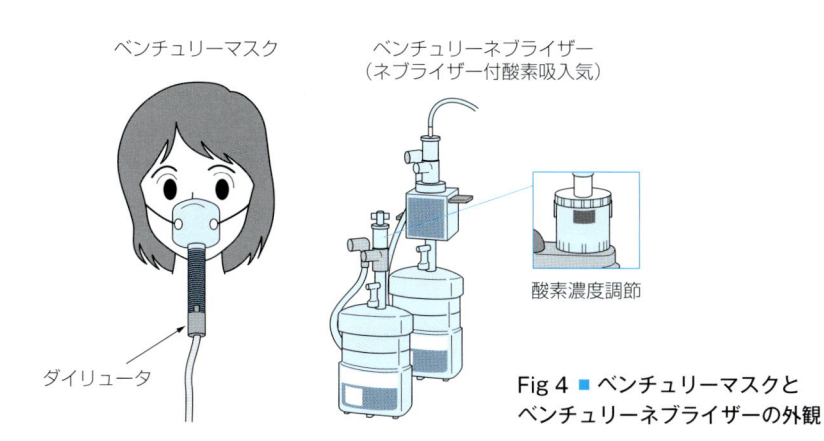

Fig 4 ■ ベンチュリーマスクと
ベンチュリーネブライザーの外観

出てくる空気が少ないとマスク外の 21% O_2 の空気を吸い込み，正確な FiO_2 は不明となります．FiO_2 を正確に規定しなくては，私達が患者さんを評価する時に改善傾向なのか悪化傾向なのか判断するのが難しくなります．私達がより客観的に評価するために，患者さんの換気量で変動しないよう，この高流量酸素システムがあるのです．

100%酸素と空気を混ぜ合わせ，30L/分以上を作ります．混ぜるためには空気を引き込む場所と仕組みが必要です．それぞれベンチュリーマスクとベンチュリーネブライザーの空気を混ぜる場所を示します（Fig 4）．

ベンチュリーマスク

ベンチュリーマスクの場合，横の開口部の大きさは単一です．ダイリュータというアダプタで100%酸素の通り道を狭くしたり広くしたりすることで FiO_2 を調整します（Fig 5）．これはベンチュリー効果という名前にあるよう，ベンチュリーさんの考えた理論をもとに作成されています（Fig 6）．狭い場所を作ると，そこでの速度は上昇し，圧は低下します．圧が低下するということは周りのものを引き込むということです．周りの空気を引き込み，酸素管からの 100% O_2 と 21% O_2 の空気をブレンドする仕組み，ということです．FiO_2 が高くなるほど周りから引き込む空気の量は減少し，すなわち酸素管からの流量のみに近くなっていきます．

お気づきの方もいらっしゃるかもしれませんが，配管から出てくる 100%酸素を吹きつける速度は 15L/分あたりまでですよね？ そして FiO_2 100%を流そうと思うと外気流入口は完全に閉じることになります．

しかし酸素の配管からは 15L/分までしか流量は出せません．先述したように，1回の吸気が 1 秒で，1 回換気量が 500mL だとすると，30L/分が必要です．15L/分では足りません．しかも健康保険で請求できる最大の酸素流量は 10L/分ですので，10L/分が最大ととらえてもよいかもしれません．

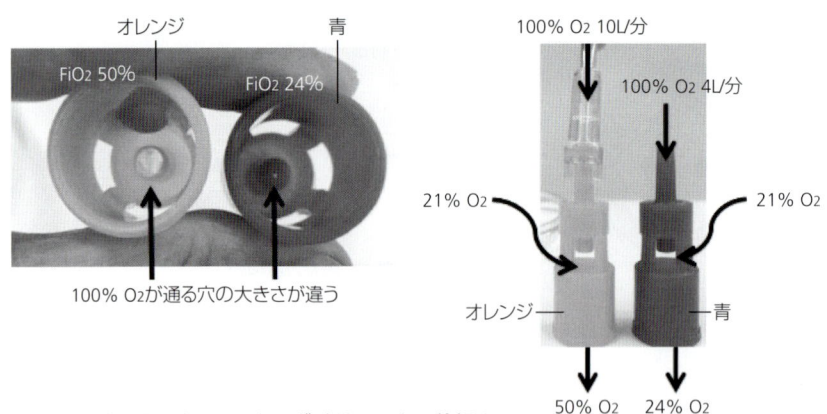

Fig 5 ■ ベンチュリーマスクのダイリュータの仕組み
部品ごとに何リットルで 100% O_2 を流せばその FiO_2 になるかが書かれている.

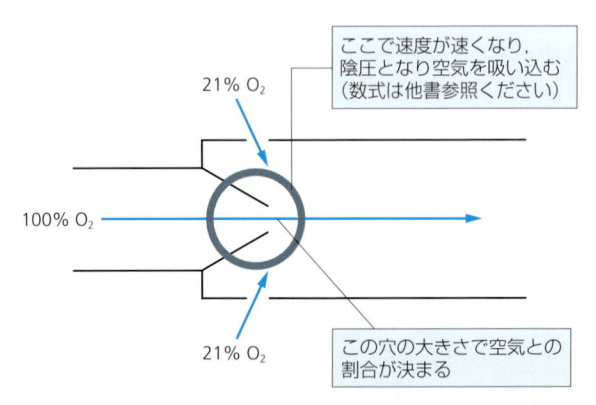

Fig 6 ■ ベンチュリーマスクで用いているベンチュリー効果

　足りない分は口元のマスク周囲から空気（21% O_2）を吸うことになります．よって，FiO_2 100%はベンチュリー方式では不可能です．30L/ 分を保てる範囲での FiO_2 設定であれば，FiO_2 は正確に規定できるでしょうが，それよりも流量が少ない場合は正確な FiO_2 は不明です（1 回換気量から流す空気の量を差し引いてどの程度大気と高濃度酸素を混ぜ合わせるのか理論上は計算できます）．

ベンチュリーネブライザー

　一方，ベンチュリーネブライザーの場合，100%酸素が出てくる速度と，空気の取り込み口の大きさで（先ほどのベンチュリーマスクは 100% O_2 が通る径が変化し，空気の取り込み口の大きさは不変でした），FiO_2 と口元に吹き付ける速度（トータルフロー）

が規定されます．どの程度の速度でどの程度穴を開ければどの程度のFiO₂になるかを実験し，それらがトータルフローとして表になっているのです（Table 2）．

では，ベンチュリーマスクとベンチュリーネブライザーはどのように使い分けるのでしょうか．それは一言でいえば加湿の必要があるかないかです．

ベンチュリー効果を作る仕組みの場所に注目してください（Fig 7，8）．

ベンチュリーマスクの場合は空気を混ぜる部分は加湿されていない100％酸素の後についています．ネブライザーの場合はそもそも混ぜる空気自体を加湿しています．よって，ベンチュリーマスクの場合もこの空気を取り込む部分の空気自体をなんらかの方法で加湿すれば可能かもしれませんが，空気を取り込む部分を常に加湿する器具は発売されていないため常時同じ場所に置いておく必要があり，患者さんの体動の制限となります．

Table 2 ■ ネブライザー方式のトータルフロー

酸素流量（L/分） ダイヤル目盛（%）	4	5	6	7	8	9	10
35	23	28	34	40	45	51	56
40	17	21	25	29	33	37	42
45	13	17	20	23	26	30	33
50	11	14	16	19	22	25	27
60	8	10	12	14	16	18	20
80	5	7	8	9	11	12	13
98	4	5	6	7	8	9	10

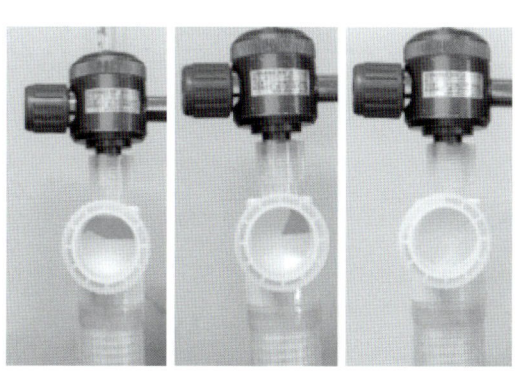

Fig 7 ■ ベンチュリーネブライザーで用いているベンチュリー効果

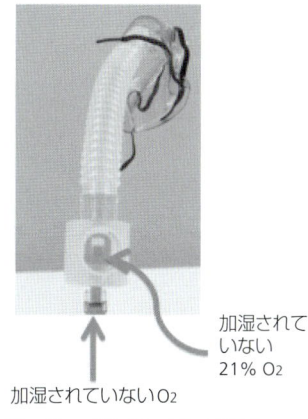

加湿されていない21% O₂

加湿されていないO₂

Fig 8 ■ ベンチュリーマスク

■ ベンチュリーネブライザーの加湿の原理（Fig 9）

①100%酸素ガスが流量計より流入.
②ベンチュリー効果の陰圧により滅菌蒸留水がバックよりアダプタ内へ導かれる.
③アダプタ内に導かれた滅菌蒸留水は 100%酸素ガスの高圧噴霧で霧状となる.
④霧は 100%酸素ガスと 21%酸素の空気の混合ガスとともに患者側へ供給される.
⑤粒子径の大きな霧はバックへ戻る.

　これだけ加湿にこだわる必要がある場合というのは気管切開された患者の場合です.
つまり鼻などの自然の加湿器を空気が通らないため，乾燥した空気が肺に行き，乾いた
痰が気管切開チューブに詰まって窒息するという危険性があります.

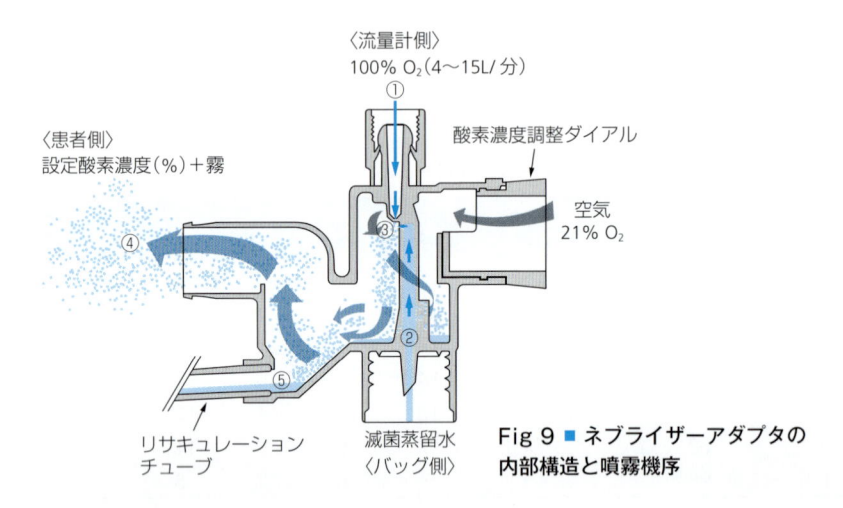

Fig 9 ■ ネブライザーアダプタの内部構造と噴霧機序

■ ネーザルハイフロー（Fig 10）

　その名の通り，鼻カニュラから最大 30L/ 分以上の流量を流すことができるデバイス
です.加温加湿器，酸素ブレンダー，それらをつなぐ回路がセットになっています.ハ

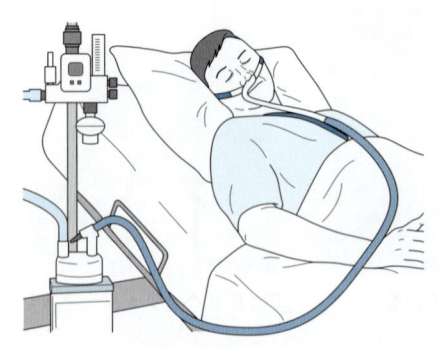

Fig 10 ■ ネーザルハイフローの外観

イフローで送気して気道の死腔をウォッシュアウトできるだけでなく，口を閉じれば気道をある程度陽圧に保つこともでき，呼気に陽圧が加わることから，既存の酸素療法とNPPV の間の治療と考えられています．このような利点から高い陽圧を必要としない酸素投与全般，すなわち高圧 PEEP（呼気終末陽圧）を必要としない I 型呼吸不全や積極的な換気補助を必要としない軽症の II 型呼吸不全などが適応となります．多くの場合 NPPV の前段階もしくは離脱期に使用されます．また食事や会話が可能であり患者の QOL という点でも高い評価を得ています．

NPPV 療法とは

非侵襲的陽圧換気療法（non-invasive positive pressure ventilation：NPPV）は，気管切開や挿管することなく，上気道から陽圧をかけて換気を行う方法です（Fig 11）．適応と禁忌は一般的に以下のようにいわれていますが，例えば CO_2 ナルコーシスによる意識障害ではマスクの装着により短時間で意識レベルが回復することが多く適応となりますし，不穏についても酸素化の改善により解消されることが多いため，必ずしも禁忌ではありません．個々の症例に応じて検討する必要があります．

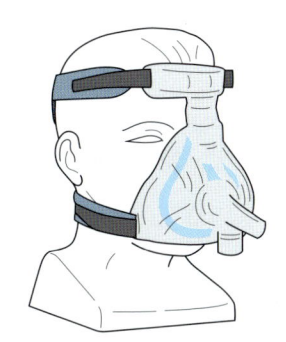

Fig 11 ■ NPPV の外観

【適応】
- 意識が清明でマスク装着に協力的である
- 循環動態が安定している
- 気管挿管が必要ではない（＝気道が確保できている，喀痰が排出できる）
- 顔面の外傷がない
- 消化管が活動している状態である（閉塞などがない）

【適応注意または禁忌】
- 不穏で協力が得られない，意識レベルの低下
- 気道が確保できない
- 循環動態が不安定である
- 気道分泌物が多く排出できない
- 最近の腹部・食道手術後
- 最近の外傷，手術や解剖学的異常で顔面にマスクがフィットしない
- 2 つ以上の臓器不全がある
- 嘔吐や腸管の閉塞，active な消化管出血がある
- ドレナージされていない気胸がある

※装着中の注意点

● 気管挿管のタイミングを遅らせない！

→ NPPVを行っても呼吸状態が改善しない or 悪化する場合には挿管を速やかに考慮します．

＊あんずコラム＊

あなたの指示は，とりあえず……？

　低酸素血症に対して，酸素投与量の指示をどのように出していますか？　例えば，28歳の喘息発作で救急外来受診した症例で考えてみよう．動脈血ガス測定値は，室内気で PaO_2 62Torr，$PaCO_2$ 36Torr，pH 7.44．昨日までは全く喘息症状がなく，朝から急に喘息発作で呼吸困難を自覚しています．

Q: さて，あなたの酸素投与量の指示はどうでしょうか？　とりあえず，酸素 3L/分を鼻カニュラで…と指示しますか？　その「とりあえず」とは，酸素投与後の PaO_2 をどれくらい想定している指示でしょうか？

A: 28歳で昨日まで元気であったと考えると，通常 PaO_2 90Torr は維持していたかもしれません．呼吸不全ではないが呼吸困難を自覚しており，急激に低酸素血症を呈しています．酸素投与にて PaO_2 80Torr 以上，もしくは 90Torr 程度まで上昇させることを目的としましょう．
「吸入酸素濃度（FiO_2）を1％上げると，PaO_2 は7Torr上がる」を目安にすると，90−62＝28Torr の PaO_2 を上げるのに必要な FiO_2 は 28÷7＝4％となります．
つまり，鼻カニューラ 1L/分の酸素投与で FiO_2 0.25 程度であるから，室内気より FiO_2 を4％上げられたことになります．

　この計算式は PaO_2 を考える酸素カスケードを理解していれば簡単なことです．1気圧である室内気は 760mmHg，飽和水蒸気圧 47mmHg，と一般的には考えられているので，$PaO_2 = (760-47) \times FiO_2 - PaCO_2/0.8 - AaDO_2$ という式になります．この式のうち，$PaCO_2/0.8 - AaDO_2$ の部分は酸素吸入で瞬時に変化しないと仮定すれば，FiO_2 1％の変化は $713 \times 0.01 = 7.13$ Torr の PaO_2 変化になることがわかります．
　この考え方は一つの目安であって，実際には酸素投与しながら SpO_2 をモニターしたり，動脈血ガスを再評価する必要はあります．しかし，呼吸器内科医であれば上記の内容を念頭におき，「とりあえず」という言葉は使わずに指示をしてほしいと思います．

4 SpO$_2$: 第7のバイタルサイン

- SpO$_2$ の値を盲信しない！
- SpO$_2$ が正常で呼吸困難が強い場合は一酸化炭素中毒を念頭においた問診を！
- 動脈血採血が真っ黒あるいはチョコレート色で，PaO$_2$-SaO$_2$ ギャップがあれば（低酸素血症はないのに SpO$_2$ が低ければ），メトヘモグロビン血症を考えよ.

SpO$_2$ とは

パルスオキシメータで測定した経皮的動脈血酸素飽和度です．血液ガス検査で計測した動脈血酸素飽和度 SaO$_2$ と区別するため，SpO$_2$ と記します.

なお，パルスオキシメータの原理を唱えたのは日本光電工業株式会社の青柳卓雄氏ら，また製品化したのはミノルタカメラ（現コニカミノルタ）で，日本で発明された医療器具です.

測定機序

プローブから赤色光（660nm 前後）と赤外光（940nm 前後）の2つの波長の光を当てます．赤色光は酸化ヘモグロビンをよく透過し，還元ヘモグロビンを吸収しますが，対して赤外光はどちらもよく透過します．センサに届く赤色光が多いほど，酸化ヘモグロビンが多いということになります．パルスオキシメータはこの2つの光の比率を計算し，SpO$_2$ を算出しています.

なお，ヘモグロビンは動脈血の他，静脈血や組織にも存在します．動脈血成分のみの酸素飽和度を測定するため，脈波がある部分を動脈血成分と認識し，静脈血や組織と区別して測定しています.

パルスオキシメータの測定誤差

測定方法が簡便な分，日常臨床でよくみられる状況下でも測定誤差が生じる可能性があります．以下に例をあげますが，特に内服薬や電磁波の影響などは，目に見えないので見落としがちです.

① プローブの装着不良

② 吸光度曲線に混入するノイズ：体動，テレビ・携帯電話・電気メスなどの電磁放射の多い器具，外部光（太陽光，赤外線加熱ランプ，蛍光灯など）

③ 吸光度曲線の測定障害：末梢循環障害

④ 透過光強度の減弱：マニキュア，色素沈着，T-Bil 20mg/dL 以上の黄疸，一酸化炭素中毒や喫煙による CO-Hb 血症，亜硝酸薬・セレコキシブ・抗不整脈薬（リドカインやプロカインアミド）・ST 合剤などの服用によるメトヘモグロビン（Met-Hb）

血症，インドシアニングリーン（ICG）やカルディオグリーン，メチレンブルーなど

酸素飽和度と酸素分圧との関係

動脈血のヘモグロビンがどれくらいの酸素と結合しているのかを表したのが，ヘモグロビン酸素飽和度（SaO_2）と呼びます．酸素飽和度は血液の酸素分圧（PO_2，動脈血では PaO_2）によって規定されます．

例えば，pH 7.40，体温 37℃の状態では酸素飽和度が 90％の時には PaO_2 が 60Torr の関係が知られています（Fig 12）.

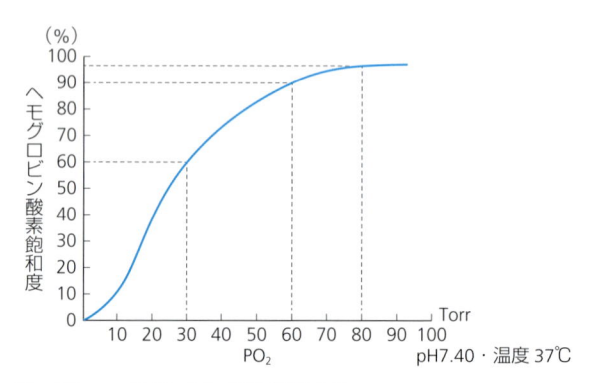

Fig 12 ■ ヘモグロビン酸素解離曲線

■ Case

救急外来に呼吸不全の患者が来ました．特発性間質性肺炎の急性増悪の診断です．

酸素 3L/ 分の吸入下で SpO_2 92％で動脈血ガス分析では PaO_2 55Torr，$PaCO_2$ 32Torr，pH 7.47，HCO_3^- 24mEq/L，BE −1 という結果でした．

本症例では，なぜ，SpO_2 92％の時の PaO_2 が 60Torr 以上を呈していないのでしょうか？ 血液ガスの pH に注目すると呼吸性アルカローシスを呈しています．そのため酸素解離曲線が左方偏位し，PaO_2 に対して SpO_2 は通常よりも高値を示していたのです．左方偏位する誘因は低体温やアルカローシス，低炭素ガス血症，2,3-DPG の減少が知られ，同じ酸素分圧でも酸素飽和度は上昇します（Fig 13A）．右方偏位はアシドーシス，高体温，高炭酸ガス血症，2,3-DPG の増加が知られ，同じ酸素分圧でも酸素飽和度は低下します（Fig 13B）.

言い換えると酸素解離曲線が左方偏位する場合は，ヘモグロビンと酸素が離れにくい状態を指し，右方偏位は離れやすい状態（末梢でヘモグロビンが酸素を離しやすい状態）と言い換えることができます．一酸化炭素中毒では，ヘモグロビンと酸素分子がより固く結ばれるため，酸素解離曲線は左方偏位が起こります．ヘモグロビンが酸素を末

酸素療法

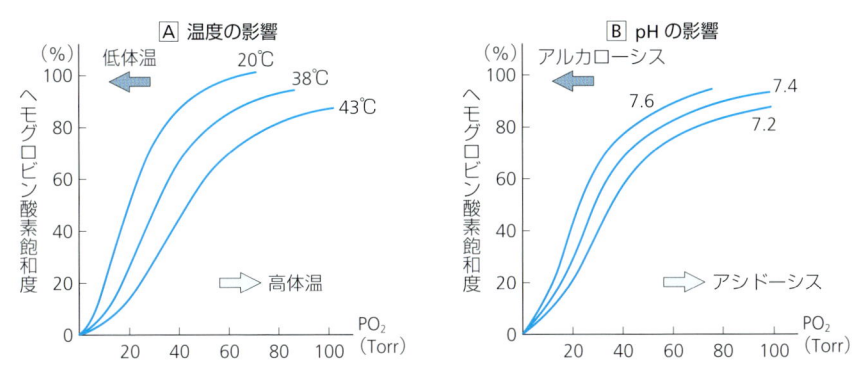

Fig 13 ■ ヘモグロビン酸素解離曲線の左方偏位と右方偏位：温度（A），pH（B）の影響

梢でも離しにくい状態となるということです．

SpO₂ が正常の低酸素血症

　例えば，一酸化炭素中毒では異常ヘモグロビンである CO-Hb が生じます．パルスオキシメータで使用されている 660,940nm の波長における吸光度が，CO-Hb と酸化ヘモグロビンが似ているため，SpO₂ は真の動脈血酸素飽和度（SaO₂）より高くなるので正常であっても油断できません．また，一酸化炭素の強固な酸素結合能のため酸素解離曲線を左方移動させ，組織は酸素欠乏になります（Fig 14A）．しかし，CO-Hb は上述のように酸化ヘモグロビンと同様の色調のため（皮膚や顔は鮮紅色となる），組織がどんなに酸素欠乏になっていようともチアノーゼを呈しません．

　メトヘモグロビンは Hb の 2 価の鉄が 3 価になった状態であり，酸素運搬能がなく黒

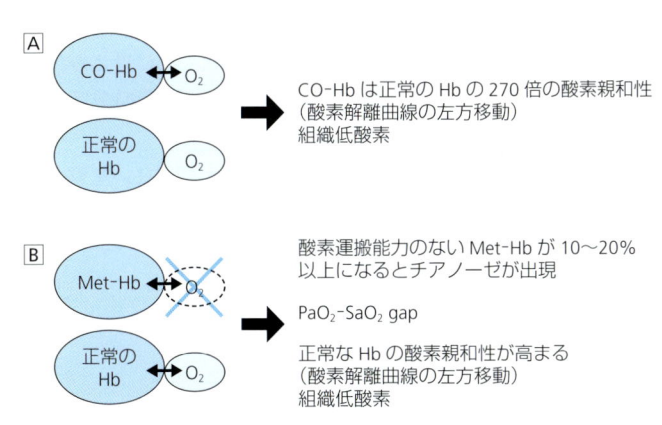

Fig 14 ■ 一酸化窒素中毒（上）とメトヘモグロビン血症（下）のイメージ図

色またはチョコレート色を呈する．さらに残った 2 価のヘモグロビンにおける酸素親和性が高まり，酸素の切り離しがうまくできなくなる（酸素解離曲線が左に移動）．酸素の供給が滞り，組織低酸素になってしまう病態です．これは PaO_2（動脈血酸素分圧）－SaO_2（動脈血酸素飽和度）ギャップとよばれています．Hb とくっついて離れない酸素はあるけど（PaO_2），Met-Hb の増加した分だけ SaO_2 が低下するということです（Fig 14B）．

すなわち，一酸化炭素中毒では CO が Hb にくっついて離れない（酸素解離曲線の左方移動）ための組織の低酸素であり，Met-Hb 血症は酸素を運べない役立たずの Met-Hb が増えた結果，正常の Hb と酸素の親和性が強まり（酸素解離曲線の左方移動），組織低酸素が起きる状態といえます．メトヘモグロビンが全ヘモグロビンの 10%未満では無症状，10～25%（1.5g/dL 以上）ではチアノーゼ，35～40%では呼吸困難，60%では傾眠，70%以上では致死的であるといわれています．

ちなみにチアノーゼは酸素と結合していないヘモグロビンが 5g/dL 以上で生じるといわれ，例えば貧血（Hb 10g/dL）の人なら酸素飽和度が 50%にならないとチアノーゼは出現しません．最近では多波長型パルスオキシメータにより，CO-Hb や Met-Hb を測定できる製品も開発されていますが，何より病歴の聴取がカギとなります．

また，SpO_2 はあくまで Hb に対する酸素結合率なので，貧血の場合は酸素運搬能が低下し，SpO_2 の割に組織は酸素欠乏になりやすいです．

その他，血液ガス検査との結果の対比については，酸素解離曲線を参考にしましょう．通常では PaO_2 60Torr の時，SaO_2（SpO_2）90%といわれますが，アシドーシスや高体温，2,3DPG 増加の時は，酸素解離曲線は右方移動し，同じ PaO_2 60Torr であっても SpO_2 は 90%より低いはずです（p.192 を参照）．

低酸素血症があるにもかかわらず胸部 CT で肺野病変を認めない場合

呼吸不全の原因は，低換気，シャント，換気血流不均衡，拡散障害に分類されますが（p.197，Table 3），肺野病変がない場合は以下のものが代表的に考えられます．

①肺胞低換気：神経筋疾患，胸郭変形，肥満，薬剤性，睡眠時無呼吸症候群，気道狭窄

②シャント：肺内シャント（肺動静脈瘻や肺血管腫），心内右-左シャント，肺肝症候群

③換気血流不均衡：肺塞栓症，肺動脈狭窄，低心機能

④拡散障害：貧血，メトヘモグロビン血症，早期の DAD パターン（びまん性肺障害）の病態（CT で見えにくいことがある），均一な両側びまん性すりガラス影がある場合

* あ ん ず コ ラ ム *

シャントの有無およびシャント率を予測するには？

　近年，ネーザルハイフローの普及によって酸素濃度を調節しながらの吸入が可能となりました．また 100% 酸素の吸入も可能であることを逆手にとって，動静脈シャントの有無の検索に使用することができます．低酸素血症の原因になる，①肺胞低換気，②拡散障害，③換気–血流不均等は通常は吸入酸素濃度を十分上げることで代償できますが，動静脈シャントではその反応が乏しいのがわかります．図 A は異なった機序で起こった低酸素血症に対して 100% 酸素吸入を行った場合の PaO_2 の変化を示しています．空気呼吸時の PaO_2 は 50mmHg と仮定します．

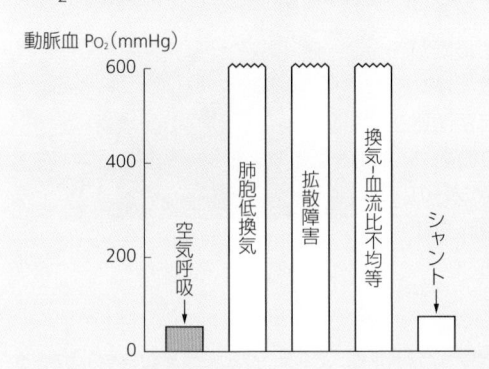

図A 低酸素血症に対して 100% 酸素を吸入した場合の PaO_2 の変化

(West JB. 堀江孝至, 訳. ウエスト呼吸生理学入門　疾患編. 東京: メディカル・サイエンス・インターナショナル; 2009❶. p.182. 図 9-1 をもとに作成)

　図 B は，種々のシャント量をもつ肺で，吸入気酸素濃度を上昇させた場合の PaO_2 の変化を示しています．酸素摂取量が 300mL/ 分で心拍出量 6L/ 分の場合を示しています．

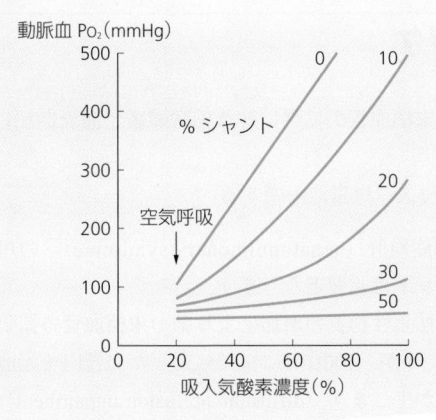

図B シャント率による PaO_2

(West JB. 堀江孝至, 訳. ウエスト呼吸生理学入門　疾患編. 東京: メディカル・サイエンス・インターナショナル; 2009❶. p.185, 図 9-3 をもとに作成)

シャント率が高いほど，PaO_2 の濃度が上昇しにくいことがわかります．ネーザルハイフローで例えば 100％の酸素を吸入した場合，シャントがなければ $PaO_2 >$ 500mmHg 以上になるはずですが，20％の動静脈シャントがあれば 300mmHg 弱の PaO_2 になることを示しています．

筆者らも実際にネーザルハイフローを使用して心房中隔欠損（ASD）の症例を診断しています．その他，日常臨床で遭遇しやすいのは，肝硬変に伴う肝肺症候群による動静脈シャントなどです．<u>酸素投与をしても酸素飽和度が上昇しにくいことを体感できる</u>と思います．

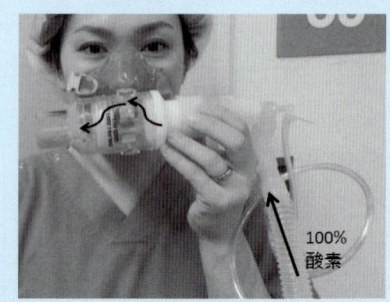

ネーザルハイフローがなかった時代は？右の写真は当院の循環器の佐藤教授の自作の 100％酸素吸入器です．一方向弁が 2 つついており，酸素ボンベからの酸素がそのまま吸えるようになっています．またマスクは外気が入らないようにほぼ密閉された状態になります．以前はこの機器で 100％酸素を吸いながら動静脈シャントの有無やシャント率や肺高血圧症の肺血管抵抗の計測をしていたそうです．

100％
酸素

Reference

❶ West JB. 堀江孝至, 訳. ウエスト呼吸生理学入門　疾患編　第 9 章　酸素療法. 東京: メディカル・サイエンス・インターナショナル; 2009. p.181–95.

5 　SpO_2 の上昇しないワケ

- 肝肺症候群の病態の本質は肺動脈末梢血管の拡張に伴う拡散障害と血流増加による.
- 肝硬変では肝肺症候群や菌血症のリスクは常に考慮する.

肝臓疾患のある症例では常に "肝肺症候群（hepatopulmonary syndrome）" の可能性（Table 3）や菌血症のリスクアセスメントは重要となります．

肝疾患では NO をはじめとする血管拡張性物質の増加により肺の末梢血管の拡張が生じ，肺の末梢血管の径は通常は $8\mu m$ ですが，$100\mu m$ にまで拡張した血管内を赤血球が酸素化されずに通り抜けてしまう状態が生じます（diffusion-perfusion impairment）（Fig 15）．さらに，肝硬変では，脾腫や末梢血管抵抗低下，短絡路の発達，血管拡張因子で

Table 3 ■ 低酸素血症のメカニズムと代表的な症例

機序	例
換気血流ミスマッチ	肺炎
解剖学的右左シャント	心室中隔欠損症, 心房中隔欠損症
拡散障害	特発性肺線維症
低換気	ALS
低酸素の環境	高地への滞在
拡散−血流不均衡	肝肺症候群

(Ioachimescu OC, et al. Cleve Clin J Med. 2006; 73: 375–81 [4])

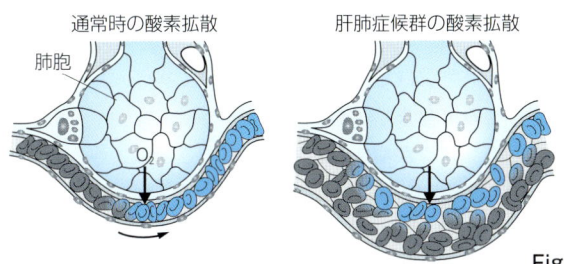

通常時の酸素拡散　　　　　　肝肺症候群の酸素拡散

肺胞

Fig 15 ■ 肝肺症候群のメカニズム

ある一酸化窒素（NO），TNFα，インターロイキン，エンドセリン（ET）などの産生増加，血管収縮因子の低下，血管収縮因子の反応性低下などによって，いわゆる循環亢進状態（hyperdynamic state）が生じており，赤血球の酸素化しない通り抜け（血管内の右左シャント）を助長します．

　肝肺症候群の所見はばち指，呼吸困難，平臥呼吸（寝ると楽で，坐位・立位で苦しい：p.36 を参照），起坐呼吸を認めます．このような呼吸器症状はおよそ数年来続いた後に診断される症例が多く，肝硬変症例の5%に合併したとする報告もあります[5]（Table 4）.

Table 4 ■ 肝肺症候群の診断のクライテリア

低酸素	室内気で $PaO_2 < 80mmHg$ or $AaDO_2 \geqq 15mmHg$	
肺血管の拡張	造影心エコーが陽性 or 肺血流シンチで脳への集積が陽性 （>6%）	
肝疾患	門脈圧の亢進 （肝硬変の有無は問わない）	
重症度	Mild	$AaDO_2 \geqq 15mmHg$, $PaO_2 \geqq 80mmHg$
	Moderate	$AaDO_2 \geqq 15mmHg$, $PaO_2 \geqq 60$ to $< 80mmHg$
	Severe	$AaDO_2 \geqq 15mmHg$, $PaO_2 \geqq 50$ to $< 60mmHg$
	Very severe	$AaDO_2 \geqq 15mmHg$, $PaO_2 < 50mmHg$ （100% O_2 の吸入で $PaO_2 < 300mmHg$）

(Rodriguez-Roisin R, et al. N Engl J Med. 2008; 358: 2378–87 [3] を改変)

　造影心エコーとは，10cc程度の生理食塩水をシリンジに用意し用手的に攪拌浸透させると，小さな気泡を含有した生理食塩水ができ，これを上肢の静脈から注入すると，生理食塩水は大静脈，右心系，肺を介して左心系へ至ります．通常はこの小さい気泡は肺の血管を通過しませんが，肝肺症候群があると通過し左心系に至り，それは超音波で強い散乱源として描出できます．

　ただし，右房への気泡の到達から速やかな（3 心拍以内）左房への気泡流入がみられた場合には左右心房間でのシャントの存在が疑われ，それ以上の時間経過後に気泡の到達が左房にある場合には，肺血管拡張が強く示唆される（肝肺症候群が疑われる）点に注意しましょう．造影心エコー以外に肺血管の拡張を調べる方法として肺血流シンチがあり，通常は 6％未満の集積ですが，Tc でラベルしたアルブミンが左心系を介して脳に集積するのを確認するわけですね．

　また，胸部 CT では肺動脈末梢の拡張を認識できることがあるので病歴，身体所見で肝肺症候群が疑われる際には注意してみてみましょう[7]．

　もう 1 点，肝硬変症例では菌血症のリスクが増すことも覚えておきましょう．

　腸間膜リンパ節を培養することで bacterial translocation を検証した study がありますが，Child A では 3.4％，Child B は 8.1％，Child C は 30.8％と大きく異なるのです．

　いずれにしても肝硬変症例では酸素投与によっても低酸素血症は軽微な改善しか示さない可能性があり，それは肺動脈末梢血管の拡張による血管内シャントによるものであるわけです．

＊ あ ん ず コ ラ ム ＊

6 分間歩行試験の意義とやり方

　6 分間歩行試験（6-minute walk test: 6MWT）とは，その名の通り 6 分間で自分のペースで歩ける距離を測定して，主に対象者の運動耐容能を評価するものです．具体的には，呼吸器疾患や心疾患のある患者の在宅酸素の導入の際に，その適応や酸素量を決定するために行われることが多いです．その他に，呼吸器疾患や心疾患への医療介入の効果判定や，術前術後の ADL の評価に使われることもあります．

　といっても，6 分間ただ歩けばよいというものではありません．American Thoracic Society（ATS）がガイドラインを作成しています．これをもとにして個々の施設の環境に合った方法で行うとよいでしょう．6MWT の結果は，評価者の声かけや，周りの環境に左右されます．できるだけ毎回，同じ環境で実施できるように配慮しなければなりません．以下ガイドラインの概要を示します．

6MWT の手順

①患者は試験開始前 2 時間以内の強い運動を避け，ウォームアップをしない．動きやすい服装にして，適切なウォーキングシューズを履く．

　　⇒患者さんは普段院内で履いているスリッパで行おうとしたりします．

②患者は少なくとも試験前 10 分間は椅子に座り安静にする．評価者は負荷をかけてもよい状況か否かをチェックして，脈拍・血圧を測定・記録する．また，靴や歩行補助具（杖など）も確認し，記録用紙に必要項目を記録する．

　　⇒ベッド上に座って頂いても構いません．大事なのは安静にすることです．

③この間に患者に以下のようにオリエンテーションをする．

「この試験の目的は，6 分間できるだけ長い距離を歩くことです．このコースを今から往復します．6 分間は長いですが頑張ってください．途中で息切れがしたり，疲労するかもしれません．必要ならペースを落としたり，立ち止まって休んでもかまいません．壁にもたれかかって休んでもかまいませんが，できるだけ早く歩き始めてください．コーンで方向転換し往復歩行します．コーンを素早く回り，往復してください，これから私が実際にやってみるのでみていてください」（評価担当者自身が 1 往復し，歩き方と素早い回り方を示す．）

　　⇒当科で行う場合には病棟の廊下で行うためコーンなどは置きません．問題点としては通行人により歩行のペースが乱されて正確な評価ではなくなる可能性があります．

④評価者は歩行開始直前に患者のベースラインの呼吸困難と全体的な疲労感を，修正 Borg スケール（Table 5）で測定する．

⑤評価者はスタート直前にできるだけたくさん歩くことと，走らないことを患者に再度伝える．

⑥評価者は患者と一緒に歩いてはいけない．

　　⇒当科では基本的に一緒に歩きます．ただし患者のペースを乱さないよう留意する必要があります．

⑦テスト中の声かけは原則時間経過のみ．6 分間の負荷を一定とするよう心がける．

　　＜声かけ例＞

　　最初の 1 分：「うまく歩けています．残り時間はあと 5 分です」

　　2 分後：「その調子を維持してください．残り時間はあと 4 分です」

Table 5 ■ 修正 Borg scale

0	何も感じない
0.5	非常に弱い
1	かなり弱い
2	弱い
3	ちょうどよい
4	ややきつい
5	きつい
6	
7	かなりきつい
8	
9	
10	非常に弱いきつい
10<	最大

3 分後：「うまく歩けています．半分が終了しました」

4 分後：「その調子を維持してください．残り時間はもうあと 2 分です」

5 分後：「うまく歩けています．残り時間はもうあと 1 分です」

残り 15 秒：「もうすぐ止まってくださいと言います．私がそういったらすぐに立ち止まってください．私があなたのところに行きます」

6 分後：「止まってください」

⇒歩く時につい話してしまう患者は少なくないですが，正確な評価が困難になるので基本的には会話しながらの歩行は NG です．当院では 1 分ごとに時間を伝え，呼吸困難の程度を尋ねるくらいです．

⑧試験中に患者が歩行を中断したり，休息が必要となったら休憩します．

⑨6 分経過しないうちに中断する場合には，椅子に座らせ，中断した時間と中止理由を記録する．

⇒患者の体調に悪化がみられた場合にはもちろんですが，慢性的に低酸素に慣れている患者ではバイタルの異常が生じても何も自覚しない場合も少なくありません．この場合には数値をみて計測者が中止の決断をします．

⑩テスト終了後，歩行後の修正 Borg スケールの呼吸困難と疲労レベルと総歩行距離を記録する．

評価

- 6 分間に何 m 進むことができたか？　SpO_2 の推移はどうか？
- 前回との比較で何 m 改善を認めたか？

6MWT の基準値の算出方法

- 6MWT での歩行距離の基準値

  [男性] $6MWT = (7.57 \times 身長cm) - (5.02 \times 年齢) - (1.76 \times 体重 kg) - 309m$

  [女性] $6MWT = (2.11 \times 身長cm) - (2.29 \times 年齢) - (5.78 \times 体重 kg) + 667m$

  しかし，これは日本人を対象とした検討ではないことを考慮する必要があります．一般的に，高齢者の平均的歩行距離は 500〜550m で，400m 以下では外出に制限が生じ，200m 以下では生活範囲は極めて身近に限られるとされています．332m 以上歩ければ一般社会の歩行者として自立していると判断してよいとされます．

禁忌と中止基準

（1）**絶対的禁忌**： 1 カ月以内の不安定狭心症と心筋梗塞

（2）**相対的禁忌**： 安静時心拍数＞120bpm，収縮期血圧＞180mmHg，および拡張期血圧＞100mmHg

(3) 中止基準：胸痛，耐えられない呼吸困難，足の痙攣，発汗，チアノーゼの出現

臨床への応用

- COPD 患者において，歩行距離 370m 未満で死亡率の上昇，入院の増加が認められた．
- COPD 患者では，70m 以上の改善で有意に治療効果があったといえる．
- 慢性心不全患者では 240m 以下の群では予後不良．
- 慢性心不全の患者では 45m の改善で有意に治療効果があったといえる．

Reference

❶ ATS Committee on Proficiency Standards for Clinical Pulmonary Function Laboratories. ATS statement: guidelines for the six-minute walk test. Am J Respir Crit Care Med. 2002; 166: 111-7.

❷ Enright PL, et al. Reference equations for the six-minute walk in healthy adults. Am J Respir Crit Care Med. 1998; 158 (5 Pt 1): 1384-7.

❸ Enright PL, et al. Cardiovascular health study. The 6-min walk test: a quick measure of functional status in elderly adults. Chest. 2003; 123: 387-93.

6　6分間歩行のオキテ

　在宅酸素療法（home oxygen therapy：HOT）の適応は，高度慢性呼吸不全例，肺高血圧症，慢性心不全およびチアノーゼ型先天性心疾患であり，以下のように規定されています（2016年4月現在）．

- 高度慢性呼吸不全例のうち，対象となる患者は在宅酸素療法導入時に動脈血酸素分圧 55mmHg 以下の者および動脈血酸素分圧 60mmHg 以下で睡眠時または運動負荷時に著しい低酸素血症をきたす者であって医師が在宅酸素療法を必要であると認めた者
- 慢性心不全患者のうち，医師の診断により，NYHA Ⅲ度以上であると認められ，睡眠時のチェーン・ストークス呼吸がみられ，無呼吸低呼吸指数が 20 以上であることが睡眠ポリグラフィー上確認されている症例

　1985年に本邦で保険適応となって以来，導入患者数は右肩上がりです．疾患別患者数としては COPD（45％），肺結核後遺症（12％），肺癌（8％）と続き，全体の約70％を呼吸器疾患が占めます[❸]．呼吸器内科医である以上，HOT 導入に関わらないことはないでしょう．

　しかし導入に際しては，上記基準を満たせば即導入とするべきではなく，逆に満たさなければ導入不可と安易に判断するべきではありません．例えば基礎疾患に COPD があり，労作時 PaO$_2$＝55Torr，軽度の呼吸困難もある 60 歳男性患者がいたとします．基

Table 6 ■ 当院での HOT 導入目的入院でのクリニカルパス (抜粋)

	第 1 病日 (入院)	第 2 病日	第 3 病日	第 4 病日	第 5 病日 (退院)
検査 / 教育	● 血液一般 ● 動脈血液ガス	● 一般細菌検査 ● 動脈血液ガス DVD による ビデオ学習	● 携帯酸素, 酸 素濃縮器など の説明, 選択, 器具操作に慣 れる	● 器具操作に 慣れる	
画像	● 胸部単純写真				
生理	● 標準 12 誘導心電図 ● 呼吸機能検査				
リハビリ	● 6 分間歩行試験 ● 呼吸リハビリ依頼	● 6 分間歩行試験			

準は満たしますし, 今後の疾患の進行を考えると導入が望ましいでしょう. しかし, HOT 導入に際しては自宅に酸素濃縮器の設置が必要だったり, 使用中は火気を避けねばならなかったりと制限がかかります. さらに外出時に鼻カニュレをつけねばならないことに羞恥心を覚え, 結局中断してしまう場合も少なくありません. COPD 患者の生命予後の改善には持続的な酸素投与が有効ですが[9][10], 酸素療法を受けている患者のうち毎日酸素をしっかり使用しているのは 40% 程度であったという報告もあります[11]. 我々はこうした事実を踏まえたうえで, 患者一人一人に合わせた HOT 導入を行う必要があるのです.

当院におけるクリニカルパスを Table 6 に示します.

患者の状態や酸素器具の操作の理解度によって延びることはもちろんありますが, 基本は 5 日間の入院とし, この間に適切な酸素量および器具を決定します. 1 日目の 6 分間歩行試験は安静時の酸素量で行い, これにより必要な労作時酸素量を予測して, その労作時酸素量で 2 日目の 6 分間歩行試験に臨みます. 必要に応じて 3 回目以上行うこともあります. 自宅に帰ってからも継続して酸素吸入を安全かつ確実に行えるように, 入院中にしっかりと指導することが大切です. そして HOT 導入後は月 1 回の外来受診が義務付けされますが, その際に, 現在の酸素流量が本当に適切かどうかを判断することが大切です.

6 分間歩行時には修正 Borg scale を 1 分ごとに記録しながら呼吸困難と疲労レベルと総歩行距離を記録します (p.199, Table 5 参照)[12].

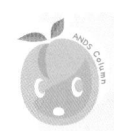

＊あんずコラム＊

6分間歩行と特発性肺線維症（IPF）
～IPFならできるだけ早く歩かせるのが流儀？～

　先ほどの在宅酸素の導入，6分間歩行（6MWT）の項では注意点として患者の
ペースでできるだけ長く歩くことを述べましたが，どれくらいの速度で歩くかは特
に決まりがありません．これは2002年のATS statementの6MWTのガイドラ
インによるものでした．

　そんななか10分間の室内気での安静またはベースラインの酸素投与量での
SpO_2 が83%以上であることを条件とし，できるだけ早く歩くが，走ったりしない
という方法で6MWTを評価したIPF患者のstudyが出ています．このstudyで
は，6MWTでの24週後の歩行距離が50m以上低下したら1年後の致死率は
25m未満の症例と比して4.27倍となり（95%CI: 2.57-7.10, p＜0.001），26
～50mの低下ではHR 3.59（95%CI: 1.95-6.63, p＜0.001）でした[❶]．

　通常の6MWTは患者のペースで行うことが多いですが，このできるだけ早く歩
かせるという6MWTの手法を用いる研究が今後は増えてくるかもしれませんね．

Reference

❶ du Bois RM, et al. Six-minute-walk test in idiopathic pulmonary fibrosis: test validation and min-
imal clinically important difference. Am J Respir Crit Care Med. 2011; 183: 1231-7.

---

7 | 加湿の盲点

　人工鼻（Fig 16）は，気管切開や気管挿管されている患者に加温・加湿目的で使用す
る使い捨ての医療器具である．加温加湿器に比べ，電気や水を必要とせず移動時などに
使用する点では優れています．人工鼻は呼
気中の水分と熱を保持する膜を有してお
り，この膜（フィルター）で加温・加湿を
行います．しかし，加温加湿器に比べ能力
が低いため，低体温症の患者には使用すべ
きではありません．また，人工鼻は構造
上，死腔と気道抵抗の原因になります．

　人工鼻使用時に，最も注意すべき点は，
フィルター部分が湿ることなどで，気道抵
抗が増加し，最悪の場合には窒息に至るこ

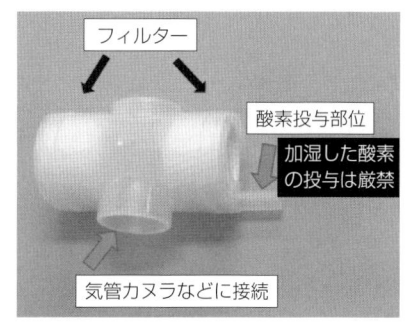

フィルター

酸素投与部位

加湿した酸素
の投与は厳禁

気管カヌラなどに接続

Fig 16 ■ 人工鼻

とです．そのため，人工鼻に加温加湿器などを併用し加湿することは禁忌です．これは，気管切開患者に酸素投与の必要な場合に起こりやすい事故原因です．また，フィルターが濡れてしまう可能性が高い点で，血痰や喀痰量の多い患者にも使用すべきではありません．その他，軽度の気道抵抗でも換気が困難になる可能性の高い1回換気量の少ない患者にも適していません．

8 先生！ 飛行機乗っていいですか？

- 鉄道移動は原則酸素ボンベ2本まで持ち込み可能．
- 運行中の飛行機内は気圧の低下により，健常人では SpO_2 が約 4.4％低下する．
- 地上で SpO_2 95％程度を保っている COPD 患者／HOT 導入後の患者は，飛行中 2L/分の酸素増量が一つの目安．

　慢性呼吸不全で在宅酸素療法を行っている患者が移動する場合には，酸素供給源の持続的確保が必須となります．一般的な在宅酸素療法の酸素供給方法には，「酸素濃縮器＋酸素ボンベ」，「液体酸素」が基本となります．使用頻度が高い「酸素濃縮器＋酸素ボンベ」の長時間移動について今回検討します．「液体酸素」は，短時間移動には便利ですが，親機がないと液体酸素の補充が困難で長時間の移動には不向きです．また，飛行機への持ち込みは許可されていません．

　なお，飛行機利用は，高度上昇に伴う機内の気圧低下で，慢性呼吸器疾患患者では，呼吸不全をきたしやすいのです．この項では，①移動中の酸素供給源の確保，②高度と低酸素，③飛行機での酸素投与について分けて記載します．

移動中の酸素供給源確保

　医療機器（酸素ボンベを含む）・バッテリーの持ち込み制限が交通機関（会社）ごとに決められています．酸素使用が可能かについては，利用予定の交通機関・酸素供給会社に事前に確認する必要があります．また，国内移動で酸素濃縮器を移動（旅行）先に

Table 7 ■ 酸素ボンベ・酸素濃縮器と公共交通機関

	飛行機	新幹線を含む鉄道，バス
酸素ボンベ	● 国内線は持ち込み許可あり（ANA，JAL） ● 国際線は持ち込み制限あり，一部路線でのみ使用許可（レンタルを含む）	● 酸素ボンベ2本まで
酸素濃縮器	● 国内線・国際線で特定機種のみ許可	● コンセントの利用に関しては，事前に鉄道会社に確認の必要あり

〔日本産業・医療ガス協会．公共輸送機関内における医療用酸素吸入について（平成24年9月改訂）から作表〕

Table 8 ■ 飛行機内で酸素を使用する際の確認事項

1. 患者の病態・酸素投与の必要性の評価
2. 飛行経路・時間の確認*〔飛行機搭乗前後（自宅から飛行機搭乗まで，飛行機着陸後から目的地まで），乗り換え便なら乗り換え時間〕
3. 酸素投与量の設定
4. 酸素ボンベ／濃縮器の機器選択
5. 機器操作（患者・同行者）のチェック
6. 飛行機会社への診断書

*飛行時間の 1.5 倍の酸素供給ができるように準備が必要です．

設置する場合は，契約している酸素供給会社に申請が必要となります．

　日本産業・医療ガス協会が作成している「公共輸送機関内における医療用酸素吸入について」を参考に大まかな基準を Table 7 に示します．ここで大事な点は，多くの鉄道では，酸素ボンベは 2 本までが原則になります[⑬]．また，長距離の移動に際しては，禁煙席を確認する必要があります．

　国内線飛行機移動では通常，酸素ボンベを持ち込み／レンタルで使用することが多いです．一方，飛行機内での使用が許可され，バッテリーで稼働する携帯型酸素濃縮器もあります．

　国際線を利用する場合，日系国際線で酸素ボンベが使用可能な場合がありますが，米系飛行機会社では機内の酸素ボンベの使用が禁止されています．そのため，携帯型酸素濃縮器を使用することになります．米国連邦航空局で許可されている携帯型酸素濃縮器の中で，国内で契約可能な機種は，オキシウェルポータブル・ケアサンソ Eclipse などがあり，これらの機種は申請し許可を受ければ国際線での使用が可能です．飛行機を利用する場合は，所定期間内に酸素投与量や病状などを記した診断書を提出する必要があります（Table 8）．

　日常的に在宅酸素療法を行っている患者が海外旅行に出た場合は，酸素ボンベのみでは長期滞在中の酸素供給は困難です．そのため，携帯型酸素濃縮器の使用か，目的地（現地）での酸素供給業者との契約が必要です．

高度と低酸素

　大気中の酸素濃度は約 21％であり，ロケットで宇宙に行くような場合を除けば高度が上昇してもこの酸素濃度は変化しません．しかし，高度の上昇は，大気圧を低下させます．下記の式に示すように，大気圧が低下するにつれ，肺胞の酸素分圧（P_AO_2）が低下します．

$$P_AO_2 ＝（大気圧－水蒸気圧）×酸素濃度－P_ACO_2/0.8$$

　そのため，高度の高いところに行くほど，肺胞の酸素分圧が低下し，体内に取り込まれる酸素量も低下します．飛行機はエベレストの山頂よりも高い約 12000m を飛行しますが，通常は機内の気圧が調整され著明な低酸素状態を防いでいます．それでも，機内

高度は 1524〜2438m を巡航しています[14]．すなわち，機内の酸素状態は，標高 2000m 程度（富士山の 5 合目や宿泊可能な国内の一部の山岳リゾートホテル）の標高の酸素状態に相当し，この高度での酸素濃度は，地上（大気圧）で約 15 ％の酸素濃度に値します．そのため，飛行機の利用は，高度の高い避暑地などの旅行と同じく，呼吸不全を助長することがあるのです．

安静時室内気で SpO_2 95％以上の患者では飛行機の搭乗に関しては特別な検査は不要と考えられ[15]，これ以下では，搭乗可能かの精査が必要となります．健常人では飛行中の機内で，地上より約 4.4 ％（95％CI 3.9-4.9）の酸素濃度の低下が認められています．

飛行機搭乗に伴う呼吸器合併症のリスクは飛行高度や飛行時間によっても異なるため，総合的に飛行機搭乗の可否と酸素投与量を設定する必要があります（Table 8）．飛行機内での機器の取り扱い（アラーム対応など）についても，患者本人もしくは介護者が自分で操作可能である必要があります．また，航空会社によっては，機種によっては機内での CPAP（continuous positive airway pressure）使用を許可しており，必要な場合には事前に確認をとる必要があります．

飛行機内での酸素投与量の設定について

SpO_2 が 95％以下の患者や在宅酸素中の患者では，飛行中の酸素の必要性や酸素量を検討する必要があります．血液ガス分析や呼吸機能検査を参考に，飛行機内での酸素分圧を予測する式が存在します．

$$PaO_2 \text{（Torr，機内）}=0.453 \times PaO_2 + 0.386(FEV_{1.0}\% \text{ predicted}) + 2.44$$
$$PaO_2 \text{（Torr，機内）}=0.519 \times PaO_2 + 11.855 \times FEV_{1.0}(L) - 1.760$$

しかし，これらの予測式は，近年では信頼性が低いと考えられています．飛行機内の酸素濃度 21％は，地上の 15％の酸素濃度に相当するため，15％の低酸素室での評価を勧めている海外のガイドライン[16]があります．しかし，日本の医療機関では，このような装置を利用しての評価は困難であり，それ以外の方法で推測する必要があります．

そこで，飛行中の機内では，慢性呼吸器疾患患者がどの程度の呼吸不全が起こり，酸素投与で改善するかを調べた 2 つの研究を紹介します．

1 つ目は，健常人や慢性呼吸器疾患患者を室内気（21％ O_2），15％ O_2 投与状態，15％ O_2 投与状態＋経鼻酸素投与下での動脈血分析を行った研究です．この研究によると，健常人に比べ慢性呼吸器疾患患者では SaO_2 の低下が顕著でしたが，15％ O_2＋経鼻酸素投与（2L/分の酸素投与）で，ほとんどの患者の SaO_2 が 21％ O_2 のレベルまで改善しました[17]．

2 つ目は，測定条件を変えて COPD 患者の動脈血液ガスを測定した研究です．測定条件は，①地上，②高度 2086m，③高度 2086m に 2L/分の酸素投与の 3 つになります．Table 9 に動脈血液ガスの変化を示します．ここでもほとんどの患者が 2L/分の酸素投与で PaO_2 が 60Torr 以上になっています．

Table 9 ■ 高度による動脈血液ガスの変化

	PaO₂ (Torr)	PaCO₂ (Torr)	pH	SaO₂ (%)
①地上	75 ± 9	43 ± 4	7.41 ± 0.02	95 ± 2
②高度 2086m	51 ± 6	40 ± 5	7.43 ± 0.02	86 ± 6
③高度 2086m ＋2L/ 分酸素投与	64 ± 9	41 ± 5	7.42 ± 0.02	93 ± 4

(Kelly PT, et al. Aviat Space Environ Med. 2009; 80: 815-9[13])

Table 10 ■ 飛行機移動の禁忌

- 感染の危険のある活動性結核
- 無治療の気胸
- 大喀血
- 地上で 4L/ 分以上の酸素投与

　これらの結果からは，地上で SpO_2 95％程度を保っている COPD 患者は，飛行中 2L/ 分の酸素投与が一つの目安と考えられます．すでに在宅酸素療法を行っている患者の飛行機内での酸素投与量の設定調整はより困難で，安静時の酸素投与量を 2L/ 分以上増やすことが妥当ですが，CO_2 の上昇が起きないかを酸素を増やした状態で確認することが必要です．

　最後に，飛行機内は気圧が低下する密閉空間であるため，感染症の伝播・気圧の変化に伴う閉鎖腔の拡大と低酸素が問題となります．そのため，飛行機の移動が禁忌となる疾患・病態には Table 10 が存在します[14]．

📘 文献

❶ 日本呼吸器学会. パルスオキシメータハンドブック. 2014.

❷ http://www.konicaminolta.jp/healthcare/knowledge/details/principle.html

❸ https://www.jrs.or.jp/uploads/uploads/files/guidelines/pulse-oximeter_general.pdf

❹ Ioachimescu OC, et al. A middle-aged woman with chronic liver disease and shortness of breath. Cleve Clin J Med. 2006; 73: 375-81.

❺ Lange PA, et al. The hepatopulmonary syndrome. Ann Intern Med. 1995; 122: 521-9.

❻ Rodriguez-Roisin R, et al. Hepatopulmonary syndrome—a liver-induced lung vascular disorder. N Engl J Med. 2008; 358: 2378-87.

❼ Kim YK, et al. Thoracic complications of liver cirrhosis: radiologic findings. Radiographics. 2009; 29: 825-37.

❽ 日本呼吸器学会肺生理専門委員会在宅呼吸ケア白書ワーキンググループ, 編. 在宅呼吸ケア白書. 日本呼吸器学会; 2010.

❾ Nocturnal Oxygen Therapy Trial Group. Continuous or nocturnal oxygen therapy in hypoxemic chronic obstructive lung disease: a clinical trial. Ann Intern Med. 1980; 93: 391-8.

❿ Long term domiciliary oxygen therapy in chronic hypoxic cor pulmonale complicating chronic bronchitis and emphysema. Report of the Medical Research Council Working Party. Lancet. 1981; 1: 681-6.

⓫ Neri M, et al. Long-term oxygen therapy in chronic respiratory failure: a Multicenter Italian Study on Oxygen Therapy Adherence (MISOTA). Respir Med. 2006; 100: 795-806.

⓬ ATS Committee on Proficiency Standards for Clinical Pulmonary Function Laboratories. ATS statement: guidelines for the six-minute walk test. Am J Respir Crit Care Med. 2002; 166: 111-7.

⑬ 日本産業・医療ガス協会. 公共輸送機関内における医療用酸素吸入について（平成 24 年 9 月改訂）.

⑭ Silverman D, et al. Medical issues associated with commercial flights. Lancet. 2009; 373: 2067-77.

⑮ Muhm JM, et al. Effect of aircraft-cabin altitude on passenger discomfort. N Engl J Med. 2007; 357: 18-27.

⑯ Ahmedzai S, et al. Managing passengers with stable respiratory disease planning air travel: British Thoracic Society recommendations. Thorax. 2011; 66 Suppl 1: i1-30.

⑰ Cramer D, et al. Assessment of oxygen supplementation during air travel. Thorax. 1996; 51: 202-3.

⑱ Kelly PT, et al. Supplemental oxygen effect on hypoxemia at moderate altitude in patients with COPD. Aviat Space Environ Med. 2009; 80: 815-9.

JCOPY 498-13044

薬のオキテ / ミニマムエッセンス

1 抗菌薬総論

研修医の頃，ワシントンマニュアルの抗菌薬の章は1ページ読むのにものすごい時間がかかったのは，"その内容が濃くて深かったため"と後で悟ったのですが，その要点を以下に示します．抗菌薬スペクトラムの Fig 1 を参照しながら読みましょう．

バンコマイシン（VCM）

VCM は，Fig 1 の最も左側にある，黄色ブドウ球菌（MSSA），コアグラーゼ陰性ブドウ球菌（CNS），MRSA をターゲットにした抗菌薬ですね．VCM 以外のでは非抗菌薬の硫酸アルベカシン，テイコプラニン，リネゾリドなどがあります．VCM の効力が

薬物療法

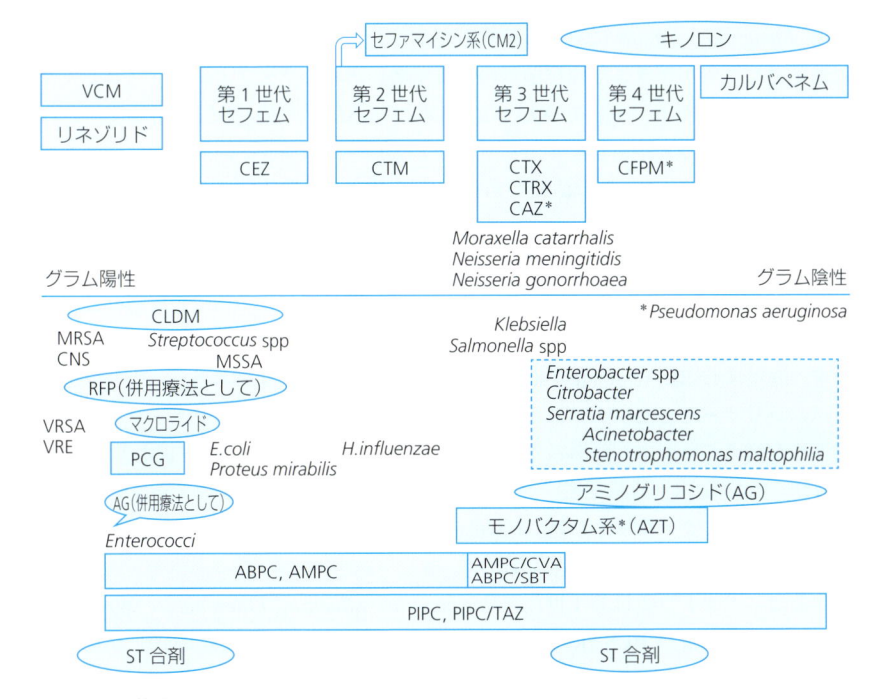

Fig 1 ■ 抗菌薬スペクトラム

筆者が研修医の頃に N 先生に教わったものであり，もう十数年経とうとしているがおよその骨格は変わりがないと思います．個々の菌の位置と抗菌薬のカバーする範囲を確認したら，耐性菌の可能性も勘案したうえで治療薬を選ぶとよいでしょう．

ない VRE (vancomycin resistant *Enterococcus*) や VRSA (vancomycin resistant *Staphylococcus aureus*) ではリネゾリドの適応となります. VCM の急速静注ではレッドマン症候群とよばれる IgE を介さないヒスタミンの遊離に伴う皮疹や瘙痒感が出現することがあるので, 1 時間以上かけて点滴します. 入院患者のカテーテル感染で使用される抗菌薬の代表格です.

セファロスポリンの概要

最初に覚えておきたいのは, ペニシリンアレルギーのある患者でセファロスポリンを使用した場合の交差アレルギーは 8.1% であることで, これを示した文献[1]は一度は目を通しておきたい総説です.

第 1〜4 世代にわたって *Enterococcus* spp や MRSA への活性はなく, 嫌気性菌への活性が少ないとされています. セファマイシン系は例外的に嫌気性菌への活性があります. 第 2 世代のセフェムにおいて嫌気性菌への活性を増した進化系と考えられます. セファマイシン系のセフメタゾン (CMZ) はセファゾリン (CEZ) に比べグラム陽性球菌への活性は劣るものの, CEZ より *Escherichia coli*, *Klebsiella pneumoniae*, *Proteus mirabilis*, *Bacteroides fragilis* に対する抗菌力が改善されています. セファマイシン系をさらに進化させたのがグラム陰性桿菌への活性を増したオキサセフェム系〔フロモキセフ (FMOX), ラタモキセフ (LMOX)〕で, 日本では消化器内科 / 外科症例で使用されているのを見かけることがあります. どちらも *Enterococcus* spp には無効で, 後者だけが *Pseudomonas aeruginosa* への活性があります. グラム陽性球菌への抗菌力は FMOX, CEZ > CMZ > LMOX です.

■ 第 1 世代　セファゾリン (CEZ)

Fig 1 の通り, *E. coli* や *Proteus mirabilis* などの尿路感染による菌や, 皮膚軟部組織感染症での連鎖球菌, MSSA で使用します. その他 *K. pneumoniae* にも効果がある場合もあります. 近年は ESBL (extended-spectrum beta-lactamase) とよばれるペニシリンを破壊するペニシリナーゼとセファロスポリン系を破壊するセファロスポリナーゼを併せもった耐性株が増えています. 薬剤感受性検査でセファロスポリンやアズトレオナム (AZT) にどれか一つでも "I (低感受性)" と出たら, 特に *E. coli*, *K. pneumoniae* では ESBL の可能性を考慮します. 診断は CVA (clavulanic acid) で ESBL のチェックを行います.

■ 第 2 世代　セフォチアム (CTM)

基本的なスペクトラムは第 1 世代＋*Haemophilus influenza*, *Enterobacter* spp と覚えましょう. *H. influenza* は BLNAR (beta-lactamase negative ampicilin-resistance) が増加しており, BLNAR が多い地域ではカルバペネム系抗菌薬かキノロンの投与を行います.

■ 第 3 世代　セフォタキシム (CTX), セフトリアキソン (CTRX), セフタジジム (CAZ)

CTX, CTRX は好気性グラム陰性桿菌に抗菌活性があり, *Serratia*, *Citrobacter*, *Pro-*

teus，*Enterobacter* などを含み，髄膜炎での第一選択薬ですね．CAZ は抗緑膿菌活性をもっているのが CTX，CTRX との違いです．ただし，CAZ は *E.coli*，*K.pneumoniae*，*Enterobacter* spp，*Citrobacter*，*H.influenzae* などのグラム陰性桿菌に対する抗菌力は，CTX と同程度かやや弱く，グラム陽性球菌に対する抗菌力も CTX より弱いのです．一方で，緑膿菌以外では *Acinetobacter*，*Burkholderia cepacia* のブドウ糖非発酵グラム陰性桿菌に対する抗菌力が改善されたのが CAZ の特徴です．

■第 4 世代　セフェピム（CFPM）

抗緑膿菌活性を保ちつつ第 3 世代と同様に髄液移行が良く，グラム陽性球菌への活性は CTX，CTRX と同等です．抗癌薬投与に伴う発熱性好中球減少症で投与されることが多いのは緑膿菌を意識したエンピリック治療になっているためですね．

モノバクタム系

アズトレオナム（AZT）は緑膿菌を含めた好気性グラム陰性桿菌のみに活性があります．"グラム陽性菌や嫌気性菌への活性は少ない"という事実は覚えておきましょう．AZT は β ラクタム薬との交差アレルギーがないため，ペニシリンやセファロスポリンにアレルギーがある患者でも使用できる利点があります．ただ CAZ とは光学異性体の関係にあり，CAZ にアレルギーがある場合は使用は避けた方がよいと思います．アレルギーのある人のグラム陰性桿菌狙いの薬剤というのが筆者の認識です．*E.coli*，*Klebsiella* spp，*Enterobacter* spp，*Citrobacter* などに対しての活性は CTX とほぼ同等で，*Proteus mirabilis*，*Serratia* などに対しては CTX よりやや優れた抗菌力を示します．緑膿菌に対する抗菌力は CAZ＞AZT＞CTX といわれています．

アミノグリコシド

グラム陽性もしくはグラム陰性好気性菌による感染症に対して細胞壁合成阻害薬とともに使用されることがあります．ペニシリン（PC），セファロスポリン，バンコマイシン（VCM）などの細胞壁合成阻害薬との併用は synergistic effect（相乗作用）がある．*Enterococcus* spp の血流感染（Fig 1）やグラム陰性菌の心内膜炎では，併用療法で長期に治療します．*Salmonella* spp や嫌気性菌への活性はありません．*Salmonella* spp での薬剤感受性検査はアンピシリン，フルオロキノロン，ST 合剤のみを調べ，試験管内で第 1，2 世代セフェム，セファマイシン，アミノグリコシドに感受性を示しても臨床効果がないので注意しましょう．また便以外から *Salmonella* spp が検出されたら第 3 世代セフェムやクロラムフェニコールを追加します．

■ST 合剤（バクタ®）

MSSA などのグラム陽性球菌や様々なグラム陰性桿菌（gram negative rod：GNR）に対して活性があります．弱毒耐性菌の *B.cepacia*，*Stenotrophomonas maltophilia*，*Serratia marcescens* など（点線で囲ったグラム陰性弱毒菌）にも効果があります（Fig 1）．

"*Pseudomonas aeruginosa* や嫌気性菌への活性がない"ことは覚えておきましょう．呼吸器領域の感染症で多く遭遇する *Moraxella catarrhalis* への活性もあります．

PSSP（penicillin-susceptible *Streptococcus pneumoniae*）には効果があるが，PRSP（penicillin resistant *Streptococcus pneumoniae*）やその他の連鎖球菌，MRSA には効果はありません．しかし，MSSA に効果があるのです．そのため皮膚軟部組織感染症でも使用されることがあります（Fig 1 の左側）[2]．筆者の場合，バクタはサッカーでいうなら速やかに相手の攻撃の芽を摘み，渋い働きをする"中盤の要的なイメージ"の薬剤です．ステロイドや免疫抑制薬の使用は下記の③を起炎菌とする肺炎や菌血症のリスクが増えます．その予防投与として（多くは1錠連日，2錠隔日投与など）バクタは重宝されているのです．主に下記の目的で使用します．

＜バクタ®の使用例＞

①細胞性免疫機能低下者の細胞内寄生菌に対する予防投与

② PCP（ニューモシスチス肺炎）の予防投与または治療

③ *Listeria monocytogenes*，*Legionella* spp，*Mycobacteria*（*Mycobacterium fortuitum*，*Mycobacterium kansasii*，*Mycobacterium marinum*），*Nocardia* spp，*Salmonella* spp，PCP の予防投与

④尿路感染症の治療

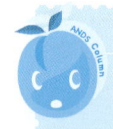

＊あんずコラム＊

L2MNS のすすめ①

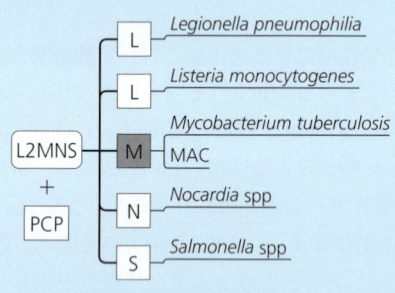

バクタで予防できる細胞内寄生菌（*M. tuberculosis*，Mac 以外）

L2MNS（L が2つ）は筆者が研修医の頃に青木眞先生に教わった呪文ですが，細胞性免疫の低下が予測される病態（例：HIV 感染症，糖尿病，腎不全，ステロイドや免疫抑制薬の投与，癌患者，加齢，低栄養など）では L2MNS を考慮せよとい

うオキテがあります.

これは細胞性免疫（Tリンパ球）の働きが落ちるために細胞内寄生菌に感染しやすい病態とも言い換えることができます. 逆にバクタ®の予防投与の出番はこういった時なんですね. 残念ながら M〔*Mycobacterium tuberculosis*, *Mycobacterium avium* complex（MAC）〕は予防できませんが, L2NS はバクタ®で予防可能なのです. L2MNS の呪文を何度も何度も唱えましょう！

＊あんずコラム＊

L2MNS のすすめ②

写真の症例は 74 歳男性, 主訴は 1 年前から全身に散在する紅斑と 1 カ月前からの全身倦怠感で来院しました. バイタルは安定していますが, 両側の鼠径部に大豆大の鱗屑を伴った紅斑が散在しています. 皮疹の生検（A）から成人T細胞白血病と診断されたのですが, 同時期の胸部 CT では肺野に縦隔リンパ節腫大（B）と結節影（C）とを認めます. 縦隔リンパ節の穿刺液からノカルジアが検出され, 結節部位の気管支洗浄液からは非定型抗酸菌（MAC）が検出されています. L2MNS

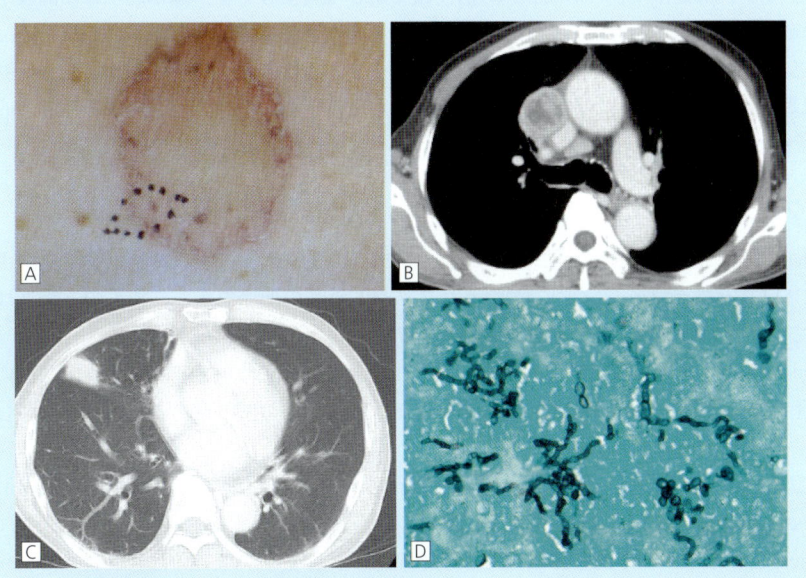

成人T細胞白血病に生じた肺. 縦隔リンパ節病変

を想起すれば，HTLV-1 感染による細胞性免疫不全による影響と考えられます．その他，サイトメガロウイルス血症やトリコスポロンによる皮膚病変（D，皮膚生検の Grocott 染色）も合併しました．5 章 - ④ 肺炎の Fig 18（p.250）の免疫不全者の感染症の細胞性免疫低下の中には CMV をはじめとするヘルペスウイルス属も含まれていますね！　L2MNS とともに再度確認しましょう．

ペニシリン

■ ペニシリンG　（PCG）

　横隔膜より上の菌に対しての使用となります．筆者が研修医の頃は解剖学的に横隔膜より上の嫌気性菌には最強の抗菌薬だと習いました．つまり誤嚥性肺炎で問題となる口腔内の嫌気性菌である *Peptostreptococcus* spp などですね．Fig 1 で示す通り左側の狭い領域をカバーします．化膿性連鎖球菌のみならず，髄膜炎菌への活性もあるが，基本的にはグラム陰性桿菌へは無効と覚えておきましょう．

メトロニダゾール

　嫌気性グラム陰性桿菌の *Bacteroides fragilis* への活性がありますが，誤嚥性肺炎で問題となる *Peptostreptococcus* spp への活性は安定しないようです．基本的には横隔膜下への嫌気性菌に最大の効果を発揮し，グラム陽性偏性嫌気性細菌の *Clostridium difficile* による偽膜性腸炎の治療で活躍します．好気性グラム陽性球菌への活性がないため肺膿瘍では単独では使用しない方がよいでしょう．*Actynomyces* spp，*Propionibacterium* spp には耐性です．

クリンダマイシン（CLDM）

　横隔膜上下に及ぶ菌にも効果があり，"CTM（第 2 世代セファロスポリン）＋CLDM＝CMZ（セファマイシン系）"のようなスペクトラムの関係をもたらすものと筆者は考えています．好気性グラム陰性桿菌（*Pseudomonas aeruginosa*，*Brucella* species，*Legionella* spp）への活性が無効であり，誤嚥性肺炎で単剤で使用するとグラム陽性菌には効果があるため一過性に改善しますが，グラム陰性桿菌の関与がある場合は再増悪します．

　臨床的にブドウ球菌に対して VCM を温存し，CLDM を投与したい場合，*Staphylococcus aureus* は EM の存在化で CLDM への誘導耐性を起こすことがあり，これは D-test という微生物学的な方法があるので確認しましょう．CLDM はメトロニダゾールに耐性である *Actynomyces* spp，*Propionibacterium* spp にも活性があります．

アモキシシリン・クラブラン酸（AMPC/CVA），アンピシリン・スルバクタム（ABPC/SBT）

筆者が外来および入院で最も頻用している抗菌薬の一つです．AMPC，ABPC単独では *S. aureus*，*E. coli* などのペニシリナーゼ産生菌には効果はありません．しかしAMPCにクラブラン酸（CVA）を加えることにより *S. aureus*，*E. coli* に加えて *Klebsiella* spp，*Proteus vulgaris*，*B. fragilis* まで抗菌スペクトルが拡大しています．ABPC/SBTもほぼ同等のスペクトラムをもつと考えてよいのです．*Enterococcus* の血流感染（心内膜炎）などの治療は，アミノグリコシド高濃度（GM：500μg/mL，SM：1000μg/mL）で感受性を示す場合にはABPCもしくはPCGとアミノグリコシドの併用療法を行います（Fig 1左側）．

ピペラシリン（PIPC），ピペラシリン・タゾバクタム（PIPC/TAZ）

グラム陰性桿菌に対してすぐれた抗菌力を示し，ペニシリン系抗菌薬の中では最も抗菌スペクトラムが広いのです．*K. pneumoniae*，*S. marcescens*，*B. fragilis* などにも抗菌力があります．

マクロライド系

Fig 1の左側，すなわちグラム陽性球菌がターゲットです．なかでも *Streptococcus* spp（肺炎球菌を除く）や *Mycoplasma pneumoniae*，*Chlamydophila pneumoniae*，*M.catarrharis* を疑うケースでは使用することができます．グラム陰性桿菌への活性はないと考えておいた方がよいです（マクロライド系については p.228 も参照）．

カルバペネム系

グラム陽性菌から陰性菌まで広範囲の菌種に効く．*S. aureus*，*Enterococcus* spp（*E.faecium* を除く）を含むグラム陽性球菌に対する抗菌力は最大です．グラム陰性桿菌でも従来のセフェム系で抗菌力の少なかった *Pseudomonas aeruginosa*，*Bacteroides* spp に強い抗菌力があります．*Stenotrophomonas maltophilia* や MRSA には効果がないとされています．

キノロン系

キノロンは世代別でざっと分けて考えるとわかりやすいです（Fig 2）．

第1世代のナリジクス酸はオールドキノロンとよばれます．今はキノロン耐性の感受性試験に使用されています．緑膿菌活性はあるが，肺炎球菌には活性が少ない第2世代（シプロフロキサシン，オフロキサシン，ノルフロキサシン），肺炎球菌に活性のある第3世代（トスフロキサシン，レボフロキサシン，スパルフロキサシン）などは，簡単に覚えておくと有用だと思います．肺炎球菌肺炎を考えて第2世代のニューキノロンを投

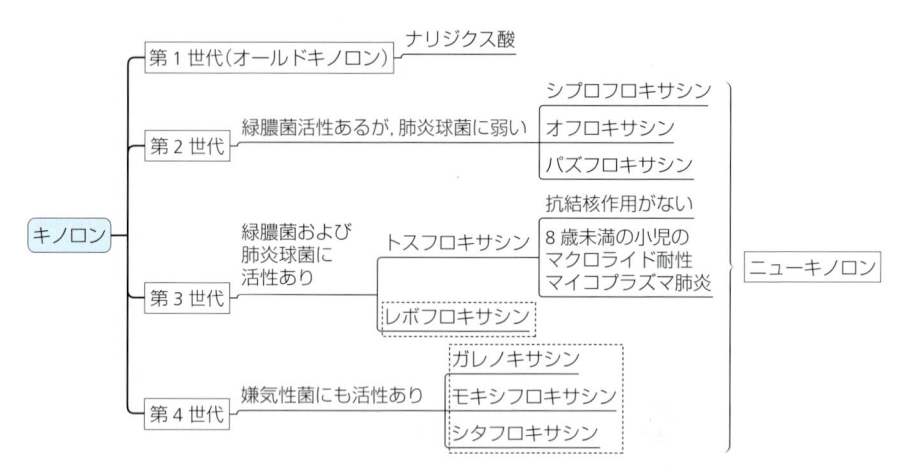

Fig 2 ■ キノロンのミニマムエッセンス

与してはいけないのはわかりますね．点線で囲ったニューキノロンは呼吸器系疾患に強くレスピラトリーキノロンともよばれます．トスフロキサシンはニューキノロンでは珍しく抗結核作用がないことは特筆すべきです．また 8 歳未満の小児ではキノロンの使用による歯芽黄線などの副作用が知られていますが，小児科学会ではマクロライド耐性のマイコプラズマ肺炎の第二選択薬でトスフロキサシンを推奨しています．

またキノロン系薬剤（特にシプロフロキサシン）は，カルシウム，アルミニウム，マグネシウム，鉄剤と同時に摂取すると腸でキレートを作る結果，著しく吸収が低下するので避けるようにします．

メトロニダゾール

1960 年代から使用されている古い薬剤で，嫌気性菌，トリコモナスや赤痢アメーバなどの原虫に有効で本邦でも嫌気性菌感染症に対する保険適用が認可されています．*Clostridium difficile* による偽膜性腸炎に対して第一選択薬として使用可能です．米国では中枢神経への移行性がよいので，特に脳膿瘍ではセフトリアキソンとの組み合わせで使用されています．メトロニダゾールでは尿色が暗赤色に変化することは覚えておきましょう．

稀な副作用ですが，メトロニダゾールが 20g を超えると脳症の発症が多くなります[3]．投与から発症までの中央値が 19 日とする報告もあれば[4]，翌日の発症もあるようですので，構音障害や歩行障害などは注意が必要です．メトロニダゾール以外でも β ラクタム薬やキノロン，マクロライドによる脳症も報告されており，精神症状や痙攣，ミオクローヌス，小脳症状など様々な症状が投与数日以内で報告されています[4]．

種々の方法による透析時の抗菌薬の投与方法

重症患者の管理の際には緊急透析が様々な方法で行われることがあります．意外にもその際の薬物動態や半減期などを詳細に述べた文献は少ないのです．そんな時は Trotman らの論文[5]が役に立つと思います．

PK/PD（pharmacokinetics/pharmacodynamics）

PK は薬物動態学のことで，薬の吸収，分布，代謝，排泄などを介した濃度推移に関わる因子を考える学問です．PD は体の作用部位でどのように，どの程度働くかを考える薬力学を意味します．PK/PD には濃度依存性と時間依存性という考え方があります（Fig 3, 4）．

濃度依存性には最高血中濃度 C_{max}（peak）を最小発育阻止濃度（minimum inhibitory concentration：MIC）で割った値である Peak/MIC が効果の指標となるアミノグリコシド（濃度依存性）（Fig 4A），24h の AUC（area under the curve）/MIC がある一定の値（25～125）以上が望まれるアジスロマイシン，キノロン系，バンコマイシンがあります（Fig 4C）．濃度依存性の薬剤で，例えばアミノグリコシドやキノロン製剤が 1 回投与

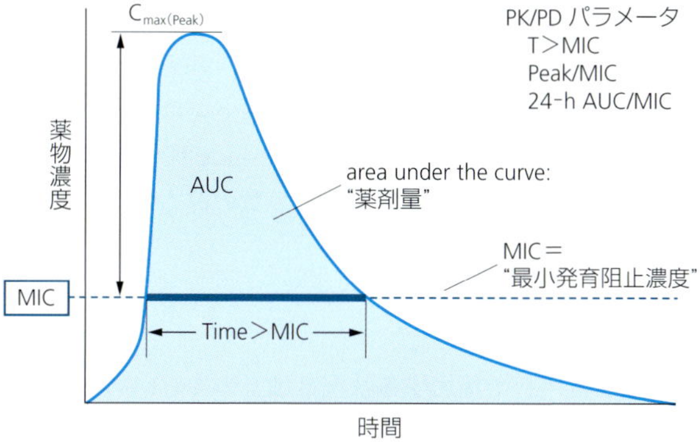

Fig 3 ■ PK/PD：効果予測曲線

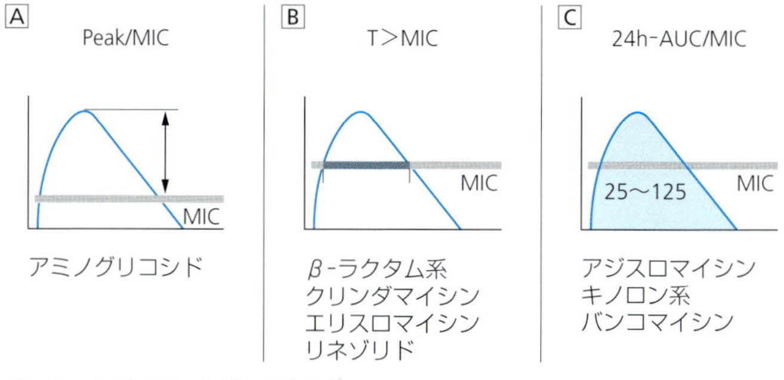

Fig 4 ■ PK/PD：滅菌予測曲線

量を多くするのはこの C_{max}（peak）と AUC の 2 つのパラメーターに規定される薬剤の抗菌活性を最大にするためなのです．

　時間依存性は MIC を超える時間（time above MIC: T>MIC）が重要となる β ラクタム薬，クリンダマイシン，エリスロマイシン，リネゾリドに大きく分類されます（Fig 4B）．例えば β ラクタム薬のうちペニシリン G を多い時には 6 回 / 日の点滴投与するのは T>MIC の時間を多くし，薬剤の抗菌活性を最大にするためです．

血中濃度モニタリング（therapeutic drug monitoring: TDM）

　一般内科，呼吸器内科領域ではおそらくアミノグリコシドの他，抗 MRSA 薬であるバンコマイシンで血中濃度を測定することが多いと思います．アミノグリコシドでは薬剤蓄積による腎障害を避けるため，TDM を行い最低血中濃度（トラフ値）をモニタリングすることが重要です．バンコマイシンは投与直前（トラフ値）が，10〜20μg/mL になるように調節します．多くは投与 3〜4 日目の投与直前にトラフ値を測定します．

2 ステロイド総論

　ステロイドは 1936 年に副腎皮質から複数の結晶化合物が分離され，うち一つが 1945 年に cortisone（肝代謝でコルチゾール）として市販されたようです．ステロイドが過剰投与されると Cushing 症候群になります．余談ですが，筆者がボストンにあるハーバード大学系列の Brigham and Women's Hospital を見学した際，Cushing 症候群で有名な Cushing 先生や循環器の心臓病学で有名な Braunwald 先生など多数の偉人の肖像画があり非常に驚いたのを覚えています．

呼吸器内科でステロイドを必要とする場面

　さて，ステロイドを一般内科 / 呼吸器内科で使用する状況とはどのくらいあるでしょうか？　筆者がざっと考えただけでもこれだけあります（Fig 5）．"感染症" が契機になるという点では COPD の急性増悪[6]や気管支喘息発作[78]がその代表ですね．なかには難治性の咳嗽に対して少量のステロイドを短期間使うということもあるでしょう．当科のデータでは，間質性肺炎は呼吸器ウイルス / 細菌感染ともにその増悪に関与するという可能性は低いのです[9]．悪性腫瘍やアレルギー疾患，膠原病をはじめとする自己免疫性疾患などでステロイド治療を要する疾患が多いことがわかります．

ステロイドと感染症

　感染症がある時に免疫を抑えるのは，一見矛盾した治療に思えますが，予後や後遺症の軽減，予防を含めた何らかのメリットがある場合には使用が考慮されます．Steven McGee 先生らが 2008 年にまとめた論文はステロイドに対する反応を 5 つのグループに

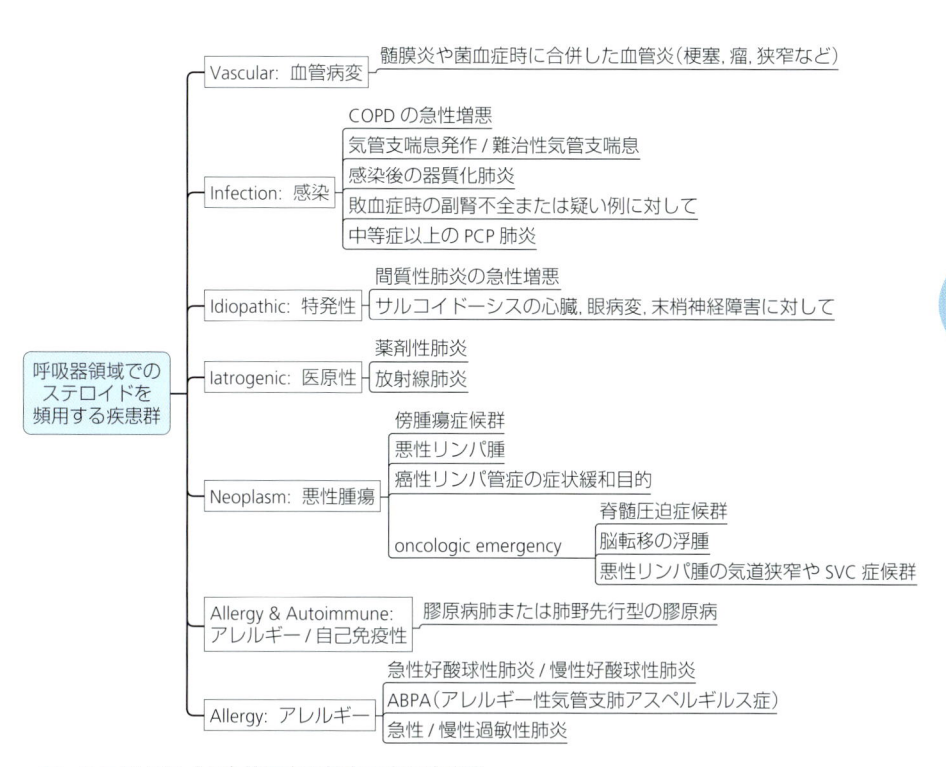

Fig 5 ■ ステロイドを使用する頻度の高い疾患群

分類しています[10]（Table 1）．Group 1 ではステロイド投与が行われ，Group 2, 3 では使用が考慮される場合があるということですね．

ステロイド使用の前に押さえておきたいポイント

- genomic effect および non-genomic effect がある（次項目を参照）．
- 力価がステロイドの種類によって違う（Table 2）．
- ステロイドの抗炎症作用の作用時間の違いは，血中濃度の半減期ではなく，ステロイドレセプターを核内に留める時間の差によるらしい．
- 経口不能または腸管浮腫では，例えば経口プレドニン 20mg/ 日を静注に変えるなら経口予定量の 1.5〜2 倍量（30〜40mg/ 日）を投与する．
- 電解質作用はヒドロコルチゾン（コルチゾール；コートリル®）に比べ，プレドニゾロン（プレドニン®）やメチルプレドニゾロン（メドロール®）で弱く，ベタメタゾン（リンデロン®），デキサメタゾン（デカドロン®）にはない．
- 自己免疫性疾患で維持量を 20mg/ 日にできない症例には，ステロイド単独でなく免疫抑制薬の併用を検討する．

Table 1 ■ McGee によるステロイドへの反応の分類

Group 1	治療効果あり，予後を改善	細菌性髄膜炎
		結核性髄膜炎
		結核性心膜炎
		重症チフス
		破傷風
		中等度から重症の PCP 肺炎
Group 2	治療効果あり，長く続く利益	細菌性関節炎
Group 3	治療効果あり，症状の改善	帯状疱疹
		伝染性単核球症
		急性喉頭蓋炎（クループ）
		肺炎球菌肺炎（ICU ではないセッテイング）
		咽頭炎
		扁桃周囲膿瘍
		蜂窩織炎
		慢性の中耳の液体貯留
		単発の脳嚢虫症
		肺結核
		リンパ節・気管結核
		結核性胸膜炎
Group 4	治療効果なし，または不明	急性気管支炎（RSV）
		ウイルス性出血熱
		百日咳
		重症肺炎（ICU）
Group 5	治療が有害	ウイルス性肝炎
		マラリア脳症

（McGee S, et al. Arch Intern Med. 2008; 168: 1034-46 [10]）

Table 2 ■ ステロイド製剤の種類

	等価量 (mg)	グルココルチコイド作用	ミネラルコルチコイド作用	作用時間（時間）
ヒドロコルチゾン（コルチゾール）	20	1	1	8〜12
プレドニゾロン	5	4	0.8	12〜36
メチルプレドニゾロン	4	5	0	12〜36
ベタメタゾン	0.6	30	0	36〜72
デキサメタゾン	0.6	30	0	36〜72

（Dubovsky AN, et al. Psychosomatics. 2012; 53: 103-15 [20] より改変）

- 薬物相互作用：リファンピシン，フェノバルビタール，フェニトインはステロイドの代謝酵素である CYP3A4 を誘導し，ステロイドの代謝速度を速めるため，併用時には，ステロイドの効果が減弱される．特にリファンピシンでその作用が強く，ベタメタゾンやデキサメタゾンを 1/4〜1/5 に，プレドニゾロンでは 1/2 程度まで効果を減弱させる．プレドニゾロンでは 50〜100% 増量することが望まれます．

＊ あ ん ず コ ラ ム ＊

ステロイドの genomic and nongenomic effect

　例えば，間質性肺炎の急性増悪でステロイドパルス療法（1g/ 日を 3 日間）など
は即効性や抗炎症効果を期待して投与するわけですが，ステロイドの作用機序は大
きく 2 つに分けられることを認識しましょう❶❷（図）.

　一つは，genomic effect とよばれ，細胞質のステロイド受容体にステロイドが
くっついた後，核内に取り込まれ DNA に作用し，mRNA の増幅を介して蛋白合成
が行われます．これは炎症性サイトカインや COX-2 遺伝子を含む，ゲノム全体の
およそ 1％の発現を制御しており，主要なステロイドの作用機序となりますが，効
果発現まで 30 分〜数時間かかるといわれています．この細胞質のステロイド受容
体はプレドニゾロン 30mg/ 日以上で飽和するといわれています.

　一方で nongenomic effect とよばれ，投与後すぐに秒のオーダーで効果を発現
する機序もあります．これは基本的には核内の DNA には作用せず，転写因子の活
性化を介して，遺伝子の発現を間接的に制御するというものであり，ステロイド受
容体の classical receptors にくっつく場合と，nonclassical receptors にくっつ
く場合があります．この nongenomic effect は細胞膜の安定化作用や抗炎症効果

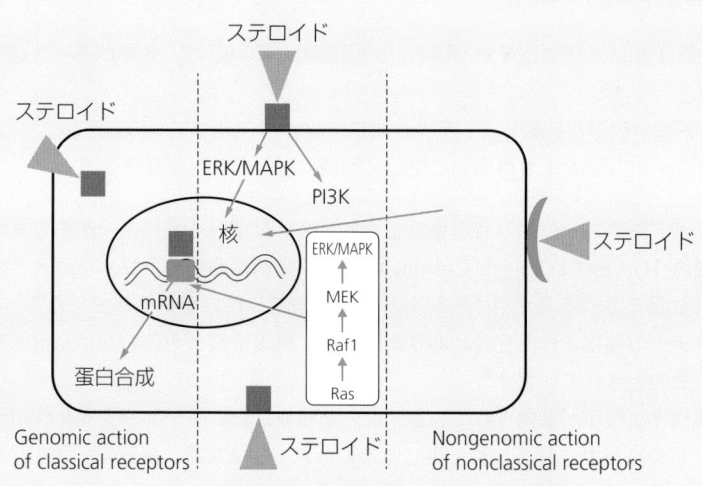

ステロイド作用の pathways

(Losel R, et al. Nat Rev Mol Cell Biol. 2003; 4: 46-56❶を改変)

を素早く発揮し，臨床的な改善に繋がるのです．この効果が際限なく濃度依存性に強まるかどうかはわかっていない部分も多いのですが（例：メチルプレドニゾロン 500mg/ 日 vs 1000mg/ 日はどっちがよいか？という話ですね），こういう異なる機序があることは認識しておいてよさそうですね．

　最後に，健常人の生理的グルココルチコイド産生量はコルチゾール換算 9〜11mg/m^2/ 日（PSL 換算では，170cm/60kg の場合，3.8〜4.7mg/ 日）となるようです[3]．

Reference

[1] Losel R, et al. Nongenomic actions of steroid hormones. Nat Rev Mol Cell Biol. 2003; 4: 46-56.

[2] Jiang CL, et al. The novel strategy of glucocorticoid drug development via targeting nongenomic mechanisms. Steroids. 2015; 102: 27-31.

[3] http://www.igaku-shoin.co.jp/paperDetail.do?id=PA02973_09

3 呼吸器科医が困る 3 つのステロイド案件

ステロイドミオパチー

- ステロイドは，高用量であるほど，内服期間が長いほど，ミオパチーを起こしやすい．
- プレドニゾロンと比較して，デキサメタゾンやベタメタゾンの方が起こりやすい．
- ステロイド内服後 1 カ月以内に生じ，回復には，1 カ月程度かかる．

　ステロイド治療の一般的な有害事象として，ステロイドミオパチーがあります．これは，1932 年 Harvey Cushing が Cushing 症候群の症例において，コルチコステロイドによって引き起こされるミオパチーがあることを報告したのが始まりでした[11]．ステロイドミオパチーの確立された定義はありませんが，痛みや疲労を伴わない筋力低下と，筋萎縮が特徴的とされています[12]．

　原因は様々な機序が指摘されていますが，筋組織におけるタンパク異化作用が亢進することで筋萎縮が引き起こされて生じるといわれています[13]．またステロイドの種類によっても，デキサメタゾンやベタメタゾンはプレドニゾロンと比較してミオパチーを起こしやすかったり，脊髄損傷や ARDS など侵襲のある状況下ではメチルプレドニゾロンで急性のステロイドミオパチーを引き起こすことがあります[14][15]．ステロイドの用量については，10mg/ 日以下の低用量ステロイドでは稀で，高用量では治療開始直後から 2 週間以内に著明な筋力低下がみられることがあります．プレドニゾロン換算で 40〜

60mg/ 日では，程度の差はありますが少なくとも 1 カ月以内には筋力低下がみられます[⑫].

　発症時期としては，ステロイドの内服直後から長期内服中まで起こりうるといわれていますが，一般的には内服 1 カ月以上の長期内服中に生じることが多いです．低栄養状態や敗血症などが基礎状態としてある場合，高用量のステロイドを使用することで，近位筋・遠位筋ともに筋力低下が急速に進行します．この時，呼吸筋も共に筋力低下がみられることがあります[⑯]．長期内服中では，数週間から数カ月の経過で緩徐に近位筋有意に筋萎縮が進行し，遠位筋での筋萎縮は稀です．

　検査では，クレアチンキナーゼやアルドラーゼといった筋原性酵素は，急性期には約50％までの上昇がみられることもありますが，ほとんどの症例では正常範囲内です．筋電図は，急性期には正常範囲内となりますが，慢性期では筋原性パターンとなります．筋生検では，typeⅡb 筋線維の非特異的な萎縮を示します．いずれも非特異的な所見のみで，検査から診断することは困難です[⑰]．

　治療法は，ステロイドを減量するか中止することが最も基本になります．その他の方法としては，デキサメタゾンやベタメタゾンを使用している場合は，プレドニゾロンへ切り替えることも有効です．経験的なものとしては，IGF-Ⅰ，分枝鎖アミノ酸，クレアチン，テストステロンなどの男性ホルモン，デヒドロエピアンドロステロン，グルタミンなどを使用されることもあるようですが，文献的な報告はほとんどありません[⑱]．ステロイドミオパチーのリスクファクターとしては，高齢，癌患者，呼吸筋障害のある患者，ステロイド投与前から低栄養状態があります[⑫]．そういったリスクファクターにもよりますが，回復にはステロイド中止後 3〜4 週間といわれています．

　実際の臨床上では，プレドニゾロンが一般的に使用されることが多く，ステロイド加療の必要な原疾患の病勢をみながら早期に漸減し，可能な限り低用量もしくは中止するようにしています．また，ステロイドミオパチーのリスクファクターのある患者では，早期にリハビリを介入させ，筋力低下を予防するようにしています．

ステロイド精神病

- ステロイド精神病（steroid psychosis）はステロイド投与開始後 2 週間以内に出現することが多い．
- ステロイドの量（プレドニゾロン 40mg/ 日以上）が精神症状を起こすかどうかの一番のリスクファクターである．
- 対応はプレドニゾロン換算で 40mg/ 日未満への減量，中止が基本となるが，対症療法として向精神薬の使用も考慮する．

　ステロイド精神病（steroid psychosis）の総説はありそうであまりないのが現状です．1 つだけ文献をお勧めするとしたら，Warrington による総説です[⑲]．

　ステロイド投与による精神症状には気分障害（躁病，うつ病），不安障害，パニック障害，せん妄，不眠症，認知障害，記憶障害など多彩な症状が含まれます．古くから使われているステロイド精神病という言葉には明確な定義はなく，ステロイド投与中にこれらの症状を呈した場合に使われてきたようです．ステロイド投与による精神症状は1950 年頃から報告があります．ステロイド投与による精神症状の発生頻度は 2〜60％と報告によりかなりばらつきがあります．これはステロイド精神病の定義が明確ではなく，治療対象とされた基礎疾患，ステロイドの種類，投与量などに差があるためです．これらの精神症状は，Bolanos らによるとステロイドの投与期間が短い場合は躁病，多幸感などの症状がみられることが多いのに対して，投与期間が長くなるとうつ病が多くなる傾向にあるとしています[20]．

　ステロイドの投与量と症状の関係はどうでしょうか（Fig 6）．1972 年，Boston Collaborative Drug Surveillance Program の報告によるとプレドニゾロン 40mg/ 日以下で1.3％，41〜80mg/ 日で 4.6％，80mg/ 日以上で 18.4％の症例に何らかの症状が出現したとしています[21]．また Lewis and Smith らによるとプレドニゾロン 40mg/ 日以上の投与で77％の症例で症状が出現したとしています[22]．ステロイドの投与量は精神症状発現の重要な要素ですが，投与量と発症の時期，症状の持続期間などの関係は明らかではありません．

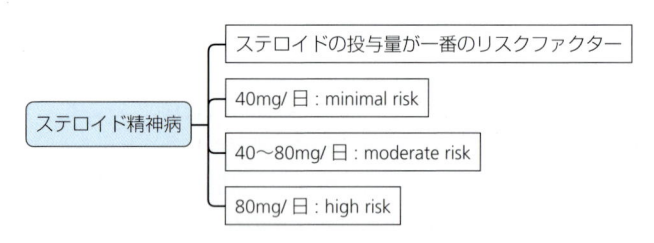

Fig 6 ■ ステロイド精神病の投与量別のリスク

　精神症状の発症時期に関してはステロイドによる治療開始後数日〜2 週間以内に出現することが多いとされています．しかし数時間で起こりうるとする報告や半年以降に出現するという報告もあります．

　ステロイド投与による精神症状の危険因子としてステロイド投与量が重要ですが，その他にも女性，精神疾患の既往，SLE などがあげられます．精神錯乱や興奮はステロイド中止後に数日で改善しますが，ステロイドの減量が困難な場合には対症療法として抗精神薬を用います．精神症状のほとんどはステロイドの減量，中止，あるいは向精神薬の投与により改善します．Lewis と Smith らの報告では 6 週間以内に 90％以上の症例で改善がみられたと報告しています．原病の悪化，ステロイド離脱症候群に注意しながらプレドニゾロン換算で 40mg/ 日以下を目標に投与量を減らしていきます．自殺念慮

があるかどうかの確認は必ずしましょう．ステロイド精神病ではその33％が自殺念慮を認めたとする報告もあります．

また，長期間内服していたステロイドの減量により生じた無気力，倦怠感，うつ，食欲不振，嘔気，筋肉痛，関節痛などの出現は，ステロイド離脱症候群の可能性も考慮すべきです[23]．

ステロイド離脱症候群

- ステロイドを減量していく際には原疾患の増悪，ステロイド離脱症候群の発症に注意する．
- ステロイドの投与期間，量が発症に関与することが予想されるが，現時点で定まった見解はない．
- ステロイド離脱症候群を疑った場合には血中ホルモン（コルチゾール，ACTH）を測定し，迅速 ACTH 負荷試験を考慮する．
- 治療にはステロイドの再開とより緩徐な減量が必要となる．

ステロイドは間質性肺炎や過敏性肺炎，気管支喘息など呼吸器内科領域においても幅広く使用されています．ステロイドは長期間の投与により感染症や骨粗鬆症，消化性潰瘍，耐糖能異常などの副作用を生じます．ステロイド投与により原疾患の治療効果が得られた場合，あるいは副作用のためにステロイドの継続が困難な場合にはステロイド投与を中止する，あるいは減量していく必要があります．

長期間にわたり生理的量を上回るステロイドが投与された際には，視床下部-下垂体-副腎系（hypothalamic-pituitary-adrenal axis: HPA 系）は抑制され，副腎からの内因性ステロイド分泌が低下します．種々の副作用については Buttgereit らの論文がまとまっていますが（Fig 7）[25]，そのうち HPA 系に影響が及ぶものがステロイド離脱症候群です．

ステロイド離脱症候群はステロイド治療中に急激にステロイドの投与を中止，減量した場合に生じる急性副腎不全に基づく病態です．発熱，悪心，嘔吐，倦怠感，筋・関節痛，体重減少，意識障害など多彩な症状を認めます．低ナトリウム血症や高カリウム血症を呈し，重篤な場合には副腎クリーゼ様の循環不全をきたし，迅速かつ適切な治療が行わなければ致死的となることがあります．

内因性ステロイド分泌を抑制するステロイドの量や投与期間については一定の見解はありません[26,27]．内因性ステロイド分泌の抑制は経口投与のみならず，経鼻的，経皮的，経気管支的投与においても報告されています．

ストレス下の随時血中コルチゾール値 20 μg/dL 以上の場合は副腎機能低下を否定する目安になりますが，すでにステロイドが投与されている場合には注意が必要です．ステロイド離脱症候群が疑われた場合にはコルチゾール，ACTH の測定を行います．またコルチゾールの分泌予備能評価のために迅速 ACTH 負荷試験を行います．迅速 ACTH

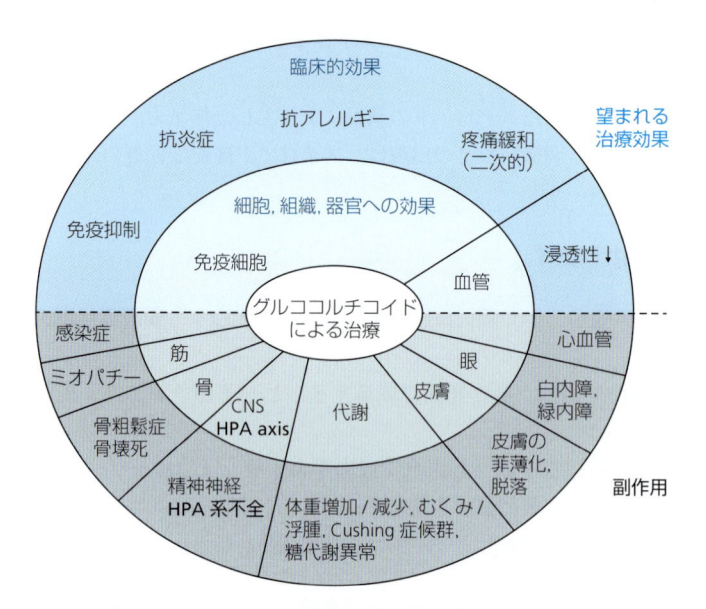

Fig 7 ■ グルココルチコイドの細胞，体組織，臓器における特に重要な効果

(Buttgereit F, et al. Lancet. 2005; 365: 801-3[9])

　負荷試験は，①注射前 30 分以上安静とした後にコルチゾールを測定し，②テトラコサクチド酢酸塩（コートロシン®）0.25mg を静注，③注射後 30 分および 60 分後に再度コルチゾールを測定するものです．コルチゾール値 18〜20μg/dL 以上の場合は正常と判断します[28]．

　ステロイド離脱症候群の治療はステロイドの再開，より緩徐な減量となります．減量の方法に関しては明確な定まった見解はありません．

📖 文献

❶ Kelkar PS, et al. Cephalosporin allergy. N Engl J Med. 2001; 345: 804-9.

❷ Smilack JD. Trimethoprim-sulfamethoxazole. Mayo Clin Proc. 1999; 74: 730-4.

❸ Farmakiotis D, et al. Images in clinical medicine. Metronidazole-associated encephalopathy. N Engl J Med. 2016; 374: 1465.

❹ Bhattacharyya S, et al. Antibiotic-associated encephalopathy. Neurology. 2016; 86: 963-71.

❺ Trotman RL, et al. Antibiotic dosing in critically ill adult patients receiving continuous renal replacement therapy. Clin Infect Dis. 2005; 41: 1159-66.

❻ Kurai D, et al. Virus-induced exacerbations in asthma and COPD. Front Microbiol. 2013; 4: 293.

❼ Saraya T, et al. The molecular epidemiology of respiratory viruses associated with asthma attacks: a single-center observational study in Japan. Medicine (Baltimore). 2017; 96: e8204.

❽ Saraya T, et al. Epidemiology of virus-induced asthma exacerbations: with special reference to the role of human rhinovirus. Front Microbiol. 2014; 5: 226.

❾ Saraya T, et al. Clinical significance of respiratory virus detection in patients with acute exacerbation of interstitial diseases. Respir Med. 2018; 136: 88-92.

⑩ McGee S, et al. Use of corticosteroids in treating infectious diseases. Arch Intern Med. 2008; 168: 1034-46.

⑪ Cushing H. The basophil adenoma of the pituitary body and their clinical manifestation. Johns Hopkins Med. 1932; 50: 137.

⑫ Miller ML. Glucocorticoid-induced myopathy. Up to Date 16.3, 2009.

⑬ Lofberg E, et al. Effect of high doses of glucocorticoids on free amino acids, ribosomes and protein turnover in human muscle. Eur J Clin Invest. 2002; 32: 345-53.

⑭ Anagnos A, et al. Endocrine myopathy. Neurol Clin. 1997; 15: 673-96.

⑮ Qian T, et al. High-dose methylprednisolone may cause myopathy in acute spinal cord injury patients. Spinal Cord. 2005; 43: 199-203.

⑯ Guis S, et al. Drug-induced and toxic myopathies. Best Pract Res Clin Rheumatol. 2003; 17: 877-907.

⑰ Ruff RL, et al. Endocrine myopathies. Neurol Clin. 1988; 6: 575-92.

⑱ Rosa MRP, et al. Glucocorticoid-induced myopathy. Joint Bone Spine. 2011; 78: 41-4.

⑲ Warrington TP, Bostwick JM. Psychiatric adverse effects of corticosteroids. Mayo Clin Proc. 2006; 81: 1361-7.

⑳ Bolanos SH, et al. Assessment of mood states in patients receiving long-term corticosteroid therapy and in controls with patient-rated and clinician-rated scales. Ann Allergy Asthma Immunol. 2004; 92: 500-5.

㉑ Drug-induced convulsions. Report from Boston Collaborative Drug Surveillance Program. Lancet. 1972; 2: 677-9.

㉒ Lewis DA, et al. Steroid-induced psychiatric syndromes. A report of 14 cases and a review of the literature. J Affect Disord. 1983; 5: 319-32.

㉓ Salvatori R. Adrenal insufficiency. JAMA. 2005; 294: 2481-8.

㉔ Dubovsky AN, et al. The neuropsychiatric complications of glucocorticoid use: steroid psychosis revisited. Psychosomatics. 2012; 53: 103-15.

㉕ Buttgereit F, et al. Optimised glucocorticoid therapy: the sharpening of an old spear. Lancet. 2005; 365: 801-3.

㉖ Schlaghecke R, et al. The effect of long-term glucocorticoid therapy on pituitary-adrenal responses to exogenous corticotropin-releasing hormone. N Engl J Med. 1992; 326: 226-30.

㉗ Sacre K, et al. Pituitary-adrenal function after prolonged glucocorticoid therapy for systemic inflammatory disorders: an observational study. J Clin Endocrinol Metab. 2013; 98: 3199-205.

㉘ 柳瀬敏彦. 副腎クリーゼを含む副腎皮質機能低下症の診断と治療に関する指針. 日内分泌会誌. 2015; 91 (Suppl): 1-78.

薬物療法

マクロライド千思万考

1 マクロライドの呼吸器内科医的思考: 誰に使う？

　生命予後を大きく変える疾患としてはびまん性汎細気管支炎（diffuse panbronchiolitis：DPB）をいかに早く診断できるかが大事です[1].

　1984 年からのエリスロマイシン（EM）の使用により 10 年生存率が 35.6％ から89.9％へと飛躍的に伸びたのは日本から発信された驚くべき成果といえます．筆者の外来でも湿性咳嗽と労作時の呼吸困難を主訴に来院した 70 歳代の男性は安静時の室内気で SpO_2 89〜90％でしたが，EM が著効し以前のように日課のテニスもできるようになった人もいます．診断は HRCT での画像診断となりますが，一度は考えておきたい疾患です．マクロライドはその他，マイコプラズマ肺炎やブロンコレア（気管支漏）で使用されます．入院を繰り返す中等症〜重症の COPD に対して長期にマクロライドを内服させると増悪までの日数が延長するという報告も出てきていますが，予後の改善までは認めておらず，投与は慎重であるべきと考えられます（Fig 1）.

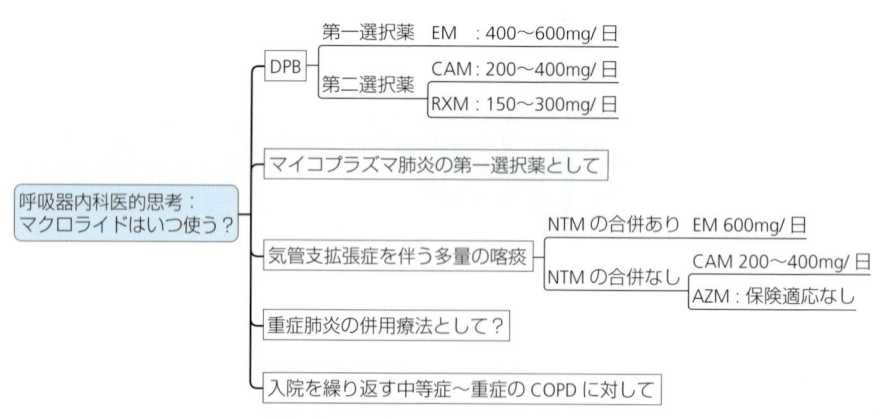

Fig 1 ■ マクロライド投与が考慮される病態
AZM: アジスロマイシン, CAM: クラリスロマイシン, EM: エリスロマイシン,
RXM: ロキシスロマイシン, NTM: 非結核抗酸菌症

2 マクロライド / 慢性副鼻腔炎の耳鼻科医的思考：3 つの分類

ところで副鼻腔気管支症候群とよばれる病態は慢性副鼻腔炎があるわけですが，耳鼻科医的思考はどうなっているのでしょうか？　ある耳鼻科医の先生がたくさんの分類をすっきり 3 つに分ける考え方を示されていました（Table 1）．①古典的副鼻腔気管支症候群（気管支炎，気管支拡張症，DPB，COPD），②アレルギー性（鼻）副鼻腔炎，③好酸球性副鼻腔炎です．①では，慢性副鼻腔炎ではマクロライド療法の効果を試すというのが第一選択です．②アレルギー性副鼻腔炎ではステロイド点鼻で経過観察します．One airway one disease とよばれる所以はこの疾患群を点鼻薬でコントロールできれば呼吸器症状の改善も期待できるからですね．③好酸球性副鼻腔炎は難敵であり，鼻が悪くて嗅覚が落ちたと聞いたら一度は疑うべき疾患です．臨床的スコア 11 点以上はその可能性が高く，治療は鼻茸の切除，ステロイド，手術があります．これこそ耳鼻科へコンサルトすべき疾患ですね．

薬物療法

Table 1 ■ 慢性副鼻腔炎の耳鼻科的思考

①古典的副鼻腔気管支症候群（気管支炎，気管支拡張症，DPB，COPD）

慢性副鼻腔炎：マクロライド療法　3 カ月を目安に
急性副鼻腔炎，慢性の急性増悪：ペニシリン，セフェム，ニューキノロンを適宜

②アレルギー性（鼻）副鼻腔炎（one airway one disease）

- 感染なくても副鼻腔で陰影あり：無徴候性副鼻腔炎
- 喘息のリスクになるというエビデンス多数（アトピー型喘息）
- 鼻腔粘膜の腫脹による副鼻腔の換気排泄障害 / 副鼻腔粘膜における I 型アレルギー

③好酸球性副鼻腔炎

臨床スコアによる好酸球性副鼻腔炎診断基準

項目	スコア
病側：両側	3
鼻茸あり	2
篩骨洞優位な陰影	2
末梢血中の好酸球率	
2〜5%	4
5〜10%	8
10%以上	10

スコア 11 点以上は可能性が高い
成人発症の喘息：アスピリン喘息
　　　　　　　　（非アトピー型喘息）
鼻茸の切除 / ステロイド / 手術

（日鼻誌. 2014; 53: 57-6.）

＊あんずコラム＊

胸膜 / 腹膜肥厚の鑑別

　写真 A〜E は我々が経験した驚くべき症例です．写真 A は，不明熱で精査していた 78 歳男性で，診断は結核性胸膜炎 / 腹膜炎でした❶．写真 B と C は悪性リンパ腫です❷．著明な胸膜肥厚や腹膜肥厚を示す疾患の鑑別は，悪性リンパ腫，癌性胸膜炎 / 腹膜炎，胸膜中皮腫 / 腹膜中皮腫❸などがあり，画像診断からの鑑別も想起できると診断の幅が拡がります．近年は不明熱や癌，悪性リンパ腫の病期診断や発

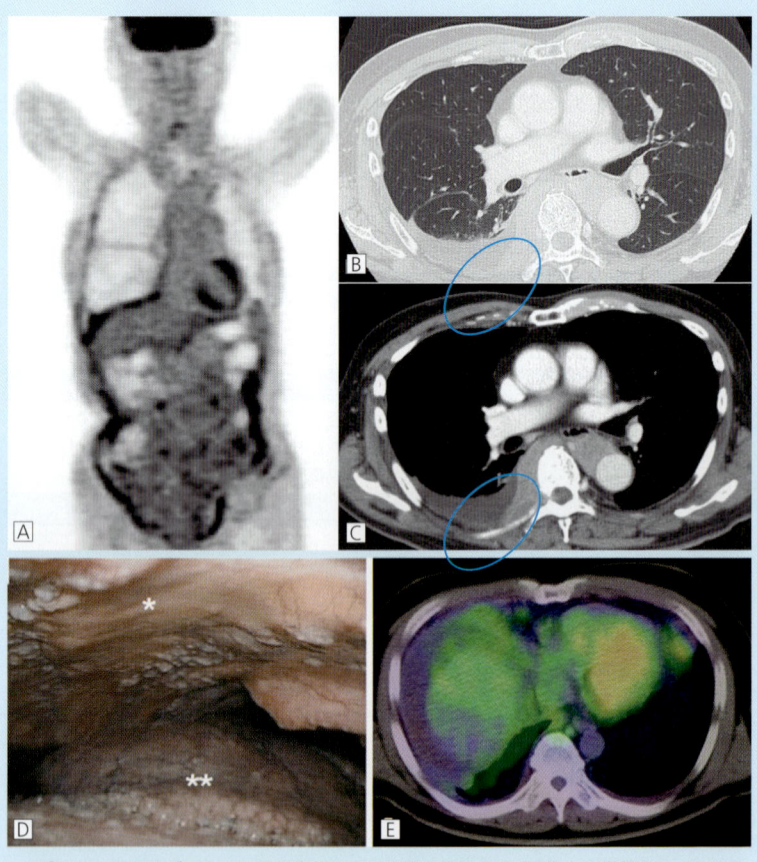

A：ガリウムシンチグラフィは腹膜全体と右の胸膜に集積あり（画像上の黒部分）．B と C：胸部造影 CT 像．右の胸膜に著明な肥厚を認める．D：★は壁側胸膜，★★は臓側胸膜．各胸膜にそれぞれ長径数 mm 大の多数の胸膜中皮腫の細胞が結節を呈している．E：D と同症例の PET 像．胸膜に明らかな取り込みがない．

見のために PET-CT が行われることがありますが，病巣の活動性が低い病態（糖の取り込みが少ない）や，肉芽腫・癌・腫瘍そのものの長径が小さい場合（D）には，胸膜や腹膜全体の厚みがあっても PET の取り込みがないまたは少ないことがある（偽陰性がある）（E）ので注意しましょう[❸].

Reference

❶ Tsujimoto N, et al. Tuberculous peritonitis incidentally diagnosed on FDG-PET/CT. Intern Med. 2013; 52: 841-2.
❷ Saraya T. Primary pleural lymphoma with dense pleural thickening. Pulm Res Respir Med Open J. 2015; 2: 77-80.
❸ Saraya T, et al. A case of malignant peritoneal mesothelioma revealed with limitation of PET-CT in the diagnosis of thoracic metastasis. J Thorac Dis. 2013; 5: E11-6.

📖 文献

❶ Kudoh S, et al. Improvement of survival in patients with diffuse panbronchiolitis treated with low-dose erythromycin. Am J Respir Crit Care Med. 1998; 157: 1829-32.

薬物療法

吸入薬: デバイスの違いを理解する

1　吸入デバイスの特徴をつかむ

　吸入治療において正しい操作方法を身につけ, アドヒアランスを向上させることは大事なことですが, 現在の吸入デバイスは多種多様であり, 個々の患者にどの薬剤を選べばいいのか悩むところです. ここではデバイスごとの特性を比べてみます.

加圧式定量噴霧吸入器 (pMDI 製剤)

　ガスの圧力で薬を噴霧させ吸入します. 操作が簡便ですが, 噴霧のタイミングと呼吸を合わせなければいけません.

■ エアゾル

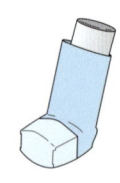

- 懸濁型と溶液型があり懸濁型は吸入前によく振る必要があります.
- 噴霧のタイミングと呼吸が上手く合わせられない場合はスペーサーを使用することができます.
- フルタイド®, キュバール®, オルベスコ®, サルタノール®, ベロテック®, メプチン®, アドエア®, フルティフォーム®, アトロベント®, インタール®

■ レスピマット

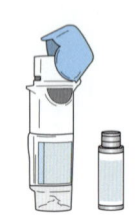

- 初回吸入時の薬剤セット時の手順が多く, 握力の問題でできない場合があります.
- 噴霧の勢いが強いため, 眼に噴霧しないように注意が必要です.
- カプセルは1回1吸入ですが, レスピマットは1回2吸入のため切替時は用法用量に注意が必要です.
- スピリーバ®, スピオルト®

ドライパウダー吸入器 (DPI 製剤)

　粉状の薬剤を吸入器にセットし吸入します. pMDI 製剤のように同調の必要はありませんが, 薬剤をセットする操作が複雑なデバイスもあります.

■ ディスカス

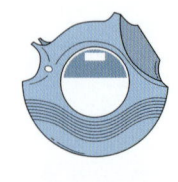

- カバーを開き, レバーを押す操作で薬剤がセットされるため, 操作は比較的簡単です.
- 1回毎のカウンターが付いており, 残量がわかりやすく, 吸入の有無が確認しやすいデバイスです.

- フルタイド®，セレベント®，アドエア®

■ ディスクヘラー

- 操作手順が多く複雑なため，高齢者や手の不自由な患者には扱いにくい場合があります．
- ディスカスに比べて清掃がしやすく，粉末によるデバイスの汚れは少ない構造です．
- フルタイド®，セレベント®

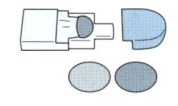

■ ハンディヘラー

- 吸入時のカプセルの回転音で吸入可否が確認できます．
- カプセルに穿刺するためのボタンが硬く，握力の低い患者には扱いにくい場合があります．
- スピリーバ®

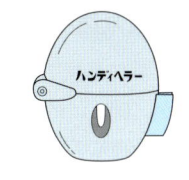

■ ブリーズヘラー

- 吸入口がくわえやすく吸入時の吸気もれが少ない構造ですが，最初に強く吸いすぎるとカプセルがデバイス内に引っかかり回転できずに吸入できないことがあります．
- 吸入時のカプセルの回転音や，吸入後のカプセル内の粉末の残存で吸入可否が確認できます．
- 空気孔を指で塞がないように注意が必要です．
- オンブレス®，ウルティブロ®，シーブリ®

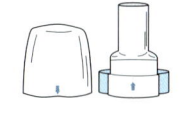

■ エリプタ

- カバーをスライドさせる操作のみで薬剤がセットされ操作は簡便です．
- カバーが硬いため，握力の低い患者には扱いにくい場合があります．
- レルベア®，アノーロ®，エンクラッセ®

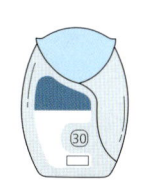

■ ツイストヘラー

- キャップをひねって開ける操作で薬剤がセットされ操作が簡便です．
- 空気孔を指で塞がないように注意が必要です．
- 残数が0になるとキャップが開かない構造になっています．
- アズマネックス®

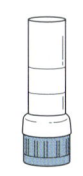

■ タービュヘイラー

- 乳糖など填隙剤が加えられていないため1回の吸入量が少なく，吸入した実感が得られにくいことがあります．
- 吸入釜を回す方向を間違えるなど，薬剤がセットされた状態が把握しにくいこと

薬物療法

があります.

- 空気孔を指で塞がないように注意が必要です.
- 残量の表示が曖昧で1回ごとのカウントはできません.
- パルミコート®，オーキシス®，シムビコート®

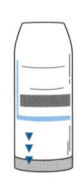

2 吸入薬 Q & A

吸気速度の違いは？

薬剤選択の際によく問題となる点ですが，DPI 製剤では吸気速度の確保ができないためにデバイスを変更するということがあります．DPI 製剤は早く深く吸入することが大事ですが，デバイスにより必要な吸入速度が異なります．DPI 製剤を効果的に使用するためには，インチェック®を使用し吸気流速を測定するか，各製薬会社から提供されている吸気測定用確認器具を用いて各デバイスに必要な吸気速度（Table 1）が確保できるか調べる必要があります.

Table 1 ■ 各デバイスごとの必要吸気速度

デバイス	吸入に必要な吸気速度（L/ 分）
ディスクヘラー	60
ディスカス	30
タービュヘイラー	30〜35
ツイストヘラー	20
ハンディヘラー	20
ブリーズヘラー	50
スイングヘラー	20
エリプタ	30

pMDI 製剤は 20L/ 分で吸入した方が 60L/ 分で吸入した場合に比べ肺内への分布が高かったという報告があります[1]．また，3 秒間かけて吸入する方が 1 秒間で吸入した場合より，肺機能の改善度が高い傾向にあったとの報告もあるため[2]，pMDI 製剤はゆっくり 3 秒間かけての吸入が効果的です.

オープンマウスとクローズドマウスどちらがよりいいの？

エアゾルの吸入方法には，吸入口をくわえず 3〜4cm 離して吸入するオープンマウスと吸入口を軽く歯でくわえ吸入するクローズドマウスの 2 種類があります.

エアゾル製剤は噴霧直後は大きな粒子で存在し，薬剤が吸い込まれる間に細かい粒子となります．肺へ到達するのに最適な粒子径は $1〜10\mu m$ であり，噴霧口から 4cm ほど離して吸入した方が多くの薬剤を肺へ到達させることができます．したがって，オープンマウスでの吸入がより肺内到達率を上げることになります．ただし，粒子径の小さな吸入薬はクローズドマウスでも同じ効果があり，オルベスコ®やフルティフォーム®などはクローズドマウスが推奨されています.

うがいは必要？

吸入薬は約80％が口腔内に残留するといわれています．ステロイド薬はカンジダや嗄声を防ぐためにうがいは必須です．多剤を吸入しており，患者が混乱する場合などは全ての吸入薬でのうがいをするように指導し，うがいを忘れる場合などは食前に吸入することで対応します．

うがいを行っていても嗄声が起きてしまう場合には，添加物の少ない薬剤やプロドラッグの薬剤への変更も有効です．

息止めは必要？

吸入後の息止めに関して必要なしとされているのはタービュヘイラーのみです．その他の吸入薬ではほとんど息止めが必要とされています．薬剤によって，5秒間でよいものから10秒間が推奨されているものまでありますが，無理のない範囲で行うように指導していく方がよいでしょう．

スペーサーの種類は？

高齢者や小児などpMDI製剤の同調が上手にできない場合や口腔内への不要な薬剤沈着により副作用を引き起こしている場合などにはスペーサーの使用が推奨されています．日本アレルギー学会，日本小児アレルギー学会ではエアロチャンバーPlus®，オプティヘラー®，ボアテックス®が推奨されています．

以前は製薬会社からの無償提供の吸入補助器具が多くありましたが，現在ではオルベスコ®専用吸入補助器具，インハレーションエイド，メプチン®用吸入スペーダーのみとなっています．

📘**文献**

❶ 川上憲司. 吸入シンチグラフィと肺内病変分布. 呼吸, 1995; 14: 42-7.
❷ 西間三馨, 他. β刺激薬の定量噴霧式吸入器の至適吸入方法の検討. 日小児アレルギー会誌. 1993; 5: 6-16.

薬物療法

5 肺炎: 木を見て森を見ず, にならないために…

1 肺炎治療のアウトライン: 総論

　市中肺炎では起炎菌の想定をまず行います. 肺結核の可能性は画像所見, 病歴, 喀痰検査で検討をつけ, マイコプラズマ肺炎は異型肺炎のスコアリングを行いその可能性を探るのです. そしてなんといってもエンピリック治療なら肺炎球菌を軸とした治療をするのですね.

エンピリック治療 (経験的治療)

　集中治療室への入室を要するような重症〜超重症肺炎では, 肺炎球菌を意識した①カルバペネム系 or タゾバクタム・ピペラシリン, ②スルバクタム・アンピシリン or セフトリアキソン or セフォタキシムを選択するか, レジオネラ肺炎や異型肺炎も意識した次の③④のような選択もあります (③: ① or ②に加えてアジスロマイシン, ④: ① or ②に加えてレボフロキサシン). 市中 MRSA 肺炎は稀ですが, ① or ② or ③ or ④に加えて抗 MRSA 薬を投与すべきかどうかの判断をします. 抗菌薬の併用療法は重症肺炎では積極的に行います. 呼吸器学会の成人市中肺炎診療ガイドライン 2017 では, 市中肺炎でβラクタム系にマクロライド系の併用は行わないことが弱く推奨されており, 重症例においても予後を明らかに改善させるデータが乏しいため, 現時点では併用療法は弱く推奨する, とされています.

デフィニティブセラピー (標的治療)

　起炎菌がある程度絞られた, または, 判明した場合の治療の概略を示します (Fig 1). 入院にするのか, 外来での治療にするのかは患者の状態によりますが, 急速に進行することがあるレジオネラ肺炎では全身状態が安定していても入院を考慮した方がよいでしょう.

　治療方法としてたくさんの処方薬がありますが, 代表的なもののうち筆者が頻用するものをあげました.

　マイコプラズマ肺炎は低酸素がなければ, マクロライド系治療〔クラリスロマイシン (CAM) or アジスロマイシン (AZM) or エリスロマイシン (EM)〕を開始し, 48 時間を経ても効果がなければ, マクロライド耐性と考えてミノマイシン (MINO) またはドキシサイクリン (DOXY) を投与します. 初診時からマクロライド耐性が疑わしい (近医でマクロライド系が処方されたが, 改善がない) または低酸素血症がある場合は MINO or DOXY を考慮します. レスピラトリーキノロン (ニューキノロン) も効果があります

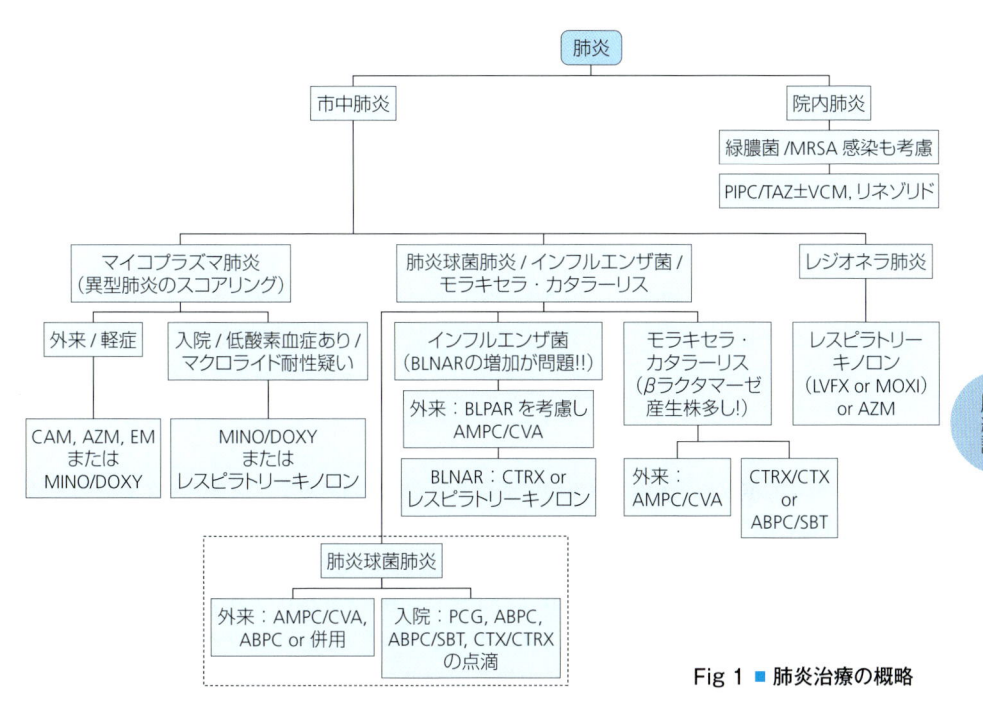

Fig 1 ■ 肺炎治療の概略

が, キノロン耐性菌を助長する観点からも控えた方がよいでしょう. ただし, 8歳未満の小児ではテトラサイクリン系の副作用のため第二選択薬としてトスフロキサシン (オゼックス®) が推奨されています. 筆者らの呼吸器検体を用いた PCR での検討では市中肺炎❶および気管支喘息発作❷におけるクラミドフィラ・ニューモニエの関与は皆無でした. クラミドフィラ・ニューモニエによる肺炎は臨床的に問題となる症例は極めて少ないと考えられます.

　画像所見では肺炎球菌肺炎とレジオネラ肺炎, マイコプラズマ肺炎, クレブシエラ肺炎は浸潤影が最も多く, どれも気管支透亮像を伴う massive な consolidation を胸部 CT で確認できることが多いです. 当院のデータでは肺炎球菌肺炎の2割程度は異型肺炎スコアで6項目中4項目を満たしてしまうので, その場合には, 肺炎球菌, マイコプラズマ・ニューモニエのどちらもターゲットに治療することになります. つまりβラクタム系とマクロライド系の併用です. ガイドライン上ではレスピラトリーキノロンも認容されますが, 通常の外来のセッティングではその必要性は低いと思います. 肺炎球菌の尿中抗原, レジオネラ尿中抗原および喀痰のグラム染色, 温泉歴, 職業, ガーデニングの有無などの病歴も勘案して鑑別していきます. 市中肺炎における尿中抗原の全例の測定が予後を改善させるというデータはなく, 日本呼吸器学会の成人肺炎診療ガイドライン 2017 では尿中抗原の測定は弱い推奨となっています. 市中肺炎はそもそも肺炎球菌を

含めたエンピリックセラピーになるので，肺炎球菌の尿中抗原は疑い例の確認として，レジオネラ尿中抗原は迅速診断の有用なツールとして考えておきましょう．ただしレジオネラ尿中抗原は serotype I のみを検出するため（2019 年に血清型1〜15 まで測定可能なキットが販売されています），半数程度は診断できていない可能性があります．最近では菌種の同定まではできませんが，喀痰を用いたレジオネラ核酸同定検査（LAMP 法：loop-mediated isothermal amplification method），咽頭ぬぐい液または喀痰を用いたマイコプラズマ・ニューモニエの LAMP 法が保険収載されています．聴診所見が乏しく，tree in bud sign（木の芽様サイン，p.245 参照）を呈する画像が特徴的なのはインフルエンザ菌，モラキセラ・カタラーリスによる気管支肺炎（肺炎）を意識します．筆者の経験上は黄色ブドウ球菌肺炎とされているものの多くは気管支肺炎をみているものと考えています．肺炎球菌肺炎で浸潤影ではなく，気管支肺炎のパターンを呈することがあります．

　Fig 1 を見てみると，入院，外来の区別なく多くの菌はアモキシシリン・クラブラン酸（AMPC/CVA：オーグメンチン®）で効果があることがわかります．オーグメンチン®を処方する際には AMPC（サワシリン®）の量を増やして使用する通称"オグサワ"が有名です．オーグメンチン®（250）1 錠＋サワシリン®（250）2 カプセル / 回を1日2回またはオーグメンチン®（250）1 錠＋サワシリン®（250）1 カプセル / 回を1日3回投与するものです．これは AMPC の量を増やすことで T>MIC を増やし（p.217 参照），米国での使用量に近づけることで治療効果が強まるのですね．インフルエンザ菌は BLNAR（β-lactamase negative ampicillin resistance）が増えており，AMPC/CVA の効果がないことを意味しますので注意が必要です．BLPAR（β-lactamase positive ampicillin resistance）の場合はβラクタマーゼ（ペニシリナーゼ）を産生する菌を意味しますので CVA をもった AMPC/CVA で対応可能です．モラキセラ・カタラーリスは 90%以上がβラクタマーゼ（ペニシリナーゼ）を産生しているので，βラクタマーゼ阻害薬を有する AMPC/CVA が，やはり効果があります．点滴ではセフトリアキソン（CTRX）〔またはセフォタキシム（CTX）〕やアンピシリン・スルバクタム（ABPC/SBT）を選択します．さて，COPD の急性増悪はくせ者です．COPD の増悪では細菌感染，ウイルス感染の両者の関与がありますが，元来ぎりぎりのところで慢性2型呼吸不全をやり過ごしている症例が多く，感染を契機に一気に呼吸不全の進行を認めることが多いのです．おまけに肺が過膨張や荒廃が強い場合には肺炎像が画像所見には出にくいのですね．そのような場合の外来診療では COPD 増悪に関与が多いインフルエンザ菌，肺炎球菌，モラキセラ・カタラーシス，緑膿菌を考慮してレスピラトリーキノロンの投与はやむなし，と考えてよいと思います．

　院内肺炎や医療介護関連肺炎（NHCAP）とされる症例の多くは，何らかの基礎疾患があり誤嚥のリスクの高い患者が多い，抗菌薬での治療歴があり緑膿菌や MRSA の関与のリスクがあるという認識が必要です．そのため，緑膿菌をカバーする抗菌薬±

MRSA の両者のカバーをするか，ということを考慮したうえで治療を決定します．

2 市中肺炎の原則：多角的評価のはじまり

　聴診器 1 本しかないような状況で肺炎か否かの判断をしなくてはいけなかったらどうしますか？　患者の見た目が苦しそうかどうか，呼吸数はどうかといったバイタルサインはより重要となります．実際にバイタルサインだけで呼吸数 30 回 / 分未満，心拍数 100/ 分未満，体温 37.8℃未満の症例では陰性尤度比が 0.18 となり肺炎の可能性は極めて低くなります．

　さて，成人市中肺炎の起炎菌はその 6 割が原因不明であり，細菌性肺炎は 10％ちょっとで，その内訳は Fig 2 の通りです．

　市中肺炎では細菌性肺炎の代表である肺炎球菌肺炎と非定型肺炎の代表であるマイコプラズマ肺炎を理解することが大事です．ウイルス性肺炎の話は後述します．

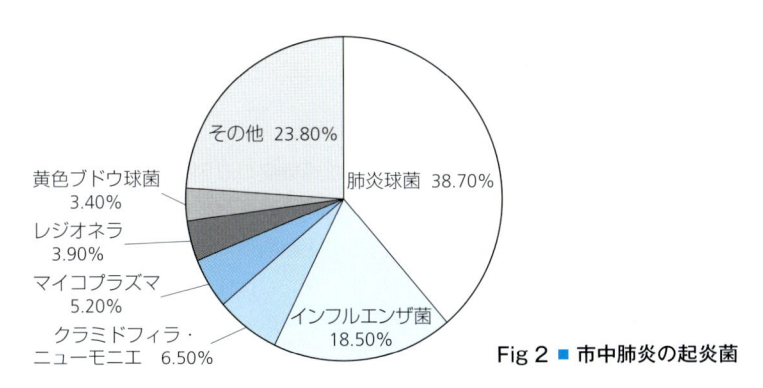

Fig 2 ■ 市中肺炎の起炎菌

マイコプラズマ肺炎

　肺に新たに出現した陰影と 7 日間の持続する乾性咳嗽 / 発熱を主訴として，基礎疾患のない 35 歳男性患者が来院しました．Fig 3（第 1 章でも紹介）を用いて主訴 / 症状からの鑑別，身体所見，宿主の免疫状態の評価をします．本症例は聴診上わずかに fine crackles（late inspiratory crackles）を聴取するのみ（p.74 参照）で，低酸素血症はなくバイタルサインも安定し，生来健康です．薬剤性肺炎は最初に考慮すべき疾患で，近年ではリンパ球機能低下を起こす種々の抗腫瘍薬があります．坐薬の有無もチェックしましょう．出身地は例えば HTLV-1 の感染が多い西日本であるか，造船業の盛んな地域でのアスベストへの曝露の有無など聴取します．職歴は，慢性過敏性肺炎や塵肺も考慮して吸入抗原の有無もチェックが必要ですね．HIV 感染症も必ず頭に入れておくべきです．ニューモシスチス肺炎の発症で判明する症例の多くは難治性肺炎や間質性肺炎と診断されて紹介を受ける場合も多いのです．飼育している動物もチェックします．飼っ

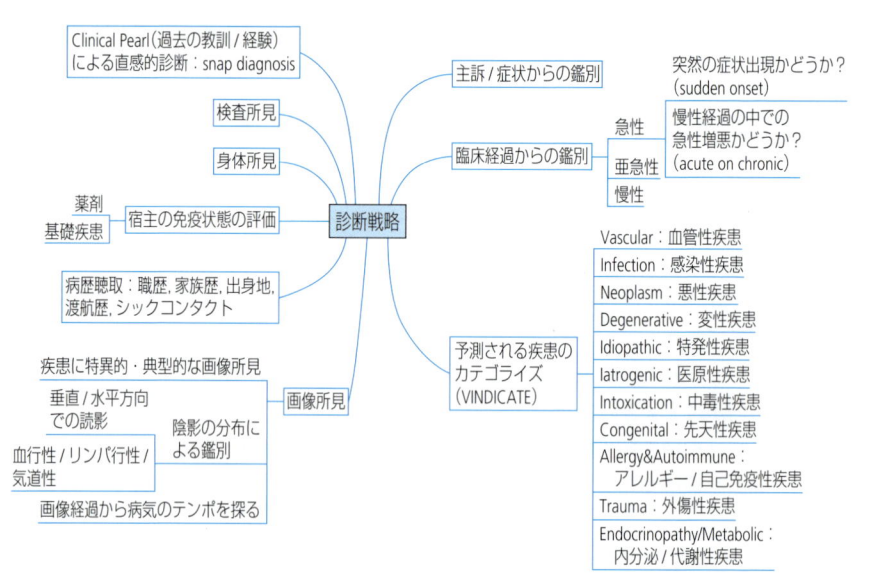

Fig 3 ■ 肺病変の診断戦略

ていた犬に口移しで食物を与えたことが人畜共通感染症の原因菌の一つである *Pasteurella multocida* の肺炎だった症例もありました．周囲に同様の症状を呈する人がいないかの確認も大事です．本症例では中学 2 年生の娘が 2 週間前に同様の頑固な咳嗽と発熱がありました．画像所見は後述しますが，血行性，リンパ行性，経気道性の拡がりかどうか，疾患特異的な画像所見の有無をチェックします．患者すべての状況を加味したうえで画像の読影ができるのが内科医の強みです❸．本症例では consolidation 主体に気管支周囲の散布影を認めます．検査所見は WBC の上昇はなく，AST と ALT の軽度上昇，CRP は 10mg/dL でした．1 週間の臨床経過と家族歴から感染症の可能性が最も考えられ，非定型肺炎のスコアリングは 6 点であり（Table 1），マイコプラズマ肺炎を最も疑う所見となります．

Table 1 ■ 非定型肺炎の鑑別スコア

1. 年齢 60 歳未満
2. 基礎疾患がない，あるいは，軽微
3. 頑固な咳がある
4. 胸部聴診上所見が乏しい
5. 痰がない，あるいは，迅速診断法で原因菌が証明されない
6. 末梢血白血球数が 10000/μL 未満である

6 項目中 4 項目満たせば非定型肺炎の感度は 77.9%，特異度は 93.0%．
1〜5 の 5 項目中 3 項目満たせば非定型肺炎の感度は 83.9%，特異度は 87.0%．

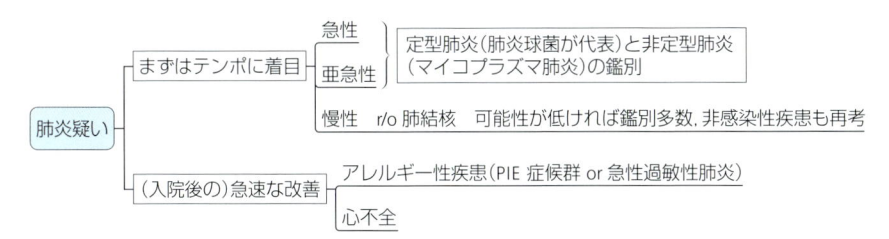

Fig 4 ■ 肺炎疑い症例へのアプローチ

PIE: pulmonary infiltration with eosinophilia

肺総論

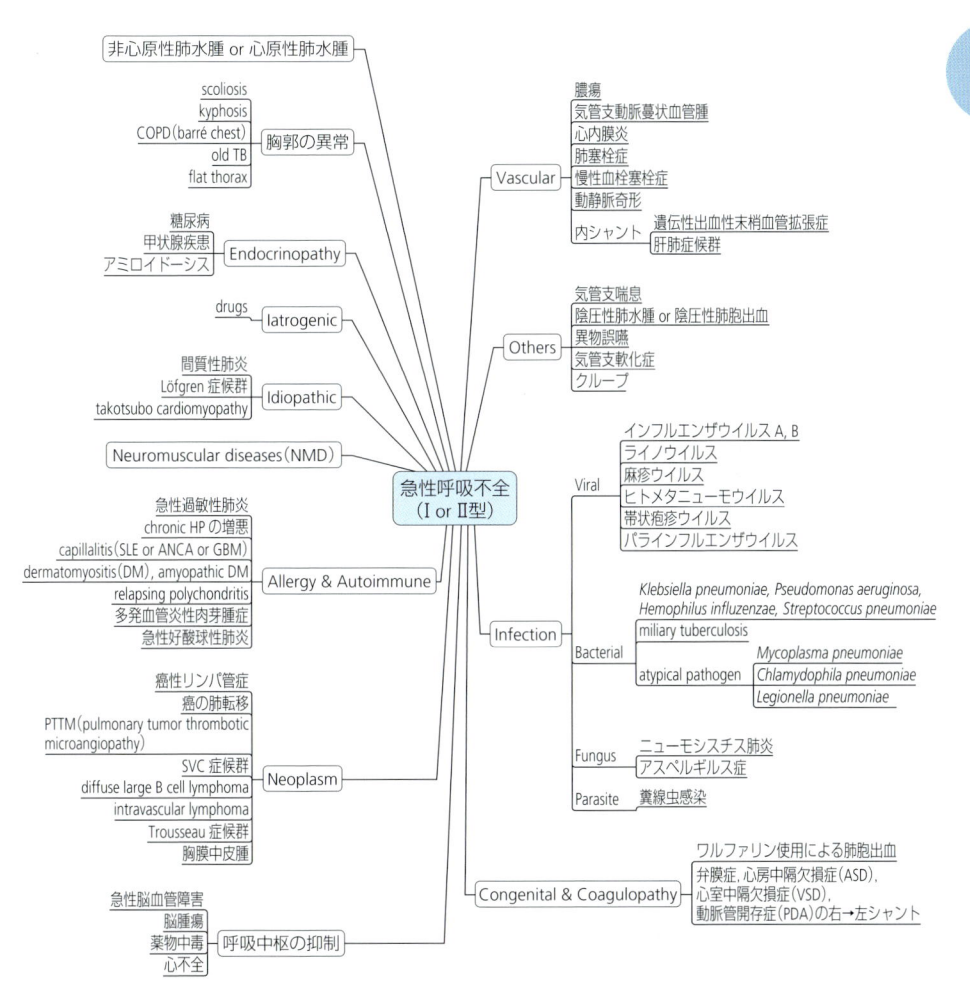

Fig 5 ■ 急性呼吸不全の鑑別診断

咽頭ぬぐいのマイコプラズマ抗原陽性，LAMP 法によるマイコプラズマ DNA 陽性，マイコプラズマ抗体陽性からマイコプラズマ肺炎と診断しました．娘さんから飛沫感染し，2 週間の潜伏期を経てマイコプラズマ肺炎の診断になったのです．後に判明しますが，マイコプラズマ抗体（PA 法，CF 法ともに）はペア血清で 4 倍以上の上昇を認めました．画像所見は第 4 章でも詳しく述べましたが，考え方は急性疾患かどうか，至急の治療が必要な感染症か否かの判断が重要となります．亜急性，慢性疾患は診断を考える時間があります．画像診断は病歴，臨床所見との融合で行うことができます．一つ覚えておきたいのは，"慢性経過では必ず結核を鑑別に入れること"と，急速な肺病変の出現の後に急速に改善する病態は好酸球がらみのアレルギーか肺水腫（心不全）などの水の影響を考慮することです．

Fig 4 のアルゴリズムはどんな時も頭に入れておくとよいでしょう．

呼吸不全患者で考えるべき予想される疾患のカテゴライズ（VINDICATE）は多数あります．我々は全てを勘案しながらこの疾患群のどれかに落とし込んでいく作業をしなくてはなりません（Fig 5）．

3　病歴が決め手に…

Fig 6 は生来健康な 47 歳の男性で築 100 年の古民家から古い段ボールを運ぶ手伝いをした後に 5 日間の咳嗽，発熱，呼吸困難を主訴に来院したものです．大量の部屋のほこりを吸い込んだことによる急性好酸球性肺炎（acute eosinophilic pneumonia：AEP）の診断となりました．入院時は酸素飽和度が室内気で 87％と低下し WBC は $9.2 \times 10^3/\mu L$，好酸球はわずか 8％でしたが，第 5 病日は 31.5％まで上昇しました．気管支鏡で入院 10 日後には肺野の陰影は消失し無治療で軽快退院しています[4]．1 カ月後には好酸球数は 4.4％に改善しています．2001 年の 9.11 テロではビル崩壊に伴う大量のほこりの吸入による急性過敏性肺炎の報告がありました．こういった大量のほこりの吸入によって起きる肺炎には急性過敏性肺炎（Ⅲ型，Ⅳ型アレルギー）や急性好酸球性肺炎などを考慮しましょう．

また，水と好酸球絡みのアレルギーは陰影の急激な改善を認めることが多いです（p.146 参照）．

4　人体実験の末に…

第 2 次世界大戦中，軍隊で流行ったマイコプラズマ肺炎は，当時はマイコプラズマ・ニューモニエ自体がまだ同定されておらず，何らかのウイルス疾患と考えられていました．米国ではボランティアをホテルに宿泊させ患者から採取した鼻汁などを霧状にして噴霧し感染させるという Pinehurst trial とよばれる実験がなされています[6]．このマイコ

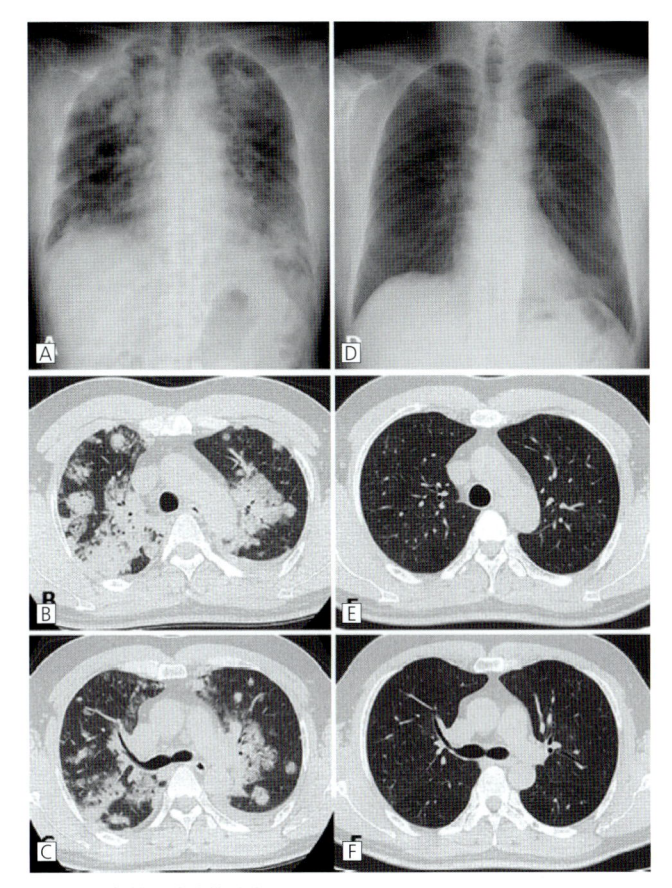

Fig 6 ■ 急性好酸球性肺炎

プラズマ・ニューモニエの感染実験によると 16 人の肺炎患者のうち, 体温の 1℃上昇ごとに 4.9 回 / 分の脈拍の上昇を認め, これは肺炎球菌肺炎患者の 7.1 回 / 分に比して少ない傾向であることが判明しています. また興味深いことに, 発熱に対する呼吸数の増加もマイコプラズマ肺炎は 1.6 回 / 分, 肺炎球菌肺炎では 2.0 回 / 分と差を認め, 肺炎球菌肺炎と比してマイコプラズマ肺炎では比較的徐脈が多く頻呼吸が少ないといわれる所以です. マイコプラズマ肺炎に特異的な身体所見はなく, late inspiratory crackles となることが多いですが, ラ音が聴取されない場合もあるため 40 歳未満では特に非定型肺炎の可能性を考慮しスコアリングでアセスメントすることが重要です. 一般的にマイコプラズマ肺炎は亜急性の経過であり肺炎球菌肺炎は急性の経過をとる点でも異なります.

　胸部 CT では consolidation, 気管支壁の肥厚, 気道周囲の小粒状陰影, すりガラス陰影などが多い所見です. 当院の検討では市中肺炎の代表格である肺炎球菌肺炎と比較し

Table 2 ■ 肺炎球菌肺炎とマイコプラズマ肺炎の臨床像の比較

	肺炎球菌肺炎（%）	マイコプラズマ肺炎(%)	p value
患者数	42	65	
年齢（平均±SD）	60.3±19.3	34.1±15.2	<0.001
40 歳以下	7（16.7）	47（72.3）	<0.001
男性	24（57.1）	21（32.3）	0.016
喫煙者	22（78.6）	18（39.1）	0.002
基礎疾患	29（69.0）	20（43.5）	0.019
低酸素血症	14（41.2）	5（12.8）	0.008
WBC	10491±5126	8041±3829	0.002
CRP	8.98±8.43	8.90±8.52	0.883
LDH	260±123	240±67	0.859
体温（℃）	37.8±1.2	37.9±1.3	0.922
非定型肺炎スコア（≧4）	8（22.2）	37（80.4）	<0.001
ADROP score（≧3）	10（29.4）	0（0）	<0.001

(Saraya T. Respir Investig. 2018; 56: 320-5 ❼)

Table 3 ■ 肺炎球菌肺炎とマイコプラズマ肺炎の胸部 CT 画像の比較

	肺炎球菌肺炎（%）	マイコプラズマ肺炎(%)	p value
総患者数	32	42	
consolidation	26（81.3）	38（90.5）	0.313
すりガラス陰影	20（62.5）	31（73.8）	0.322
気管支壁肥厚	7（21.9）	11（26.2）	0.787
小葉中心性陰影	6（18.8）	41（97.6）	<0.001
小葉間隔壁肥厚	0	2（7.1）	0.502
胸水	4（12.5）	11（26.2）	0.243

(Saraya T. Respir Investig. 2018; 56: 320-5 ❼)

ても consolidation，すりガラス陰影の割合は有意差がないですが，小葉中心性陰影はマイコプラズマ肺炎で有意に多いことが判明しています❼（Table 2, 3）．

5 気道散布の典型的サイン

　肺結核を rule out するためにも是非ともマスターしたいサインです．気管支が分岐を繰り返すと細気管支となり（第 5 分岐以降，第 16 分岐まで），その後 17 分岐以降は終末細気管支となります（Fig 7）．

　小葉は 1〜2cm^3 の大きさで，小葉間隔壁（リンパ路や静脈を含む）で境されており肉眼的に認識可能です．胸部 CT でも見えますね．小葉内の細気管支（Fig 8 の 1〜6）は

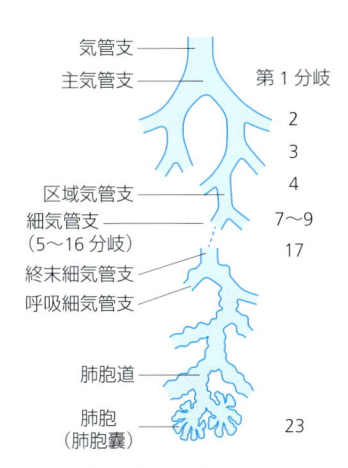

Fig 7 ■ 気管支の分岐

（https://www.kango-roo.com/sn/
k/view/2547 の図 2 を改変）

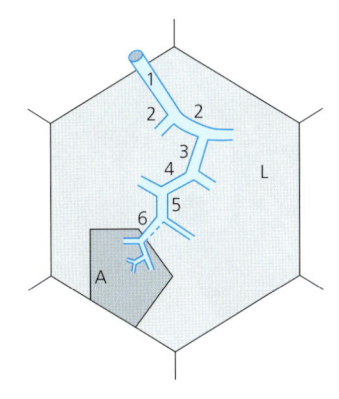

Fig 8 ■ 小葉と細葉の構造

A: acinus（細葉），L: lobules（小葉）
（山中　晃，横山　武. 肺病理アトラス
呼吸器疾患の立体的理解のために　東
京: 文光堂; 1990 より改変）

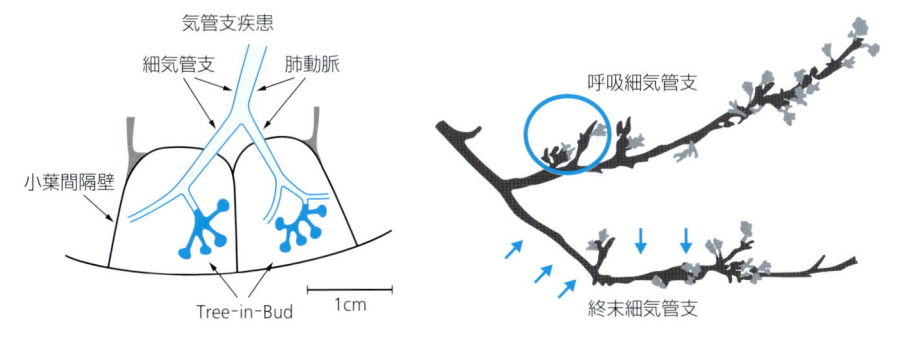

Fig 9 ■ 小葉間隔壁（interlobular septa），細気管支（bronchioles），
肺動脈（pulmonary arteris）

3〜6 分岐して終末細気管支（terminal bronchiole）となり（Fig 8 の 6），これが 1〜2 個
の細葉に付属すると考えられています．この終末細気管支以降は呼吸細気管支，肺胞
道，肺胞嚢へと続きます．この呼吸細気管支レベルにはリンパ濾胞が多く存在し，膠原
病肺では過形成となったり肺原発のリンパ腫の発生母地となります．tree in bud sign は
この acinus の領域の呼吸細気管支領域とその中枢の細気管支領域の病変を主体に見て
いると考えられます．もう一度イメージするために木の枝に見立てた終末細気管支と呼
吸細気管支と小葉のシェーマを示します（Fig 9）．
　では胸部 CT を見てみましょう（Fig 10）．72 歳の関節リウマチ患者の濾胞性細気管
支炎と診断された症例です．きれいな tree in bud sign が小葉内（1 辺が 1〜2cm の六角

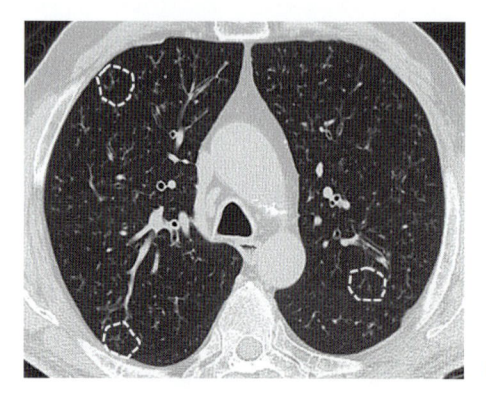

Fig 10 ■ 関節リウマチの濾胞性細気管支炎

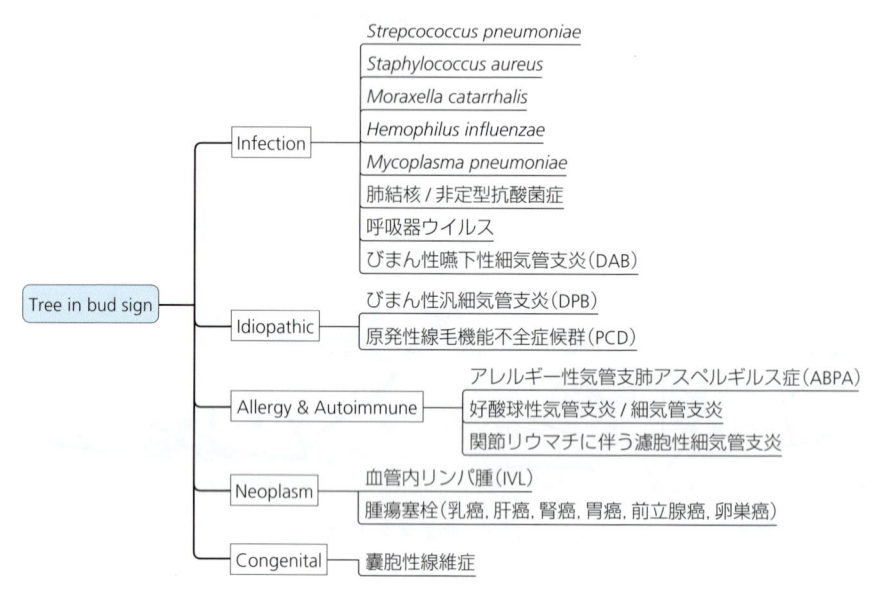

Fig 11 ■ Tree in bud sign で考えるべき疾患

形）にあるのがわかりますね．筆者の独断と偏見で選んだ日常の診療で使える tree in bud sign の原因疾患は Fig 11 の通りです．また tree in bud sign のみならず，中枢側の気管支壁肥厚や拡張所見なども目を凝らしてみる習慣をつけましょう．気管支と伴走しているのは動脈ですので，動脈を介した悪性疾患の腫瘍塞栓の可能性も考えます．この鑑別の図（Fig 11）を覚えておくと役立つでしょう．

経気道散布を疑う胸部 CT

呼吸細気管支領域の陰影を小葉中心性陰影とよびますが，必ずしも小葉のど真ん中に

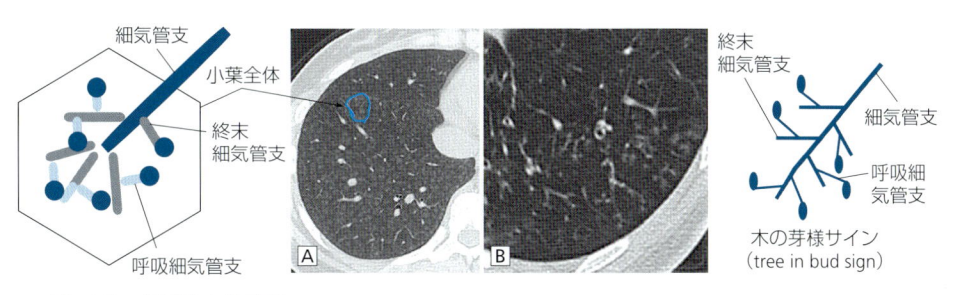

Fig 12 ■ 気道散布性陰影

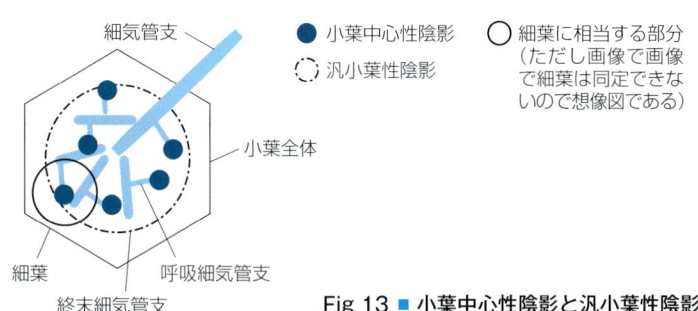

Fig 13 ■ 小葉中心性陰影と汎小葉性陰影の関係

ある陰影を示すわけでなく，Fig 12 の青色の●である細葉に相当する部分です．夏型過敏性肺炎などで認める均等に並んだ粒状影が特徴的です（Fig 12A, 13）．均等な間隔で並ぶのは気道に沿った陰影のためであり，血流感染ならばアトランダムな粒状影となります．その他，経気道散布を示すサインの一つである tree in bud sign があります（Fig 12B）．

血行性散布やリンパ行性散布を疑う胸部 CT

血行性散布やリンパ行性散布は Fig 14 のように異なる陰影の分布を示します．

例えば粟粒結核では結核菌の血行性散布が起きますので微細粒状影がアトランダムに分布し，胸膜直下まで及ぶことが特徴です（Fig 15A）．リンパ行性では小葉間隔壁の肥厚に着目します（Fig 15B）．これはリンパ増殖性疾患や癌性胸膜炎で目立つ所見であり，注意すべき鑑別として静脈路のうっ帯（心不全など）があります．Fig 15B の症例は気管支血管束の肥厚も認めサルコイドーシスと診断されています．

Fig 16 は肺腺癌の血行性転移の症例です．ここまで微細粒状影だと粟粒結核との鑑別を要しますが，アトランダムに胸膜直下まで及ぶ微細粒状影は肺癌も考えるべきですね．

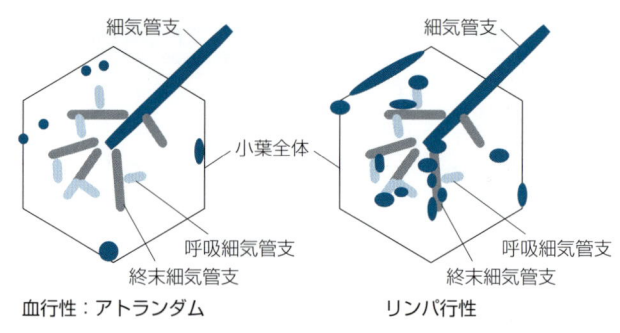

血行性：アトランダム　　　　　　　リンパ行性

Fig 14 ■ 血行性散布およびリンパ行性散布

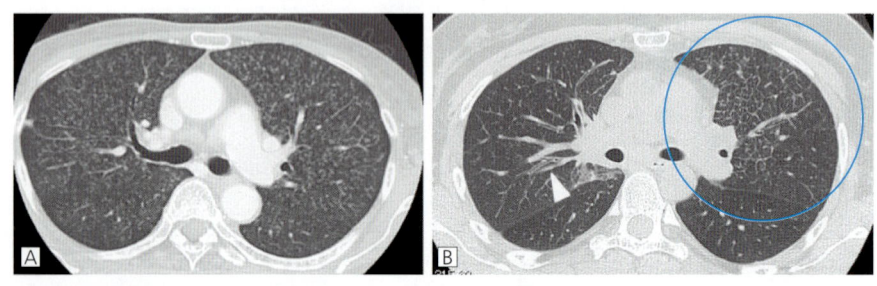

Fig 15 ■ 粟粒結核（A）とサルコイドーシス（B）の CT 像

A：血行性散布，B：リンパ行性散布

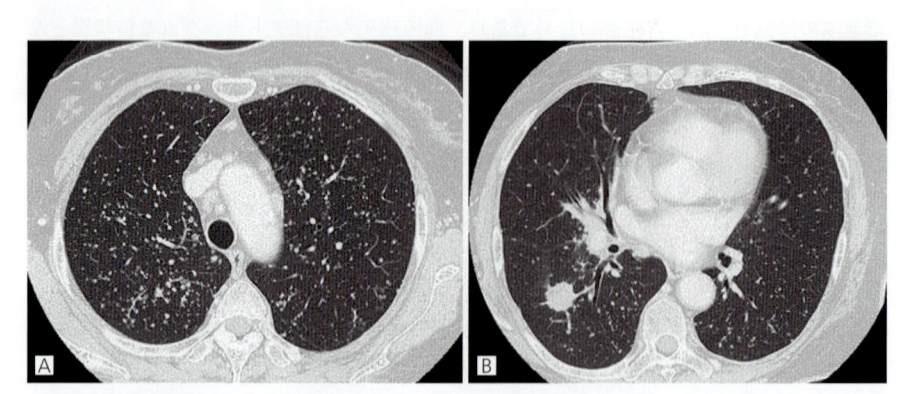

Fig 16 ■ 肺腺癌の CT 像

A：血行性転移が認められる．B：原発巣が認められる．

6 出身地 / 居住地からもアセスメントを！

好中球機能低下

宿主の免疫状態は好中球機能低下，細胞性免疫の低下，液性免疫の低下でざっくり分けて考えます（Fig 17）．呼吸器領域では抗癌薬に伴う発熱性好中球減少症を経験することが少なくありません．好中球数は 500/μL 未満の状態と定義されることが多いですが，その減少のスピードや持続期間，宿主の状態も評価が必要であり，エンピリックな治療を要します．多くは緑膿菌をカバーした治療となります．極めて稀ですが，好中球機能低下を伴う疾患の代表である慢性肉芽腫症は，乳児期に始まる反復性の細菌・真菌感染症および感染巣の肉芽腫形成を伴う先天性疾患で，活性酸素の産生能（好中球の殺菌能）の低下や遺伝子変異で診断が可能です．

肺総論

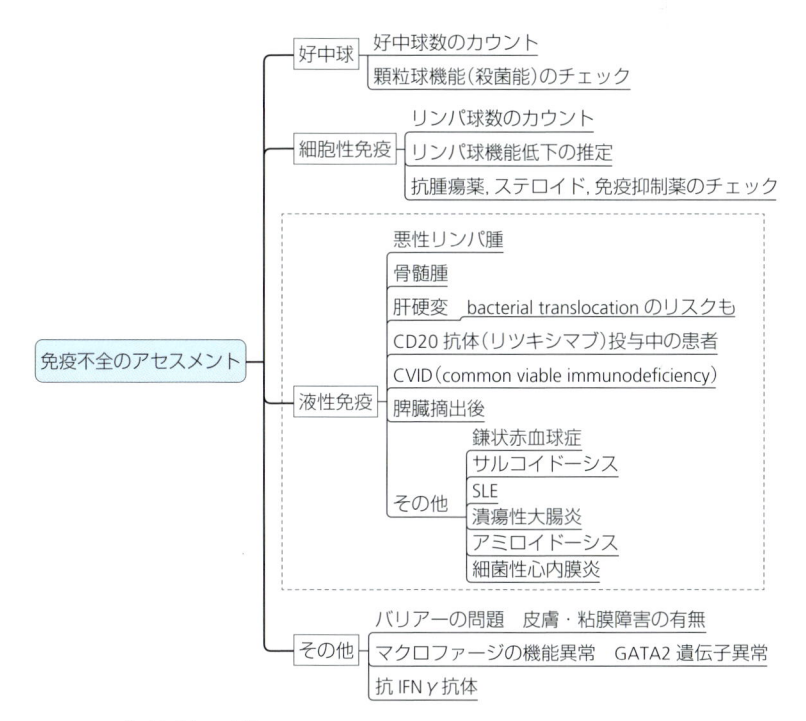

Fig 17 ■ 免疫不全の分類

細胞性免疫の低下：L2MNS

細胞性免疫低下の細菌感染症では LLMNS（*Legionella pneumophila*, *Listellia monocytogenes*, *Mycobacterium* spp, *Nocardia* spp, *Salmonella* spp）の 5 つ，頭文字から名付け

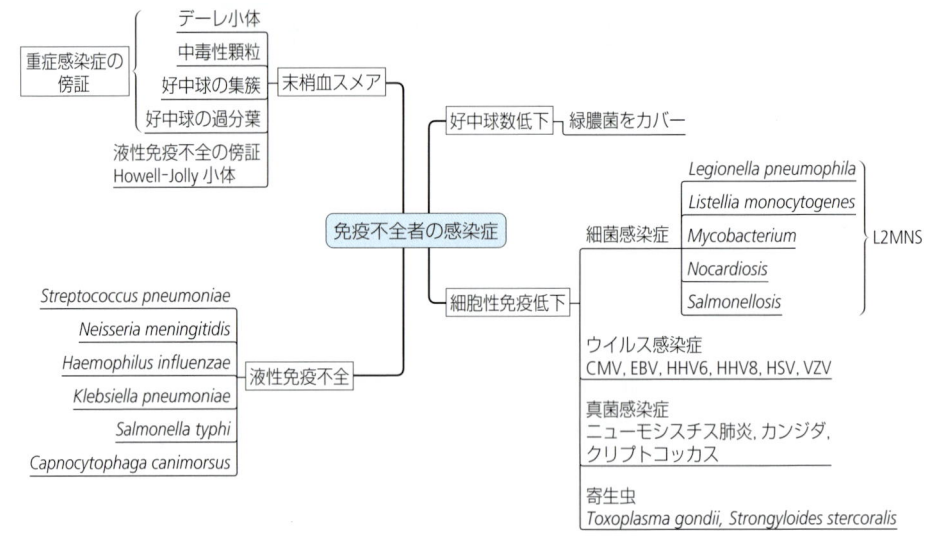

Fig 18 ■ 免疫不全のタイプによる罹患しやすい感染症

て L2（L が 2 つで）MNS を考えます（Fig 18）.

　細胞性免疫の低下はリンパ球数自体の低下を引き起こす HIV 感染症はもちろんのこと，非 HIV 感染症例でもリンパ球数の低下自体が，感染症のリスクであり，例えば CD4 数が 300 個/mL 未満（通常は 500〜1500 個/mL）はニューモシスチス肺炎のリスクだとする報告もあります[8]. AIDS としてのニューモシスチス肺炎と non-HIV のニューモシスチス肺炎〔担癌患者，特に多発性血管炎性肉芽腫症（旧名，Wegener 肉芽腫症）や血管炎などの膠原病〕ではニューモシスチス肺炎発発までの前駆症状の期間は異なり，前者での 28 日以上に比して後者では 5 日未満と短い傾向があります[9]. リンパ球幼弱化試験以外で，リンパ球機能自体を数値化することはできませんが，リンパ球機能を抑制する抗腫瘍薬，ステロイド，免疫抑制薬，HIV 感染症のチェックは必ず行います. その他，糖尿病，腎不全，高齢者，低栄養なども細胞性免疫不全になりえます. 近年の薬剤の進歩により免疫抑制の程度も個々の症例において様々であり，抗腫瘍薬とステロイド投与中のニューモシスチス肺炎で，自然消退した症例を経験しました[10]. それだけリンパ球機能低下も程度が様々であり，ヘテロな集団といえるでしょう.

液性免疫不全

　液性免疫不全にも種々の要因があります[11].

　Fig 18 には全ては載せていませんが，抗体産生が落ちるもの，作られる抗体自体が機能低下を起こしているもの，脾摘出後，薬剤の影響などを考慮すべきです. 脾機能低

下のアセスメントでは末梢血のスメアで Howell-Jolly 小体を必ずチェックすべきで，この小体がないことは脾機能低下がないことを示唆します．皮膚，粘膜障害の有無はカンジダ血症やグラム陽性球菌の侵入門戸となり，腸管粘膜ならグラム陰性桿菌の菌血症となるので注意が必要です．また末梢血のデーレ小体，中毒性顆粒，好中球の集簇，過分葉などは重症感染症の際に認めることがあります．これらをチェックする習慣をつけるのもよいと思います[⑫]．呼吸器領域では胸腺腫に合併した Good 症候群など液性免疫と細胞性免疫の混在する場合があります．Good 症候群の画像所見で最も多いのは気管支拡張症です[⑬]．播種性の細菌感染症や繰り返す感染症の既往があれば，マクロファージの機能異常（GATA2 遺伝子異常）も考慮すべきです．多くは小児期からの感染のヒストリーがありますが，稀に成人で症状が顕著になる症例もあるようです．また播種性非定型抗酸菌症の症例では，クオンティフェロンの陽性コントロールが検出不可であった場合は，抗 IFNγ 抗体陽性を考えるべきです．日本では 30 症例程度の報告しかありませんが，播種性非定型抗酸菌症での報告例はほとんどがアジア人で，細胞性免疫不全をきたす既知の疾患のない播種性非定型抗酸菌症では抗 IFNγ 抗体が 81％ で陽性とする報告があります[⑭]．

7 薬は血流分布なのだ！：薬剤性肺炎

　感染症や間質性肺炎の全ての疾患の前に立ちふさがる問題……それは薬剤性肺炎か否かです．それには以下の 3 つをまず考えましょう！

- 画像所見は大きく DAD, OP, NSIP, HP like pattern に分けて考えよ．
- clinical context で診断せよ．
- KL-6 は画像所見を勘案して解釈し，DLST に騙されない！

　薬剤性肺炎の難しいところは，疑わなければ診断できないこと，原則，除外診断となる点ですね．さらに薬剤投与後数日から数年という幅をもって出現します．また半減期が長い薬剤や体内の組織中に蓄えられる薬剤（例：アミオダロン）などは中止後数カ月を経て発症する場合もあります．結局は clinical context の中で診断することが重要です．診断は再投与で増悪（チャレンジテスト）すれば確実ですが，それはなかなかできるものではありません．非常に効果があった key drug であり，原疾患が critical であればステロイドなどの投与下で再チャレンジも試みられるべき方法と筆者は考えます．
　診断の一つにリンパ球幼弱化テストがありますが，これは患者の血液から採取したリンパ球に対し被疑薬（抗原）とコントロールを加えそれぞれのリンパ球の分裂，増殖する率を ^{3}H-thymidine の取り込み量として測定しようとする検査です．ちなみに SRL などの外注検査では，被疑薬がコントロールよりも selectivity index（SI）1.8 倍（180％）以上の取り込みがあれば薬剤リンパ球刺激試験（DLST）陽性となっていますが，その

肺総論

根拠になっているのはやはり日本人の論文です[⑮]．保険適用がない検査であり，さらにDLST の陽性の程度（SI）が高ければ臨床症状が強く出るワケではありません．皮疹における有用性はβ–ラクタム系抗菌薬のデータをもとに確立し，その感度は 60〜70％であるとされています[⑯]．しかし，日本で主に行われてきたこの DLST の薬剤性肺炎に対する感度は，原因薬剤により 20.2〜89.5％と幅があります．興味深いことに，薬剤性肺障害で DLST 検査が陽性で被疑薬と考えた全ての薬剤が再投与で肺炎の再燃を認めなかったとする報告すらあります[⑰]．また薬剤への曝露が一度もない場合（非感作）でもDLST が陽性になる場合もあります．以上から筆者は DLST を診断に使うことはありません．薬剤性肺炎には細胞障害性や免疫応答を介した反応のどちらかまたは両方が関わるとされています[⑱]．

　杏林大学では 2006〜2011 年に 66 症例の薬剤性肺炎を認めましたが，抗腫瘍薬（n＝28，42％），抗リウマチ薬（n＝16，24％），抗不整脈薬（n＝4，6％），NSAIDs（n＝4，6％），漢方薬（n＝3，5％），その他（n＝9，14％）となっており，抗腫瘍薬が多くを占めます[⑲]．画像パターンは，びまん性肺胞傷害（DAD）パターン，非特異性間質性肺炎（NSIP）パターン，器質化肺炎（OP）パターン，過敏性肺炎（HP）様パターンの 4 つにおよそ分類されます（Fig 19）．第 4 章の「KL-6 のミニマムエッセンス」（p.114）で述べましたが，薬剤性肺炎の HRCT の画像 DAD，慢性間質性肺炎（CIP）パターン（いわゆる間質性肺炎パターン）では KL-6 は上昇するが，閉塞性細気管支炎性器質化肺炎（BOOP），好酸球性肺炎，HP パターンでは上昇しないことが示されています．つまり我々の報告での DAD パターン，NSIP パターンでは KL-6 は上昇し，OP パターン，HP

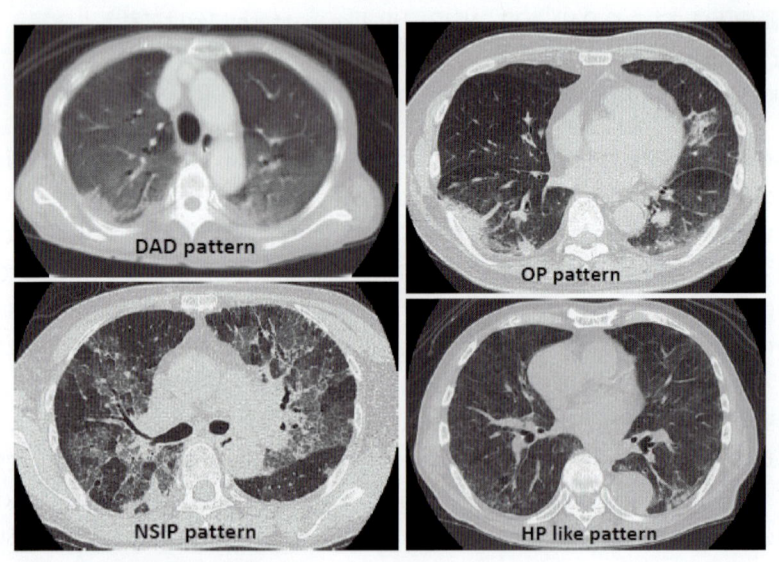

Fig 19 ■ 薬剤性肺炎の画像パターン

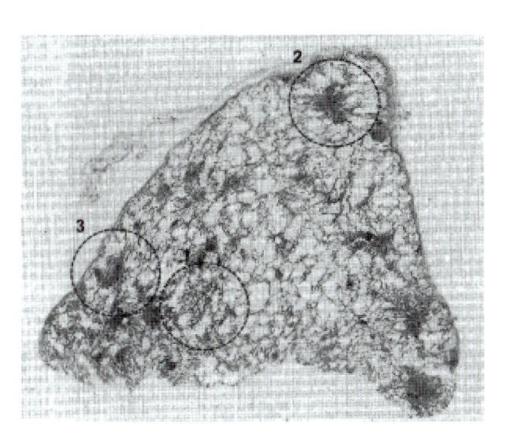

Fig 20 ■
1. 類上皮細胞肉芽腫
2. 肺胞腔内の器質化
3. 1と2の移行期
(Koide T, et al. Nihon Kokyuki Gakkai Zasshi. 2011; 99: 465-71[27])

様パターンでは上昇しないということです[26].

　HPパターンまたはHP様パターンという呼び名は個人的にはどちらでもよいと思っておりますが，いわゆる純粋なHPの場合には病理所見では吸入抗原に反応するように細気管支周囲に線維化や肉芽腫を認めます（いわゆる小葉中心性陰影）．一方，HP様パターンの場合は，胸膜直下や細気管支と関連のない肺胞腔内を主体に肉芽腫，ポリープ状の器質化などが胸部CT上の小粒状影（小葉中心性陰影）として描出される（Fig 20）ことを，我々のメシル酸イマチニブ（グリベック®）による薬剤性肺炎症例は証明しています[27]．つまり血液中に流れる薬剤に対する反応なので気管支から離れた部位にも肉芽腫や器質化がアトランダムにできるということです．

　薬剤性肺炎の診断は，患者治療の選択肢を増やすか減らすかの判断のために，まさにmultidisciplinary approachが必要です．

8　入院と退院の原則：A-DROPやqSOFA scoreを活用する

　さて，実際に救急外来で入院させるかどうかの検討はA-DROPとqSOFAを使用します．

A-DROP score

　A-DROP score（Fig 21，Table 4）は日本独自の市中肺炎の重症度分類です．英国のCURB65を参考に作られたもので，3点以上は入院とするのが妥当です．肺炎球菌とマイコプラズマ肺炎の我々の検討では調査期間の間，A-DROP 3点以上のマイコプラズマ肺炎症例はなく，肺炎球菌肺炎が29.4%でした．また，qSOFA scoreを計算して2点以上は敗血症疑いとして入院としましょう．ただし，病態の進行が急激である場合，見た

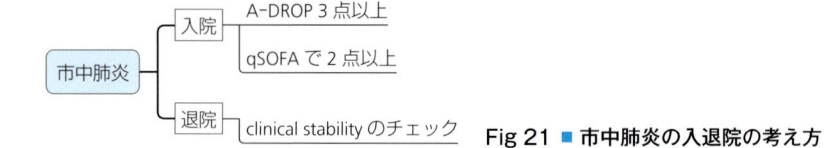

Fig 21 ■ 市中肺炎の入退院の考え方

Table 4 ■ A-DROP score

A （age 年齢）	男性＞70 歳，女性＞75 歳
D （dehydration 脱水）	BUN＞21mg/dL または脱水あり
R （respiration 呼吸）	SpO_2＜90%（PaO_2＜60Torr）※室内気
O （orientation 見当識）	意識障害あり
P （pressure 血圧）	SBP（収縮期血圧）＜90mmHg

Table 5 ■ SIRS および sepsis のこれまでの定義

SIRS（systemic inflammatory response syndrome）	以下のうち 2 つを満たす ・体温＞38℃ or ＜36℃ ・心拍数＞90/ 分 ・呼吸数＞20 回 / 分 or $PaCO_2$＜32Torr ・WBC＞12×10^9/L or ＜4×10^9/L
Sepsis	SIRS with infection（疑いまたは確定症例）
Severe sepsis	sepsis と急性臓器障害（低血圧，乳酸アシドーシス，尿量低下，PaO_2/FIO_2 比の低下，クレアチニンまたはビリルビンの上昇，血小板減少）
Septic shock	sepsis で補液後も続く低血圧

目が sick である場合は点数によらず迷わず入院させます．

　これまでの SIRS や sepsis，severe sepsis，septic shock の定義は Table 5 でしたが，2016 年 2 月に sepsis の定義は大幅改定となり，以下のように sepsis，septic shock の 2 つに大きく分類されることになりました[27]．

qSOFA score

　qSOFA score は，quick Sequential（Sepsis-related）Organ Failure Assessment score の略です．

Sepsis

［新定義］感染症に対する制御不能な宿主反応に起因した生命を脅かす臓器障害
［新基準］ICU とそれ以外（ER，院外，一般病棟）で区別
　　　　　ICU 患者では感染症が疑われ SOFA score* のベースラインからの上昇が 2 点

---

* SOFA score：呼吸，凝固，肝機能，心血管，中枢神経，腎機能の 6 項目についてそれぞれ 0〜4 点でスコアリングを行い点数を合計する．

Table 6 ▪ Criteria for clinical stability

体温≦37.8℃
心拍数≦100 回 / 分
呼吸数≦24 回 / 分
収縮期圧≧90mmHg
酸素飽和度≧90％ or 動脈血酸素（室内気）≧60mmHg
経口摂取可能
正常の精神状態

以上

非 ICU 患者では qSOFA が 2 点以上

qSOFA は呼吸数が 22 回以上（Odds ratio 3.18，95％CI 2.80-3.50），意識状態の変化（GCS＜15，Odds ratio 4.31，95％CI 3.96-4.69），収縮期圧が 100mmHg 未満（Odds ratio 2.61，95％CI 2.40-2.85）を各 1 点とします．qSOFA が 2 点以上で hospital mortality が 3～14 倍となります[23]．

Septic shock

［新定義］実質的に死亡率を増加させるのに十分に重篤な循環，細胞，代謝の異常を有する敗血症のサブセット[24]．

［新基準］適切な輸液負荷を行っても平均血圧 65mmHg 以上を維持するための循環作動薬を必要とし，かつ血清乳酸値の 2mmol/L（18mg/dL）を超えている．

退院や臨床効果の判定には臨床的安定（clinical stability）をチェックします．
Table 6 が満たされていれば退院可能です．

📖 文献

❶ Kurai D, et al. Pathogen profiles and molecular epidemiology of respiratory viruses in Japanese inpatients with community-acquired pneumonia. Respir Investig. 2016; 54: 255-63.

❷ Saraya T, et al. Epidemiology of virus-induced asthma exacerbations: with special reference to the role of human rhinovirus. Front Microbiol. 2014; 5: 226.

❸ Ryu JH, et al. Diagnostic approach to the patient with diffuse lung disease. Mayo Clin Proc. 2002; 77: 1221-7; quiz 7.

❹ Saraya T, et al. Acute eosinophilic pneumonia masquerading as multiple pulmonary embolisms. BMJ Case Rep. 2016; 2016.

❺ Saraya T, et al. Phantom tumour of the lung. BMJ Case Rep. 2013; 2013.

❻ Saraya T. The History of Mycoplasma pneumoniae pneumonia. Front Microbiol. 2016; 7: 364.

❼ Saraya T, et al. Correlation between clinical features, high-resolution computed tomography findings, and a visual scoring system in patients with pneumonia due to Mycoplasma pneumoniae. Respir Investig. 2018; 56: 320-5.

❽ Mansharamani NG, et al. Peripheral blood CD4$^+$ T-lymphocyte counts during Pneumocystis carinii pneumonia in immunocompromised patients without HIV infection. Chest. 2000; 118: 712-20.

❾ Lee SH, et al. Antibiotic susceptibility of bacterial strains isolated from patients with various infections. Lett Appl Microbiol. 2002; 34: 215-21.

❿ Tanaka Y, et al. Spontaneous resolution of Pneumocystis jirovecii pneumonia on high-resolution computed tomography in a patient with renal cell carcinoma. Am J Case Rep. 2014; 15: 496-500.

⓫ Brigden ML. Detection, education and management of the asplenic or hyposplenic patient. Am Fam Physician. 2001; 63: 499-506, 8.

⓬ Potasman I, et al. The added value of peripheral blood cell morphology in the diagnosis and management of infectious diseases—part 2: illustrative cases. Postgrad Med J. 2008; 84: 586-9.

⓭ Nishizawa T, et al. Good syndrome occurred in a patient a prolonged time after thymectomy: a case report and literature review of cases in Japan. J Gen Fam Med. 2016; 17: 238-43.

⓮ Browne SK, et al. Adult-onset immunodeficiency in Thailand and Taiwan. N Engl J Med. 2012; 367: 725-34.

⓯ Kitami Y. Diagnostic criteria and classification of drug-induced hepatic injury. Kan-Tan-Sui. 1990; 21: 379-41.

⓰ Luque I, et al. In vitro T-cell responses to beta-lactam drugs in immediate and nonimmediate allergic reactions. Allergy. 2001; 56: 611-8.

⓱ Matsuno O, et al. Drug-induced lymphocyte stimulation test is not useful for the diagnosis of drug-induced pneumonia. Tohoku J Exp Med. 2007; 212: 49-53.

⓲ Matsuno O. Drug-induced interstitial lung disease: mechanisms and best diagnostic approaches. Respir Res. 2012; 13: 39.

⓳ Tamura M, et al. High-resolution computed tomography findings for patients with drug-induced pulmonary toxicity, with special reference to hypersensitivity pneumonitis-like patterns in gemcitabine-induced cases. Oncologist. 2013; 18: 454-9.

⓴ Ohnishi H, et al. Circulating KL-6 levels in patients with drug induced pneumonitis. Thorax. 2003; 58: 872-5.

㉑ Koide T, et al. A case of imatinib mesylate-induced pneumonitis based on the detection of epithelioid granulomas by video-assisted thoracoscopic surgery biopsy in a patient with chronic myeloid leukemia. Nihon Kokyuki Gakkai Zasshi. 2011; 49: 465-71.

㉒ Gotts JE, et al. Sepsis: pathophysiology and clinical management. BMJ. 2016; 353: i1585.

㉓ Seymour CW, et al. Assessment of clinical criteria for sepsis: For the Third International Consensus Definitions for Sepsis and Septic Shock (Sepsis-3). JAMA. 2016; 315: 762-74.

㉔ Singer M, et al. The Third International Consensus Definitions for Sepsis and Septic Shock (Sepsis-3). JAMA. 2016; 315: 801-10.

呼吸器ウイルス感染症

1 暗躍する呼吸器ウイルス感染症

　呼吸器ウイルスには RS ウイルス（RSV），インフルエンザウイルス A，B，パラインフルエンザウイルス（1，2，3，4 型），ヒトライノウイルス（HRV），エンテロウイルス，ヒトメタニューモウイルス（hMPV），アデノウイルス，ヒトボカウイルスなどがあります（Table 1）．近年，従来の方法（培養，抗原検出，血清学的検査）に比べて高感度かつ特異的な PCR 法を用いてウイルス性肺炎の頻度を調べた報告が少しずつですが出てきています．2015 年に Jain らが 18 歳以上の成人市中肺炎の 2259 人の入院症例を検討し，鼻咽頭，口腔内のスワブ検体の PCR 法を使用したウイルスの検出，細菌の頻度を EPIC study として報告しています（Fig 1）[1]．原因が証明できたのは全体の 38%（n＝853）で，62% は不明でした．1 つまたは複数のウイルスが検出されたのは

Table 1 ■ 呼吸器ウイルスの感染様式

Virus	ピーク	Ro	潜伏期	ウイルス排泄期間
インフルエンザウイルス	季節性：冬 H1N1：冬または一年中	季節性：1.3 H1N1：1.3〜1.7	1〜4 日	1〜2 週間
ヒトライノウイルス（HRV）	初秋，しかし通年	不明	2〜4 日	5 日〜3 週間
コロナウイルス	冬，しかし通年	non-SARS/MERS：不明 SARS：pandemic 〜3 prepandemic <1 MERS：<1	non-SARS/MERS：2〜5 日 SARS：2〜10 日 MERS：2〜14 日	non-SARS/MERS：1 週〜1 カ月 SARS：1〜2 週 MERS：不明
RSV	11 月〜4 月	1.2〜7.1	3〜7 日	1〜2 週間
hMPV	冬〜春，しかし通年	不明	3〜6 日	不明，しかし抗体のピークは感染後 7〜9 日後
パラインフルエンザウイルス	PIV1：秋〜冬 PIV2：秋〜冬 PIV3：春〜夏，しかし通年 PIV4：不明	不明 不明 不明 不明	2〜6 日 2〜6 日 2〜6 日 2〜6 日	1〜3 週 1〜3 週 1〜3 週 1〜3 週
アデノウイルス	なし	不明	4〜8 日	1〜3 週
エンテロウイルス	夏〜秋，しかし通年	不明	2〜7 日	1〜3 週

Ro：基本再生産数（感染力を示す目安）

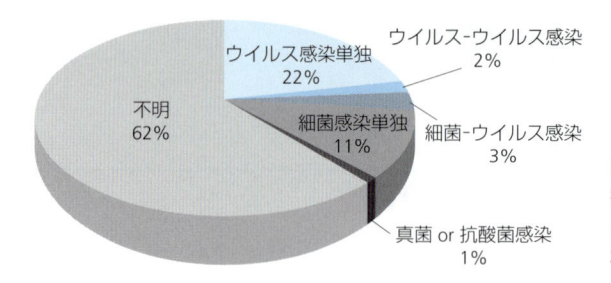

Fig 1 ■ 成人市中肺炎の 2259 症例の pathogen profile
(Jain S, et al. N Engl J Med. 2015; 373: 415-27 [1])

22%（n＝530），細菌感染単独は 11%（n＝247），細菌とウイルスの混合感染は 3%（n＝59），真菌または抗酸菌感染は 1%（n＝17）であり，最も検出されたウイルスは HRV（9%），インフルエンザウイルス（6%），細菌では肺炎球菌（5%）となっています.

　特に 65 歳以上では若い成人グループよりインフルエンザウイルスや肺炎球菌の発症率が 5 倍程度となり，HRV は 10 倍となっています．また 80 歳以上では RSV，パラインフルエンザウイルス，コロナウイルスの発症率は肺炎球菌と同等であり，いずれにしても市中肺炎においてウイルス感染が細菌との混合感染を含めて 30%弱を占めることは明らかになったわけです．2016 年には real-time reverse-transcriptase polymerase chain reaction（rRT-PCR）を使用した小児と成人市中肺炎における呼吸器ウイルスの検出結果が報告されています[2]．1024 症例の市中肺炎患者と 759 症例のコントロールとの比較で，インフルエンザウイルス，RSV，hMPV はコントロールと比して有意に多く検出され，小児および成人に関係なく rRT-PCR で検出されれば市中肺炎の原因の可能性が高いとされています．以上より過去 2 つの報告を組み合わせると，成人市中肺炎でのウイルス感染との関わりで最も考えるべきは，インフルエンザウイルス（A および B），HRV，hMPV，RSV（特に高齢者）ということになります（Fig 2）．

　現在，肺炎が疑われる 6 歳未満の小児には鼻咽頭ぬぐい液を使用した hMPV の迅速キット，1 歳未満の乳児では RSV 抗原キットは利用可能です．当院の成人市中肺炎で入院を要した 76 症例の鼻咽腔 / 喀痰を利用した検討では，ウイルスの単独感染は 10%，ウイルスと細菌の混合感染が 12%，細菌感染単独が 40%，不明が 38%となり，前述の study と同様の傾向でした[3]．

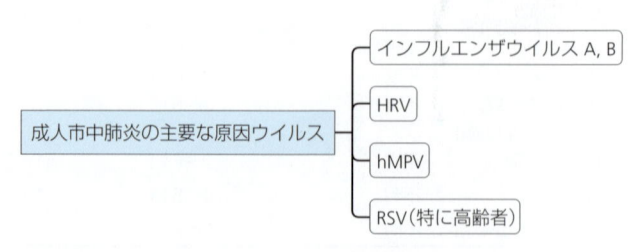

Fig 2 ■ 成人市中肺炎で考慮すべき呼吸器ウイルス

＊あんずコラム＊

稀な病態を知る： Paradoxical reaction
〜肺炎球菌感染症を中心に〜

　症例は 46 歳女性で，主訴は 2 日前からの頭痛，嘔吐，前日からの意識障害でした．髄膜炎が疑われ髄液検査のグラム染色で肺炎球菌が証明され，ただちにデキサメタゾンと抗菌薬（セフトリアキソン，バンコマイシン）で治療を開始されています．髄液検査は初圧＞25cmH$_2$O，細胞数 950/3 視野（単球 91.4%，多核球 8.6%），蛋白 543mg/dL，糖 0mg/dL，CL 109mEq/L でしたが，治療後には 4 回の髄液検査ですべて菌の陰性化を確認し，ペニシリン感受性肺炎球菌（PSSP）と判明後にはペニシリン G での点滴治療へ変更し，意識障害も改善，髄液蛋白および総細胞数の低下を認めましたが，16 病日に突然の右片麻痺，失語，意識障害の再燃，左眼内転障害が出現したのです．

　治療前の MRA では描出されていた左中大脳動脈（A）が同日の症状出現時には

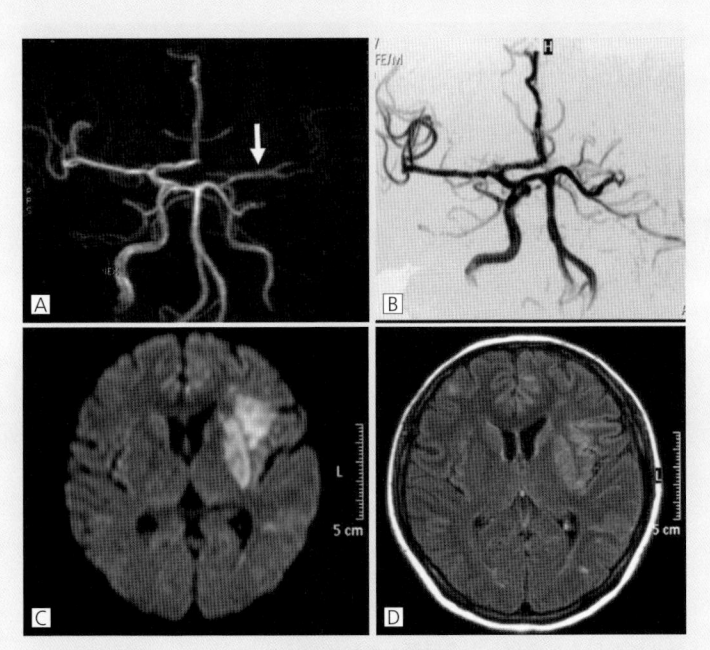

肺炎球菌髄膜炎に合併した血管炎による脳梗塞
A： 入院時 MRA． B： 脳梗塞発症時の MRA，左中大脳動脈の消失．
C： 拡散強調像． D： FLAIR 画像．

肺
総
論

感
染
症

描出されておらず（B），同支配領域の左基底核〜内包にかけて拡散強調像（C）および FLAIR 画像（D）で高信号領域を認めています．抗菌薬が奏効し肺炎球菌も培養陰性を何度も確認しているのに起きた脳梗塞とは，何をみているのでしょうか？

ここに古き良き文献があります．

「Bacterial meningitis more involved than just the meninges」❶

細菌性髄膜炎では，髄膜以外の病態も考慮せよ，というもので，血管炎脳血栓症，脳梗塞，水頭症が含まれます．実際に本症例は，左中大脳動脈の血管炎に伴う狭窄とその支配領域の梗塞と診断し，ステロイドの増量にて治療を継続したところ，髄液所見は改善，右片麻痺および失語は軽度残存するも軽快退院となりました．

菌が陰性化したにもかかわらず治療後 2 週間以上経ての再度の髄膜炎の増悪は，肺炎球菌の菌体成分への特異抗体による免疫応答であると考えられています．この莢膜抗原への特異抗体は発症から 5〜8 日で産生され "莢膜抗原−抗原特異的 IgG 抗体の複合物" を形成し炎症の再燃に寄与すると考えられています．マウスモデルでは莢膜抗原のみを直接髄腔内および肺内に投与しても炎症は惹起されないことか

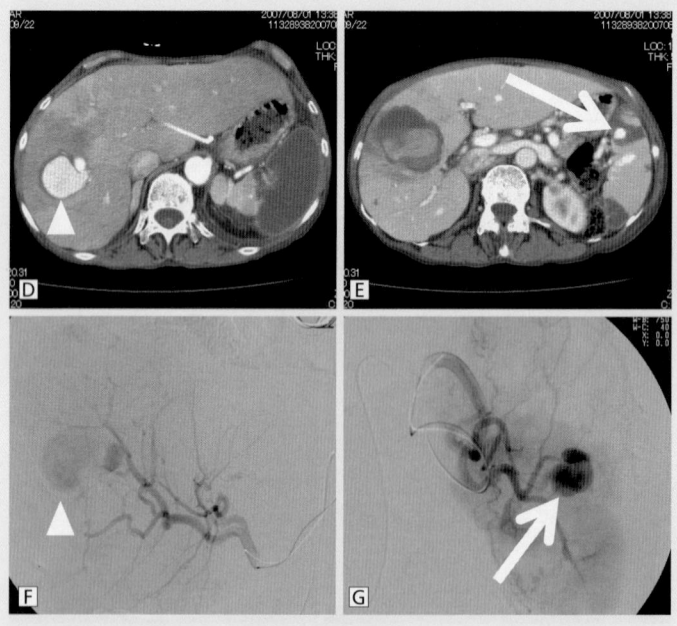

肺炎球菌肺炎に合併した多発肝・脾動脈瘤

D, E: 胸腹部造影 CT, F, G: 腹部血管造影, ▶: 肝動脈瘤, →: 脾動脈瘤
(Honda K, et al. Clin Case Rep. 2015; 3: 891-6❷)

ら，莢膜抗原特異的 IgG 抗体の存在（形成）が炎症を再燃する要因であると考えられています．

同様に，我々の経験した肺炎球菌肺炎の症例で酸素化は改善しているにもかかわらず，発熱，心窩部痛や季肋部痛が出現し，結局は，肝臓，脾臓の梗塞，多発肝動脈瘤（矢頭），脾動脈瘤（矢印）と診断しました（D〜G）．血液培養は陰性でしたが，肺炎球菌による mycotic aneurysm の可能性が高いと診断した症例です．この症例は血管造影による塞栓術を行い軽快退院しています❷．症例検討会で肺炎球菌肺炎で入院した症例が夜間の腹痛を訴え，膵頭十二指腸動脈の血管炎と破裂により腹水を認めた症例も経験しました．こういった稀なプレゼンテーションも把握しておく必要がありますね．

これらの症例はまさに宿主と死菌の菌体成分との免疫応答による血管炎であると考えられます．同様の免疫応答による病態の一過性の悪化は，結核感染症で知られています❸．結核性リンパ節炎の繰り返すリンパ節腫脹などは，増大，縮小をあちこちの頸部リンパ節で繰り返し，驚かされることがあります❹．これは細菌学的な治療の失敗，成功とは関係なく起こります．重要な点は，菌の培養の陰性化はもちろんのこと，病態の悪化を認識した際に宿主と菌体の免疫応答ではないか，という視点でもう一度考えてみることですね．

Reference

❶ Swartz MN. Bacterial meningitis: more involved than just the meninges. N Engl J Med. 1984; 311: 912-4.

❷ Honda K, et al. Multiple mycotic hepatic and splenic artery aneurysms in a patient with pneumococcal pneumonia: a case report with a review of the literature. Clin Case Rep. 2015; 3: 891-6.

❸ Carvalho AC, et al. Paradoxical reaction during tuberculosis treatment in HIV-seronegative patients. Clin Infect Dis. 2006; 42: 893-5.

❹ Saraya T, et al. Late-occurring paradoxical reaction masquerading as treatment failure for tuberculous adenitis. Intern Med. 2013; 52: 2385-6.

📖 文献

❶ Jain S, et al. Community-acquired pneumonia requiring hospitalization among U.S. adults. N Engl J Med. 2015; 373: 415-27.

❷ Self WH, et al. Respiratory viral detection in children and adults: comparing asymptomatic controls and patients with community-acquired pneumonia. J Infect Dis. 2016; 213: 584-91.

❸ Kurai D, et al. Pathogen profiles and molecular epidemiology of respiratory viruses in Japanese inpatients with community-acquired pneumonia. Respir Investig. 2016; 54: 255-63.

肺総論

感染症

7　肺結核総論

1　ニューキノロン使用は危ない！？

　慢性の経過を示す肺病変のうち，まずは肺結核の可能性をあげます．肺外結核もそうですが，肺結核は驚くほどバリエーションのある画像所見を呈します．一般内科の外来や呼吸器外来においてニューキノロンを処方されている場合にはその抗結核作用により3日程度で臨床症状の改善を認め，結果的に診断を遅らせる要因となります[1]．市中肺炎の14.4％にニューキノロンが投与され，34日間の結核の治療が遅れるとする報告や，21日間（非投与症例では平均5日間）治療が遅れるとする報告があります[1]．また4日間〜2週間の投与でもニューキノロン耐性が出現するという報告もあり[2,3]，致死率の上昇にも関与します[4,5]．ですから我々も安易にニューキノロンを外来で処方するのは注意が必要になるわけです（Fig 1）．

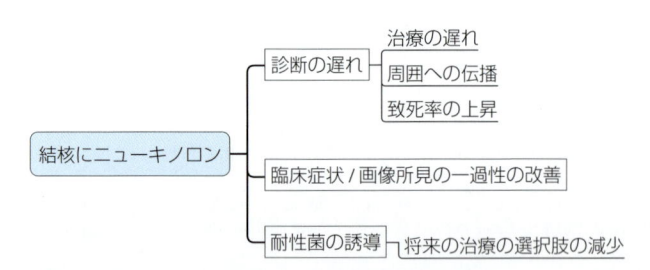

Fig 1 ■ 結核にニューキノロンを使うと危ない理由

2　自然経過を理解せよ！

　結核菌に曝露され感染が成立するのは30％です．そのうち10％は一次結核症（primary tuberculosis）として発症し，90％は自然に軽快し潜在性結核感染症（latent tuberculosis infection）とよばれる状態となります（Fig 2）．ほとんどのケースはこの潜在性結核感染症から何らかの誘因があり再燃という形態で発症します．すなわち結核患者に曝露された100人のうち感染者は30人で，そのまま発症するのはわずか3人であり，残りの27人は潜在性結核感染症になるということです．潜在性結核感染症のHIV（ヒト免疫不全ウイルス）非感染者は最初の2年間で5％が，その後一生をかけてさらに5％が発症します．潜在性結核感染症のHIV感染者は1年ごとに10％ずつ発症するため活動性結核の高リスクとなります．また再燃の他に他者からの再曝露という問題もあります

JCOPY 498-13044

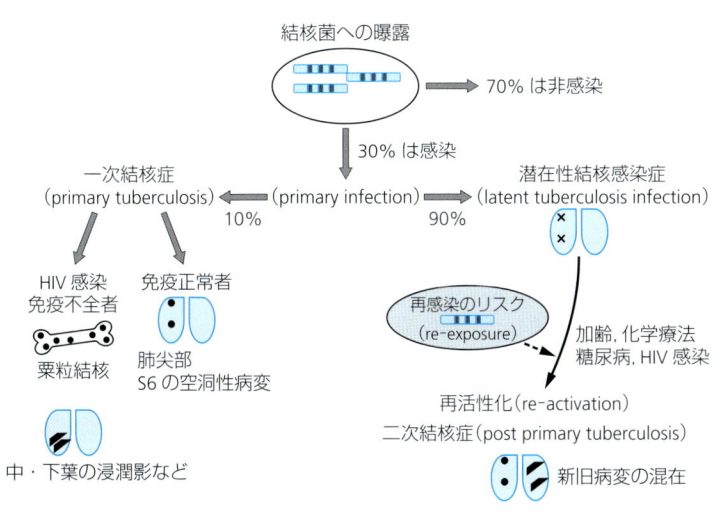

Fig 2 ■ 結核菌の感染の成り立ちと経過

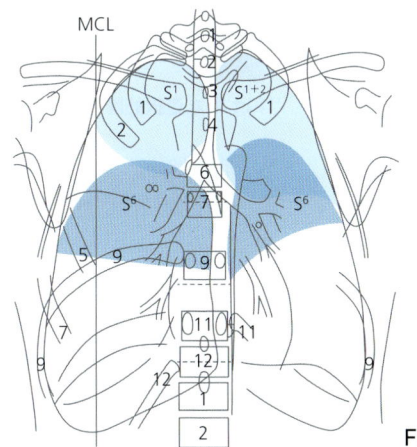

Fig 3 ■ 2次性肺結核の好発部位

が，その際に初感染と同様の経過をたどるかどうかは判明していません[6]．いずれにしてもこの結核の流れをつかんでおくことは重要です．また結核の感染部位は上葉（S1＋2，S1）と下葉（S6）に多いことは覚えておきます（Fig 3)[7]．いわゆる注意して肺結核を疑う場所です．胸部CTでは前述の tree in bud sign（p.245 参照）を探します．

3 外科治療の遺産

- 1950 年頃まで行われていた虚脱療法の代表が胸郭形成術であり，第 2〜5 肋骨を切除する Semb らの方法が主流.
- 多剤耐性結核では肺切除術もオプションの一つかもしれない.

肺結核治療の初期は「大気・安静・栄養」の時代が長く続き，1940 年代になり虚脱療法が行われるようになりました．虚脱療法には本邦で最も古い 1950 年頃まで行われた患側の胸腔内に空気を注入して人工的に気胸を作る人工気胸術があります．また胸郭形成術は虚脱療法の一つです．肋骨を切除し胸郭を変形させることで，罹患肺を虚脱させ空洞を閉鎖させる方法です．この術式を最初に命名したのは Estlander で，膿胸ドレナージ後に再膨張不良肺に対して胸壁を虚脱させるために肋骨を切除したのが始まりです[8]．肺結核に対しては空洞虚脱のために行われ始めました．結核に対する胸郭形成術は様々な方法が

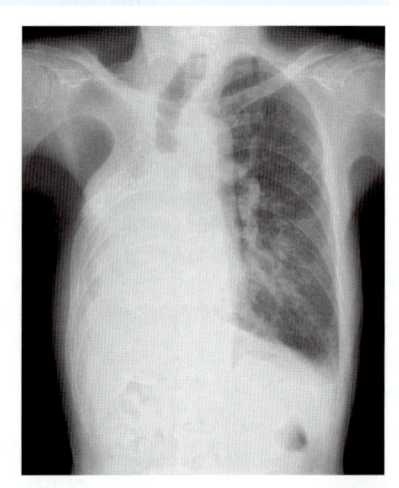

Fig 4 ■ 選択的胸部形成術後の X 線写真

考案されましたが，1858 年の Freunds らによる第 1 肋骨切除による胸郭形成術，1940 年からは Semb らによる第 1 肋骨は切除せずに第 2〜5 肋骨切除に肺尖剥離を加え，下方に虚脱させる選択的胸郭形成術が標準術式となりました[8][9]．

選択的胸郭形成術後の胸部単純 X 線写真を示します (Fig 4).

その後 1944 年にストレプトマイシン (SM) が発見され，1952 年にイソニコチン酸ヒドラジドが登場しました．第 2 次世界大戦以前は肺を虚脱させ病変を鎮静化させる虚脱療法が主流でしたが，1952 年以降は肺切除術が行われるようになり，主流となっていきました．しかし 1963 年に SM，イソニアジド (INH)，パラアミノサリチル酸 (PAS) の 18〜24 カ月投与を原則とする多剤併用長期療法が結核医療基準になると，肺切除を主流とする外科治療は次第に行われなくなりました．1966 年にはエタンブトール (EB) が，1973 年にリファンピシン (RFP) が使用可能となります．現在の INH, RPF の併用による 6〜12 カ月療法が標準療法となったのは 1986 年でした．RFP の出現以降は特に減少した結核の外科治療ですが，過去に外科治療を受けた患者に出会うことはまだ少なくはありません．その多くが胸郭形成術患者であり，現代での外科治療は，多剤耐性結核に対して行われることのある肺切除術です[10]．

4 肝障害はコモンな副作用

- 治療開始前に肝障害のリスクを評価しよう.
- 総ビリルビン 2mg/dL 以上ならただちに肝疾患専門医にコンサルト.
- 肝障害が起こった後の対処法をマスターしよう.

抗結核薬を使用中に, 肝機能検査値異常は 20〜30％程度にみられます[⑪]. よって, 結核の治療を行う際には, 肝障害について知る必要があります.

原因薬剤

イソニアジド（INH, 20％）, リファンピシン（RFP, 重篤な肝障害は稀, 黄疸は 0.6％程度）, ピラジナミド（PZA, 単独投与で 10％程度）が, 肝障害の主な原因薬剤です. 複数の薬剤を併用すると, 重篤な肝障害を起こす可能性が高くなります. 原則的には, INH, PZA は細胞障害型, RFP は胆汁うっ滞型の肝障害を起こします[⑪].

肝障害のハイリスク患者

①肝不全, 非代償性肝硬変, ② AST・ALT が基準値上限の 3 倍（概ね 100IU/mL）以上はハイリスクです. この場合, PZA は避けるのが安全です（①は INH も避けることを検討）[⑫]. 米国のステートメントでは, アルコール常習, ウイルス性肝炎, 肝疾患, 分娩後 3 カ月, 肝障害性薬剤, AST・ALT・ビリルビン値, HIV 感染の有無を治療開始前に確認することを推奨しています[⑬]. また, RFP はチトクローム P-450 を誘導するため, 様々な薬物の代謝に影響を与えます. 特に, 多くの抗 HIV 薬, 抗真菌薬のボリコナゾールは併用禁忌ですから注意しましょう.

肝機能検査の頻度

抗結核薬で治療をする際は, 定期的に肝機能検査（血清 AST, ALT, ALP, LDH, 総ビリルビン, アルブミン値など）が必要です. PZA を使用中は 2 週間に 1 回程度の頻度で検査しましょう. 肝障害の出現は治療開始後 2 カ月間に多いので, PZA を使用しない 3 剤治療の場合にも, 最初の 2 カ月間は 2 週間に 1 回の検査を行うのがいいでしょう[⑭].

肝障害が起こったら

肝障害は, 患者さんの自覚症状, ルーチン検査で気づくことができます. 対処法のフローチャートを示します（Fig 5）. 重要なこととして, 総ビリルビン値が 2mg/mL 以上ならただちに抗結核薬を中止し, 5mg/mL 以上なら肝疾患の専門医にコンサルトが必要（肝障害が重症化し肝不全になる可能性が高い）であると覚えておきましょう[⑮].

結核・非定型抗酸菌症

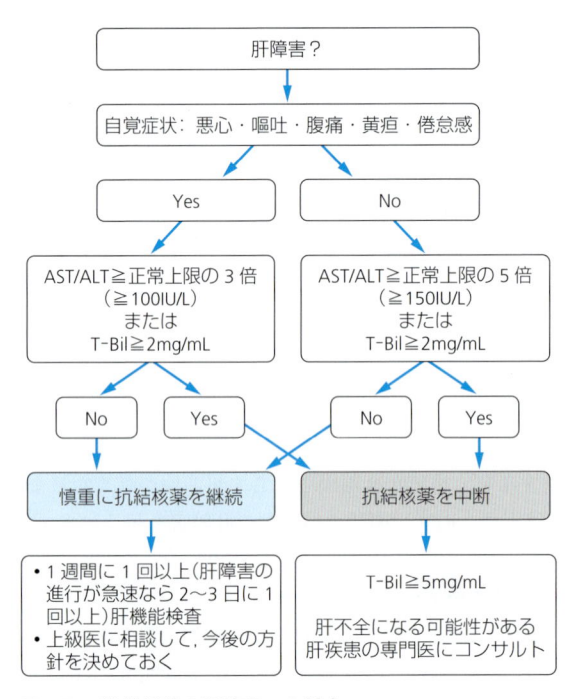

Fig 5 ■ 抗結核薬の肝障害への対応

　自覚症状が出現したら，できるだけ早く検査を行いましょう．結果が基準範囲内でも，他に明らかな原因を認めず，自覚症状が持続・悪化する場合には適宜検査を繰り返しましょう．自覚症状があっても AST・ALT が正常上限の 3 倍（概ね 100IU/mL）まで，無症状なら正常上限の 5 倍（概ね 150IU/mL）までは治療を継続できます．この場合，肝機能検査のモニタリングをしっかり行いましょう．肝障害が急速に進んでいれば 2〜3 日後，ゆっくりでも 1 週間後には肝機能検査を再検しましょう．多くのケースで肝障害は一過性です[14]．注意深く治療を継続していると，PZA の終了時期になり肝障害が改善することもあります．軽度の肝障害なら慌てる必要はありません．時間に余裕があるうちに，上級医に相談して指示を仰いでおきましょう．

薬剤の再開[11]

　どの薬剤をいつから再開するかは，まず上級医に相談しましょう．

　治療継続を必要とする場合：治療初期で菌数が多い時や，結核の症状が悪化している場合には，代替薬としてエタンブトール（EB）＋ストレプトマイシン（SM）＋レボフロキサシン（LVFX）（肝毒性が低い組み合わせ）を開始します．肝機能が安定後，INH，RFP のいずれかを再開します．

抗結核薬を中断する余裕がある場合：全ての抗結核薬を中断し，肝機能検査値が正常化するのを待ちます．

①胆汁うっ滞型の肝障害（被疑薬が RFP）では，INH を開始し，安定したら PZA を加え，最終的には INH＋EB＋PZA で治療を継続します．

②肝細胞障害型（被疑薬が INH・PZA）の場合は RFP を開始し，安定していたら INH を加え，最終的には INH＋RFP＋EB で治療します．

③肝細胞障害型で RFP が使えるが，INH を追加後に肝機能障害が増悪したら，INH を中止して肝機能障害が安定後に EB・LVFX・PZA を 1 剤ずつ追加し，最終的に RFP＋SM＋EB＋LVFX または RFP＋PZA＋EB（または LVFX）で治療します．

④肝細胞障害型で RFP を再開後に肝機能障害が増悪したら，RFP を中止して肝機能検査が安定後に INH を再開し，次に PZA を加えて，最終的に INH＋EB＋PZA で治療を継続します．

薬剤性肝障害と遺伝子多型

INH は肝で *N*-アセチルトランスフェラーゼ（NAT2）に代謝されアセチルイソニアジドとなり，さらに加水分解されてニコチン酸とアセチルヒドラジンになります．NAT2 には遺伝子多型があり，活性の高い人（rapid acetylator）と低い人（slow acetylator）がいます[⑮]．NAT2 活性が低い人では，NAT2 を介した INH の代謝が遅いため，INH は別の経路で加水分解されます．この時にヒドラジンという物質が生成されるのですが，毒性が強く肝障害の原因になります．この NAT2 の遺伝子多型は，肝障害が出やすい人，出にくい人といった個人差を説明する一つの要素として覚えていてもいいでしょう．

まとめ

肝障害の主な原因薬剤は，INH，RFP，PZA です．抗結核薬を使用する前に肝障害のリスクを確認しましょう．抗結核薬の治療中は定期的に肝機能検査を行いましょう．総ビリルビンが高値の肝障害は要注意です．肝障害のパターンから原因薬剤を推定しましょう．肝障害が起こったら，慌てずに上級医の指示を仰ぎ，適切に対処しましょう．

📖 文献

❶ Dooley KE, et al. Empiric treatment of community-acquired pneumonia with fluoroquinolones, and delays in the treatment of tuberculosis. Clin Infect Dis. 2002; 34: 1607-12.

❷ Ginsburg AS, et al. Fluoroquinolone resistance in patients with newly diagnosed tuberculosis. Clin Infect Dis. 2003; 37: 1448-52.

❸ Ginsburg AS, et al. The rapid development of fluoroquinolone resistance in M. tuberculosis. N Engl J Med. 2003; 349: 1977-8.

❹ Pablos-Mendez A, et al. The relationship between delayed or incomplete treatment and all-cause mortality in patients with tuberculosis. JAMA. 1996; 276: 1223-8.

❺ Sherman LF, et al. Patient and health care system delays in the diagnosis and treatment of tuberculosis. Int J Tuberc Lung Dis. 1999; 3: 1088-95.

⑥ Sharma SK, et al. Miliary tuberculosis: new insights into an old disease. Lancet Infect Dis. 2005; 5: 415-30.

⑦ Itoh H. Imaging of pulmonary tuberculosis—valuable educational resources for the study of diagnostic imaging of the respiratory tract. Kekkaku. 2010; 85: 869-79.

⑧ 荒井他嘉司. 肺結核の外科治療と後遺症—その歴史的基礎知識と実際の対応. 診断と治療. 2007; 95: 1987-96.

⑨ 荒井他嘉司. 外科手術. 結核. 2011; 86; 627-31.

⑩ 四元秀毅, 他. 結核 up to date 改訂第 2 版. 2011; 6: 627-31.

⑪ 日本結核病学会. 結核診療ガイドライン 改訂第 3 版. 東京: 南江堂; 2015.

⑫ 青木正和. 医師・看護職のための結核病学 3. 治療① 結核化学療法の原則と実際. 平成 22 年改定版. 結核予防会; 2006.

⑬ Saukkonen JJ, et al. An official ATS statement: hepatotoxicity of antituberculosis therapy. Am J Respir Crit Care Med. 2006; 174: 935-52.

⑭ 重藤えり子, 他. 抗結核薬使用中の肝障害への対応について. 平成 18 年 11 月. 結核. 2007; 82: 115-8.

⑮ 前川京子, 他.【内科領域の薬剤性障害－肝・肺を中心に】薬物性肝障害【総論】 薬物性肝障害の遺伝的素因 ゲノムバイオマーカーを用いた発症予測の可能性. 医学のあゆみ. 2014; 248: 11-8.

肺結核各論

1　変幻自在の肺結核に五感を研ぎ澄ませ！

　ここに肺結核症例を提示します．93 歳男性が，1 カ月前からの喀痰，咳嗽を主訴に来院しました．

[既往歴] 81 歳〜：高血圧，82 歳：狭心症，83 歳〜：慢性腎不全（腎硬化症）

[嗜好] 喫煙歴：50 本 / 日，飲酒歴：ビール 2L/ 日

[内服薬] なし

[バイタルサイン] 体温：36.8℃，血圧：129/77mmHg，脈拍数：84/ 分，呼吸数：16/ 分 SpO$_2$：97%（室内気），眼球結膜：黄染なし，眼瞼結膜：軽度貧血あり，呼吸音・心音ともに異常なし．

[初診時検査所見] WBC 6700/μL，RBC 347 万 /mL，Hb 9.2g/dL，Plt 24.3×10^4/μL，Alb 2.5g/dL，T-Bil 0.3mg/dL，AST 23IU/L，ALT 21IU/L，LDH 226IU/L，Na 139mmol/L，K 5.3mmol/L，Cl 109mmol/L，BUN 74.5mg/dL，Cr 4.7mg/dL，CRP 2.0mg/dL

[画像所見 （Fig 1）] 胸部 X 線では右中下肺野に粒状影と浸潤影を認め，胸部単純 CT では右上葉に気管支壁肥厚を認め tree in bud sign を伴う粒状影（p.245 参照）を認めていますね．右下葉にも同様に粒状影を認め，気管支内に棍棒様に詰まる粘液栓を伴っています．

（p.245 参照）

結核・非定型抗酸菌症

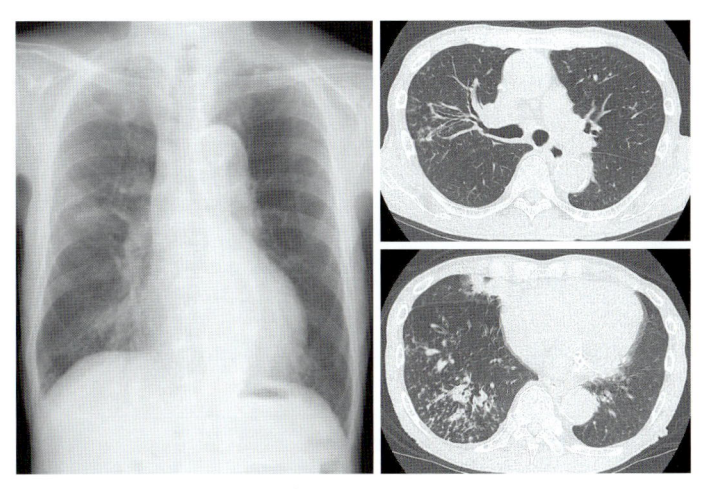

Fig 1 ■ 高齢者の肺結核の一例

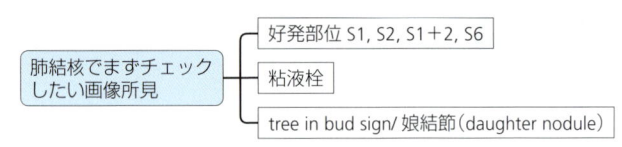

Fig 2 ■ 肺結核を疑う画像所見

　肺結核の画像所見ではまず Fig 2 の 3 つはチェックしたいのです．

　本症例では全てを満たしています．特に粘液栓は肺結核に特異度が高い印象があります．粘液栓がある場合は慢性誤嚥や ABPA（アレルギー性気管支肺アスペルギルス症）なども考慮しましょう．

　症例の基礎疾患をみると高齢者でかつ慢性腎不全があり（Cr 4.7mg/dL）細胞性免疫の低下（L2MNS ですね！　p.212，249 参照）を考える必要があります．

　本症例は喀痰塗抹で抗酸菌陽性，培養で結核菌陽性となり肺結核と診断しました．高齢者で腎不全の肺結核症例は治療に難渋することが非常に多く，エキスパートの意見を聞きながら治療することをお勧めします．本症例も治療に伴う腎不全の進行，横紋筋融解症，カンジダのカテーテル感染（ミカファンギン耐性の *Candida glabrata* の出現）など多彩な合併症を呈しました❶．

　健常者が結核に感染してから数年以上経った時のリスクを 1 とした時の各リスクファクターの発病リスクは Table 1 の通りです❷．

Table 1 ■ 結核のリスクファクター

	発病の相対危険度（倍）
AIDS/HIV 感染者	170.3
珪肺	110
頭頸部癌	30
血友病	16
免疫抑制薬治療	9.4
血液透析	11.9
低体重	10～15
多量喫煙	2.2～4
胃切除	2.2
空腸回腸バイパス	2.7～6.3
糖尿病	3
痩せ型の人	3

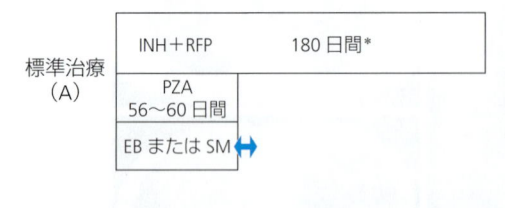

PZA が使用できない場合に限り（B）を選択する．
*: 結核が重症の場合, 2 カ月を超えて排菌が続く時, HIV 陽性, 免疫低下状態, 免疫抑制剤使用時等の状態では 90 日間延長する．
➡: RFP と INH 共に感受性であることが確認できた場合, または菌陰性であった場合は中止する．

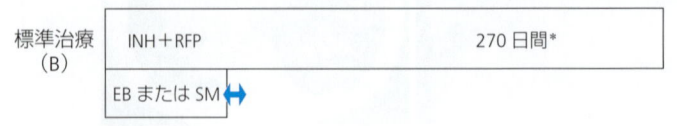

Fig 3 ■ 結核の治療

余談ですが，結核の病理は日本人がリードしてきた分野の一つであり，財団法人結核予防会の『改訂　結核の病理』（岩崎龍郎，著）はそんな先人の教えが詰まっています．

結核の治療のスタンダードはイソニアジド（INH），リファンピシン（RFP），エタンブトール（EB），ピラジナミド（PZA）の 4 剤で 2 カ月，その後 INH, RFP の 2 剤で 4 カ月です（標準治療 A; Fig 3）．PZA は 80 歳以上の高齢者，肝不全・肝硬変，AST/ALT が正常値の 3 倍以上の慢性 C 型肝炎ではその使用をよく考えることが重要です．PZA が使用できない場合の治療期間は 6 カ月の 1.5 倍の 9 カ月となります（標準治療 B; Fig 3）．

2　多彩な肺外病変を知る

比較的遭遇しやすい肺外結核は Fig 4 に示します．肺外結核のうち 40％がリンパ節結核でダントツに多いのですね．

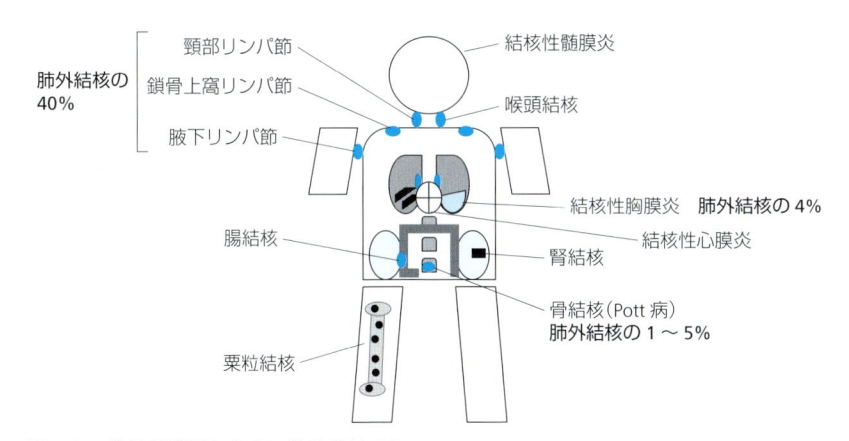

Fig 4 ■ 比較的遭遇しやすい肺外結核のシェーマ

結核性リンパ節炎

■ 初期悪化（paradoxical upgrading reactions）の代表選手

リンパ節結核は肺外結核の 40％を占めるとされ，頸部リンパ節，鎖骨上窩リンパ節，腋窩リンパ節からなります．Fig 5 のような盛り上がる皮下結節となります．内部のリンパ節は壊死を起こし，皮膚との瘻孔を生じると難治性になります．また治療中にあちこちのリンパ節が腫脹と消退を繰り返すことがあり，これは死菌に対する免疫応答により生じるとされています．最初は抗結核薬での治療に良好な反応をしていたにもかかわらず，治療後 1 カ月以上経過してから臨床的・画像的な増悪（新たな病変の出現も含む）を認める状態を初期悪化（paradoxical upgrading reactions）とよび，頸部リンパ節は

結核・非定型抗酸菌症

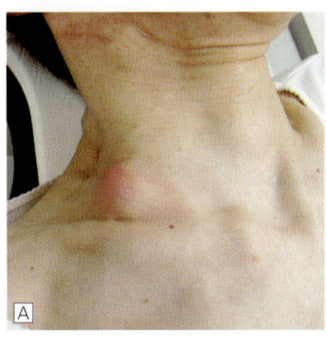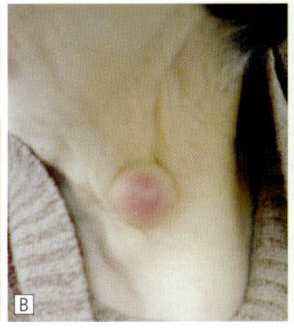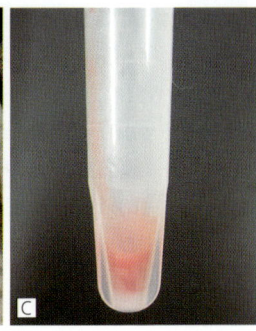

Fig 5 ■ 頸部リンパ節結核

結核腫などの中枢病変の次にその頻度が高いのです[3][4]．60 症例の non-HIV のリンパ節結核では，20％で初期悪化を起こし，10％で潰瘍，瘻孔，膿瘍などの局所合併症を認め，70％は問題なく治癒したという報告もあります[5]．HIV や免疫抑制薬（インフリキシマブなど）では初期悪化は起こりやすいともいわれています．

　Fig 5 は 74 歳女性で肺結核のない頸部リンパ節結核のみで発症した症例です．Fig 5A の頸部リンパ節が消退した後，治療半年後に頸部リンパ節腫脹が再燃し（Fig 5B），穿刺液は Fig 5C のようなデブリを伴う壊死でした．穿刺液は Gaffky 3 号陽性，TB-PCR 陽性でしたが，抗酸菌培養は陰性であり，死菌に対する免疫応答を考えさせる所見でした．およそ 2 年間，もぐらたたきのようにあちこちのリンパ節が出現・消退を繰り返しましたが最終的には治癒した症例です[6]．

　頸部リンパ節結核で明確な治療期間はないのですが，paradoxical upgrading reactions を呈した 122 症例の検討では[7]，INH，RFP，EB の 3 剤で治療開始し，EB は最初の 2 カ月のみで，9 カ月治療 vs 15 カ月治療では治療効果は同等であり，9 カ月で十分であるという報告があります．

結核性胸膜炎

■新しいアプローチの提唱：胸水 LDH/ 胸水 ADA に着目してみたらどうなる？

　結核性胸膜炎はコモンな疾患の一つです．初感染でそのまま結核性胸膜炎として発症する場合もあれば，潜在性結核からの発症というパターンもあります．

　結核性胸膜炎は，高齢者だけでなくむしろ若年者，自然軽快した胸水，という 2 つの key word があったらまず疑うべきです．胸水の自然消退は結核性胸膜炎でしばしば経験される事象です．筆者らは胸水中の LDH と ADA に着目すると各疾患において Fig 6 のように相関関係があることを見出しました．つまり胸水中の LDH と対応する ADA の値からある程度疾患が予測できるというものです．

　胸水貯留患者の胸水穿刺で胸水中の ADA が 40IU/L を超えたら，それは結核性胸膜

炎を強く疑う所見です❽．しかし…です．Fig 6 からもわかりますが ADA が 200IU/L 以上ならまず膿胸の可能性をあげるべきでしょう！　要点は Fig 7 に集約されます．これまでの杏林大学でのデータでは胸腔というスペースの炎症所見と全身性の炎症（血液の WBC，CRP などの炎症性マーカー）との相関は見出せなかったのです❾．

　結核性胸膜炎は，微生物学的な確証が得られなくても，胸膜生検まで施行することなく ADA 高値を頼りに治療的診断を試みることができる疾患です．治療レジメンおよび期間は肺結核と同様です．

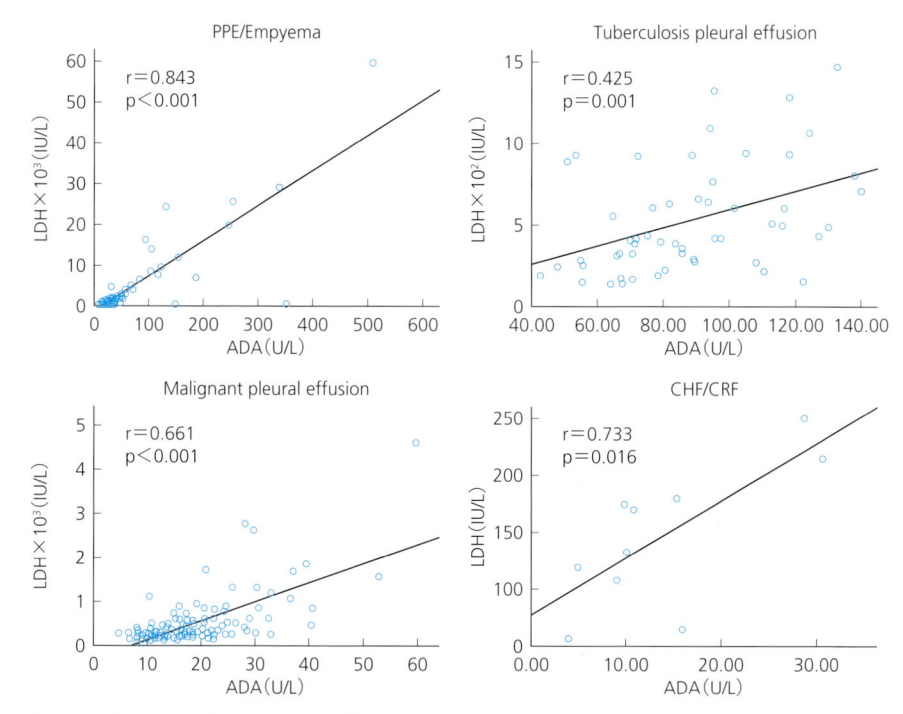

Fig 6 ■ 胸水 LDH と胸水 ADA の関係
PPE: parapneumonic effusion，CHF: chronic heart failure，CRF: chronic renal failure

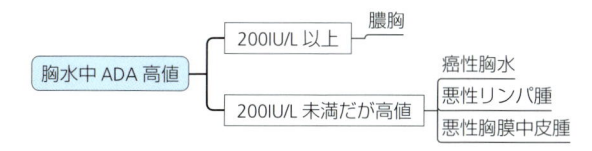

Fig 7 ■ 胸水 ADA 高値で鑑別にあげるべき疾患

粟粒結核：hidden disease〜粟粒の粟は"キビ，アワ"を意味する〜

- 細胞性免疫不全患者の IGRA 陰性は結核感染を必ずしも rule out できない．
- 肺の画像も病変が出現した時期を細かく読影する．

　10 カ月前に痙攣を契機に診断された神経膠芽腫の 77 歳男性．開頭術後に経口の抗癌薬のテモゾロミド（75mg/m²）を 1 コース行い，プレドニゾロン（10mg/ 日）を 8 カ月内服し，今回 2 回目の化学療法目的で入院しました（day 1）．ここ 8 カ月間，痙攣に対してゾニサミド（200mg/ 日），ニューモシスチス肺炎予防のため ST 合剤 1 錠 / 日を内服しています．第 15 病日に一度 39℃の発熱がありましたが，自然に解熱したため 2 コース目の経口テモゾロミド（100mg/m²）を day 17〜21 まで内服しています．その後，day 33 に高熱が再燃し胸部 X 線および胸部 CT で異常陰影が指摘され（Fig 8A, B），day 37 で胸部 X 線と胸部 CT ですりガラス陰影が指摘され（Fig 8C, D），同日から呼吸不全も認めたことから呼吸器内科にコンサルトとなったのです．

[コンサルト時のバイタルサインと身体所見] 意識清明，体温 39.5℃，脈拍 101/ 分，血圧 126/70mmHg, 呼吸数 27 回 / 分，SpO_2 93 ％（経鼻カヌラ 2L/ 分）．頸部：明らかなリンパ節腫大なし，胸部：両側肺野に coarse crackles あり，心雑音なし．

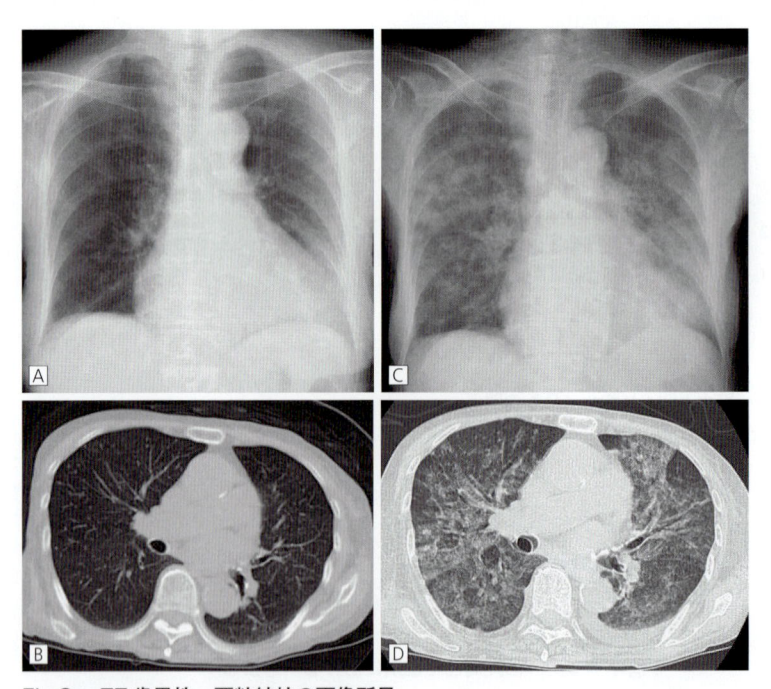

Fig 8 ■ 77 歳男性，粟粒結核の画像所見
day 33 の X 線像（A），CT 像（B）および，day 37 の X 線像（C），CT 像（D）.

これまでの情報で患者の免疫状態はどうでしょうか？　抗癌薬とステロイドによる担癌患者であり細胞性免疫の低下がある状態と理解できます．テモゾロミドも CD4 リンパ球数を抑制することが知られています．感染症なら L2MNS（p.212，249 参照）を意識しますね．L2MNS のうち ST 合剤（バクタ®）で予防できない抗酸菌を考える必要があります．ここで画像所見です．Fig 8A, B では小さい粒状影がアトランダムに肺野にあることがわかります．この直径は 2mm 未満です．粟粒結核の粟（millet）とは，キビ，アワを意味し，それが拡がったのが粟粒結核（miliary tuberculosis）とよばれるのです．Fig 8C, D では，すりガラス陰影が全肺野に拡がる ARDS（acute respiratory distress syndrome）となっており，この時点ではもはや画像上の鑑別は困難となります．画像の評価も疾患の始まり（または途中経過）を振り返ることが肝要なのです．本症例ではIGRA（interferon gamma release assay）は陰性でした（p.123 参照）が，気管支洗浄液でGaffky 2 号（TB-PCR 陽性）で迅速診断となり，骨髄生検で類上皮細胞肉芽腫が証明されました．粟粒結核では尿中 TB-PCR，骨髄生検または肝生検を素早く行い，迅速診断が要求されます．我々は本症例における粟粒結核の診断の難しさを hidden disease（隠れた病気）として報告しています[10]．粟粒結核の治療期間は通常イソニアジド（INH），リファンピシン（RFP），エタンブトール（EB），ピラジナミド（PZA）の 4 剤で 2 カ月，INH，RFP の 2 剤で 4 カ月の合計 6 カ月が推奨されています．

結核性髄膜炎: 経過に注目すべき疾患

結核性髄膜炎は別名，脳底動脈領域に炎症を惹起することから脳底動脈炎とよばれています．肺炎球菌髄膜炎とその他の髄膜炎でざっくり分けた場合，2 週以上の経過で進行する髄膜炎であれば，結核性，真菌性，癌性を鑑別に入れます（Fig 9）．結核性髄膜炎 の 診 断 ス コ ア も 提 唱 さ れ て い ま す（https://www.jsnt.gr.jp/guideline/img/kekkakuseizuimakuen.pdf）[11]．

結核性髄膜炎は INH，RFP，EB，PZA の 4 剤で 2 カ月，INH，RFP の 2 剤で 10 カ月の合計 12 カ月の治療が推奨されています．

抗結核薬の他に，結核性髄膜炎，結核性心膜炎ではステロイドの投与が予後の改善に寄与するとされ，勧められています（p.218「ステロイド総論」参照）．

結核・非定型抗酸菌症

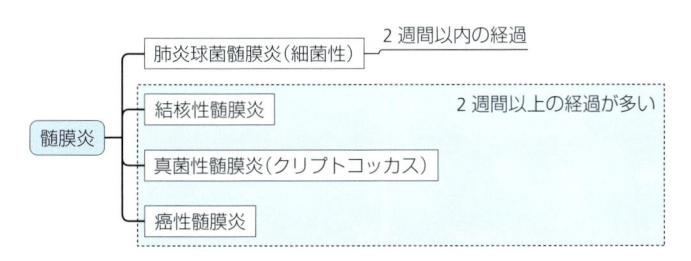

Fig 9 ■ 髄膜炎の経過による鑑別

骨結核（Pott 病）

　Fig 10 の症例は 68 歳女性です．7 カ月で 7kg の体重減少を主訴に来院されました．骨粗鬆症で治療中ですが，湿性咳嗽，発熱，夜間盗汗はありません．胸部 X 線（Fig 10A, B）では右中下肺野に腫瘤性病変（→）を認め，肺野には多数の粒状影を認めます．胸部 CT（Fig 10C〜E）では肺野にアトランダムに拡がる粒状影と椎体の前面に連なる軟部陰影を認めます．よく見ると軟部陰影は第 8 胸椎から派生していることがわかります（Fig 10E）．末梢血の炎症反応はありません．

　この症例は極めて重要なポイントを示しています．すなわち，椎体炎はまず骨結核（Pott 病）を疑う，椎間板炎は他の細菌感染症を疑うという鉄則です[12]（Fig 11）．さらに MRI で多数の椎体の前面に連なる軟部陰影を認めたら，まず Pott 病を疑う，という

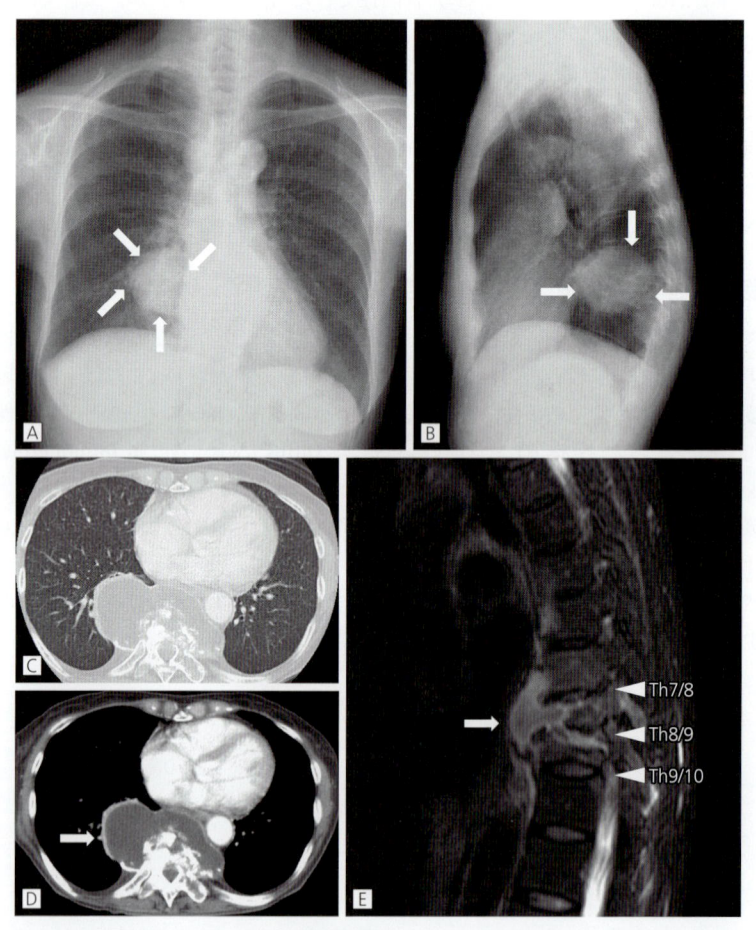

Fig 10 ■ 骨結核（Pott 病）の画像所見

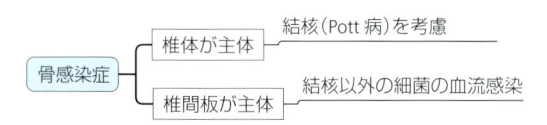

Fig 11 ■ **骨感染症のポイント**

ことですね．骨結核は冷膿瘍とよばれるだけあって，炎症反応がみられないことが特徴です．椎間板炎を呈する他の細菌感染とも異なる所見ですね．本症例は膿瘍からの培養でPott病と診断されました．肺野は血流感染による粟粒結核となっていたのですね[13]．

📚 文献

❶ Saraya T, et al. Breakthrough invasive Candida glabrata in patients on micafungin: a novel FKS gene conversion correlated with sequential elevation of MIC. J Clin Microbiol. 2014; 52: 2709-12.

❷ Rieder HL, et al. Epidemiology of tuberculosis in the United States. Epidemiol Rev. 1989; 11: 79-98.

❸ Hawkey CR, et al. Characterization and management of paradoxical upgrading reactions in HIV-uninfected patients with lymph node tuberculosis. Clin Infect Dis. 2005; 40: 1368-71.

❹ Cheng VC, et al. Clinical spectrum of paradoxical deterioration during antituberculosis therapy in non-HIV-infected patients. Eur J Clin Microbiol Infect Dis. 2002; 21: 803-9.

❺ Geldmacher H, et al. Assessment of lymph node tuberculosis in northern Germany: a clinical review. Chest. 2002; 121: 1177-82.

❻ Saraya T, et al. Late-occurring paradoxical reaction masquerading as treatment failure for tuberculous adenitis. Intern Med. 2013; 52: 2385-6.

❼ Short course chemotherapy for tuberculosis of lymph nodes: a controlled trial. British Thoracic Society Research Committee. Br Med J (Clin Res Ed). 1985; 290: 1106-8.

❽ Light RW. Update on tuberculous pleural effusion. Respirology. 2010; 15: 451-8.

❾ Tsujimoto N, et al. A simple method for differentiating complicated parapneumonic effusion/empyema from parapneumonic effusion using the split pleura sign and the amount of pleural effusion on Thoracic CT. PLoS One. 2015; 10: e0130141.

❿ Saraya T, et al. Hidden disease with pulmonary alveolar hemorrhage. J Gen Fam Med. 2016; 17: 77-82.

⓫ Marais S, et al. Tuberculous meningitis: a uniform case definition for use in clinical research. Lancet Infect Dis. 2010; 10: 803-12.

⓬ McLain RF, et al. Spinal tuberculosis deserves a place on the radar screen. Cleve Clin J Med. 2004; 71: 537-9, 43-9.

⓭ Kurai D, et al. Pott's disease and cold abscesses. General Medicine. 2012; 13: 110-2.

結核・非定型抗酸菌症

9 非定型抗酸菌症

1 非定型抗酸菌症診断の大原則：MAC と *M. kansasii* を見分けられるか？

　抗酸菌は Fig 1 のように分けられ，非定型抗酸菌は 100 種類以上ありますが，臨床で最も遭遇するのは *Mycobacterium intracellulare* と *Mycobacterium avium* の complex である MAC（*Mycobacterium avium* complex）で非定型抗酸菌症の 8 割程度で，*Mycobacterium kansasii* が 1 割程度で続きます．MAC は中年女性の気管支拡張症に合併することが多い疾患ですね．また *M. kansasii* は治療への反応が良いので非定型抗酸菌症では必ず覚えておきましょう．通常は抗酸菌陽性の報告がきたら，多くは液体培地からのコロニー

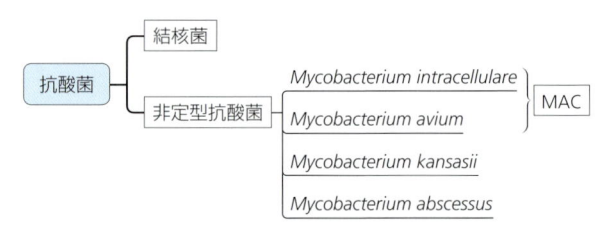

Fig 1 ■ 頻度の高い非定型抗酸菌

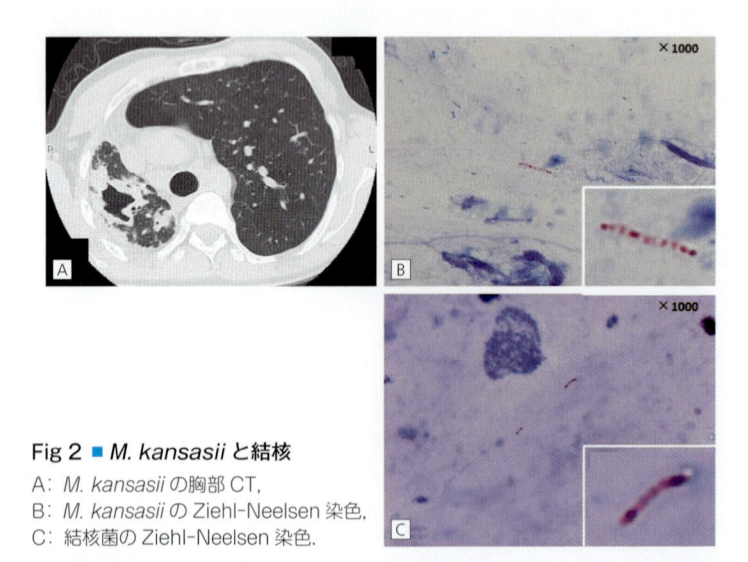

Fig 2 ■ *M. kansasii* と結核

A: *M. kansasii* の胸部 CT,
B: *M. kansasii* の Ziehl-Neelsen 染色,
C: 結核菌の Ziehl-Neelsen 染色.

JCOPY 498-13044

を拾って TB-PCR で陰性を確認した後に，DDH 法（DNA-DNA hybridization 法）というもので *M. kansasii* と診断しています．ところで顕微鏡の Ziehl-Neelsen 染色で MAC と結核菌は同様に小さく両者の鑑別はつきませんが，*M. kansasii* は MAC や結核菌に比してかなり大きく，体にシマヘビのような ladder が入っているのが特徴です（Fig 2）❶．多くの技師の先生方は DDH 法を施行する前に *M. kansasii* の可能性を疑っているかもしれません．

＊あんずコラム＊

右上葉には気をつけろ！　右上は鬼門なり①

　M. kansasii の肺病変の胸部 CT の特徴を述べた報告は少ないのですが，我々の研究では，*M. kansasii* の画像は空洞が最も多かったのです．また *M. kansasii* と結核菌（TB），MAC の肺野病変のある部位すべてに❀をプロットしていった結果，*M. kansasii* や肺結核では上葉に病変が多く MAC では中葉舌区を中心にまんべん

肺非定型抗酸菌の菌種毎の病変分布パターン

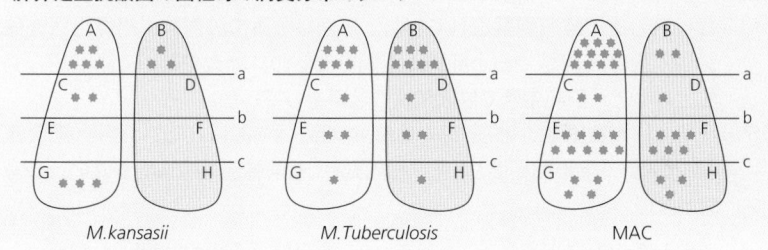

M.kansasii　　　　M.Tuberculosis　　　　MAC

a: 大動脈弓部レベル
b: 右中葉枝の分岐部レベル
c: 下大静脈の右室の合流部レベル

主要病変が複数の箇所に分布する場合は
複数可とした

各疾患における病変の好発部位の違い

	M. kansasii group vs non *M. kansasii* group	TB group vs non-TB group	MAC group vs non-MAC group
空間の存在	3.33	2.93	0.06
空間の部位			
上葉（S1, S1＋2, S2, S3）	10.2**	5.94*	0.24
右上葉（S1, S2, S3）	5.63*	8.12*	0.05
左上葉（S1＋2, S3）	3.02	0.16	1.31

*$p < 0.05$，**$p < 0.01$

なく病変が存在していることが判明しました（図）．また上葉に結核（odds ratio で 5.94 倍）や *M. kansasii*（odds ratio で 10.2 倍）で頻度が高い理由は換気が多い場所であるためだと考えられますが（表），どうして右優位に多いのかは謎なのです．右上葉には気を付けろ！と筆者はいつも考えています．

＊ あ ん ず コ ラ ム ＊

右上葉には気を付けろ！　右上は鬼門なり②

【症　例】61 歳男性

【主　訴】発熱，咳嗽，右前胸部痛

【既往歴】46 歳時に 2 型糖尿病で最近の HbA1c 7.2%

【生活歴】喫煙歴なし，飲酒歴なし，渡航歴なし，ペットなし，住居は鉄筋の築 40 年，仕事: デスクワーク

【家族歴】特記事項なし

【現病歴】3 日前より発熱，咳嗽を自覚し，前日より右前胸部痛が出現し，近医受診し無治療で経過観察されていた．しかし主訴の改善なく再度近医を受診し，胸部 X 線像で右上肺野に浸潤影を認め，肺炎の疑いで当院紹介受診となった．午前中までは通常通り仕事をしていた．

【バイタルサイン】意識清明，血圧 104/66mmHg，脈拍 128/ 分（整），呼吸数 24 回 / 分，酸素飽和度 98％（室内気），右前胸部呼吸音やや減弱，ラ音聴取なし

入院当日（前医）	数時間後（当院来院時）
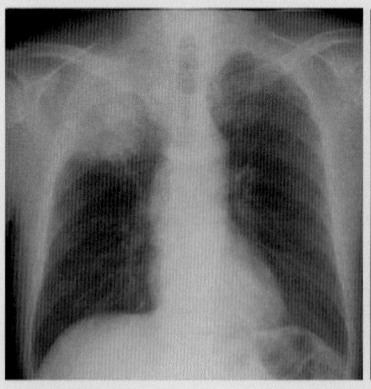	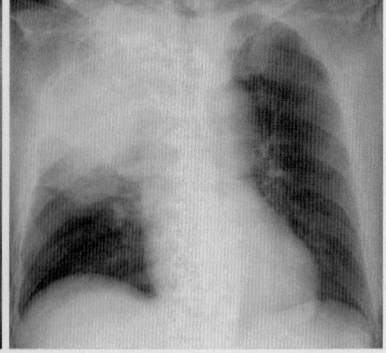

胸部 X 線写真

前医受診時の X 線像（前頁の左写真）では右上葉に浸潤影を認めますが，わずか数時間後の当院受診時（右写真）には陰影は急速な拡がりを見せ，バイタルサインもプレショックです．qSOFA は 1 点，A-DROP score は 2 点で中等症ですが，急速な病変の進行もあり入院としました．血液培養，喀痰から緑膿菌が陽性となり市中緑膿菌肺炎の診断となった症例です．

我々の市中緑膿菌肺炎の 19 症例のレビューでは❶，右上葉に病変がある割合は 78％に及び，人工呼吸器管理症例は 55.6％ で，平均 1.3±0.5 日で挿管に

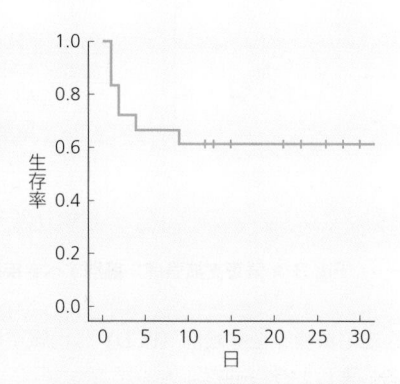

免疫正常者の市中緑膿菌肺炎 19 症例のカプラン・マイヤー生存曲線

なっていました．死亡率は 28％であり，死亡退院の中央値は第 2 病日（1～9 日）でした．入院時に "抗緑膿菌作用のある抗菌薬投与なし" の死亡退院へのオッズ比は 1.29（95％CI: 0.158-10.45，p＝0.814）と有意差はなく，来院時に septic shock であった場合は odds ratio 8.3（95％CI: 0.93-153.8，p＝0.056）でした．当たり前ですが来院時に敗血症であった症例は予後が悪く，また図のカプラン・マイヤー生存曲線の通り，適切な治療が入っても入らなくても入院後 3 日以内に死亡する一群が明らかとなったのです．およそ 8 割が右上葉に肺病変を呈しており，右上葉には気を付けなければなりませんね．

Reference

❶ Tsuji S, et al. Community-acquired Pseudomonas aeruginosa pneumonia in previously healthy patients. JMM Case Reports. 2014. doi: 10.1099/jmmcr.0.000281

2 非定型抗酸菌症と気管支拡張症

Fig 3 は感染または定着からとらえた気管支拡張症，疾患群の表現型としての気管支拡張症を思い切って 2 つに分けてみました．非定型抗酸菌症は高齢で内服薬治療に耐えられない場合，非常に病変が安定している場合には経過観察となるでしょう．また痩せ型の中年女性に多い非定型抗酸菌症による肺病変（多くは気管支拡張症を伴う）は積極的に治療を行います．緑膿菌は気管支拡張症に定着すると排除は無理なので，感染を契機に増悪したらその都度，緑膿菌をターゲットにした抗菌薬での加療を行います．原発

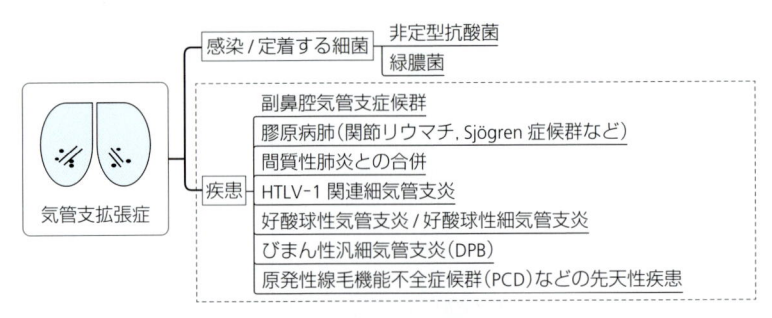

Fig 3 ■ 気管支拡張症: 鑑別すべき疾患群と感染症

性線毛機能不全症候群（PCD）は内臓逆位や慢性副鼻腔炎が診断のヒントとなるので注意しましょう.

📘**文献**

❶ Saraya T, et al. Use of morphological evaluation using Ziehl-Neelsen stain for diagnosis of Mycobacterium kansasii. Gen Med. 2012; 13: 53-4.

10 間質性肺炎

1 まずは基礎疾患の検索を！

まずおおざっぱに2つの作業をします．

①間質性肺炎は特発性か二次性か？（Fig 1）
②特発性なら特発性肺線維症（idiopathic pulmonary fibrosis：IPF）かそれ以外か？
（Fig 2）

　間質性肺炎の原因は様々です．いわゆる IPF と背景に疾患がある場合（膠原病，吸入抗原，遺伝性，放射線，感染症など）に分けられます．一般内科医の務めは，いかにし

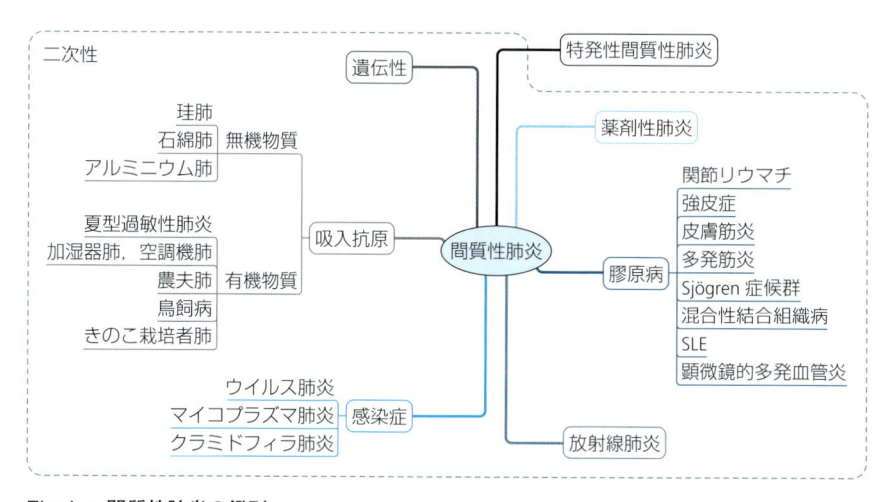

Fig 1 ■ 間質性肺炎の鑑別

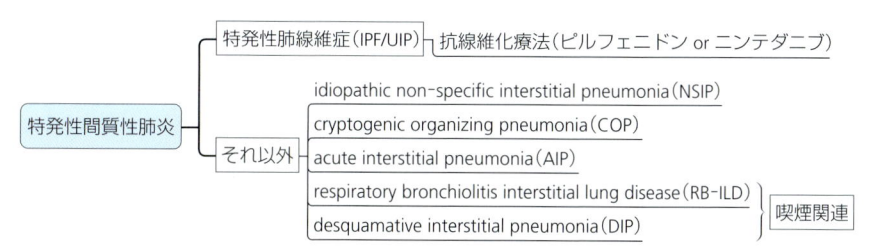

Fig 2 ■ 特発性なら IPF を見分ける（蜂巣肺 honeycomb のある典型例かどうか）

間質性肺炎・アレルギー

て背景疾患を探し出すかです．背景疾患があればそれに準じた治療を，なければ特発性間質性肺炎となります．身体所見や病歴，好発年齢，性差などの疫学データから疾患を絞り込みます（第3章を参照）．特に若年から中年の肺病変では膠原病の可能性を常に考慮する必要があります．

＊あんずコラム＊

KL-6 と SP-D，急性増悪の観点から

　第4章でもKL-6については述べましたが，間質性肺炎の際には以下のKL-6，SP-Dをチェックすることが多いですね（図）．両者の産生細胞はⅡ型肺胞上皮細胞とクララ細胞だといわれています．どちらかというと，線維化病変に伴う変動が大きく間質性肺炎の増悪への感度が高いのはKL-6であるといわれています．KL-6は肺癌でよく上昇することが知られており判断には注意が必要ですが，SP-Dの肺癌での上昇は腺癌での軽度な上昇の報告が数報ある程度で，あまり関連がないと考えてよいでしょう．

KL-6	癌：肺癌, 乳癌, 膵頭部癌, 卵巣癌
	感染症：CMV肺炎, ニューモシスチス肺炎, 肺結核, 重症レジオネラ肺炎
	その他：サルコイドーシス, 過敏性肺炎, 肺胞蛋白症, 薬剤性肺炎, 間質性肺炎, 放射性肺炎

SP-D	線維化病変の前駆状態(すりガラス陰影)を反映, 蜂巣肺は反映しない　拘束性肺障害と関連
	特発性間質性肺炎, 膠原病肺, 過敏性肺炎, 放射性肺炎
	肺癌での上昇率は低い　間質性肺炎への特異性が高い？

KL-6，SP-D のポイント

　さてここで当院での間質性肺炎の急性増悪の入院時のデータです（次頁の表）．興味深いことにIPF群（N＝27）ではOhtersに分類されたUIP pattern以外の特発性間質性肺炎や膠原病肺群（N＝51）より有意にKL-6が高く，末梢血のWBCが高いのです．さらに呼吸器症状出現から入院までの日数がIPF群では有意に短い傾向がありました．SP-DではIPF群とOthers群では有意差はありませんでした．両群のどちらにおいてもBNPの上昇を認めており心不全の合併や心負荷を伴っている症例が多いことが想定されます．一方で細菌感染症の指標となるプロカルシトニンは低値であり，間質性肺炎の急性増悪に細菌感染の関与はないだろう，ということを裏づけるデータとしては興味深いですね．

当院で急性増悪した 78 症例の間質性肺炎

検査値	全症例 (N=78)	IPF (N=27)	Others (N=51)	p 値
WBC（10^6 cells/μL）*	10500 (7600-13600)	11400 (8400-18560)	9100 (7100-12800)	0.049
CRP（mg/dL）*	9.0 (3.2-15.4)	12.0 (3.7-18.9)	7.4 (3.0-13.9)	NS
LDH*	340 (258.0-444.5)	358.0 (296.0-433.0)	330.5 (254.8-456.3)	NS
BNP*	113 (35.2-310.5)	69.8 (26.3-314.0)	118.5 (46.2-285.5)	NS
プロカルシトニン*	0.13 (0.08-0.32)	0.12 (0.09-0.20)	0.14 (0.08-0.72)	NS
KL-6*	864.0 (530.5-1545.5)	1203 (798.0-2006.0)	704.5 (437.0-1189.0)	0.005
SP-D*	192.0 (109.3-356.0)	201.0 (118.0-332.0)	180.0 (107.0-383.5)	NS
発症から入院まで（日）*	7.0 (3.8-14.0)	5.0 (3.0-7.0)	8.0 (4.0-14.0)	0.012

* Median（IQR で記載）

2　IPF の原則：間質性肺炎の "キモ"

　IPF とは蜂巣肺（honeycomb）を伴います（Fig 3）．すりガラス陰影や気管支拡張所見も伴い胸膜直下肺底部有意に病変があります．

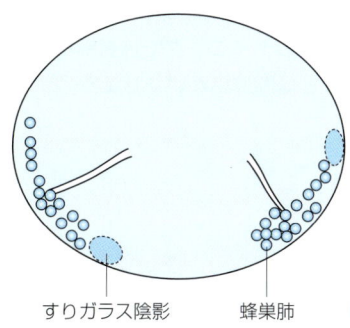

すりガラス陰影　　蜂巣肺　　Fig 3 ■ IPF（特発性肺線維症）の典型画像

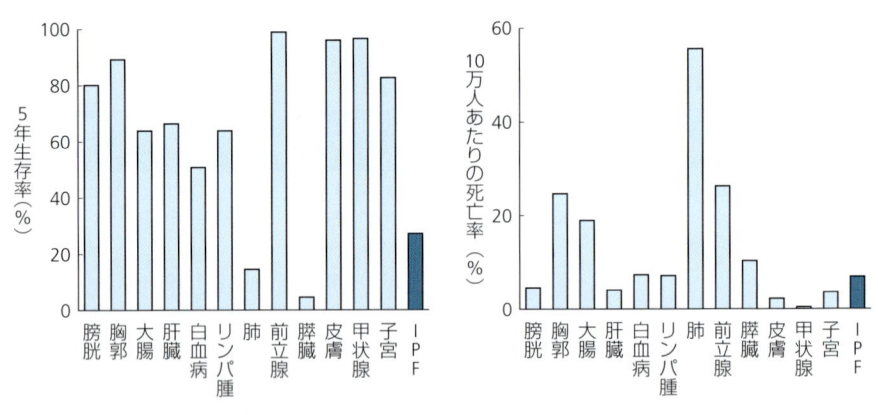

Fig 4 ■ 悪性疾患の 5 年生存率と 10 万人あたりの死亡率

　従来までは IPF の治療はステロイドと免疫抑制薬で行われてきました．海外では 2005 年の "N–アセチルシステイン（NAC）＋プレドニゾロン＋アザチオプリン"vs"プレドニゾロン＋アザチオプリン"の比較で肺活量と DL_{CO} が前者で有意に改善するという IFIGENIA study がありました[1]．しかしながら 2012 年に PANTHER study の衝撃の結果が出ます．プレドニゾン＋アザチオプリン＋NAC の 3 者併用療法はプラセボに比して有意に死亡率を増加させるというものでした[2]．この study が現場の臨床医に与えたインパクトは測りしれません．これまで信じていた治療が予後を悪くするということになったためです．ただし，この NAC はどちらの study も内服であり日本では厚労省びまん班の研究で NAC の吸入治療の効果を確かめる study が遂行中です．

　IPF と診断されるということは癌に比べても 5 年生存率が低く死亡率も高いことを示していますが（Fig 4）[3]，2015 年の IPF ガイドラインでそういった症例に福音となる新たな治療法であるピルフェニドンとニンテダニブの使用が条件付き推奨となりました．この 2 者の薬剤の使い分けはまだ定まったものがありませんが，プラセボと比して有意に努力性肺活量の減少を抑制する効果があります．IPF の予後不良因子は%FVC 60%未満や%DL_{CO} 40%未満，6 カ月または 12 カ月以上の期間における 10%以上の FVC の低下とされていますので，呼吸機能をみながら，早めのタイミングで抗線維化療法を導入することは，今後の IPF 治療の柱になっていくことは間違いないでしょう．

＊ あ ん ず コ ラ ム ＊

IPF の診断について: 肺の縮みに注目する

　IPF は UIP（usual interstitial pneumonia）の病理組織をもつことと同義であるため IPF／UIP と表記されることが多いのです．もちろん膠原病に伴う UIP pattern もありますので，例えば関節リウマチ（RA）に合併した UIP pattern を呈する画像所見なら RA／UIP と表記されます．以下は IPF の確からしさを definite, possible, inconsistent に分類したものです．inconsistent は IPF らしくない所見という意味ですね．

UIP pattern
Definite UIP pattern （以下の 4 つをすべて満たす）
　　胸膜直下・肺底部優位
　　網状影
　　蜂巣肺，時に牽引性気管支拡張像を伴う
　　inconsistent with UIP pattern にあげられている所見がない
Possible UIP pattern （以下の 3 つすべてを満たす）
　　胸膜直下
　　肺底優位
　　網状影
　　UIP pattern に一致しない（inconsistent with UIP pattern）所見がない
Inconsistent with UIP pattern （以下の 7 つのうちのどれか）
　　上・中肺優位
　　気管支血管周囲優位
　　広範囲なすりガラス影（範囲が網状影より広い）
　　広範な小粒状影（両側・上葉優位）
　　不連続の嚢胞影（多発性，両側，蜂巣肺から離れて）
　　びまん性モザイク陰影／air-trapping（両側，3 葉以上）
　　区域性・肺葉性の consolidation

　次頁の X 線写真を見てみましょう．IPF／UIP です．7 年の経過で肺の線維化の進行により両側の横隔膜が拳上しているのがわかります．初めて症例を診た時，年単位の "肺の縮み" に着目できるかが，IPF の診断をより正確にするポイントの一つです．この縮みは他の膠原病肺に比して強いはずなのです．

間質性肺炎・アレルギー

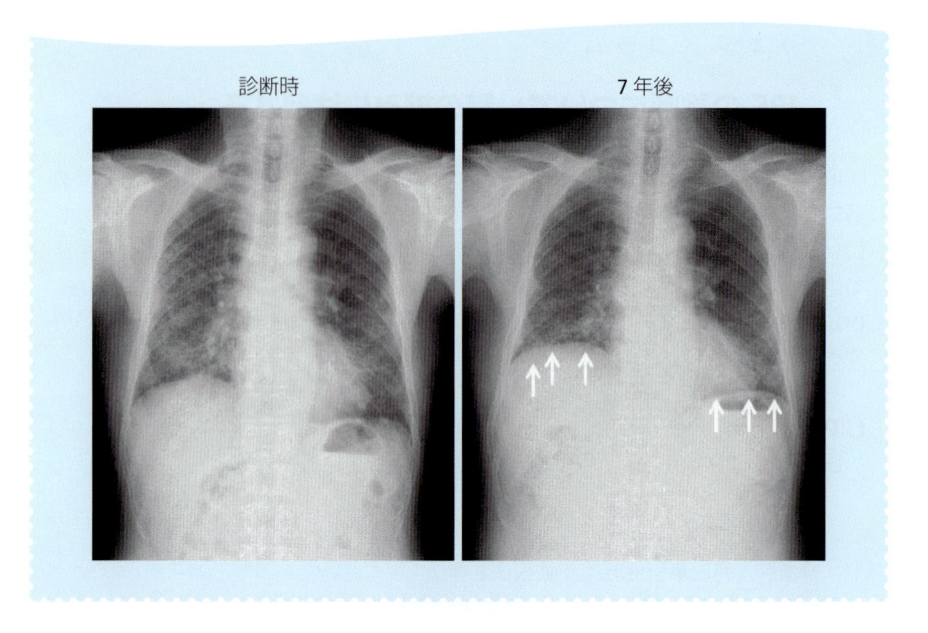

診断時　　　　　　　　　　7 年後

3　似て非なるもの: ① CHP

　特発性間質性肺炎と，二次性間質性肺炎の鑑別の"キモ"です（p.283, Fig 1）.

　IPF との鑑別が非常に困難なものに慢性過敏性肺炎（CHP）があります. 画像上は蜂巣肺を呈することが多く病理組織での鑑別と病歴が大事になります. できるなら病理組織による診断が重要なのは，CHP ではステロイド治療が有効なこと，予後が全く異なること，抗原曝露からの回避が重要となる，の 3 点です. Fig 5 に示すように CHP の予後は IPF に比して良好なのが明らかですね. IPF にステロイドが使用しづらくなった今では，より一層 CHP との鑑別は慎重に行う必要があると考えられますね. CHP と IPF との病理組織の違いとして UIP 所見があったとしても，細気管支炎や肉芽腫，巨細胞などに加えて，小葉中心の線維化（centrilobular fibrosis）と bridging fibrosis（小葉中心の線維化間をつなぐ線維化の連続所見）が CHP に特徴的だとした報告があります[4][5]. 一度はチェックすべき論文ですね.

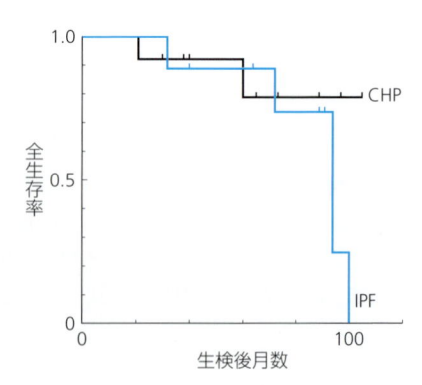

Fig 5 ■ CHP と IPF の予後

4 似て非なるもの: ② idiopathic NSIP

　二次性間質性肺炎の可能性がある程度除外されたら，今度は特発性間質性肺炎の中での鑑別が問題となります．

　今やIPFの病理組織は診断に不要とされていますが，IPFとidiopathic NSIP（non-specific interstitial pneumonia）の鑑別が必要です．画像所見と病歴でおよその判断が可能です．間質性肺炎ではおよそ Fig 6 の画像が多いと思います．

　IPFはUIP patternを呈する病態でしたね．おおざっぱにいうとこの画像的な分類は組織所見を想定して名づけられたものです．画像所見でOP（organizing pneumonia）pattern は非区域性の consolidation を呈するので鑑別は容易ですが，前述の possible UIP pattern や NSIP pattern などは鑑別が難しくなるかもしれません．特発性間質性肺炎の中のIPFとNSIPの鑑別として Table 1 を覚えておくとよいでしょう[6]．

　特に容積減少はIPFで目立つ傾向があります（p.287，コラム「IPFの診断について」参照）．線維化病変の進行により肺底部が挙上してくるのです．一方，NSIPは一般的にはその進行は緩徐であり両肺野病変は対称性であるのが特徴的です．

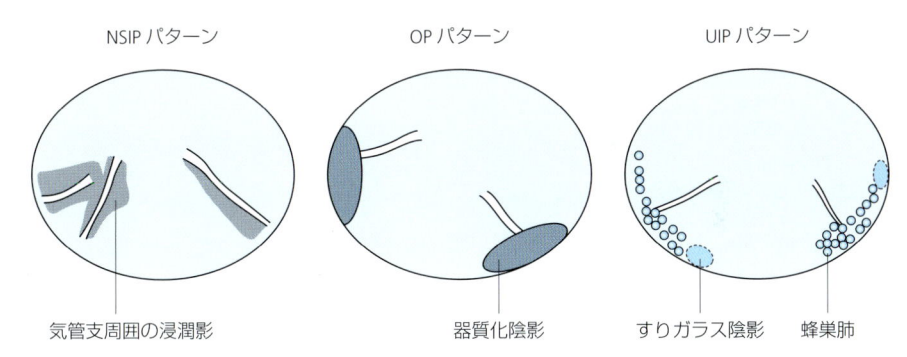

NSIP パターン　　　　　OP パターン　　　　　UIP パターン

気管支周囲の浸潤影　　　　器質化陰影　　　すりガラス陰影　　　蜂巣肺

Fig 6 ■ 特発性間質性肺炎の HRCT パターン

Table 1 ■ IPF と NSIP の違い

	IPF	NSIP
罹患期間	慢性（1 年以上）	亜急性から慢性（数カ月～数年）
X 線写真	両側の下肺野の網状影 容量減少 蜂巣肺	両側すりガラス網状影
HRCT	末梢側 胸膜直下，肺底部優位 網状影	末梢側 胸膜直下 対称性 すりガラス陰影

間質性肺炎・アレルギー

5　日本と海外の分類法

　また IPF は日本の重症度分類と海外の重症度分類（GAP 分類）が異なることも注意が必要です，GAP 分類は Table 2 で計算されその点数による予後は特発性間質性肺炎または二次性間質性肺炎のどちらであっても使用できるとされています[7].

　2014 年までは，診断基準（Table 3）により特発性間質性肺炎と診断された者のうち，

Table 2 ■ GAP 分類

	Predictor	Points
ILD	ILD subtype	
	IPF	0
	Unclassifiable ILD	0
	CT-ILD/idiopathic NSIP	−2
	Chronic HP	−2
G	Gender	
	Female	0
	Male	1
A	Age, yr	
	≦60	0
	61–65	1
	>65	2
P	Physiology	
	FVC, % predicted	
	>75%	0
	50–75%	1
	<50%	2
	DLCO, % predicted	
	>55%	0
	36–55%	1
	≦35%	2
	Cannot perform	3
	Total possible points	8

予測死亡率

ILD-GAP Index	1-year	2-year	3-yaar
0–1	3.1	6.6	10.2
2–3	8.8	18.0	26.9
4–5	18.2	35.0	49.2
>5	33.5	58.4	74.8

(Ryerson CJ, et al. Chest. 2014; 145: 723-8[7])

Table 3 ■ IPF の日本呼吸器学会による分類

新重症度分類	安静時動脈血ガス	6 分間歩行時 SpO₂
Ⅰ	80Torr 以上	
Ⅱ	70Torr 以上 80Torr 未満	90%未満の場合はⅢにする
Ⅲ	60Torr 以上 70Torr 未満	90%未満の場合はⅣにする（危険な場合は測定不要）
Ⅳ	60Torr 未満	測定不要

重症度分類のⅢ，Ⅳ度の者が医療費助成の対象となっていましたが，2015 年以降は所得に応じた自己負担が必要となりました．一方，重症度分類がⅠ，Ⅱ度の者でも医療費の基準を満たせば，助成の申請は可能なので（軽症高額），今後は積極的に指定難病の申請を行い抗線維化薬の治療を行う診療へとシフトしていくでしょう．

6　恐るべき病態

　Fig 7 の通り，急性増悪が IPF の臨床経過で予後に影響することは明らかです[❽]．IPF の急性増悪は，日本のガイドラインが示す定義（Table 4）と海外のガイドラインが示す定義（Table 5）[❾]とは微妙な違いがあります．

　急性増悪の原因は現在までそのメカニズムはよくわかっていません．我々の検討では IPF/UIP の急性増悪症例 27 症例のうち 5 症例の呼吸器検体（鼻咽腔，喀痰）ではウイルスが陽性でしたが，その内訳はサイトメガロウイルス（CMV）/ ヒトパピローマウイルス 7 型（HHV-7）の混合感染が 1 症例，CMV 症例が 1 症例，HHV-7 が 2 症例，ヒ

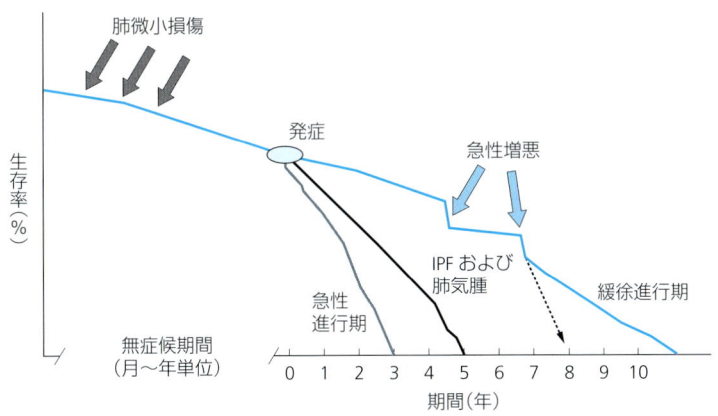

Fig 7 ■ IPF の臨床経過

Table 4 ■ 日本呼吸器学会での IPF の急性増悪の定義

1) IPF の経過中に，1 カ月以内の経過で
　　①呼吸困難の増強
　　②HRCT 所見で蜂巣肺所見＋新たに生じたすりガラス陰影，浸潤影
　　③動脈血酸素分圧の低下（同一条件下で PaO_2 10mmHg 以上）
　のすべてがみられる場合を「急性増悪」とする．
2) 明らかな肺感染症，気胸，悪性腫瘍，肺塞栓や心不全を除外する．
参考所見　(1) CRP，LDH の上昇
　　　　　(2) KL-6，SP-A，SP-D などの上昇

（日本呼吸器学会．特発性間質性肺炎診断と治療の手引き．改訂第 3 版）

間質性肺炎・アレルギー

Table 5 ■ アメリカ胸部疾患学会 / 欧州呼吸器学会による外科的肺生検を行わない場合の特発性 IPF 診断基準

大基準
1. 急性薬物中毒，環境曝露，結合組織疾患など他の明らかな原因による ILD の除外
2. 呼吸機能異常検査にて拘束性換気障害（VC 低下，FEV_1/FVC 率上昇を伴うこともある）およびガス交換障害〔P(A-a)O_2 上昇と PaO_2 低下〕が認められる 安静時や運動時の DL_{CO} 低下を伴う
3. HRCT にて両肺底部にわずかなすりガラス陰影を伴う網状陰影を認める
4. 経気管支的肺生検または BAL で他の鑑別判断を考慮すべき所見がない

小基準（3 つか 4 つを満たす場合）
1. 50 歳以上
2. 他の原因で説明のつかない緩徐進行性の労作時呼吸困難
3. 罹患期間が 3 カ月を超えている
4. 両肺底部に呼吸時クラックルを認める

BAL: bronchoalveolar lavage, DL_{CO}: diffusing capacity of the lung for carbon monoxide, HRCT: high-resolution computed tomography, ILD: interstitial lung disease, P(A-a)O_2: alveolar-arterial pressure difference for O_2.
(Kim DS, et al. Proc Am Thorac Soc. 2006; 3: 285-92 [9])

トパラインフルエンザウイルス（HPIV）が 1 症例であり[10]，再活性化 / 定着，感染の判断には気管支肺胞洗浄液中を含めた今後の症例の蓄積が課題となっています．

＊あんずコラム＊

まとめる力

　現代社会は情報が溢れています．医学でも同様でインターネットを検索すれば知りたいと思うことに何かしらの情報を得ることができるでしょう．でも日々の臨床のなかで，それらの情報や理解したことをどうやってまとめていくでしょうか？
　筆者が行っている方法として，例えば英語論文を読んだら，
　①1 回目は，論文の中で重要だと思う部分を黄色い蛍光ペンで塗る．
　②当日または翌日に，黄色い部分（エッセンス）だけを読み返す．
　③黄色い部分（エッセンス）だけを英文のままパソコンで書き写して保存しておく．
　その際のツールは筆者は MomoNote というアプリ（iPhone やアンドロイドでも見れる）を利用し，種々の tag 付けをしています．検索しやすいように，メモの主題をいくつかつけておくということです．
　人によっては串刺しの検索が語句でできるように Evernote で管理する方法もあるでしょう．

　そして可能なら pdf 以外で得られなかった紙論文も ScanSnap などで pdf の形態でパソコンに取り込み，Dropbox で保存します．Endnote という文献管理ソフトなどで保存しておく方法もあるでしょう．ある時，元外交官の佐藤優氏の著書『読書の技法 誰でも本物の知識が身につく熟読術・速読術「超」入門』（東洋経済新報社）を読んでいたらまとめの仕方が上記と似ていると気付きました．もちろん医学論文での速読は不要だと思いますが，本書で筆者が多用している図（mind map）ですが，これは意識して日頃から原稿などを書く時に行っている作業です．自分が理解していることとそうでないこと，医学的には実はわかっていないけれども何となくそうだろうと信じられていることなどが浮き彫りになったりします．自分のウイークポイントがよくわかるようになるので概略をつかむ時，より詳細に論点に突っ込んでいく時なども有用でしょう．現在では mind map を作成する PC ソフトもたくさんあります．こういった自分なりの考え方を図示できるか否かは理解を深めるポイントになると思います．自分なりの考えがまとまり，医学的にも意義のあることだと思ったら迷わずに英語論文化しましょう．池上彰さんの『考える力がつく本』（プレジデント社）でもアウトプットはインプットの力を引き出すこと，図解で理解を深めることの重要性を述べています．相手に教えるということは自分の弱点を再発見する良い機会になるといつも感じています．

📖 文献

❶ Demedts M, et al. High-dose acetylcysteine in idiopathic pulmonary fibrosis. N Engl J Med. 2005; 353: 2229-42.

❷ Idiopathic Pulmonary Fibrosis Clinical Research Network, et al. Prednisone, azathioprine, and N-acetylcysteine for pulmonary fibrosis. N Engl J Med. 2012; 366: 1968-77.

❸ Vancheri C, et al. Idiopathic pulmonary fibrosis: a disease with similarities and links to cancer biology. Eur Respir J. 2010; 35: 496-504.

❹ Takemura T, et al. Pathology of hypersensitivity pneumonitis. Curr Opin Pulm Med. 2008; 14: 440-54.

❺ Takemura T, et al. Pathological differentiation of chronic hypersensitivity pneumonitis from idiopathic pulmonary fibrosis/usual interstitial pneumonia. Histopathology. 2012; 61: 1026-35.

❻ du Bois R, et al. Challenges in pulmonary fibrosis x 5: the NSIP/UIP debate. Thorax. 2007; 62: 1008-12.

❼ Ryerson CJ, et al. Predicting survival across chronic interstitial lung disease: the ILD-GAP model. Chest. 2014; 145: 723-8.

❽ King TE Jr, et al. Idiopathic pulmonary fibrosis. Lancet. 2011; 378: 1949-61.

❾ Kim DS, et al. Classification and natural history of the idiopathic interstitial pneumonias. Proc Am Thorac Soc. 2006; 3: 285-92.

❿ Saraya T, et al. Clinical significance of respiratory virus detection of interstitial lung diseases. Respir Med. 2018; 136: 88-92.

間質性肺炎・アレルギー

1 気胸とは？

- 気胸は原発性自然気胸と続発性自然気胸に分類される.
- 気腫性肺嚢胞には大畑分類がある
- 急速な脱気は再膨張性肺水腫を引き起こし, 時に健側に生じることがある.

　気胸は, 胸腔内へ空気が漏れることにより肺の虚脱がみられる病態を示します. 原因により, 自然気胸, 外傷性気胸, 医原性気胸に分類されています (Table 1).

　自然気胸は原発性自然気胸 (primary spontaneous pneumothorax: PSP) と続発性自然気胸 (secondary spontaneous pneumothorax: SSP) に大別されます. 我々が使用している「自然気胸」とは原発性自然気胸や続発性自然気胸ともいわれ, 外傷性気胸や医原性気胸とは異なり明らかな外因がないものを指します. PSP の原因は, 既存疾患のない肺に存在する気腫性肺嚢胞 (bulla や bleb) の破綻によります. 肺胞が壊れることによって bulla や bleb が形成されますが, bulla は肺実質内の嚢胞であり, 胸膜から離れた部位にもみられることがあり, bleb は胸膜内に嚢胞を形成し, 表面は肺胞ではなく肺実質に覆われます (Fig 1)[●].

Table 1 ■ 気胸の原因

自然気胸 (spontaneous pneumothorax)	原発性自然気胸 　(primary spontaneous pneumothorax: PSP) 　　既存疾患のない, ブラやブレブの破綻により発症 続発性自然気胸 　(secondary spontaneous pneumothorax: SSP) 　　既存肺疾患や投与薬剤が原因となり発症
外傷性気胸 (traumatic pneumothorax)	外傷によって発症
医原性気胸 (iatrogenic pneumothorax)	医療行為により発症

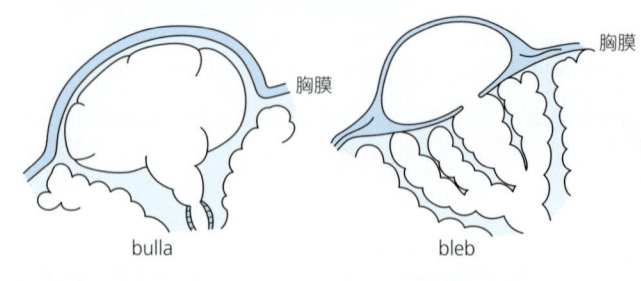

胸膜

胸膜

bulla

bleb

Fig 1 ■ Bulla と bleb
(山中晃, 他著. 肺病理アトラス―呼吸器疾患の立体的理解のために―. 東京: 文光堂; 1985[●]より改変)

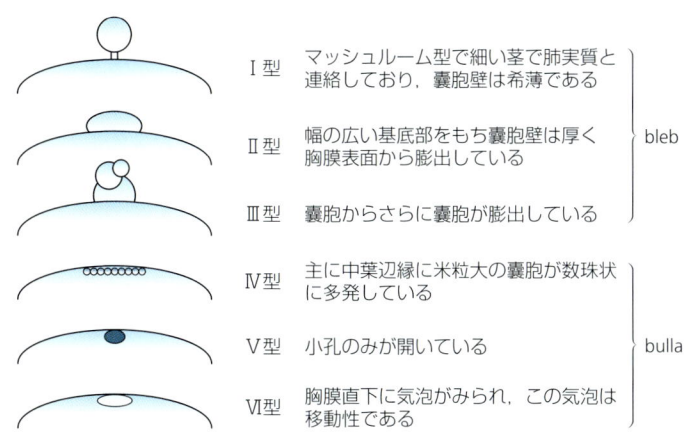

Ⅰ型	マッシュルーム型で細い茎で肺実質と連絡しており，囊胞壁は希薄である	bleb
Ⅱ型	幅の広い基底部をもち囊胞壁は厚く胸膜表面から膨出している	
Ⅲ型	囊胞からさらに囊胞が膨出している	
Ⅳ型	主に中葉辺縁に米粒大の囊胞が数珠状に多発している	bulla
Ⅴ型	小孔のみが開いている	
Ⅵ型	胸膜直下に気泡がみられ，この気泡は移動性である	

Fig 2 ■ 気腫性肺囊胞の肉眼的分類；大畑分類

（大畑正昭. 自然気胸. 東京: 克誠堂出版; 1982. p.88-9❷より改変）

　気腫性肺囊胞は肉眼的に形態分類できる，大畑分類が用いられることがあります（Fig 2)❷. Ⅰ～Ⅲ型は bleb，Ⅳ～Ⅵ型が bulla であり，主に外科の術中所見として使用されています. Noda らは，胸腔鏡下自然気胸手術の術中所見および病理所見を客観的に評価・解説しており，特に大畑Ⅱ型は，病巣近傍の確認できない bleb や炎症性変化の存在により，胸腔鏡での広範囲の bulla 切除で切除後再発の危険性が高いという報告をしています❸.

　医原性気胸の原因としては経胸壁針穿刺，鎖骨下静脈カテーテル穿刺，胸腔穿刺，胸膜生検，陽圧換気があげられます❹.

　PSP に対して，SSP の原因には様々な疾患・病態があります（Table 2). SSP は PSP より重症で難治例が多いとされています❺.

Table 2 ■ 続発性気胸の原因疾患

気道疾患	慢性閉塞性肺疾患（COPD)，重症喘息発作，囊胞性線維症
感染症	肺結核，ニューモシスチス肺炎，細菌性肺炎
びまん性肺疾患	特発性間質性肺炎，サルコイドーシス，リンパ脈管筋腫症，Langerhans 細胞組織球症，Burt-Hogg-Dube 症候群，特発性常用限局型肺線維症（網谷病）
結合織疾患	関節リウマチ，強直性脊椎炎，多発筋炎，強皮症
悪性腫瘍	原発性肺癌，転移性肺腫瘍
遺伝性疾患	Marfan 症候群，Ehlers-Danlos 症候群，BHD 症候群，α_1-アンチトリプシン欠乏症
薬剤	ステロイドによる間質脆弱化，ブレオマイシンによる肺線維化
その他	月経随伴性気胸

　突然の胸痛や呼吸困難症状を訴えることが多いですが，SSP は PSP に比べて基礎疾患による肺機能の低下があるため症状を認めやすく[6]，肺の虚脱の程度に問わず，臨床症状が強いとされています[7][8]．身体所見では胸郭運動の低下，打診で患側に鼓音を聴取，声音振盪の減弱または消失，患側で呼吸音の低下または消失がみられます．左側の気胸では，心尖部でクリック音を聴取する Hamman's crunch を認めることが診断につながります（次頁のコラム参照）．

　立位吸気時の胸部単純 X 線の正面像が一般的な画像診断法です．肺過膨張を示唆する所見として，仰臥位で肋骨横隔膜角（costphrenic angle：CP angle）に free air を認める，deep sulcus sign[9]や横隔膜の平抵化がみられることがあります．胸部 X 線で確定できない場合に胸部 CT が薦められており[10]，経胸壁エコーで臓側胸膜陰影の消失もベッドサイドでのスクリーニングとして有用です[11]．

　臨床所見とあわせて肺の虚脱度分類により，治療方針の決定を行います．気胸・嚢胞性肺疾患ガイドライン（案）では胸部 X 線で，肺尖が鎖骨レベルまたはそれより頭側にあるものを「軽度」，軽度と高度の中間を「中等度」，全虚脱またはこれに近いものを「重度」と分類しています[12]．

　治療は，自覚症状が軽微であり，肺虚脱度分類が軽度であれば安静・経過観察とします．呼吸困難などの自覚症状が強い場合や両側気胸の場合は，肺虚脱度分類にかかわらず胸腔ドレナージの適応となります[6]．侵襲性の低い小径のドレーンチューブを選択し，基礎疾患があり外科的な治療が困難な場合は，自己血を使用した胸膜癒着術を行うことがあるためダブルルーメンを使用することが望ましいです．難治性気胸に対してはEWS®（p.500 参照）の使用やブドウ糖での胸膜癒着が行われることがあります（p.498参照）．

　再発気胸や初発気胸でも胸腔ドレナージ後に肺の再膨張がない場合や漏出が持続する場合は，外科的治療の適応となります．基礎疾患によりステロイド投与を受けている，気腫が著しい肺で呼吸不全がある症例は，呼吸器外科医師と連携をとることが重要です．

2　再膨張性肺水腫

　肺の虚脱時間が長くなると，ドレナージを行った際に，肺虚脱により完全に閉塞していた血管に急速に血流が再開し，血管浸透の亢進が起きて肺水腫が生じます．長期間の肺虚脱により肥厚した毛細血管が再膨張によって引き伸ばされ，機械的ストレス障害，interleukin-8 や monocyte chemoattractant protein-1 などによる微小血管内皮障害，血管透過性の亢進，虚脱にとる肺サーファクタントの消失や再灌流によるフリーラジカルの産生が関与すると考えられています[13][15]．PSP は症状出現後から数日後に受診し，気胸と診断される例が多く，再膨張性肺水腫の危険性が増すことが報告されています[16][17]．重

度の気胸や肺虚脱が 7 日以上経ている場合は再膨張性肺水腫のリスクとなります．再膨張性肺水腫の頻度は 1% 程度ですが，そのリスクは 24〜48 時間続きます．特に処置中もしくは直後に，肺の再膨張により咳嗽や呼吸困難，泡沫状血性痰が出現することが多く，喘鳴を聴取し，胸部 X 線ですりガラス影を示します．患側に発生することが多いですが，健側肺や両側肺での発生例も報告されています．予防として，急速な脱気を避け，ドレーン挿入後は水封で緩徐に膨張させることが推奨されています．発症した際の治療はエビデンスが乏しく，酸素投与，輸液投与，利尿薬やステロイド投与で対応し，重症例には人工呼吸器管理も行います．

＊あんずコラム＊

気胸のココロエ
〜Hamman's crunch，コインテスト，X 線の deep sulcus sign をチェックする〜

緊張性気胸の可能性がないかどうかをみるため，気胸バイタルサインのチェックを行います．身体所見の章でも述べましたが奇脈の有無も，緊張性気胸，収縮性心筋炎，左室肥大，心タンポナーゼ，上大静脈閉塞症候群などで出現しますので注意します．肺音エコーによる A line の消失，肺の sliding の消失，stratosphere サイン（バーコードサイン）も診断に役立つでしょう．その他に以下の 3 つも覚えておきます．

Hamman's crunch

ある日，筆者の外来に 20 歳の大学生が自転車を漕いでやってきました．主訴は昨日から突然の左胸痛があり胸痛は改善しているが，"左胸がポコポコする" です．そういう音を感じる，というのです．特に既往のない痩せ型の男性でバイタルサインは問題ありません．聴診してみると心臓の収縮期に合わせて "カチッ，カチッ" という音が聴取されます．患者本人にも聴いてもらいましたが，いわゆる素人でも認識できるくらいの音です．診断は軽度の "左気胸" でした．この音は Hamman's crunch（Hamman's sign）といわれ気縦隔症を示唆する所見とされますが，詳細な機序は不明です．

コインテスト

前胸部の鎖骨中線上の第 3 肋間で患者に 500 円玉を胸壁につけたまま手で押さえてもらい（正確にはメキシコの貨幣 20 peso が望ましい），検者がもう一枚の

肺総論

500 円玉でその胸壁につけた 500 円玉を叩く．叩きながら背側で聴診を行い，健側と患側での音の違いを確認します．

　聴診では患側≫健側で響きが強くなります．通常の聴診音はコツコツと鈍い音ですが，気胸側ではより大きく，カチッとして響きます．これは介在する肺からのくぐもった音がなくなるから，といわれています．小さい気胸では坐位の状態で両側の肺尖部を使用したコインテストを行います．2 人の検者が施行している変法ですが，コインテストの動画を YouTube で見ることができます．https://www.youtube.com/watch?v=yDpEj5MLYOM

　身体所見の鬼，サパイラ先生によると，このコインテストは X 線で診断が困難な軽度の気胸でも見つけることができるそうです．

Deep sulcus sign

　側方の肋骨横隔膜角（C-P angle）にたまった空気が C-P angle をより sharp に深くさせるサインです．気胸の際には片側の C-P angle だけが深く鋭くなります（左下写真）．また気管支喘息発作や COPD の急性増悪では肺の過膨張を示唆する所見の一つとして両側の C-P angle が深く鋭く見えることがあります（次頁写真左）．気胸は必ずしも肺尖部付近だけに空気がたまるわけではないのでこのサインは診断を補助するサインとして役立つでしょう．

気胸発生時　　　　　　　　　　　　気胸治癒後

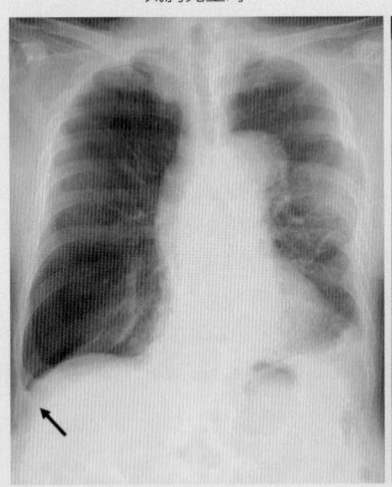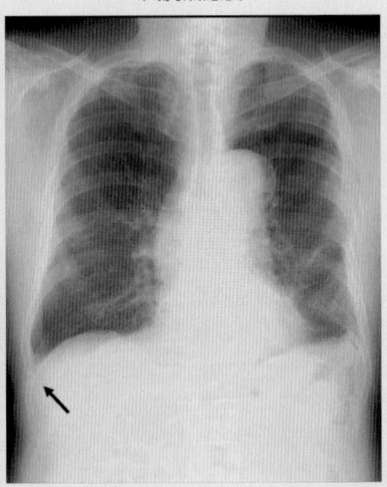

気胸発生時，治癒後の X 線

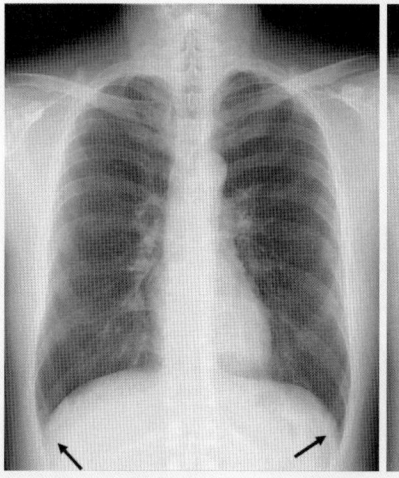
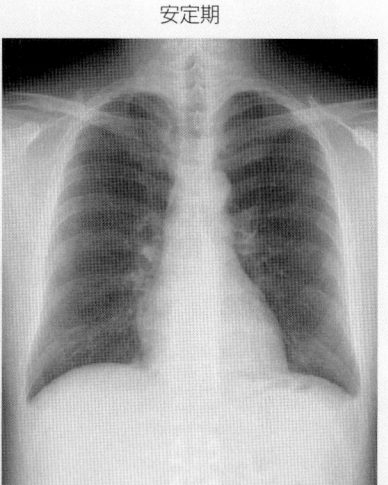

喘息発生時　　　　　　　　　　　　安定期

喘息発作時，治癒後の X 線

肺総論

＊ あ ん ず コ ラ ム ＊

囊胞形成における check valve メカニズム：
症例からの考察

　続発性気胸を引き起こす原因の一つに特発性間質性肺炎（idiopathic interstitial pneumonia: IIPs）があげられます（p.295, Table 2）．IIPs は 7 つの臨床分類に分けられますが，特発性器質化肺炎の治療経過中に気胸を発症する場合があります．さらに気胸腔とは別に肺に大きな囊胞形成を認めることがあります．筆者らの私見ですが，一般的に肺内に囊胞形成を呈する疾患でその機序を明確に示した study や報告は皆無です．気道閉塞が病理学的に囊胞形成の近くにあること，急激な囊胞形成を根拠に check valve メカニズムがその一因として述べられています．そんな一例をお示しします[❶]．

　症例は 65 歳男性．既往歴はなく，40 pack-years の喫煙歴があります．発熱，呼吸困難を主訴に来院され，気管支鏡検査により特発性器質化肺炎の診断となりました（写真 A, B）．プレドニゾロン 50mg/ 日（0.8mg/kg/ 日）による治療を開始しましたが，突然の胸痛が出現し気胸を発症しました．画像上，入院時には認めて

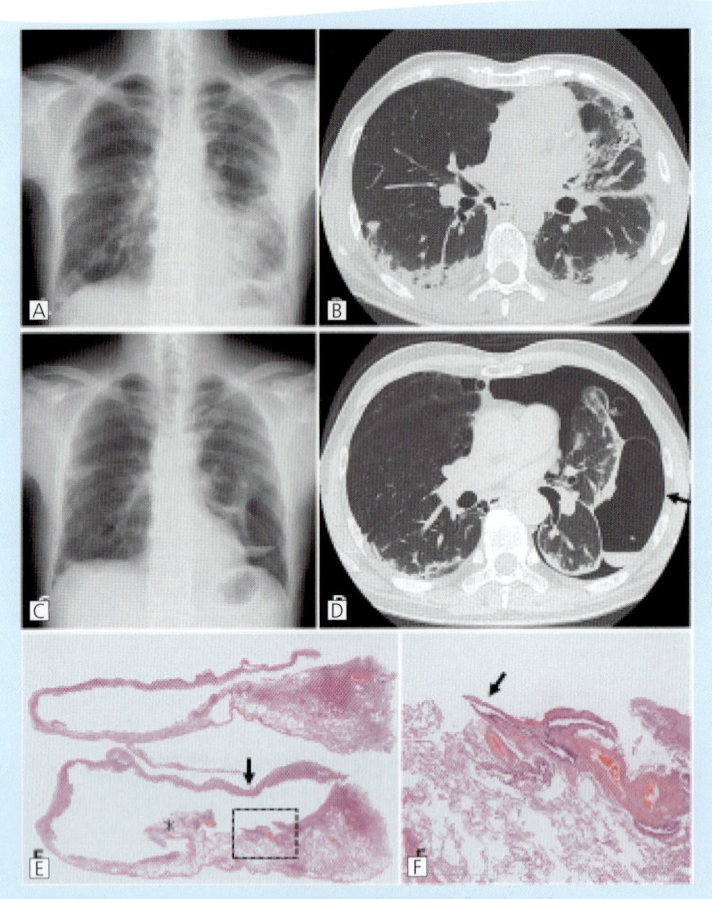

器質化肺炎に check valve による巨大な囊胞形成を生じた一例

いなかった巨大な囊胞形成を伴っており（C, D），胸腔ドレナージに加えて肺囊胞切除術，肺縫縮術を行いました．病理組織学的に臓側胸膜下に囊胞があり，囊胞壁の一部は肺実質であり，囊胞内につながる細気管支も認めました（E, F）．

　現在まで特発性器質化肺炎に伴った気胸，囊胞形成の症例において，病理組織学的にcheck valve 機構をはっきりと捉えた症例は

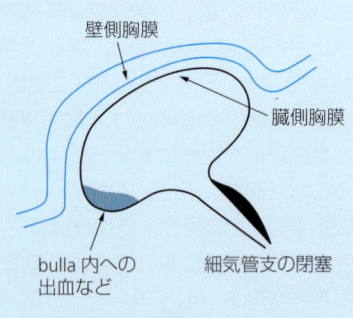

check valve 機構

皆無ですが，本症例は細気管支の閉塞による肺内の嚢胞形成に check valve 機構が関与する可能性を示唆しています（図）．気胸はステロイド投与に伴う胸膜の脆弱化の関与や細気管支の閉塞に伴うブラの拡大が生じた可能性もあります．いずれにしても肺内の嚢胞形成は，病理学的に捉えるのは至難の技なんですね．

Reference

❶ Hirata A, et al. Giant bulla formation in the lung because of a check-valve mechanism. Respir Investig. 2017; 55: 63-8.

📖 文献

❶ 山中 晃. 肺病理アトラス —呼吸器疾患の立体的理解のために—. 東京: 文光堂; 1990.

❷ 大畑正昭. 自然気胸. 東京: 克誠堂出版; 1982. p.88-9.

❸ Noda M. Comparative studies on the operative findings and microscopic appearance of aponta-neous pneumothorax. 日鏡外会誌. 2005; 10: 189-95.

❹ Sahn SA, et al. Spontaneous pneumothorax. N Engl J Med. 2000; 342: 868-74.

❺ 中村治孝, 他. 自然気胸の治療方針. 呼吸. 2013; 32: 307-16.

❻ 中澤 健. 両側気胸. 呼吸. 2014; 33; 63-7.

❼ Wait MA, et al. Changing clinical spectrum of spontaneous pneumothorax. Am J Surg. 1992; 164: 528-31.

❽ Tanaka F, et al. Secondary spontaneous pneumothorax. Ann Thorac Surg. 1993; 55: 372-6.

❾ Kong A. The Deep Sulcus Sign. Radiology. 2003; 228: 415-6.

❿ MacDuff A, et al. Management of spontaneous pneumothorax: British Thoracic Society Pleural Disease Guideline 2010. Thorax. 2010; 65 (Suppl 2): ii18-31.

⓫ 山本昌樹. 自然気胸. 医学と薬学. 2013; 69: 375-9.

⓬ 日本気胸・嚢胞性疾患学会. 自然気胸ガイドライン（案）. 2009.

⓭ Jackson RM, et al. Effects of hypoxia and reoxygenation on lung glutathione system. Am J Physiol. 1990; 259: H518-24.

⓮ Sohara Y. Reexpansion pulmonary edema. Ann Thora Cardiovasc Surg. 2008; 14: 205-9.

⓯ Sakao Y, et al. Association of IL-8 and MCP-1 with the development of reexpansion pulmonary edema in rabbits. Ann Thorac Surg. 2001; 71: 1825-32.

⓰ Pavlin J, et al. Unilateral pulmonary edema in rabbits after reexpansion of collapsed lung. J Appl Physiol: respiratory, environmental and exercise physiology. 1979; 46: 31-5.

⓱ Miller WC, et al. Experimental pulmonary edema following re-expansion of pneumothorax. Am Rev Tuberc. 1973; 108: 654-6.

肺総論

12 呼吸器と膠原病肺

1 膠原病肺を鑑別するワケ

「⑩ 間質性肺炎」の図（p.283 の Fig 1, 2）をもう一度みて下さい.

そもそもどうして膠原病肺を診断する意義があるんでしょうか？ 背景に隠れた膠原病を正確に診断して治療に結びつけるのはもちろんのことですが，特発性間質性肺炎（idiopathic interstitial pneumonia: IIPs）とは明らかに予後が違うこともその理由の一つです（Fig 1）.

また同じ OP，NSIP，UIP パターンの画像所見であっても，病理学的所見の違いを認識しておく必要があります．そのために病理学的検討も行うのです.

まずは CVD-IP（collagen vascular disease-interstitial pneumonia）と IIPs との生命予後は大きく異なりますね（Fig 2）[1]．さらに組織学的に同じ UIP でも CVD-UIP では IPF/UIP との予後も格段に異なります（Fig 3）．同様に CVD-NSIP と idiopathic NSIP でも予後はやはり前者で良い傾向があります.

例えば一般的な CVD-NSIP よりも RA-UIP は予後が悪いですが，IPF/UIP よりは予後が良いとする報告もあります（Fig 4）[2]．IPF/UIP と RA/UIP では線維芽細胞の数が前者で多いとする報告があり，同じ UIP パターンでも組織学的には違いがある可能性があります．組織所見を得られない症例では，我々は画像診断上の CVD-NSIP または idipathic-NSIP などと暫定的な診断を立てて次の治療に臨むということになります.

病理所見が得られた場合，我々は膠原病肺らしいか特発性らしいかの判断をどこです

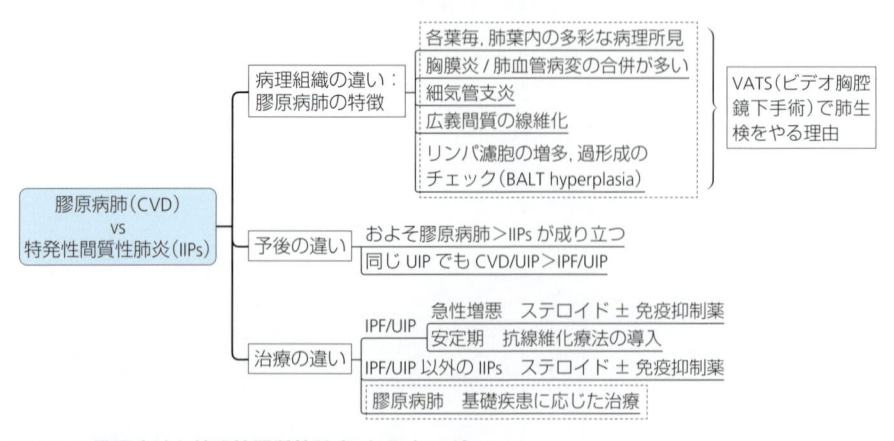

Fig 1 ■ 膠原病肺と特発性間質性肺炎（IIPs）の違い

JCOPY 498-13044

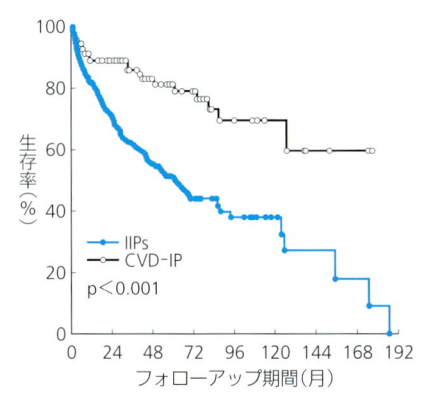

**Fig 2 ■ 特発性間質性肺炎（IIPs）と
膠原病肺（CVD-IP）の予後**

(Park JH, et al. Am J Respir Crit Care
Med. 2007; 175: 705-11 ❶)

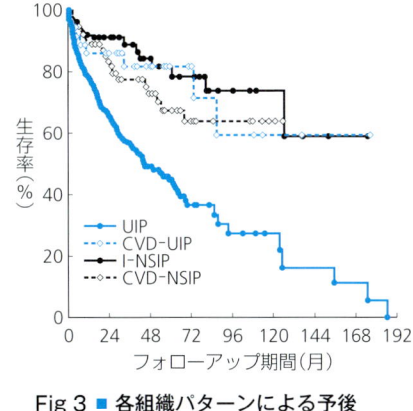

Fig 3 ■ 各組織パターンによる予後

(Park JH, et al. Am J Respir Crit Care
Med. 2007; 175: 705-11 ❶)

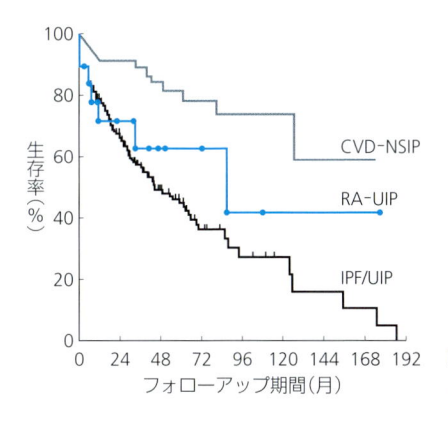

Fig 4 ■ IPF/UIP と膠原病肺の予後

(Kim EJ, et al. Chest. 2009; 136: 1397-405 ❷)

間質性肺炎・アレルギー

るのでしょうか？　膠原病肺では同一患者における"肺葉毎 or 肺葉内の組織多様性"
は以前より報告されており❸，この組織所見の多彩さが特徴ともいわれます．例えば，
IIPs（idiopathic NSIP）と膠原病に合併した NSIP の組織所見の差異を検討した報告は稀
ですが，NSIP の膠原病肺は IIPs より病変は多彩であり，細気管支炎，リンパ濾胞の過
形成（BALT hyperplasia）（特に関節リウマチや Sjögren 症候群で目立つ），広義間質の線
維化，胸膜炎，肺血管病変の頻度が高い❹といわれています．一方で Flaherty らは IIPs
においても同一患者の"肺葉毎 or 肺葉内"で組織所見が異なる可能性（UIP や NSIP の
混在）を示していますが❺，一般的には優位な病理所見をとって UIP，OP，NSIP と診
断しています．

2 画像パターンによるアルゴリズム

　膠原病を疑う身体所見は第3章（p.44）で述べていますので，本稿では画像所見を中心に記載します．まず Fig 5 にあるように全体像を把握し，身体所見で膠原病疑いと判断できたなら，画像所見を見ます．画像は Fig 6 のごとく，UIP，NSIP，OP のどのパターンになるのか，また気道病変の有無をチェックします．それぞれの画像パターンを呈しやすい膠原病があるからです．膠原病肺で治療を急ぐ場合はいわゆる肺胞出血を起

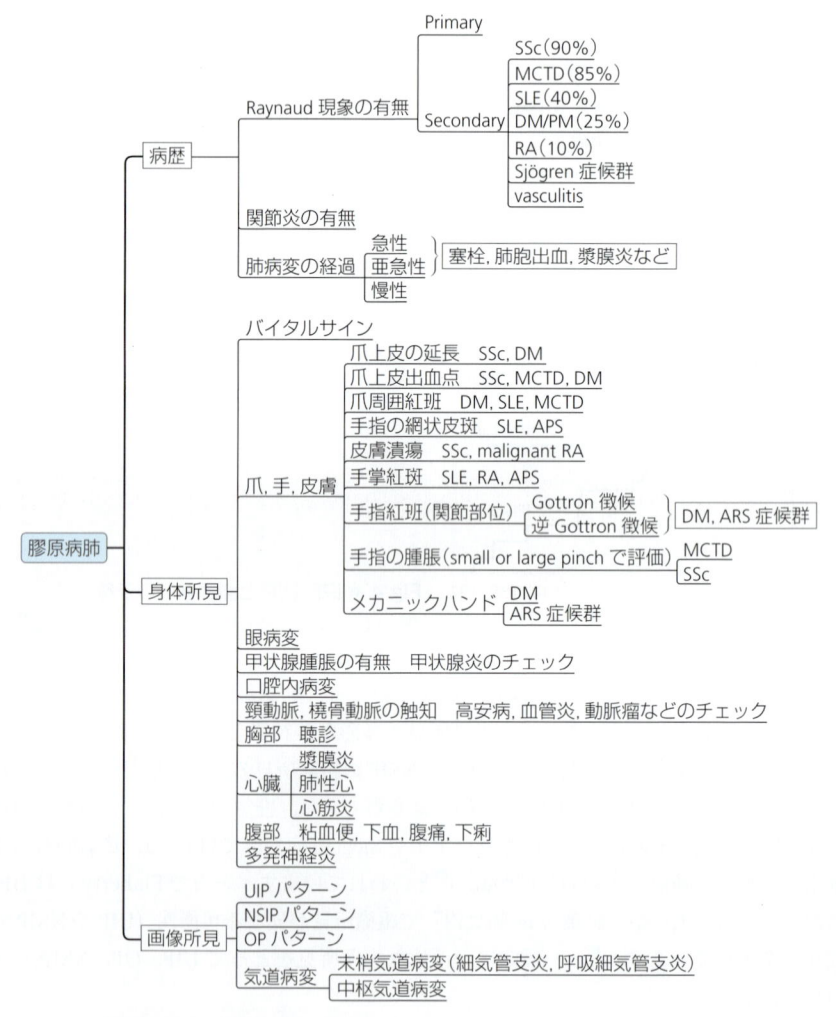

Fig 5 ■ 膠原病肺への多角的アプローチ

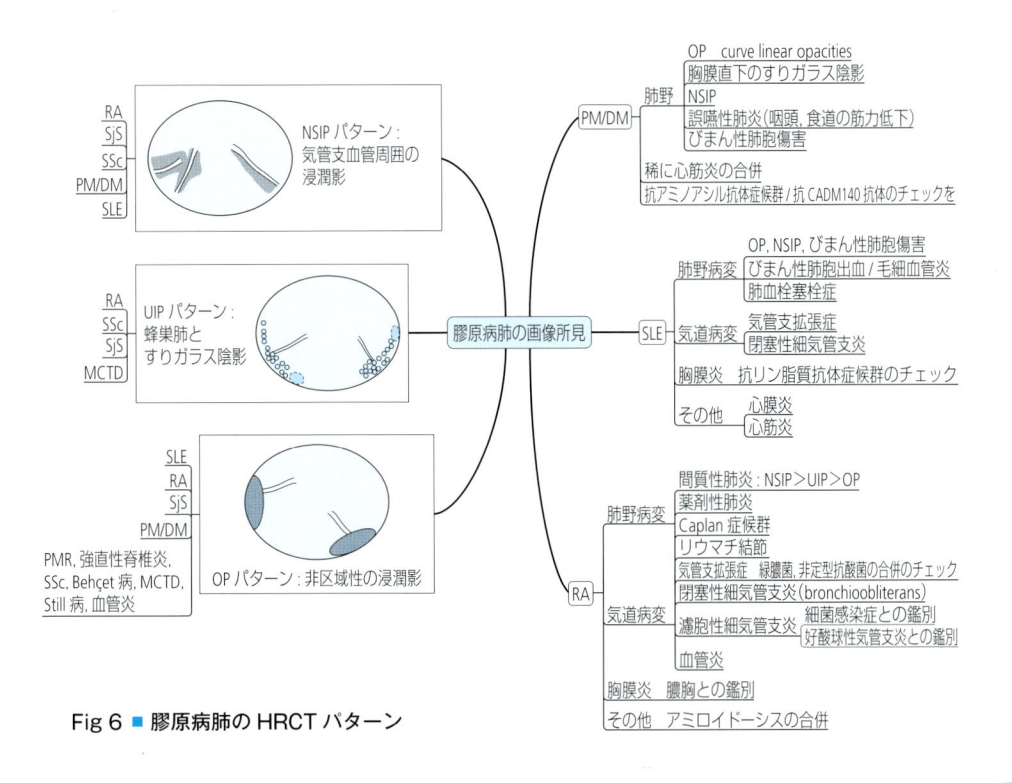

Fig 6 ■ 膠原病肺の HRCT パターン

こす血管炎（毛細血管炎）や肺塞栓を起こす APS（抗リン脂質抗体症候群）や SLE な
どです．また急性 / 亜急性の経過をとるものも血管炎に伴う出血や漿膜炎，肺塞栓など
です．血管炎は MPO-ANCA，PR3-ANCA に加えて，抗糸球体基底膜抗体が関与する
Goodpasture 症候群も考慮します．また神経炎や睾丸痛を合併した尿道出血や肺胞出血
では結節性多発動脈炎（polyarteritis nodosa：PAN）の可能性も考えておいた方がよい場
合もあるでしょう．

　呼吸器外来で多く遭遇する気道病変は関節リウマチによる気道病変（気管支拡張症や
濾胞性細気管支炎など）だと考えられます．特に非定型抗酸菌症の合併の有無は将来的
に生物学的製剤の使用の可否に関わるので注意が必要です．

3 　胸膜炎：RA，SLE をまず鑑別に

　膠原病による胸膜炎で最も多く遭遇するのは RA（関節リウマチ），SLE（全身性エリ
テマトーデス），稀なものでは強直性脊椎炎などが考えられます．リウマチによる胸膜
炎は pH が低く胸水中の糖も低いので膿胸と勘違いされることがありますので，患者背

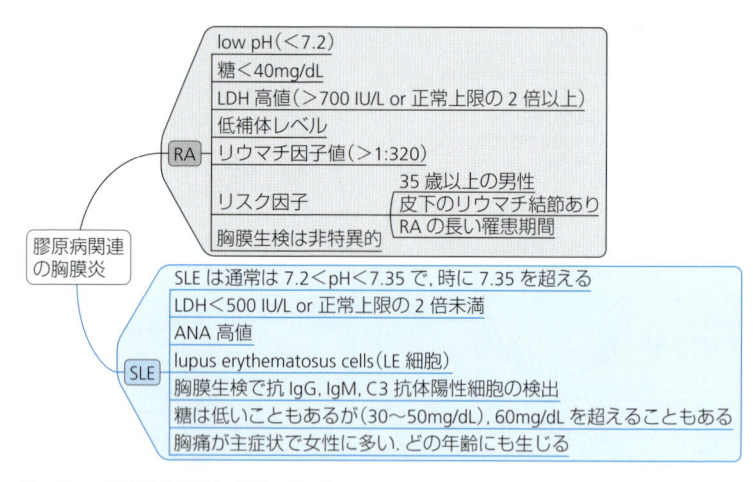

Fig 7 ■ 胸膜炎の代表：RA，SLE

景をしっかり把握することが大事です（Fig 7）．

　後述する抗 ARS 抗体症候群とともに，PM/DM，amyopathic DM，Sjögren 症候群，RA，SLE などは OP パターンを呈することが多いのです．特に amyopathic DM は急激な肺病変の進行を伴うことが多く，両側肺底部の OP パターンを見たら，amyopathic DM の可能性を必ず考え，逆に身体所見も丁寧に再度見返す必要があります．

＊ あ ん ず コ ラ ム ＊

いつ RF や抗核抗体（ANA）を検査するか？

　抗核抗体（ANA）や RF（リウマチ因子）は膠原病を示唆する発熱，関節痛，皮疹，筋力低下，筋肉痛などの症状がある場合に測定するようにします．特に 6 週以上続く多発関節炎がある場合に測定するとよいとされています．

　rheumatoid factor（RF）：多くの健常な人間に低値で認めますが，5～10％で高値となります．RF 高値は RA，Sjögren 症候群，SSc，PM/DM，MCTD，サルコイドーシスなどで，そのほかウイルス性肝炎，心内膜炎，抗酸菌感染症，梅毒，加齢でも上昇します．意外なことに，RA のわずか 60％でしか RF は陽性となりませんが，RF（≧1：512）はより重症な臨床経過を予測します．RF 陽性だけでは RA を示唆せず，RF 陰性は RA を除外できないことにも注意する必要があります．

　antinuclear antibody（ANA）test：病歴や症状で光線過敏，蝶形紅斑，脱毛，乾燥症状，Raynaud 現象，炎症性関節炎，胸膜炎，心膜炎などがあれば ANA を

測定します．ANAはSLE患者の98%で陽性となり，その他のリウマチ性疾患の40〜70%で陽性となります．また自己免疫性肝炎や甲状腺疾患の20%，健常人の5%（cut offを1：160），13%（cut offを1：80）[1]，32%（cut offを1：40）でそれぞれANAは陽性となります．ANAは陽性であることが膠原病であることを担保するものではないですが，SLEのrule outには有用な検査となります．

Reference

[1] Tan EM, et al. Range of antinuclear antibodies in "healthy" individuals. Arthritis Rheum. 1997; 40: 1601-11.

4 抗ARS抗体症候群：肺病変／筋症状のコラボ

アミノアシルtRNA合成酵素（aminoacyl tRNA synthetase：ARS）はアミノ酸を対応するtRNAに結合し，アミノアシルtRNAを合成する反応を触媒する酵素であり，同酵素に対する抗体（抗ARS抗体）陽性例は，高率に筋炎，間質性肺炎，関節炎を合併し，抗ARS抗体症候群とよばれています（抗ARS抗体症候群）．これは日本が症例数や血清学的診断において世界をリードしている疾患群といえるでしょう．ではその特徴はどのようなものでしょうか？

Table 1 ■ 165症例の抗ARS抗体症候群の臨床像

	Anti-Jo-1 (n=59)	Anti-EJ (n=38)	Anti-PL-7 (n=29)	Anti-PL-12 (n=18)	Anti-KS (n=13)	Anti-OJ (n=8)	Overall p
発症年齢 （中央値）（年）	53 (22-76)	53 (18-78)	53 (25-79)	48 (20-75)	54 (39-67)	57 (32-79)	0.61
男女比	43/16	32/6	26/3	16/2	7/6	6/2	0.077
初診時所見							
間質性肺炎	71	84	76	89	100	100	0.077
筋力低下	59	39	52	17	7	25	0.0011
フォローアップ期間の所見							
発熱	27	39	34	44	8	13	0.16
Raynaud現象	19	13	38	44	31	13	0.044
ILD	90	97	93	94	100	100	0.56
筋力低下	78	55	76	17	7	25	<0.0001
多発性関節炎	58	24	31	22	31	13	0.0029
びらん性関節炎	12	5	0	17	23	0	0.16
悪性疾患	15	3	7	17	15	25	0.22
Sjögren症候群	7	16	14	0	8	0	0.32

(Hamaguchi Y, et al. PLoS One. 2013; 8: e60442[9]より改変)

間質性肺炎・アレルギー

Table 2 ■ 抗 Jo-1 抗体陽性および抗 PL-7/PL-12 抗体陽性 ASS 患者の臨床的特徴の比較

	抗 Jo-1 抗体陽性 (n=75)	抗 PL-7/PL-12 抗体陽性 (n=20)	p
General characteristics			
年齢	53 [range:18-75]	59 [range:18-79]	0.10
性別: 男 / 女	37.3%/62.7%	40%/60%	1
DM subset	38.7%DM	11.1%DM	0.01
臨床所見			
筋痛	81.3%	50%	0.007
筋力低下	69.3%	40%	0.02
レイノー症候	46.7%	40%	0.62
メカニックハンド	29.3%	30%	1
食道運動低下	22.7%	20%	1
消化器症状	1.3%	17.6%	0.02
関節症状	63.3%	40%	0.02
間質性肺炎	68%	90%	0.05
換気不全	13.3%	0%	0.11
横紋筋融解症			
虚弱			
吸引性肺炎	13.3%	15%	1
心血管障害	4.1%	0%	0.59
悪性腫瘍	13.3%	5%	0.44

ASS: antisynthetase syndrome, DM: dermatomyositis. Except where indicated, values are median; p values were obtained with chi-square or Fisher's exact tests.
(Marie I, et al. Autoimmune Rev. 2012; 11: 739-45 ♥)

　日本から報告された study によると（Table 1）♥，初診時に間質性肺炎を合併する症例はどの抗体でも高く 70%以上を呈する一方で，筋力低下を呈するのは抗 Jo-1 抗体陽性症例が最も多く，抗 PL-7，抗 EJ 抗体陽性症例へと続きます．興味深いのは観察期間中（2003〜2009 年）に，どの抗体陽性症例も 90%以上が間質性肺炎を合併し，筋力低下は抗 Jo-1 抗体，抗 PL-7 抗体，抗 EJ 抗体陽性例ではより高くなっている点です．日本では外注検査で抗 ARS 抗体を測定することが可能ですが，全ての抗体を合わせた形で定性（陽性か陰性化）のみとなっています．詳細な内訳（PL-7，PL-17，KS，OJ，EJ など）は保険外でのみ外注検査が可能です．

　抗 Jo-1 抗体陽性症例（n=75）と抗 PL-7（n=15）/PL-12 抗体陽性（n=5）を比較検討した study では，筋力低下は抗 Jo-1 抗体陽性症例が抗 PL-7/PL-12 症例より多く，間質性肺炎は後者で多い（68% vs 90%）と報告しています（Table 2）♥．いずれにしても抗 ARS 抗体症候群は最終的には高率に肺病変を合併することから，間質性肺炎の鑑別疾患として認識しておく必要があります．

5 恐るべき疾患：CADM（clinically amyopathic dermatomyositis）

　呼吸器内科医が身震いする疾患のうちの一つです．膠原病を疑う病歴と身体所見を伴っていて，かつ，Fig 8 のような肺底部胸膜直下の OP and/or NSIP パターンを呈していたら，一度は必ず amyopathic DM を疑いましょう．dermatomyositis sine myositis ともよばれます．筋症状の乏しい皮膚筋炎という意味ですね．Sato らが 140kD のポリペプチドを日本人の CADM 症例に報告したのが始まりであり，現在ではこの抗体の対応抗原が melanoma differentiation-associated gene 5（MDA5）であることが判明し，抗 MDA5 抗体と命名され，抗 CADM-140/MDA5 抗体とよばれることがあります．現在では MDA5 抗体は外注検査が可能となっています．この画像パターン自体は amyopathic DM だけでなく抗 ARS 抗体症候群でも多い所見とされています[8]．amyopathic DM で 90％以上で陽性になるとされる CADM を確定させるには，もはやこの MDA5 抗体の測定は必須といえるでしょう．

　Fig 9 は抗 CADM-140/ 抗 MDA5 抗体陽性症例で間質性肺炎合併症例です．急速な肺野病変の進行の直前に右図のような大きな縦隔気腫を生じました[9]．この縦隔気腫は CADM の red flag sign（危険なサイン）ともよばれており，間質性肺炎の急性増悪の出現を最も警戒するサインといえるでしょう．

OP パターン

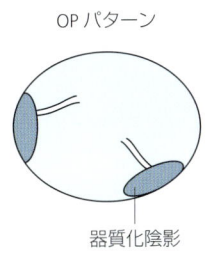

器質化陰影

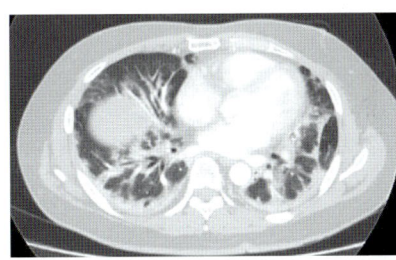

NSIP パターン

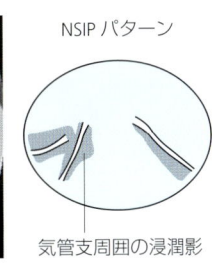

気管支周囲の浸潤影

Fig 8 ■ NSIP＋OP パターン

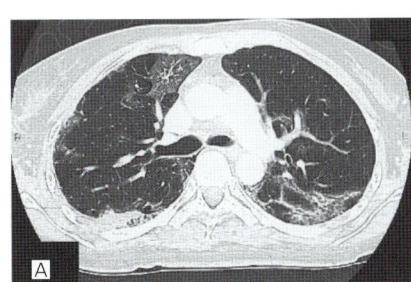

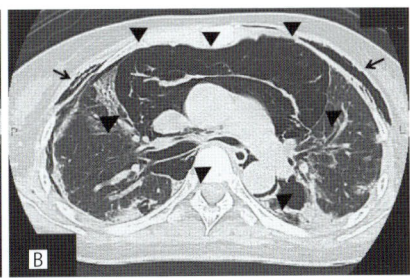

Fig 9 ■ CADM の危険なサイン：縦隔気腫の発症前後の胸部 CT

間質性肺炎・アレルギー

📖 文献

❶ Park JH, et al. Prognosis of fibrotic interstitial pneumonia: idiopathic versus collagen vascular disease-related subtypes. Am J Respir Crit Care Med. 2007; 175: 705-11.

❷ Kim EJ, et al. Rheumatoid arthritis-associated interstitial lung disease: the relevance of histopathologic and radiographic pattern. Chest. 2009; 136: 1397-405.

❸ Tansey D, et al. Variations in histological patterns of interstitial pneumonia between connective tissue disorders and their relationship to prognosis. Histopathology. 2004; 44: 585-96.

❹ Takemura T. 非特異的間質性肺炎（NSIP）: IPF とは独立した疾患か　病理組織像から. Jpn J Chest Dis. 2010; 69: 20-8.

❺ Flaherty KR, et al. Histopathologic variability in usual and nonspecific interstitial pneumonias. Am J Respir Crit Care Med. 2001; 164: 1722-7.

❻ Hamaguchi Y, et al. Common and distinct clinical features in adult patients with anti-aminoacyl-tRNA synthetase antibodies: heterogeneity within the syndrome. PLoS One. 2013; 8: e60442.

❼ Marie I, et al. Comparison of long-term outcome between anti-Jo1- and anti-PL7/PL12 positive patients with antisynthetase syndrome. Autoimmun Rev. 2012; 11: 739-45.

❽ Waseda Y, et al. Antisynthetase syndrome: pulmonary computed tomography findings of adult patients with antibodies to aminoacyl-tRNA synthetases. Eur J Radiol. 2016; 85: 1421-6.

❾ Saraya T, et al. Massive tension pneumomediastinum. Intern Med. 2012; 51: 677.

▷ ▷ ▷ ▷ ▷ ▷ ▷

13 咳嗽：そのオキテ

1 気管支喘息の診断

　気管支喘息は咳嗽を主訴とする患者から診断される場合が多いので，アルゴリズム（p.22，2章「④ 咳嗽」の Fig 1）に沿って鑑別していきます．

　実臨床では，気管支喘息をターゲットにした問診と気管支拡張薬負荷試験で診断をつけていくことが多いのです．もし気管支拡張薬負荷試験もできない一般内科の外来なら，短時間型のβ刺激薬の吸入（±ピークフローメーターでの測定）で咳嗽が止まるかどうかを判断してもよいでしょう．

　第4章で述べていない項目として気道過敏性試験とよばれる"気道過敏性の亢進を検出する検査"があります（Fig 1）．気管支に刺激のある薬剤（当院ではメサコリンを使用）を希釈して，薄い濃度から段階的に濃度を上げていきます．濃度を上げるたびに息の通り具合（勢いよく息を吐いた時に1秒間でどのくらい息が吐けるか＝1秒量）をチェックします．薬剤を吸う前の1秒量を100％とした場合，これが80％を下回ったら検査終了となります．すなわち1秒量を20％低下させる濃度〔provocative concentration（PC_{20}）〕を参考にします．メサコリンで $PC_{20} > 16mg/mL$ では喘息の可能性はほぼ否定され，$< 1mg/mL$ では喘息が強く疑われ，感度は85〜90％程度です．保険診療が認められるようになった呼気NO検査については別項で述べます．

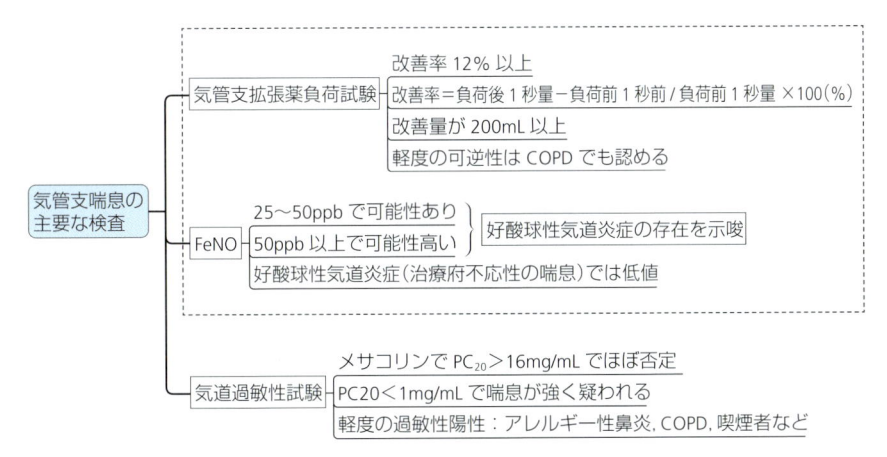

Fig 1 ■ 気管支喘息の診断方法

14　喘息

1　NO って何ですか？

- 呼気 NO は好酸球性気道炎症をよく反映し，気管支喘息の病勢増悪の把握や管理に有用であるが，検査値を修飾する因子には注意が必要．
- 気道過敏性検査や呼吸抵抗試験といった，その他の気道炎症・閉塞性換気障害の評価機器もある．

呼気 NO 検査とは

　気道炎症という局所の病勢を正確に評価するため，誘発喀痰や気管支鏡を用いての検体採取などの方法がこれまで用いられてきましたが，侵襲性や利便性などの面での問題が伴っていました．

　呼気 NO は好酸球性気道炎症の際に上昇がみられ，局所評価のためのバイオマーカーとして国際的に推奨されています❶．非侵襲的であり，施行可能な患者には簡便かつ短時間に何度も行える一方，高度の閉塞性換気障害や認知機能不良の方には測定が困難なこともあります．

測定の実際と方法

　広く行われているオンライン法では Fig 1 のように，検査機器に決まった手順で直接呼気を吹き込み，その場で出る測定値の判定を行います．一旦専用容器に呼気を採取しておき，後程機器で測定するオフライン法という方法もあり，これは疫学調査で多くの

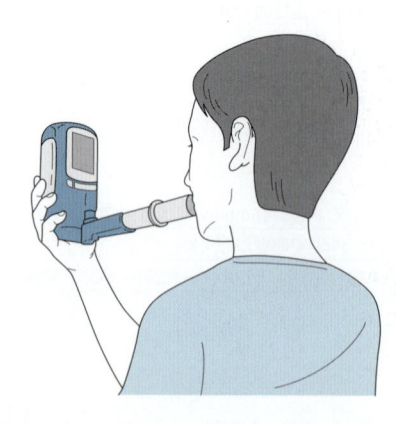

Fig 1 ■ 実際の測定の例

検体を収集する際などに有用です．測定機器にも様々なタイプがありますが，測定法や測定値が一定でなく，比較する際には注意が必要です．

診療への使用

American Thoracic Society のガイドライン❶では，6 週間を超えて症候性（咳嗽，喘鳴，呼吸困難）の成人における好酸球性気道炎症の存在は，呼気 NO が 25〜50ppb であれば可能性があり，50ppb を超えていれば可能性が高いとしています．さらに，50ppb を超えていれば，吸入ステロイドが効果的であると謳っています．

日常診療において，呼気 NO を有用に使用できる疾患として目されるのは気管支喘息です．典型的には好酸球性の気道炎症を示し，発作性の気道収縮を示す疾患です❷が，その診断はしばしば困難なことがあり，有用なバイオマーカーも決して多いとはいえません．従来の気管支喘息管理の指標に呼気 NO を加えることにより，病勢の増悪なく吸入ステロイドを減量できたとの報告❸もあります．

このようにステロイド吸入が好酸球性気道炎症を抑えることにより，呼気 NO の値を低下させますが，その他喫煙も一酸化窒素合成酵素の働きを抑制することで値を低下させ，アトピー素因や鼻疾患ではその値を上昇させることが知られています❶❹．Table 1 のように，測定値には影響を及ぼすものが多いため，臨床経過における呼気 NO の評価にはこれらの修飾因子の加味が必要と思われます．

Table 1 ■ 呼気 NO 検査値に影響を及ぼす主な因子

上昇させると考えられる	アトピー素因 アレルギー性鼻炎，好酸球性副鼻腔炎　など
低下させると考えられる	喫煙 吸入ステロイド　など

では，気管支喘息の診断に用いることはできるでしょうか？　気管支喘息は症候群であり，その中に様々なフェノタイプがあります．アトピー素因や鼻疾患合併の有無，喫煙歴もそれぞれ異なり，正確な診断の前に治療が導入されていることもあります．よって，呼気 NO の値だけをもって気管支喘息を診断することは困難であり，その他の検査結果や臨床所見を総合的に判断する必要があります．

気道過敏性検査と呼吸抵抗試験

気道炎症や閉塞性換気障害を総合的に評価する，気道過敏性検査や呼吸抵抗試験を行うための機器もあります．アストグラフ®（CHEST, Japan）は，1980 年代初めに Takishima ら❻が世に送り出した，気管支喘息の重要な病態である気道過敏性を評価することができる機器です．気道収縮剤を用いた侵襲的検査であり，検査施行に伴う病勢増悪には十分な注意が必要です．参考にできる正常値も報告❼されておりますが，気管支喘

息罹患率や吸入ステロイドの普及状況などの背景が時代により異なっており, 近年のそれとは比較困難かもしれません. 気道過敏性とは異なる指標である呼吸抵抗を測定する, モストグラフ®（CHEST, Japan）やマスタースクリーン®（Jaeger, Germany）といった機器は安価ではないですが非侵襲的なこともあり, 諸施設での導入が増えてきています. しかし, これらの機器にて測定できる検査値の解釈もいまだ一定しておらず, 今後の研究展開が望まれます.

2 NO を使うには？

- 咳喘息では約30%が気管支喘息に移行する.
- 咳喘息と感染後咳嗽の鑑別は難しいが治療方針的にも積極的に鑑別を詰める.
- 咳喘息では呼気 NO 検査にて高値を認める.

　一般外来でよく出会う慢性咳嗽. その中で咳喘息は最も多い疾患です. 設備の整っている施設でみることができれば精査も可能ではありますが, 実際は診療所レベルでも対応を迫られている疾患だと思います. 実際の臨床では鎮咳薬や気管支拡張薬を処方してみたり, なんとなく吸入ステロイド（ICS）を出してお茶を濁していませんか？　また, 咳喘息は気管支喘息の亜型であり 30%が気管支喘息に移行するともいわれていますが, 感染後咳嗽の人を咳喘息と診断し, 漫然と ICS を投与するのは, 経済的にも時間的にも避けなければなりません.

咳喘息とは

　咳喘息は咳だけを主症状とする喘息の亜型であり, 呼吸機能はほぼ正常, 気道過敏性軽度亢進, 気管支拡張が有効と定義されます[8]. 慢性咳嗽の原因疾患としては国内では最も頻度が高い疾患です. 外来でよくみる臨床症状としては,「夜間, 早朝時に咳が強く出て眠れない, 温度変化やタバコの煙で咳が止まらなくなる」といったことが典型的です. 好酸球炎症や気道リモデリングを認め, 経過中に 30〜40%が典型的喘息に移行するとされています[9]. そのため喘息と同様に気道炎症への対応が必要になってきます.

どういう思考回路で診断・治療していく？

　診断基準としては, ① 8 週間（3 週間）以上喘鳴を伴わない咳嗽が続く, ②気管支拡張薬（β刺激薬またはテオフィリン製剤）が有効, この 2 つを満たすとされています（Table 2)[10].
　「慢性咳嗽で気管支拡張薬が効く」. 簡単と思いきや, 実際の臨床ではかなりオーバーラップする疾患が含まれてしまい診断に迷うところです. 感染性咳嗽でも自然経過で気管支拡張薬があたかも効いているようにみえる可能性も否定できませんし, COPD など

Table 2 ■ 咳喘息の診断基準

以下の 1. 〜2. の全てを満たす
1. 喘鳴を伴わない咳嗽が 8 週間（3 週間）以上持続
   聴診上も wheeze を認めない
2. 気管支拡張薬（β刺激薬またはテオフィリン製剤）が有効

参考所見
1) 末梢血・喀痰好酸球増多，呼気中 NO 濃度高値を認めることがある
   （特に後 2 者は有用）
2) 気道過敏性が亢進している
3) 咳症状にはしばしば季節性や日差があり，夜間〜早朝優位のことが多い

（呼吸器学会. 咳嗽に関するガイドライン. 第 2 版[10]）

の咳でも気管支拡張薬は効いてしまいます，すっきり診断は難しいことが多いと思います．

　次に咳喘息の参考所見をみてみましょう．参考所見では，1）末梢血・喀痰好酸球増多，呼気 NO 濃度高値（特に後 2 者は有用），2）気道過敏性が亢進している，3）季節性，日差がある，とあります．2）の気道過敏性試験は非常に有効ですが，限られた施設でしか検査はできませんし，症例数も多くすべてに行うことは難しくなります．3）は他の疾患でもみられそうです．

　そこで 1）の喀痰好酸球増多，呼気 NO 濃度高値に注目して診断を詰めていきましょう．喀痰検査は好酸球炎症の評価に有効ですが，咳喘息の場合，喀痰がなかなか出ないことが多く，有効な検体を採取するのが困難です．一方，呼気 NO 検査は先ほど述べた通り，非常に簡便になってきており 10〜20 秒の呼気で判定できるようになりました．個人的には呼吸機能検査よりずっと簡単で，手技による検査値の乱れも少ないと思います．

　呼気 NO 検査を有効に使うことにより，早期診断およびその後の適切な治療を行うことができ[11]，筆者は下記のフローチャートに沿って診療を行っています．

　まず，問診にて「季節性，日差，特に朝晩に症状が出やすい」「聴診上肺雑音がない」といった咳喘息を積極的に疑う人に対して呼気 NO 検査を行います（もちろん状況に応じ，X 線，呼吸機能検査，採血なども行います）(Fig 2).

　呼気 NO 高値であった場合は気道の好酸球炎症が強いと考えますので咳喘息と考え，吸入ステロイドの治療を開始します．その後呼気 NO 検査再検を行い数値が改善していれば咳喘息として一定期間吸入ステロイドを継続します．患者も数値がしっかり出ますので途中で中断なく治療継続することが多くなります．数値の改善を認めなければ吸入方法の確認や他の疾患なども考慮していきます．

　呼気 NO 検査にて低値であった場合では，気管支拡張薬（長時間作用型β_2刺激薬：LABA）の治療を行います．症状の改善を認めれば咳喘息・感染後咳嗽を考慮し，無効なら感染後咳嗽やアトピー咳嗽と診断します．咳喘息の場合気管支拡張薬のみでは症状

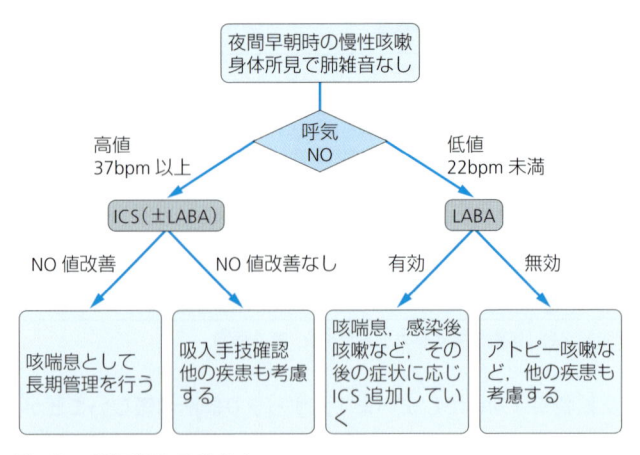

Fig 2 ■ 呼気 NO の考え方

ICS：吸入ステロイド，LABA：長時間作用型β_2刺激薬
（日本呼吸器学会．咳嗽に関するガイドライン 第2版[2]．成人の遷延性慢性
咳嗽の診断より改変）

鎮静化が不十分なことが多いので，その後の症状に応じ吸入ステロイドを導入していきます．

参考1：呼気 NO 検査の数値に関して

　呼気 NO 検査の数値に関してはアメリカ胸部疾患学会（ATS）のガイドライン[12]にて25ppb 未満で健常範囲，50ppb 以上は高値，その間は境界域として考えていくようになっておりますが，成人日本人における値としては 22ppb を健常者と気管支喘息患者の鑑別のカットオフ値とし（感度 91%，特異度 84%）37ppb 以上を高値，その間は境界域，とする報告[13,14]が呼吸器学会の呼気 NO 測定器の適正使用より出ており筆者もその値を参考にして診療をしています（Fig 2）．

参考2：呼気 NO 検査

　保険点数　呼気ガス分析：100 点，呼吸機能検査等判断料：140 点

3　喘息発作のキーマン

- 喘息増悪の大半の原因は呼吸器ウイルス感染．
- 原因の大半はライノウイルス，RS ウイルス，ヒトメタニューモウイルス．
- 治療は吸入ステロイドとβ刺激薬．

　かなり昔から，疫学的に，喘息の発症・増悪には呼吸器感染が関与することが示唆されていました[15]．最近やっと，小児や成人の喘息増悪の原因のほとんどがウイルス感染

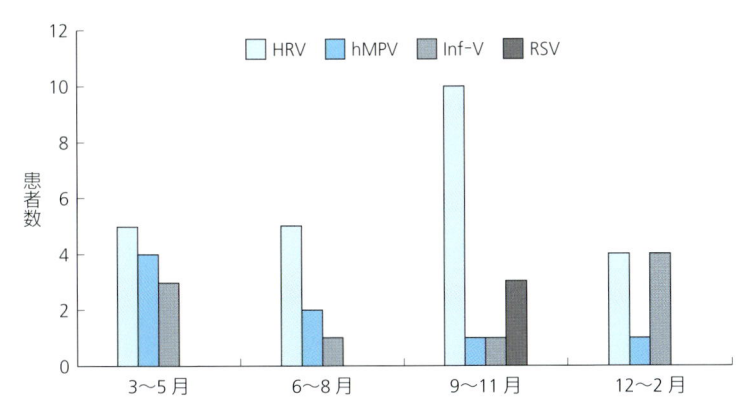

Fig 3 ■ 喘息発作に関連する呼吸器ウイルスと季節性

hMPV: ヒトメタニューモウイルス，HRV: ヒトライノウイルス，
Inf-V: インフルエンザウイルス，RSV: RS ウイルス
〔Saraya T, et al. Medicine (Baltimore). 2017; 96: e8204[17]〕

であるということがわかりました[15]．また，ウイルス感染が関与する喘息は virus-induced asthma（VIA）として提唱され，現在ではこの概念が広く受け入れられつつあります[15][16]．日本での原因となるウイルスの疫学はこれまで存在しませんでした．我々の 3 年間の検討では，気管支喘息発作の入院症例（n＝49）の 67.3％，外来症例（n＝57）の 19.3％にウイルスが検出されています．その内訳はヒトライノウイルス（HRV），ヒトメタニューモウイルス（hMPV），RS ウイルス（RSV），インフルエンザウイルスが主要なウイルスで，夏に HRV，秋に RSV，冬から春にインフルエンザ，hMPV が多いという季節性を認め（Fig 3）[17]，日本での気管支喘息発作の原因ウイルスの検索では初めてのエビデンスとなっています[17]．

HRV には 100 以上の血清型があり，これらのウイルスは通年で流行しているので，特にこのウイルスは VIA の因子として注意が必要です．なお，小児の VIA においては，喘息増悪患者の 2/3 に HRV が検出されるという報告もあります[15]．また，本邦では，RS ウイルスが秋から冬にかけて流行し，1 歳までに 60％，2 歳までにほぼ 100％初感染し，その後，年あたり 10％の割合で再感染が起こることが知られています．RSV が高齢者に再感染すると，喘息の有無にかかわらず，かなり高い確率で喘鳴を引き起こすことも知られています（喘鳴歴なしでも 30％以上）[18]．

今のところ，HRV，hMPV に対する抗ウイルス薬は開発されていませんが，喘息が増悪した患者に呼吸器ウイルス感染が疑われる場合，インフルエンザウイルス，HRV，hMPV，RSV の 4 種類のウイルスが関与している可能性が高いと考えるべきです．なお，RSV と hMPV は鼻腔ぬぐい液，気管分泌物あるいは肺胞洗浄液などの呼吸器由来検体を用い，免疫クロマト法でウイルス抗原を検出することもできます．

COPD・喘息

　治療は，喘息発作時の基本的な薬剤投与（吸入ステロイドとβ刺激薬）でほとんどの症例で緩解します．しかし，細菌感染などを合併している時には，さらに抗菌薬の投与などの治療が必要な場合があります．ウイルス感染が喘息を増悪させる原因についてはまだ完全に解明されていませんが，一つの原因として，ウイルス感染によって気道上皮から誘導されるインターフェロンラムダ（interferon-λ, type III IFN の一種）の産生不足によることが示唆されています[17]．

　いずれにしても，喘息・喘鳴の発症あるいは増悪には呼吸器ウイルスが関与している可能性が高いということを頭の隅におくことが大事ですね！

📖 文献

❶ Dweik RA, et al. An official ATS clinical practice guideline: interpretation of exhaled nitric oxide levels（FENO）for clinical applications. Am J Respir Crit Care Med. 2011; 184: 602-15.

❷ 喘息予防管理ガイドライン 2015 作成委員会. 喘息予防管理ガイドライン 2015. 東京: 協和企画; 2015.

❸ Smith AD, et al. Use of exhaled nitric oxide measurements to guide treatment in chronic asthma. N Engl J Med. 2005; 352: 2163-73.

❹ 清水大樹, 他. 判定の注意点―喫煙, アトピー素因, 鼻疾患―. 喘息. 2013; 26: 129-33.

❺ 滝澤 始, 他. 微小粒子状物質（PM2.5）をはじめとする大気汚染物質に高感受性を示すぜん息群の抽出とその増悪予防のための効率的な健康管理手法の確立に関する調査研究報告書 2014 年度（第 10 期）. 東京: 独立行政法人 環境再生保全機構; 2015.

❻ Takishima T, et al. Direct-writing recorder of the dose-response curves of the airway to methacholine. Clinical application. Chest. 1981; 80: 600-6.

❼ 福居嘉信, 他. 気管支喘息患者と若年成人無症候者におけるアストグラフ®法による気道過敏性の検討. アレルギー. 2004; 53: 565-74.

❽ Corrao WM, et al. Chronic cough as the sole presenting manifestation of bronchial asthma. N Engl J Med. 1979; 300: 633-7.

❾ Matsumoto H, et al. Prognosis of cough variant asthma: a retrospective analysis. J Asthma. 2006; 43: 131-5.

❿ 日本呼吸器学会. 咳嗽に関するガイドライン 第 2 版. 2012.

⓫ 清水大樹, 他. 咳診療における呼気一酸化窒素測定の有用性. 日呼吸会誌. 2011; 49: 156-60.

⓬ An official ATS clinical practice guideline: Interpretation of exhaled nitric oxide levels（FENO）for clinical applications. Am J Respir Crit Care Med. 2011; 184: 602-15.

⓭ Matsunaga K, et al. Reference ranges for exhaled nitric oxide fraction in healthy Japanese adult population. Allergol Int. 2010; 59: 363-7.

⓮ Matsunaga K, et al. Exhaled nitric oxide cutoff values for asthma diagnosis according to rhinitis and smoking status in Japanese subjects. Allergol Int. 2011; 60: 331-7.

⓯ Falsey AR, et al. Respiratory syncytial virus infection in adults. Clin Microbiol Rev. 2010; 13: 371-84.

⓰ Jackson DJ, et al. The role of viruses in acute exacerbations of asthma. J Allergy Clin Immunol. 2010; 125: 1178-87.

⓱ Saraya T, et al. The molecular epidemiology of respiratory viruses associated with asthma attacks: a single-center observational study in Japan. Medicine (Baltimore). 2017; 96: e8204.

⓲ Contoli M, et al. Role of deficient type III interferon-lambda production in asthma exacerbations. Nat Med. 2006; 12: 1023-6.

COPD：まずは診断

1 COPD の診断

慢性閉塞性肺疾患（COPD）の醍醐味は physical diagnosis だと考えています．身体所見と喫煙歴から COPD を疑って呼吸機能検査で診断をつけるまでをいかにスムースに行うかが問われる疾患です．身体所見は第 3 章で詳細を述べていますので確認しましょう．COPD は胸部 CT では Fig 1 のごとく空気のトラップにより前後径の開大を伴う胸郭変形が生じます．それに伴い気管支内腔も前後方向が左右方向よりも長くなる鞘状変形（saber sheath trachea）を認めます．

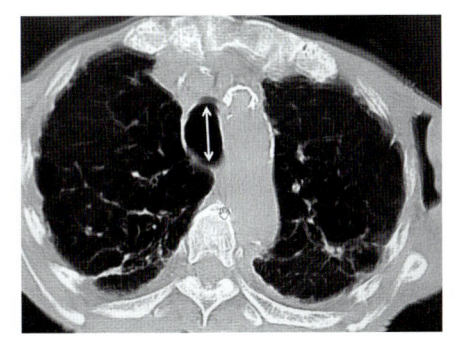

Fig 1 ■ COPD 患者の胸部 CT
←→: 鞘状変形

そして，COPD は呼吸機能検査に基づく診断基準をしっかり押さえるのが肝要です．
呼吸機能はどこをみていくのか？　Fig 2 の各定義をみながら症例提示します．また，フローボリューム曲線は Fig 3 のパターンを認識しておきましょう．

70 歳代男性で COPD を治療中の患者です．Fig 4 のデータを見てみます．□で囲まれた部分のみにとりあえず着目します．

①肺活量 2.50L（88.2％）は，息を吐いて続いて吸う（最大吸気位と最大呼気位の間の肺気量）ことで得られる吸気肺活量のことです．80％以上は正常範囲なので本症例は問題ないですね．

②次に 1 秒量を見ます．1 秒量は 1 秒間に吐ける気量のことで forced expiratory volume in one second（FEV1）です．FEV1 が 1L 以下なら COPD の程度はかなり進行していると考えましょう．本症例では 1.18L でした．

③1 秒率はどうでしょうか？　FEV1/FVC のことです．FVC は forced vital capacity で努力性肺活量といいます．最大吸気位からこれ以上吐ききれない最大努力呼気位までの差が努力性肺活量です．⇒の部分で 1 秒率と書いてあるところが Gaensler の 1 秒

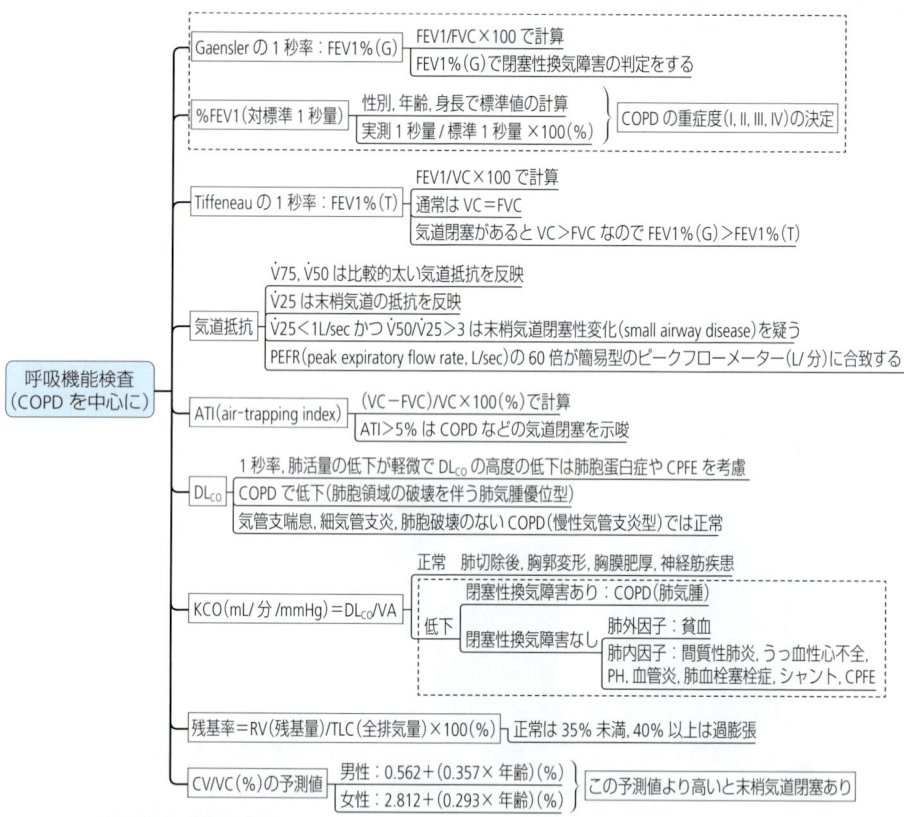

Fig 2 ■ 呼吸機能検査の定義

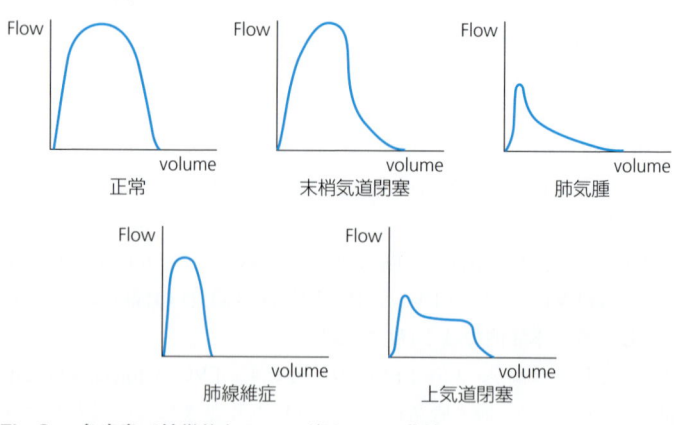

Fig 3 ■ 各疾患で特徴的なフローボリューム曲線

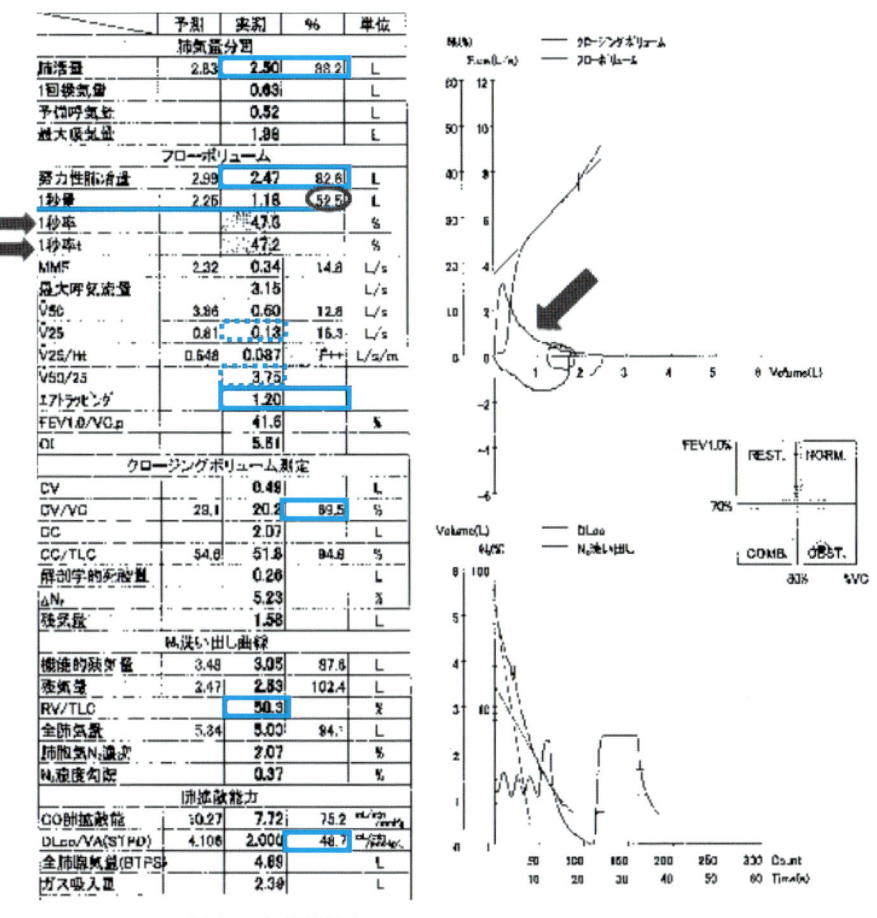

Fig 4 ■ COPD 症例の呼気機能検査

率（FEV1/FVC）です．FEV1/FVC，すなわち FEV1%（G）は 47.3％で閉塞性換気障害の所見です．

　ここでもう一つの 1 秒率 t って何でしょうか？　これは FEV1/VC のことで，Tiffeneau の 1 秒率〔FEV1%（T）〕といいます．気道閉塞があると VC＞FVC となり，COPD の診断は FEV1%（T）ではなく，Gaensler の 1 秒率〔FEV1%（G）〕が基準となるので注意しましょう．

④次に COPD の病期分類ですが，性別，年齢，身長による 1 秒量の標準値（標準 1 秒量）に対する実測 1 秒量の割合，すなわち対標準 1 秒量（%FEV1）を計算します．

　　実測 1 秒量 / 標準 1 秒量×100（％）＝%FEV1

　　◯で囲まれた部分がそれに相当し，%FEV1 は 59.5％で GOLD の COPD 分類Ⅱ期

COPD・喘息

Table 1 ■ COPD の重症度分類

病期		特徴
Ⅰ期	軽度の気流閉塞	$\%FEV_1 \geqq 80\%$
Ⅱ期	中等度の気流閉塞	$50\% \leqq \%FEV_1 < 80\%$
Ⅲ期	高度の気流閉塞	$30\% \leqq \%FEV_1 < 50\%$
Ⅳ期	極めて高度の気流閉塞	$\%FEV_1 < 30\%$

と診断できました（Table 1）．よく勘違いされるところですが，COPD と診断するためには何らかの気管支拡張薬の吸入治療が入った状態で呼吸機能検査をすることが条件となっています．そして FEV1％が 70％未満であることを確認した後に，％FEV1 の値によって Table 1 のごとく病期分類を行うのです．

　一般内科医はここまでの診断で十分です．COPD の病期分類に基づいた治療を開始します．一般的には抗コリン薬か長時間型の β 刺激剤の吸入が第一選択薬となります．ここから以下は余力のある人のためのものです．

⑤次に気道抵抗をみていきます．$\dot{V}75$，$\dot{V}50$ は比較的太い気管支の抵抗を反映し，$\dot{V}25$ は末梢気道の抵抗を反映します．これらは肺活量（VC）の 75％，50％，25％での流速（L/秒）を示しています．細かい話はさておき，末梢気道抵抗（径 2mm 以下）をみるには $\dot{V}25$ と $\dot{V}50/\dot{V}25$ をチェックします．

$\dot{V}25<1L/$秒 または，$\dot{V}50/\dot{V}25>3$ は，COPD などの末梢気道の閉塞を意味します．本症例では $\dot{V}25$：0.13L/秒，$\dot{V}50/\dot{V}25＝3.75$ で COPD に合致した所見です．

⑥末梢気道閉塞があれば，空気を吐ききる前にトラップしてしまうことを意味しますので air trapping index（ATI）をチェックします．$ATI＝（VC－FVC）/VC×100$（％）で計算されます．普通に吐くのは問題ないけど，思い切り吐くと逆に閉塞性変化が強く出るのが閉塞性換気障害の特徴でした．ATI>5％で安静呼気では認めない空気のとらえこみ現象が最大呼気努力をすると出現することを示します．本症例では ATI は 1.2 であり，陰性です．

⑦次に肺拡散能力をチェックします．肺拡散能は DL_{CO} と記載されます．これは低濃度 0.3％の一酸化炭素 CO を吸入してもらい検査するためです．D は diffusion，L は lung です．DL_{CO} の単位は mL/分/mmHg であり，分圧較差 1mmHg あたり，1 分間で何 mL 移動したかを示す指標であり，単位肺気量あたりの拡散能は DL_{CO}/VA です．DL_{CO} が低下するのは肺切除後など肺胞の volume が低下している場合ですが，肺実質や肺血管床の異常がなければ DL_{CO}/VA は正常です．逆に各種の間質性肺疾患や肺気腫優位型の COPD では DL_{CO} も DL_{CO}/VA も低下します．本症例は DL_{CO} は 75.2％ですが，単位肺気量あたりでは DL_{CO}/VA 48.7％と低下しており，肺胞領域の破壊を伴う肺気腫優位型の COPD として矛盾しない結果でした．この DL_{CO}/VA は気管支喘

息では正常ですので，COPD との鑑別に有用になるでしょう．

　ここからはさらに余力のある人だけで結構です．
　クロージングボリューム測定は純酸素を吸入し窒素洗い出しをすることで肺内の換気の不均等性を調べる検査です．とりあえず 2 箇所注目しましょう．細かい理論は省きます．詳細は滝澤 始 著『楽しく学べる血液ガスと呼吸生理』（文光堂）を参照してください．

⑧クロージングボリュームの部分をみます．CV/VC（p.320, Fig 2 参照）で予測値を計算します．80 歳男性ですので，$0.562＋(0.357×80)＝29.1\%$ が予測値となります．実測値は 20.2% でありこの窒素洗い出し曲線による計算では末梢気道病変なし，となりますね．
　実は，この例の COPD（肺気腫）のように進行した気道閉塞性疾患では，1 回窒素洗い出し曲線では第 3 相の傾斜（データでは⊿N2 と表示される）が著明に上昇して，クロージングボリュームの正確な計測が困難になります．その証拠に正常では約 1.0%/L である第 3 相の傾斜がこの例では，5.23（%/L）と著明に増加していますね．
⑨全肺気量のうちの残気量が占める割合である残気率は，「RV（残気量）/TLC（全肺気量）×100（%）」で表され，正常では 35% 未満，40% 以上は過膨張と判断します．本症例では 50.3% であり，過膨張あり，の所見が確認できました．

　呼吸機能検査は必ずしも疾患のすべてを完璧に検出できるものではありませんが，一つ一つ見ていくことが重要ですね．

＊あんずコラム＊

COPD 患者の労作時だけの低酸素血症，いつ在宅酸素を導入するか？　〜LOTT 試験から〜

　2016 年 10 月の N Engl J Med からの報告（LOTT 試験）です．安定した COPD 患者で安静時に中等度の酸素飽和度低下〔パルスオキシメトリーで測定される酸化ヘモグロビン飽和度（SpO_2）が 89〜93%〕を認める安定期 COPD 患者に長期酸素療法を行うことで，行わない場合と比較して死亡までの期間が延長するかどうかを検討した study の結果が出ました❶．
　42 施設で 738 例を 1〜6 年間追跡し，生存時間（time-to-event）解析では，酸素投与群と非酸素投与群との間で，死亡または初回入院までの期間に有意差は認

COPD・喘息

められず〔ハザード比 0.94，95％信頼区間（CI）0.79〜1.12，p＝0.52〕，全入院率（率比 1.01，95％CI 0.91〜1.13），COPD 増悪（率比 1.08，95％CI 0.98〜1.19），COPD に関連する入院（率比 0.99，95％CI 0.83〜1.17）にも有意差は認められなかったするものです．

　この study の症例をみてみると，安定した COPD 患者を，長期酸素療法を行う群（酸素投与群）と行わない群（非酸素投与群）に，1：1 の割合で無作為に割り付けています．

　酸素投与群のプロトコールは，安静時に SpO_2 89〜93％を呈する COPD 症例には 24 時間の在宅酸素を投与し（2L/ 分），労作時のみに SpO_2 低下を呈する COPD 症例（6 分間歩行で 90％未満が 10 秒以上，そして 80％以上が 5 分以上）には就寝時と労作時に在宅酸素を投与しています（2L/ 分）．

　これらの安定した COPD 症例のように労作時のみに低酸素が生じて，安静時は SpO_2 89％以上あるような症例は HOT を積極的に入れる理由は，死亡率や入院のリスクを下げるという点ではあまりないだろうという結論です．長年の疑問に答えるような study ですね！

Reference

❶ Long-Term Oxygen Treatment Trial Research G. A randomized trial of long-term oxygen for COPD with moderate desaturation. N Engl J Med. 2016; 375: 1617-27.

1 たくさんの評価法を理解せよ！

呼吸器領域における運動能力，健康関連 QOL や呼吸困難の評価法は患者の主観的なデータが入ることが多いため，必然的に質問項目が多く，日々忙しくしている臨床医からすると，"面倒くさいもの" として受け取られがちです．筆者も外来では気管支喘息の ACT score，ACQ5 score などしかやっていないのが現状ですが，COPD，間質性肺炎などの study では "○○法で評価したら良くなったから薬の効果があります" 的な結論のものがあります．ここでは詳細な項目は ACT score と CAT score 以外は出しませんが，大雑把にこういう評価名があるんだ，という認識ができれば OK です（Fig 1）．

まず呼吸困難を評価する方法と QOL を評価する方法に，ざっくりと分けられます．正確には呼吸困難のみを評価する方法と包括的な評価法（QOL として）という意味です．呼吸困難の評価では修正 MRC 息切れスケール（p.9 を参照），運動時の Borg score（p.199，通常は 6 分間歩行で評価するために使用されることが多い），Baseline Dyspnea Index（BDI）や Transition Dyspnea Index（TDI）などとよばれます．BDI は呼吸困難によって生じる機能障害，呼吸困難が生じる仕事量，作業の程度の 3 つの要素を測定するものであり，TDI は BDI の 3 項目の変化をベースラインと比較してスコア化するもの

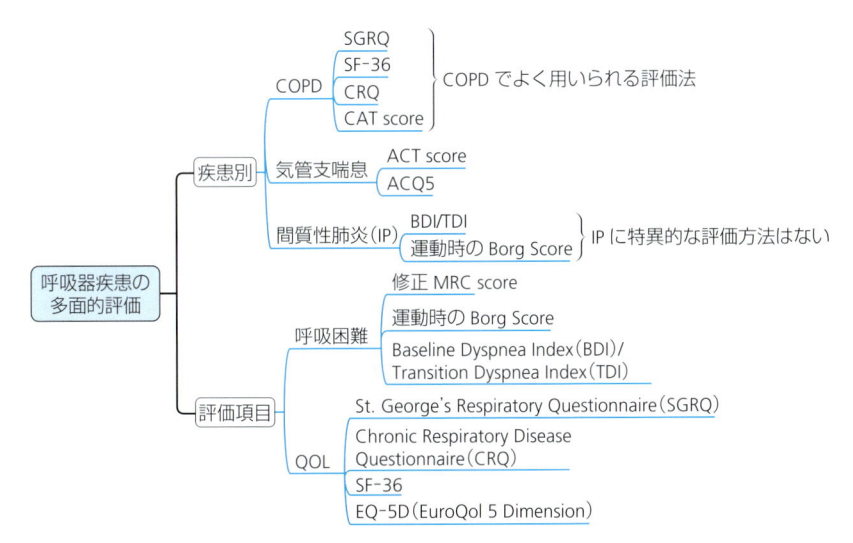

Fig 1 ■ 運動能力，呼吸困難や QOL の評価法

です❶．QOLの評価に一番よく使用されるのが，SGRQとSF-36です．SGRQは1992年，Jonesらによって報告されたCOPDの特異的尺度で50項目の質問数からなります❷．symptoms（症状）8項目，activity（活動性）16項目，impacts（心理社会的影響）26項目の3領域50項目で構成される自己記入式質問票で，やはり面倒くさいですね！SF-36もshort-form 36 item health surveyの略で，8つの健康概念〔身体機能，日常役割機能（身体），日常役割機能（精神），全体的健康観，社会生活機能，身体の痛み，活力，心の健康〕を測定するために36項目の質問で構成されています❸．

　その他1987年，Guyattらによって開発されたCOPD特異的尺度であるCRQはdysp-nea（呼吸困難）5項目，fatigue（疲労感）4項目，mastery（病気の支配観）4項目，emotional function（感情）7項目の4領域合計20項目で構成され，各項目が7段階評価というものです．

　疾患別で分類すると，気管支喘息ではACT score（Fig 2）やACQ5などが簡便に患者のコントロール状態を評価できます．COPDではSGRQ，SF-36がよく用いられ，日常臨床ではCAT score（Fig 3）が有用です．間質性肺炎は特異的な評価項目はありませんが，BDI/TDI，運動時のBorg scoreなどが使用されます❹．

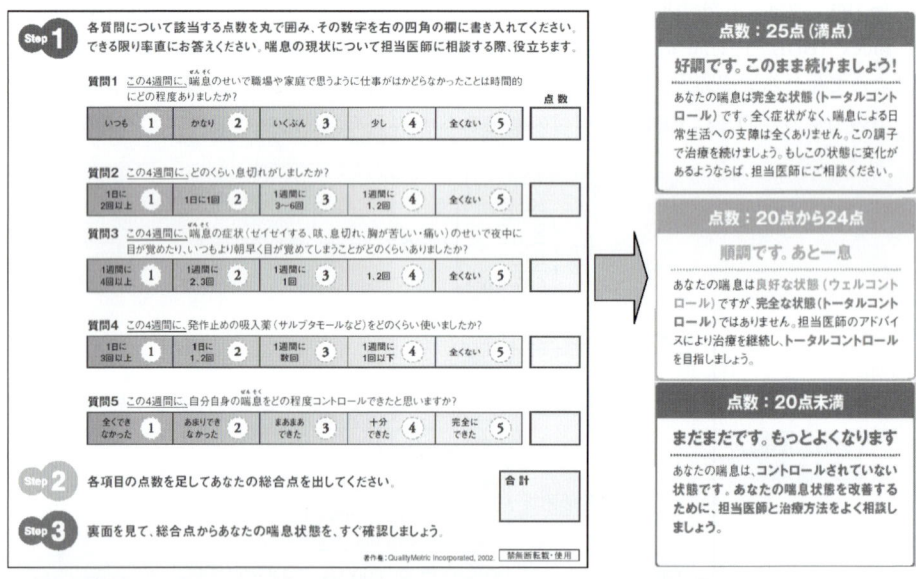

Fig 2 ■ 喘息コントロールテスト（ACT）
5つの質問で喘息コントロール状態が点数により客観的に評価が可能．

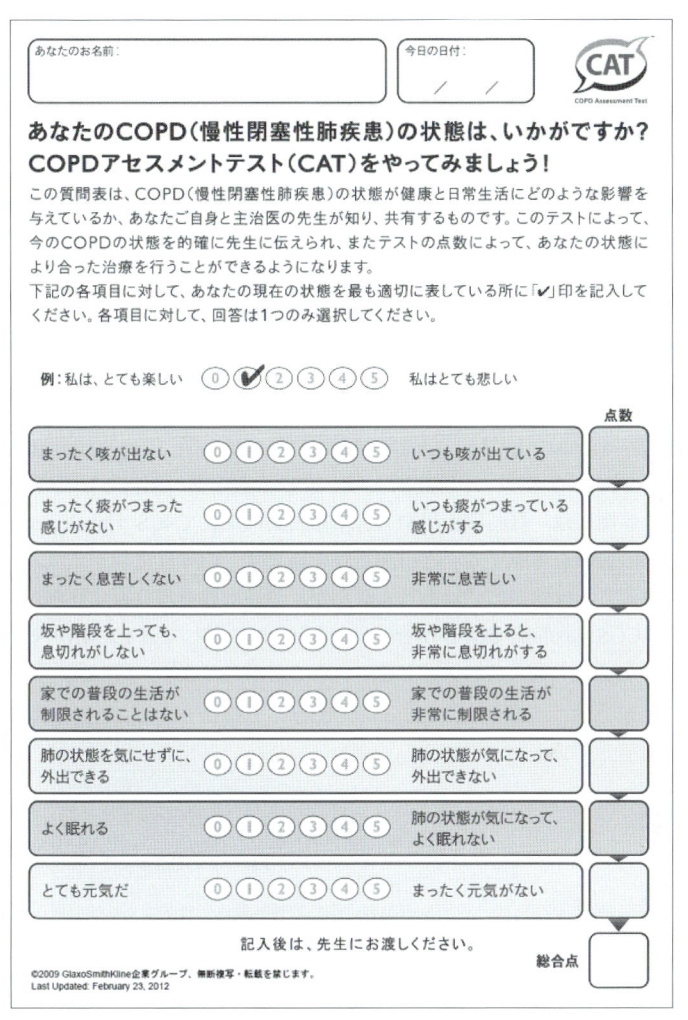

Fig 3 ■ CAT score

COPD・喘息

2 トータルで考える COPD 治療

COPD への吸入ステロイドのエビデンス

- COPD は急性増悪後に FEV_1 が低下し生命予後に関わる．気道閉塞の重症度から COPD 患者の生存率が予測できる．FEV_1 が 0.75〜1.25L であれば，5 年生存率は約40〜60％；0.75L 未満であれば，約30〜40％である．
- COPD の安定期治療の基本は気管支拡張薬だが，急性増悪を繰り返す症例，ACOS 症例には吸入ステロイド剤の併用を考慮．

　日本呼吸学会ガイドラインでは，安定期の薬物療法として，長時間作用型β_2刺激薬（long-acting β_2-agonist： LABA）が長時間作用性抗コリン薬（long-acting muscarinic antagonist： LAMA）とならび，中等症以上の COPD 治療の第一選択として考慮され，「増悪を繰り返す症例には，長時間作用型気管支拡張薬に加えて ICS（inhaled corticosteroid）や喀痰調整薬の追加を考慮する」と付記されています．COPD に対して吸入ステロイド単独で使用することは原則的にはありませんが，急性増悪を繰り返す症例，または気流制限がある ACOS（asthma COPD overlap syndrome）に対しては LAMA＋吸入ステロイド，もしくは LABA＋吸入ステロイドを用いることがあります（Fig 4）．

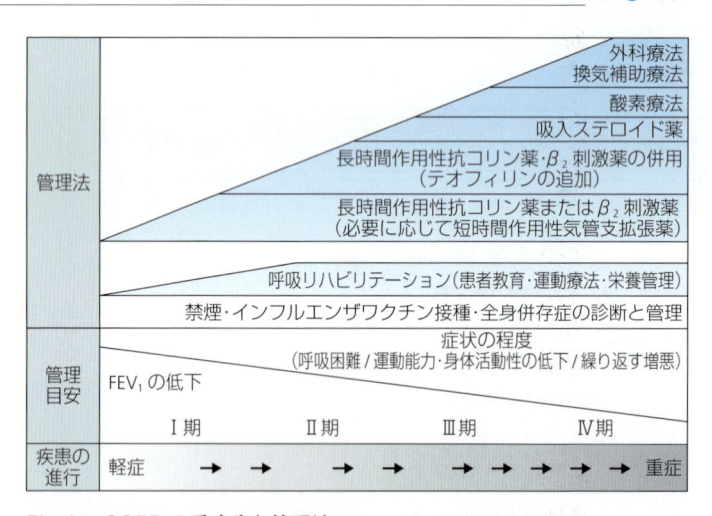

Fig 4 ■ COPD の重症度と管理法
〔日本呼吸器学会. COPD （慢性閉塞性肺疾患）診断と治療のためのガイドライン. 第 4 版[5]〕

■ COPD の吸入ステロイドのエビデンス
　肺機能検査において％FEV_1＜80％の Ⅱ 期，中等度以上の気流閉塞を有する COPD 患

者では，吸入ステロイドの定時使用が自覚症状，呼吸機能，QOL を改善し，増悪の頻度を減らすとされます[5]．TORCH study は，FEV_1 が予測値の 60% 未満である COPD 患者に対しプラセボ，吸入ステロイド，LABA，吸入ステロイド /LABA 配合薬の 4 群で約 3 年間行われた介入試験ですが，有意差には届きませんでしたが，吸入ステロイド /LABA を投与した群はプラセボと比較して薬物治療により初めて死亡率を 17% 抑制する結果を示したものです[6]．COPD の安定期において，吸入ステロイドが支持されるような報告が出てきました．

安定期の他，急性増悪の場合はどうでしょうか？ COPD の増悪とは，心不全，気胸，肺血栓塞栓症などの合併症は別として，呼吸困難，咳，喀痰などの症状が日常の生理的変動を超えて急激に悪化し，安定期の治療内容の変更を要する状態をいいます．急性増悪を繰り返す COPD 症例や ACOS では気管支拡張薬と吸入ステロイドの併用療法の有用性があります．具体的には，安定〜最重度の COPD 患者において，急性増悪を防ぐため，吸入ステロイド /LABA（吸入ステロイド単独は除外）の使用はプラセボと比較して急性増悪を抑制する効果があります．ACOS は喘息の要素があるため，吸入ステロイドが安定期のコントロールに有用です．

■ COPD の吸入ステロイドの弊害

COPD に対し吸入ステロイドを長期間使用している場合，前述の有用性だけでなく，有害事象が指摘されており，その代表が肺炎の発症です．1990〜2005 年の COPD 患者 163514 人のコホート研究で，5.4 年間の追跡調査では肺炎の発症は年間 2.4% で，吸入ステロイドの使用中だと年間 1.69 倍肺炎発症率が増加するとされます（Fig 5）[7]．その増加率はステロイド中止後も半年は残存するとされています．そのほか吸入ステロイドの長期間使用により骨折，皮膚の萎縮，白内障などの併発が報告されています[8]（Fig 5）．ただ，日常診療でどこまでこれらのリスクを組み入れるのかは難しい問題と考え

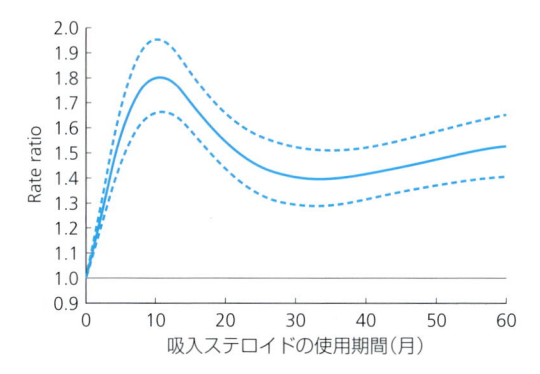

縦軸：Rate ratio（2.0〜0.9）
横軸：吸入ステロイドの使用期間（月）（0〜60）

Fig 5 ■ 吸入ステロイドの使用期間と肺炎発症危険度について示した曲線（実線）と 95% 信頼区間（点線）ロジスティック回帰曲線

(Suissa S, et al. Thorax. 2013; 68: 1029-36[7] より)

COPD・喘息

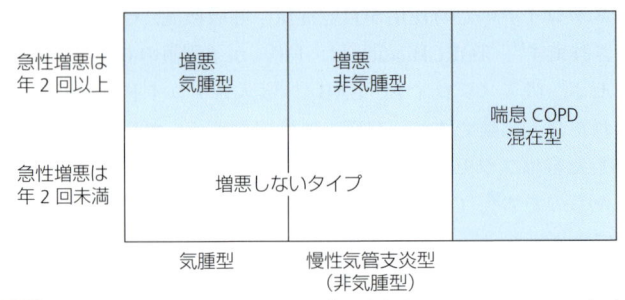

部分は吸入ステロイドの併用が有効と考えられる COPD のフェノタイプ

Fig 6 ■ COPD の病態によるフェノタイプ分類

(Miravitlles M, et al. Arch Bronconeumol. 2014: 1-16 [9] より改変)

ます.

　これらをまとめた一つの試案として Miravitlles らは，安定期 COPD の治療に関して COPD の病態をフェノタイプで分けて示し，気管支拡張薬にどの病態に吸入ステロイドを加えると有効かを示しています [9]（Fig 6）．急性増悪を繰り返しやすいタイプ，喘息と COPD を合併している ACOS のようなタイプということになります．逆に，吸入ステロイドを処方することによる肺炎のリスクだけではなく，製剤が増えることでアドヒアランスの低下や，薬価の上昇も問題になります．

■ COPD 患者にいつまで吸入ステロイドを使用するのか？

　気管支喘息の場合はコントロール状態が良好であれば 3 カ月ごとにステップダウンが考慮されますが，COPD の場合，吸入ステロイドが漫然と投与された場合，肺炎のリスクも考慮します．増悪リスクが比較的軽い症例に関しては吸入ステロイドを減量しても LABA，LAMA などの気管支拡張薬との併用によって増悪回数を増やさないという報告も出ています．WISDOM 試験は，過去 1 年間に増悪を起こしたことのある COPD 患者（stage Ⅲ 以上，%FEV_1＜50%）で，LABA（サルメテロール 50μg：1 日 2 回）＋ LAMA（チオトロピウム 18μg：1 日 1 回）＋吸入ステロイド（フルチカゾン・プロピオン酸　500μg：1 日 2 回）のトリプル治療を行っている症例を対象に，吸入ステロイド減量群と，吸入ステロイド継続群に分け，気管支拡張薬に対する吸入ステロイドの併用の効果を調査しています．吸入ステロイド減量群は 18 週の時点でトラフの FEV_1 が －36mL と減少していたものの，呼吸困難などの症状や健康状態にも大差はなく，中等度から重度急性増悪の頻度は，観察期間の 1 年間では，吸入ステロイド継続群と同様の結果でした [10]．昨今，気管支拡張薬も新しい吸入薬が登場しており，LABA/LAMA の組み合わせを上手に使用すればこれまで ICS を併用していた症例も同等に管理できる可能性があります．COPD 診療において LAMA，LABA と併用しながら適切な量，期間の ICS を使用していくかが課題です.

COPD 増悪時のエビデンス，急性増悪時のエビデンス，ステロイドと抗菌薬

- COPD 増悪時のステロイド適応症例の明確な基準はない．
- ステロイドは呼吸機能や低酸素血症をより速く改善させ，回復までの期間を短縮させる．
- ステロイドの経口投与は経静脈投与に劣らない効果が期待できる．
- プレドニゾロン 40mg 相当量で 5 日間程度の短期間で効果がある．

COPD の急性増悪（acute exacerbation：AE）とは，息切れの増加，咳や喀痰の増加，胸部不快感，違和感の出現あるいは増強などを含め，安定期の治療の変更あるいは追加が必要な状態のことを指します．これまでに使用していた治療薬である LAMA や LABA，テオフィリン製剤などの気管支拡張薬，吸入ステロイド，喀痰調整薬などの内容に変更，追加が必要になった状態と定義されます．

急性増悪の薬物療法の基本は ABC アプローチです．A：antibiotics（抗菌薬），B：bronchodilators（気管支拡張薬），C：corticosteroids（ステロイド）です．ここではステロイド投与と，抗菌薬について触れたいと思います．

ステロイドが増悪に有効である機序については様々な説があるとされていますが，惹起された気道の炎症や浮腫，全身の炎症がステロイドにより減少することが示唆されています[11]．

■ AECOPD（acute exacerbation of chronic obstructive pulmonary disease）に対するステロイドのエビデンス：投与期間と量

ステロイドは外来から入院まで広く用いられますが，どのような症例に投与すべきかについて，定まった見解はありません．日本呼吸器学会のガイドラインでは，安定期の病期がⅢ期以上の症例や，入院が必要な COPD 増悪の症例にステロイド投与を考慮すべき，としています．ステロイドの投与量，投与期間，投与方法については各国のガイドラインが推奨投与量を記載しています．概ね，プレドニゾロンで 30〜40mg/ 日を 7〜14 日程度と推奨されています（Table 1）．

現在の COPD の急性増悪の定義に合致しない部分もありますが，慢性気管支炎で重度の気流閉塞がある患者の中で，急性気管支炎による呼吸不全で入院した人を対象としています．このスタディではメチルプレドニゾロン 0.5mg/kg 6 時間ごとの経静脈投与で，72 時間後の気管支拡張薬負荷試験の FEV_1 の改善率がステロイド投与群で有意に改善すると報告されています[11]．他にもプレドニゾロン 30mg/ 日の群とプラセボの 14 日間内服の比較では，退院時の気管支拡張薬吸入後の FEV_1 の改善率はステロイド投与群が 47%，プラセボ群は 25% と有意に改善（p＜0.05）し，入院期間も短縮しています（7 日間 vs 9 日間，p＝0.027）[12]．

投与期間については 2013 年の The REDUCE Randomized Clinical Trial の結果が報告さ

Table 1 ■ 現在の各種ガイドラインの推奨する, COPD 急性増悪 (AECOPD) に対する
全身ステロイドの推奨投与量・投与期間

	Global initiative for Chromic Obstructive Lung Disease	American Thoracic Society/ European Respiratory Society	UK National Institute for Health and Care Excellence	Canadian Thoracic Society
薬剤	プレドニゾロン	プレドニゾロン	プレドニゾロン	プレドニゾロンまたは同効薬
用量	30～40mg	30～40mg	30mg	25～50mg
期間	10～14日	10～14日	7～14日	10～14日
年	2013	2011	2010	2008

(Woods JA, et al. Int J COPD. 2014; 9 421-30)

れ, AECOPD を初日のみ経静脈投与で 2 日目以降に経口で 5 日間 (n=155) と 14 日間 (n=156) で比較をしています[13].

Grade 4 の患者が 52.1% を占め, 平均の FEV_1 は予測値の 31.5% で重症の COPD が多く含まれている研究です. primary endpoint であった次の増悪までの期間は両群で差はなく, secondary endpoint であった死亡率, FEV_1 の改善, ステロイド総投与量, 臨床的な効果, overall survival のいずれも 2 群間で差はありませんでした. 人工呼吸器管理を要した頻度も差はありませんでした. しかしながらステロイド短期投与群と長期投与群では前者では有意に入院期間が短く (平均 8 日 vs 9 日, p=0.04), 今後 5 日程度のステロイド投与が支持されるかもしれません.

■ AECOPD に対するステロイドの投与方法

ステロイドは経口投与と, 経静脈投与の効果に差を認めるのでしょうか? 経口ステロイドはバイオアベイラアビリティが良好である (85% 以上) とされています[14]. 435 人の AECOPD 入院症例をランダム化して経口と経静脈投与で同量のステロイド (60mg 1 日 1 回 5 日間) を投与したところ治療失敗症例の割合は, 経静脈治療群 61.7%, 経口治療群 56.7% (非劣性) と大きな差は認めませんでした. また secondary outcome である FEV_1 や QOL や入院期間は同等[15]という結果が出ています. この研究では 40 歳以上 10pack-year. severe な急性増悪 (pH<7.26 $PaCO_2$>9.3kPa ※ 69.7mmHg) や不安定な合併症がある人は除外しています.

■ AECOPD に対する抗菌薬

AECOPD では細菌は *H.influenzae* (インフルエンザ菌), *M.catarrharis* (モラキセラ・カタラーリス), *S.pneumoniae* (肺炎球菌) などを標的にした薬剤を用いることになります. 60 歳以上の中等から重症の COPD 患者の急性増悪に対する比較試験, MAESTRAL (The Moxifloxacin in Acute Exacerbations of Chronic Bronchitis TriaL) の結果では, モキシフロキサシン (400mg 1 日 1 回 5 日間) は, アモキシシリン・クラブラン酸 (825mg/125mg 1 日 1 回 7 日間) など他の抗菌薬と比較しても治療効果が劣らないという結果が

得られています⓰．しかし，経口のキノロン薬を乱用しないように気をつけないといけません．

COPD のリハビリと栄養について

- COPD に対する呼吸器リハビリは stage Ⅱ 期以上では ADL や QOL 改善の観点からも考慮すべき非薬物療法である．
- 呼吸器リハビリが COPD の予後を延長させるというソリッドなエビデンスは存在しないが，身体活動性の維持が予後を改善させる可能性が指摘されている．
- COPD における身体活動性低下は，死亡の最大の危険因子．

　長い間，COPD の治療は薬物療法が主体であったが，慢性の全身疾患という概念が広まり，現在では stage Ⅱ 期以上の COPD に対して呼吸器リハビリは薬物療法と並んで行うべき治療となっています．身体活動性の低下が死亡の最大の危険因子であるといわれており⓱，その維持が予後の改善につながるとする報告もあります⓲．

　2007 年の ACCP/AACVPR の Pulmonary Rehabilitation の Evidence-Based Clinical Practice Guidelines によれば⓳，COPD 患者に対する呼吸リハビリテーションは，呼吸困難を改善（1A），HRQOL（Health-related quality of life）を改善（1A），入院期間を短くし医療関連施設の利用を減少（2B），費用対効果がある（2C），精神的に良い作用を及ぼす（2B）など，様々な効果が報告されていますが，予後を改善するかどうかのエビデンスは不十分です．しかしながら呼吸器リハビリは COPD 治療の要であり，一口にリハビリといっても内容は多岐にわたります．ここでは COPD のリハビリと栄養について述べていきます．

■ 呼吸器リハビリテーション（Fig 7）

　呼吸器リハビリテーションは，「呼吸器の病気によって生じた障害をもつ患者に対して，可能な限り機能を回復，維持させ，これにより患者自身が自立できることを継続的に支援していくための医療である」と定義されています．呼吸器リハビリは理学療法，

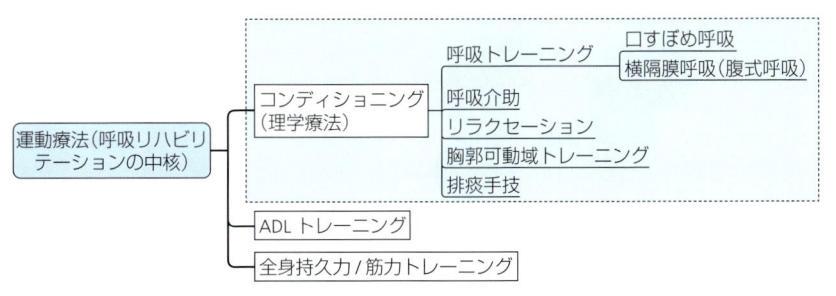

Fig 7 ■ 呼吸リハビリテーションの要素

COPD・喘息

運動療法，患者教育，ADL 指導，薬物療法，栄養管理，酸素療法などから構成されます[20]．

対象疾患

ADL や QOL に対するエビデンスの確立しているのは COPD です．肺結核後遺症，間質性肺炎，肺癌など慢性呼吸不全をきたす疾患も対象にはなりますが，効果や内容などエビデンスが確立されていません．今後の課題となっていくと考えます．また最近は急性期の呼吸管理に対してのリハビリも重要であると注目されています[5,21]．

■ 呼吸理学療法（コンディショニング）

呼吸理学療法はリラクゼーション，呼吸ストレッチ，呼吸訓練，呼吸介助，排痰法などから構成されます．これらは円滑に運動療法を行うためのコンディショニングとして位置付けられています[22]．

呼吸介助

患者の胸郭に手を当てて，呼気に合わせて胸郭を運動方向に圧迫し介助する方法．胸郭の可動性や柔軟性を改善し呼吸困難感が軽減する．呼吸困難でパニックに陥った時に行うことにより，呼吸困難を緩和する効果もある．

呼吸ストレッチ

疲労している呼吸筋や呼吸補助筋をリラックスさせる目的で行う．患者自身が覚えることで自宅でも行うことができる（Fig 8）．

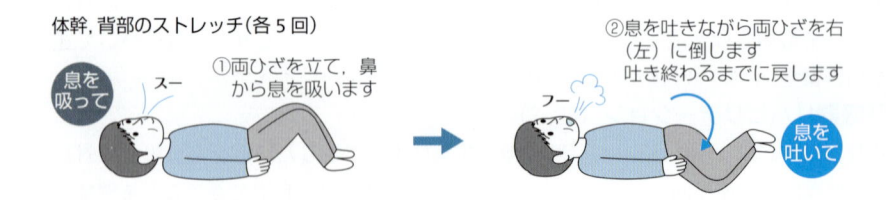

体幹, 背部のストレッチ（各 5 回）

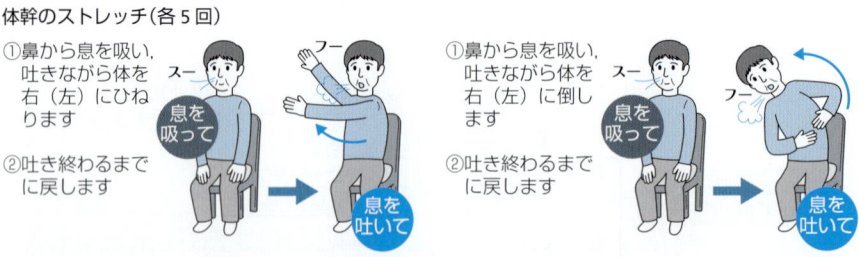

体幹のストレッチ（各 5 回）

Fig 8 ■ 柔軟性トレーニング

ストレッチで筋肉を柔らかくすることで，少しのエネルギーでも効率よく体を動かせるようになり，息切れの軽減にも役立ちます．
（独立行政法人 環境再生保全機構ホームページをもとに作成）

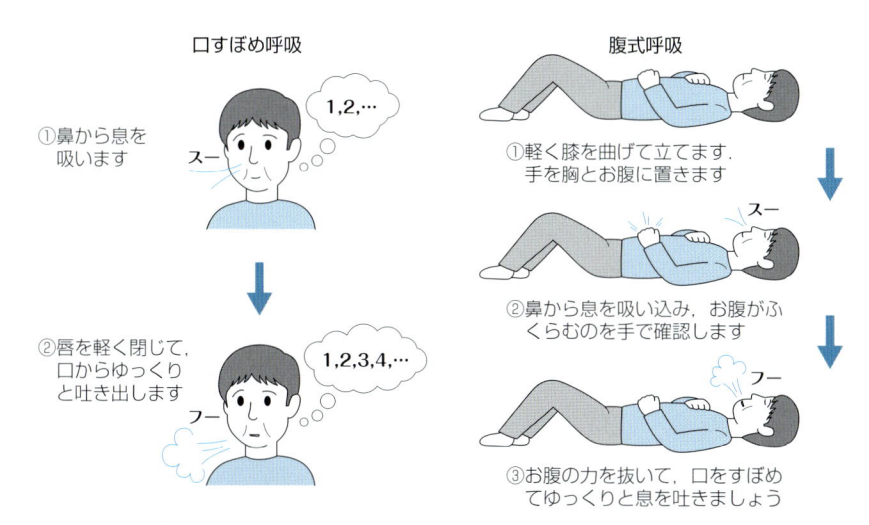

Fig 9 ■ 口すぼめ呼吸と腹式呼吸
（独立行政法人 環境再生保全機構ホームページをもとに作成）

呼吸訓練

口すぼめ呼吸： 口をすぼめてゆっくり長く息を吐き出す方法です．COPD では末梢気道が閉塞しやすくエアートラッピングが起こりやすくなっています．ゆっくり呼気を行うことで末梢気道を開存させたまま呼気を行うことが目的になります（Fig 9）．

腹式呼吸（横隔膜呼吸）： 横隔膜の上下運動により呼吸を行う．呼吸効率が改善し呼吸困難が改善します．重度の COPD では横隔膜が平坦化しているので，横隔膜を動かそうとすることにより呼吸困難が増すという意見もあります（Fig 9）．

排痰法

喀痰の多い COPD では分泌物の貯留が呼吸困難の原因となります．自己で行う排痰法としては深呼吸とハッフィング（咳）を組み合わせる方法があります．深く速い呼吸をした後に，両手で胸郭を圧迫しながらハッフィングを行い喀痰を出します．

■ 運動療法

COPD 患者の ADL 低下の原因は，低肺機能による酸素不足や呼吸筋の負担だけでなく，上下肢筋力の低下による疲労感もあげられます．運動療法は呼吸困難の軽減や身体能力や ADL の向上・維持を目的として行われます．運動療法の禁忌はコントロール不良な不整脈や運動を妨げる整形外科的疾患などいくつかあげられます．それらがなければ COPD の重症度は禁忌とならず，運動の強度を調整することで行うことができます．

COPD・喘息

運動療法処方のための評価

　運動の強度を決めるために開始前の評価が非常に大事になっています．具体的には，スパイロメトリー，血液ガス分析，呼吸困難度，胸部 X 線写真，6 分間歩行試験，トレッドミルやエルゴメーターによる運動負荷試験，ADL 評価などが用いられます．これらの結果を用いて，運動の頻度（frequency），強度（intensity），時間（time），種類（type）いわゆる FITT を決めていきます．

運動処方

　運動療法： 持久力トレーニングと筋力トレーニングに分かれます．持久力トレーニングは歩行や自転車エルゴメーターなどが用いられます．実施する際には SpO_2 をモニターしながら安全なペースを確認する必要があります．筋力トレーニングはダンベルなどのおもりを用います．持久力トレーニングも筋力トレーニングも下肢が強く勧められます．

　栄養療法： 中等症以上の COPD では ideal body weight（IBW，基準体重）90％以下や除脂肪体重低下がしばしばみられます．COPD で体重減少がみられる場合，呼吸不全の悪化や累積死亡率が高いといわれています．COPD の体重減少の原因は，①炎症性サイトカイン上昇による脂肪や筋肉量の減少，②肺過膨張や横隔膜換気効率低下に伴う呼吸仕事量増加などがあげられます．これらによる負の栄養バランスで体重減少が起こります．

栄養状態の評価

　栄養状態の評価にはまず食習慣の確認や BMI（body mass index）や IBW が用いられます．その他に体組織評価として，％上腕囲（％AC）や筋タンパク量の評価となる％上腕筋囲（％AMC），脂肪量の指標となる％上腕三頭筋皮下脂肪厚（％TSF）などがあります．またエネルギー消費量に個人差が大きい COPD ではエネルギー必要量を算出するうえでも，間接熱量計を用いて呼気ガスを分析し，安静時エネルギー消費量（resting energy expenditure：REE）を算出することも勧められています[22]．

基本的な栄養療法

　筋肉の異化亢進状態に対してタンパク合成促進の観点から分岐鎖アミノ酸の有用性が示されています．脂肪に関しては，動脈硬化の促進因子となる動物性脂質や飽和脂肪酸を多く含む食品は控え，n-3 系脂肪酸の多い食品が勧められます．Ⅱ型呼吸不全をきたしている場合は呼吸商の高い糖質は二酸化炭素を増加させる可能性があり，控えめにした方がよいと考えられます．

3 ACO: COPD と Asthma のハイブリッド

- ACO は，慢性の気流閉塞を示し，気管支喘息と COPD のそれぞれの特徴を併せもつ疾患である．

Asthma-COPD overlap syndrome（ACOS/ACO）の歴史

　気管支喘息とCOPDは，ともに罹患率が高い慢性気道炎症疾患であり，閉塞性換気障害という共通点が存在します．基本的には異なった疾患ですが，両者の合併症の存在は以前より指摘されており，その成り立ちにおいて，①オランダ仮説：気道の過敏性という共通の内因から，アレルゲンや喫煙などの外因に影響され，気管支喘息とCOPDに病像が分かれる過程で分離不全となった，②イギリス仮説：それぞれ別々の要因から気管支喘息とCOPDが形成される過程で，病像が部分的に重合した，③第3の仮説：気管支喘息に長期間罹患したため，気道のリモデリングが生じてCOPDに移行する，といったものが考えられてきました[23]．このような仮説が生まれたのは，それぞれ特有とされてきた諸指標の違いが絶対的ではないことも背景にあるためと思われます．Fig 10[24]にアレルゲンや喫煙などの外因が内因と影響し合い，慢性気道炎症疾患に至る過程を示しています．疾患の成り立ちにおいて，典型的な気管支喘息やCOPDの大部分が示す一本道ではなく，上記の①〜③の仮説のような過程を経るものなどがいわゆるオーバーラップ症候群とされていますが，その定義は時代や各国間等によって様々です．2014年に，気管支喘息とCOPDそれぞれの国際的ガイドラインが共同提言[25]としてACOS（asthma-COPD overlap syndrome）という概念を示しましたが，明確な定義を得るには至っていません．

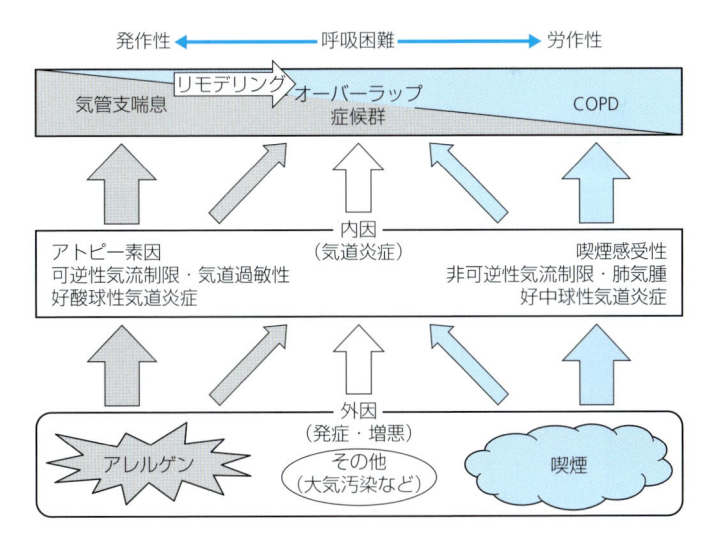

Fig 10 ■ 各種慢性気道炎症疾患への進展
（乾 俊哉, 他. 呼吸器内科. 2016; 29: 510-6[24]より改変）

なぜ問題か？

　ACOS は，COPD の 20〜40%[26]に，高齢者の気管支喘息の約半数[27]に合併するといった報告もあり，決して稀な病態ではありません．気管支喘息患者数は小児期ほどではないですが高齢期にもピークがあり，これは COPD 患者数の年齢層全体におけるピークと重なっております[28]．また気管支喘息死亡者の内訳では高齢者の割合が高くなっています[29]．これらの理由の一つとして COPD の合併があるのではないかとも考えられます．また気管支喘息合併の COPD は，非合併の COPD と比べ生命予後が不良であるということが指摘されています[30]．さらに，ACOS は，各々の単独例と比べ呼吸機能が不良であり，病勢増悪による緊急受診や入院，呼吸器症状が多いなどの特徴も報告されています[31〜34]．つまり，気管支喘息と COPD はお互いに増悪要因であるという考えもあります．

臨床的特徴

　気管支喘息はアトピー素因と発作性呼吸困難を，COPD は高度の喫煙歴と労作性呼吸困難を認めるなどの特徴がありますが，ACOS はそれらの臨床背景や検査所見，病態において，両者の中間の性質を示すとされます（Table 2)[15]．これまで気管支喘息と COPD それぞれに特徴的といわれてきたこれらの項目は，実際は一部でお互い共通にもち合わせており，特異的に違うものはないのです．一方，喀痰中の neutrophil gelatinase-associate lipocalin という物質がオーバーラップ症候群で増加していたと最近報告[36]されており，特異的なバイオマーカーとなり得るかもしれません．

Table 2 ■ 慢性気道炎症疾患の特徴

	気管支喘息	オーバーラップ症候群	COPD
発症年齢	全年齢	中高年	中高年
症状の発現	発作性呼吸困難 夜間や早朝優位 しばしば季節性	左右両者の混在	労作性呼吸困難 夜間や早朝は稀 進行性
アトピー素因	(−) 〜 (++)	(−) 〜 (+)	(−) 〜 (+)
喫煙歴	(−) 〜 (+)	(−) 〜 (++)	(+) 〜 (++)
気道炎症細胞	好酸球・Th2 系細胞など	左右両者の混在	好中球・マクロファージなど
気道過敏性	(+) 〜 (++)	(−) 〜 (+)	(−) 〜 (±)
可逆性気流制限	(+) 〜 (++)	(−) 〜 (+)	(−) 〜 (±)
肺拡散能	正常〜低下	しばしば低下	しばしば低下
CT での肺気腫所見	(−)	(−) 〜 (++)	(−) 〜 (++)
呼気 NO	(+) 〜 (++)	(−) 〜 (+)	(−) 〜 (±)
ステロイド薬反応性	(+) 〜 (++)	(±) 〜 (+)	(−) 〜 (±)

（大林浩幸, 他. アレルギーの臨床. 2013; 33: 612-8[15]より改変）

Table 3 ■ ACO の診断

基本的事項：40 歳以上，慢性気流閉塞〔気管支拡張薬吸入後 1 秒率（FEV_1/FVC）が 70% 未満〕

【COPD の特徴】1～3 の 1 項目	【喘息の特徴】1～3 の 2 項目あるいは 1～3 のいずれか 1 項目と 4 の 2 項目以上
1. 喫煙歴（10pack-years 以上）あるいは同程度の大気汚染曝露	1. 変動性（日内，日々，季節）あるいは発作性の呼吸器症状（咳，痰，呼吸困難）
2. 胸部 CT における気腫性変化を示す低吸収領域の存在	2. 40 歳以前の喘息の既往
3. 肺拡散能障害（%D_{LCO}<80% あるいは %D_{LCO}/VA<80%）	3. 呼気中一酸化窒素濃度（FeNO）>35ppb
	4-1) 通年性アレルギー性鼻炎の合併
	-2) 気道可逆性（FEV_1>12% かつ>200mL の変化）
	-3) 末梢血好酸球>5% あるいは>300/μL
	-4) IgE 高値（総 IgE あるいは通年性吸入抗原に対する特異的 IgE）

通年性吸入抗原：ハウスダスト，ダニ，カビ，動物の鱗屑，羽毛などを指す．
〔日本呼吸器学会. 喘息と COPD のオーバーラップ（asthma and COPD overlap：ACO）の診断と手引き 2018[57]〕

ACOS から ACO へ

近年 ACOS とは呼ばずに，asthma-COPD overlap（ACO）と診断する方法が提唱されています．

実際に日本呼吸器学会の「喘息と COPD のオーバーラップ（asthma and COPD overlap：ACO）の診断と手引き 2018」[57]によれば，ACO は，基本的特徴として 40 歳以上で，気管支拡張薬投与後に 1 秒率 70% 未満を満たし，COPD の特徴の 1 項目＋喘息の特徴の 1～3 の 2 項目あるいは1～3 のいずれか 1 項目と 4 の 2 項目以上と定義されます（Table 3）．

ACO は Asthma と COPD 両者の治療を行うことになるのです．

📖 文献

❶ Mahler DA, et al. The measurement of dyspnea. Contents, interobserver agreement, and physiologic correlates of two new clinical indexes. Chest. 1984; 85: 751-8.
❷ Jones PW, et al. A self-complete measure of health status for chronic airflow limitation. The St. George's Respiratory Questionnaire. Am Rev Respir Dis. 1992; 145: 1321-7.
❸ Ware JE Jr, et al. The MOS 36-item short-form health survey (SF-36). I. Conceptual framework and item selection. Med Care. 1992; 30: 473-83.
❹ 西村 浩. 間質性肺炎の多面的評価—運動能力，健康関連 QoL および呼吸困難について（シンポジウム 間質性肺炎の呼吸ケア）. 日呼吸ケアリハビリ会誌. 2010; 20: 3-10.
❺ 日本呼吸器学会. COPD（慢性閉塞性肺疾患）診断と治療のためのガイドライン. 第 4 版. 2013.
❻ Calverley PM, et al. Salmeterol and fluticasone propionate and survival in chronic obstructive pulmonary disease. N Engl J Med. 2007; 356: 775-89.
❼ Suissa S, et al. Inhaled corticosteroids in COPD and the risk of serious pneumonia. Thorax. 2013; 68: 1029-36.
❽ Crim C, et al. Pneumonia risk in COPD patients receiving inhaled corticosteroids alone or in combination: TORCH study results. Eur Respir J. 2009; 34: 641-7.

COPD・喘息

⑨ Miravitlles M, et al. Spanish guideline for COPD（GesEPOC）. Update 2014. Arch Bronconeumol. 2014: 1-16

⑩ Magnussen H, et al. Withdrawal of inhaled glucocorticoids and exacerbations of COPD. N Engl J Med. 2014; 371: 1285-94.

⑪ Albert RK, et al. Controlled clinical trial of methylprednisolone in patients with chronic bronchitis and acute respiratory insufficiency. Ann Intern Med. 1980; 92: 753-8

⑫ Davies L, et al. Oral corticosteroids in patients admitted to hospital with exacerbations of chronic obstructive pulmonary disease: a prospective randomised controlled trial. Lancet. 1999. 7; 354: 456-60.

⑬ Leuppi JD, et al. Short-term vs conventional glucocorticoid therapy in acute exacerbations of chronic obstructive pulmonary disease: the REDUCE randomized clinical trial. JAMA. 2013. 5; 309: 2223-31.

⑭ Czock D. Pharmacokinetics and pharmacodynamics of systemically administered glucocorticoids. Clin Pharmacokinet. 2005; 44: 61-98.

⑮ de Jong YP, et al. Oral or IV prednisolone in the treatment of COPD exacerbations: a randomized, controlled, double-blind study. Chest. 2007; 132: 1741-7.

⑯ Wilson R, et al. Moxifloxacin versus amoxicillin/clavulanic acid in outpatient acute exacerbations of COPD: MAESTRAL results. Eur Respir J. 2012; 40: 17-27

⑰ Waschki B, et al. Physical activity is the strongest predictor of all-cause mortality in patients with COPD: a prospective cohort study. Chest. 2011; 140: 331-42.

⑱ Vaes AW, et al. Changes in physical activity and all-cause mortality in COPD. Eur Respir J. 2014; 44: 1199-209.

⑲ Ries AL, et al. Pulmonary rehabilitation: Joint ACCP/AACVPR Evidence-Based Clinical Practice Guidelines. Chest. 2007; 131（5 Suppl）: 4S-42S.

⑳ 塩谷隆信. 呼吸器リハビリテーション. アンチ・エイジング医学. 2012; 8: 561-8.

㉑ 黒澤 一, 他. 呼吸器リハビリテーションの実際～ガイドラインとその用いかた～. Medicl Practice. 2006; 23: 1057-62.

㉒ 田中弥生. 栄養管理の実際. 日本呼吸ケア・リハビリテーション学会誌. 2015; 25: 345-9.

㉓ 青柴和徹, 他. 気管支喘息と COPD の分岐点： オーバーラップ症候群の考え方. 分子呼吸器病. 2013; 17: 21-3.

㉔ 乾 俊哉, 他. 喘息と COPD の併存例（ACOS）の診断と治療. 呼吸器内科. 2016; 29: 510-6.

㉕ Global Initiative for Asthma, Global Initiative for Chronic Obstructive Lung Disease. Asthma COPD and Asthma-COPD Overlap Syndrome（ACOS）. http://goldcopd.org/asthma-copd-asthma-copd-overlap-syndrome/

㉖ Miravitlles M, et al. Clinical phenotypes of COPD: identification, definition and implications for guidelines. Arch Bronconeumol. 2012; 48: 86-98.

㉗ 足立 満, 他. 本邦における高齢者喘息の現状と課題. アレルギー免疫. 2009; 16: 248.

㉘ 環境再生保全機構ホームページ. ぜん息などの情報館. http://www.erca.go.jp/yobou/zensoku/investigation/prevalence/01.html

㉙ 喘息予防管理ガイドライン 2015 作成委員会. 喘息予防管理ガイドライン 2015. 東京: 協和企画; 2015.

㉚ Silva GE, et al. Asthma as a risk factor for COPD in a longitudinal study. Chest. 2004; 126: 59-65.

㉛ Hardin M, et al. The clinical features of the overlap between COPD and asthma. Respir Res. 2011; 12: 127.

㉜ Miravitlles M, et al. Characterisation of the overlap COPD-asthma phenotype. Focus on physical activity and health status. Respir Med. 2013; 107: 1053-60.

㉝ de Marco R, et al. The coexistence of asthma and chronic obstructive pulmonary disease(COPD): prevalence and risk factors in young, middle-aged and elderly people from the general population. PLoS One. 2013; 8: e62985.

㉞ Menezes AM, et al. Increased risk of exacerbation and hospitalization in subjects with an overlap phenotype COPD-asthma. Chest. 2014; 145: 297-304.

㉟ 大林浩幸, 他. 難治性喘息と COPD オーバーラップ症候群の診断と治療. アレルギーの臨床. 2013; 33: 612-8.

㊱ Iwamoto H, et al. Differences in plasma and sputum biomarkers between COPD and COPD-asthma overlap. Eur Respir J. 2014; 43: 421-9.

㊲ 日本呼吸器学会. 喘息とCOPDのオーバーラップ（asthma and COPD overlap: ACO）診断と治療の手引き2018. 東京: メディカルレビュー社; 2017.

C
O
P
D
・
喘
息

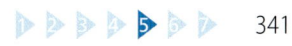

17 発癌リスク

1 タバコって本当に悪いの？

- 日本人での喫煙者の肺癌リスクは男性で 4.4 倍，女性で 2.8 倍.
- 喫煙者の非喫煙者に対する肺癌の相対リスクが，日本人で 4 倍程度に対し，欧米人は 10〜20 倍以上.
- 20 年禁煙すると肺癌の発生率は非喫煙者と同等になる.

「タバコを吸うと肺癌になりますよ．だからやめましょうね.」

何度も使われているフレーズです．あなたも日々の診療で幾度となくしゃべっているセリフですよね．肺癌と喫煙習慣の関係はもはや疑うことのない事実です．でも，患者さんに実際どのくらい関連性があるのなんて聞かれた時，困ってしまいませんか？　ここでは日本人の喫煙と肺癌について突っ込んでみます.

喫煙習慣が肺癌の主要な原因であることは揺るぎようのない事実であり，欧米ではタバコを吸う男性の肺癌リスクは，吸わない男性に比べ，10〜20 倍以上と非常に高くなることが知られています．一方，日本ではやはり肺癌リスクはかなり高くなるものの，欧米ほどは高くならないことが知られています.

日本の肺癌リスクは，喫煙によってどのくらい高くなるのか？

日本人を対象とした疫学研究結果をまとめた評価によると，タバコを吸っている人のタバコを吸ったことがない人に対する肺癌の相対リスクは，男性で 4.4 倍，女性で 2.8 倍と報告されています[1]．肺癌の組織型では，小細胞癌 14.7 倍，扁平上皮癌 11.7 倍と喫煙との強い関与があります．また腺癌，大細胞癌でもそれぞれ 2.3 倍，2.1 倍となっており，喫煙と全くの無関係ではなさそうです[1][3].

欧米と比較して日本人喫煙者の肺癌相対リスクが低い理由は？

では喫煙者の非喫煙者に対する肺癌の相対リスクが，日本人で 4 倍程度に対し，欧米人は 10〜20 倍以上となっている，これはどう考えたらいいのでしょうか．日本人で相対リスクがそれほど高くならないのは，欧米人よりも喫煙者の肺癌リスクがそれほど高くないこと，非喫煙者の肺癌リスクが高いことの両方の理由からと考えられます．欧米では，タバコが肺癌の発生原因の 90%とされていますが，日本では男性で 69%，女性では 20%程度と推計されています．喫煙者の肺癌リスクが欧米に比べて低い理由としては，日本では吸い始めた年齢が遅いこと，1 日の本数が少ないことや，戦後にタバコ

が入手しにくい期間があったことなどが考えられています．その他にも，タバコやフィルターの質，相関する生活習慣，タバコの発癌物質の代謝を決める遺伝子型の分布が異なることなどの要素がありそうです．一方，非喫煙者の肺癌リスクが高いことの理由としては，日本では腺癌の発生率が高いこと，受動喫煙が多いことがあげられています．

受動喫煙はどう考えたらいいのでしょうか？

受動喫煙者は受動喫煙がない者に比べて，肺癌のリスクが20〜30%程度高くなると推計されています[2]．日本は欧米に比べて喫煙の相対リスクが低くなっていますが，その原因の一つとして非喫煙者でも受動喫煙の影響によってリスクが上がっていることが，特に女性において考えられています．問診で受動喫煙の有無を聞くことは大事ですね．

タバコをやめると肺癌にならなくなる？

タバコをやめた人での肺癌発生率は，タバコをやめてから9年以内では，吸わない人に比べて3倍ですが，10〜19年では1.8倍，20年以上でタバコを吸わない人とほぼ同じになるとの報告があります[3]．「タバコを早くやめればやめるほど，肺癌リスクは下がる」．やっぱりタバコはやめた方がいいようですね．

＊あんずコラム＊

受動喫煙と肺癌のリスク：
Secondhand smoke exposure and risk of lung cancer in Japan

喫煙以外の肺癌のリスク因子は大気汚染，ヒ素，石綿肺，室内の加熱器，ラドンへの曝露，βカロチンのサプリメントなどがあるようです．その他，野菜や果物の摂取不足も種々の研究でも可能性があると指摘されています．最近，本邦の論文で受動喫煙に関する興味深いデータが出ました[1]．TVで見た方もいるでしょう．受動喫煙のある人はない人に比べて肺癌になるリスクが約1.28倍になるというものです．日本人の非喫煙者を対象に受動喫煙と肺癌の関連を報告した426本の研究のうち，適用基準を満たした9本の論文結果（5つのコホート研究，7つの横断研究）に基づきメタアナリシスを行った結果です（図）．

非喫煙者の成人女性の受動喫煙の肺癌リスクを解析すると1.31（95%CI: 1.12-1.54）となり，これまでの北米の結果である1.15倍（95%CI: 1.03-1.28）よりは若干高いものですが，ヨーロッパとは同一でした〔1.31（95%CI: 1.24-1.52）〕．

癌

受動喫煙と肺癌リスクのメタアナリシス

試験	年	デザイン	性別		RR or OR（95% CI）
Hirayama T	1984	コホート	女性		1.45（0.98, 2.15）
Nishino Y, et al.	2001	コホート	女性		1.80（0.69, 4.72）
Ozasa K	2007	コホート	女性		1.06（0.68, 1.65）
Ozasa K	2007	コホート	男性		0.45（0.09, 2.23）
Kurahashi N, et al.	2008	コホート	女性		1.34（0.81, 2.21）
Akiba S, et al.	1986	コントロール	女性		1.50（0.87, 2.59）
Akiba S, et al.	1986	コントロール	男性		1.80（0.43, 7.59）
Inoue R, et al.	1988	コントロール	女性		3.09（0.73, 13.14）
Shimizu H, et al.	1988	コントロール	女性		1.08（0.64, 1.82）
Sobue T	1990	コントロール	女性		1.13（0.78, 1.63）
Seki T, et al.	2013	コントロール	女性		1.31（0.99, 1.73）
Seki T, et al.	2013	コントロール	男性		1.29（0.34, 4.90）
合計（Fixed-effects model） 異質性：$Q=6.07$ with $df=11$, $P=0.87$, I-squared$=0.00\%$					1.28（1.10, 1.48）

0.20　　　　1.00　　　　5.00

これは人種や民族間の違いによる影響もありえますが，やはり受動喫煙は肺癌のリスクになりえるという結論となっています.

　この論文に対して，日本たばこ産業株式会社から"受動喫煙と肺癌に関わる国立がん研究センター発表に対する JT コメント"が，以下のごとく出ています.

　　https://www.jti.co.jp/tobacco/responsibilities/opinion/fsc_report/20160831.html

　それに対し，国立がん研究センターも反論しています

　　https://www.ncc.go.jp/jp/information/pr_release/2016/0928/index.html

　合わせて読んでみると今までの歴史もわかるので興味深いですね.

Reference

❶ Hori M, et al. Secondhand smoke exposure and risk of lung cancer in Japan: a systematic review and meta-analysis of epidemiologic studies. Jpn J Clin Oncol. 2016; 46: 942-51.

2 グレイとシーベルトの関係

- グレイ（吸収線量）とシーベルト（実効線量）を理解する.
- 胸部CT（22.4mGy）では胸部X線（0.07mGy）に比して被曝量が300倍以上も上がることを認識する.
- 日本は放射線被曝による癌の発生リスクが高い国である.

　呼吸器外来では胸部X線やCTを種々の疾患のフォローで行います. また, 健診での胸部異常陰影を指摘されて来院する患者も少なくありません. その時, 「何回もレントゲンとCTを撮って被曝とか大丈夫なんですか?」と患者に聞かれて答えに窮することもあるかもしれません. 我々が知っておくべき知識はどういうものでしょうか?

　基礎知識として, グレイとシーベルトを理解しましょう.

　グレイとは, イギリスの物理学者ルイス・ハロルド・グレイ博士（1905-1965）の名前が由来です. グレイとは人体1kgに含まれる分子に与えられたエネルギーのことです. 人体1kgに吸収された放射線エネルギーを, 吸収線量とよびます. その単位がグレイです❹. 1グレイは人体1kgあたりに吸収された放射線エネルギーが1ジュールであることを示します.

　グレイ＝ジュール/kg（1ジュール＝0.24カロリー）

　じゃ, シーベルトって何でしょう?

　簡単にいうと, 放射線の吸収線量の影響を表す量: 実効線量のことです.

　吸収線量が一緒でも組織の吸収線量や放射線の種類（ベータ線, ガンマ線, X線, 陽子線, 中性子線, アルファ線など）による影響の違い, 臓器別の影響の違いを加味したものです.

　「実効線量＝組織の吸収線×放射線荷重係数×組織荷重係数」で表現され, 各臓器のこの値を足し算します. ちなみに肺の場合は,

　実効線量（Sv: シーベルト）

　　　　＝組織の吸収線量（Gy: グレイ）×1（X線の場合）×0.12

となります. この組織の吸収線量は, 実際に行われるX線やCTの部位で下記のTable 1のように決まっています. 同じ1グレイのガンマ線やX線を全身に当てて, 全身に均等に吸収されれば実効線量は1シーベルトになりますが, 必ずしも均等に分布しないし, 各臓器への影響も異なるということですね.

　喩えていうなら, 同じ一杯のビール（吸収線量）でも, ある人は変わらず, ある人は真っ赤な顔になり, ある人は青ざめる……のような反応の違いを実効線量と考えるとわかりやすいですね（Fig 1）.

　例えばTable 1で胸部を見てみると胸部X線の場合, 肺の吸収線量は0.07mGy（ミリグレイ）であり, 胸部CTの22.4mGyは320倍の被曝量となることがわかります❺.

癌

Table 1 ■ 各臓器の放射線被曝量（mGy）の概算

X線検査の種類	臓器								
	膀胱	乳房	大腸	肝臓	肺	食道*	赤色骨髄	胃	甲状腺
腹部	1.14	0.05	1.63	1.10	0.27	0.03	0.37	1.64	0.03
冠動脈血管造影	0.23	0.42	0.51	1.54	**37.69**	13.79	7.39	0.67	1.08
脳血管造影	0.00	0.02	0.00	0.01	1.14	1.98	9.27	0.01	25.06
経口バリウム	0.28	0.62	1.82	9.48	1.23	0.54	1.69	8.24	0.22
経腸バリウム	14.45	0.14	21.51	3.55	0.39	0.06	7.49	4.98	0.01
心カテーテル	0.23	0.42	0.51	1.54	**37.69**	13.79	7.39	0.67	1.08
頸椎	0.00	0.00	0.00	0.00	0.07	0.12	0.07	0.00	0.84
胸部	0.00	0.01	0.00	0.03	**0.07**	0.04	0.02	0.01	0.01
殿部	1.16	0.00	0.71	0.01	0.00	0.00	0.12	0.02	0.00
子宮卵管造影	4.67	0.00	2.82	0.01	0.00	0.00	0.81	0.03	0.00
排泄性尿路造影	4.42	0.20	5.10	3.49	0.42	0.03	0.83	6.04	0.00
脊髄造影	7.90	0.01	10.85	1.30	0.04	0.01	4.06	1.62	0.00
脊椎	2.49	0.03	2.40	2.16	0.15	0.02	0.68	1.51	0.00
マンモグラフィ	0.00	2.00	0.00	0.00	0.00	0.00	0.00	0.00	0.00
骨盤	2.13	0.01	1.85	0.13	0.01	0.00	0.25	0.29	0.00
頭蓋	0.00	0.00	0.00	0.00	0.01	0.02	0.12	0.00	0.14
胸椎	0.00	0.47	0.00	0.57	2.25	1.15	0.55	0.25	2.97
腹部 CT	5.07	0.72	6.60	0.05	2.70	0.56	5.58	22.20	0.05
胸部 CT	0.02	21.40	0.07	5.64	**22.40**	28.30	5.94	4.06	2.25
頭部 CT	0.00	0.03	0.00	0.01	0.09	0.07	2.67	0.00	1.85
内耳道 CT	0.00	0.02	0.00	0.01	0.08	0.07	0.83	0.00	2.03
眼窩 CT	0.00	0.01	0.00	0.00	0.04	0.03	1.05	0.00	0.87
下垂体 CT	0.00	0.01	0.00	0.00	0.04	0.03	0.96	0.00	0.77
頭蓋 CT	23.20	0.03	15.10	0.68	0.05	0.01	5.62	1.06	0.00
頸椎 CT	0.00	0.09	0.00	0.03	0.58	0.51	1.12	0.02	43.90
胸椎 CT	0.00	27.70	0.02	1.48	13.40	15.70	2.92	0.98	0.46
腰椎 CT	0.67	0.13	3.30	6.88	0.34	0.08	2.52	10.50	0.01

*CT scan doses not available and addumed equal to thymus dose.
(Berrington de González A, et al. Lancet. 2004; 363: 345-51[9])

　肺に限っていえば，被曝量が目立つのは冠動脈造影（37.69mGy）や心臓カテーテル検査（37.69mGy）です．

　日本人の年間被曝量はおよそ 2.1mSv とよばれています．

　1 シーベルト（Sv）＝1000 ミリシーベルト（mSv）＝100 万マイクロシーベルト（μSv）の関係となります．

　5% 致死線量が 2Sv，50% 致死線量が 4Sv，100% 致死線量が 7Sv といわれ，福島第一

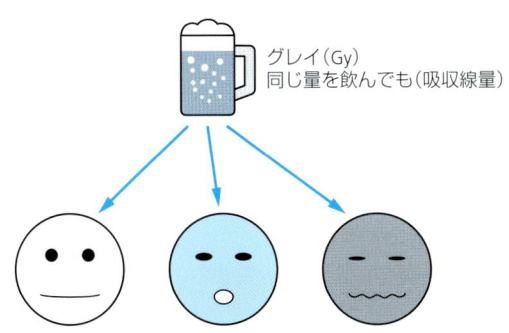

人(臓器)によって反応(実効線量)が違う
⇒シーベルト(Sv)の違い

Fig 1 ■ **吸収線量（Gy）と実効線量（Sv）の関係**

原発 3 号機付近では事故直後に 400mSv 毎時であったことから，1 時間防護服なしで過ごすと年間被曝量の 200 倍もの量となっていたことがわかります．200mSv 以下の被曝では急性の症状は出ないようです．最近のニュースでは，福島原発で機械の修理業務を 4 年にわたり行い 19.8mSv の被曝の履歴のある作業員が白血病を発症し，労災が認められたと報じられていました（2019 年 7 月現在，白血病 3 例，甲状腺癌 2 例，肺癌 1 例の労災認定がなされています[6,7]）．白血病の労災が認められるには，年 5mSv 以上を被曝し，作業開始から発症まで 1 年以上あることが基準のようです．

2004 年の Lancet に X 線被曝による 74 歳以下の癌の発生リスクの衝撃的な結果が出ました（Fig 2）[5]．診断のための放射線被曝が多い日本では，1 年間で 1000 人のうち 30 人ほどが被曝のために癌を発症したと考えられ，他国を圧倒していたのです．日本では

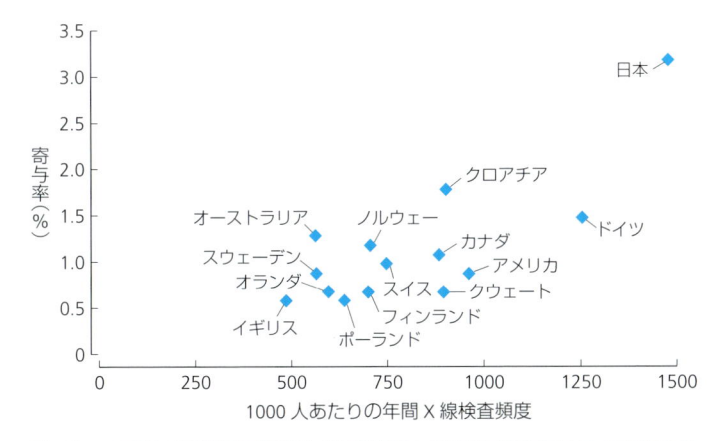

Fig 2 ■ **年間の X 線検査頻度と X 線検査への曝露が発癌リスクに与える影響との比較**

(Berrington de González A, et al. Lancet. 2004; 363: 345-51[5])

CT 装置の普及率が高く CT を撮影するのが当たり前のような雰囲気がありますが，被曝量と発癌のリスクという点も考慮した診療が問われますね．

3 曝露歴にこだわるワケ

- 石綿曝露により，肺癌合併のリスクは増加する．
- 石綿曝露に喫煙も重なると，さらに肺癌合併のリスクが高まる．

石綿曝露による肺癌合併については，1935 年 Lynch & Smith が報告して以降，多くの疫学調査が行われ，関連が指摘されています[8]．諸外国では石綿曝露による肺癌発生率は 10〜20％という報告が多く，本邦では同時期に 2 年間の人間ドック群と石綿健康管理手帳保持者の健康診断群を比較した研究があります．人間ドック群では 2 年間の内に肺癌を発症した患者はいませんでしたが，塵肺患者群では 0.65％で肺癌の発症がみられました．特に石綿曝露群では 1.8％で肺癌の発症がみられ，塵肺患者群と比較しても肺癌の発生率が有意に高率であったことから，石綿曝露は肺癌発症のハイリスクであると考えられています[9][10]．また石綿曝露だけでなく喫煙もしている場合，より高率に肺癌を合併することが示されています．

病理組織学的特徴としては，肺癌発生部位が下葉に多く，胸膜浸潤が比較的多いという報告があります．組織型は腺癌や扁平上皮癌が多く認めますが，特異的ではないとする報告も多々あります[11]．石綿曝露を受けた肺癌の組織について，乾燥肺中の石綿小体を測定した研究では，乾燥肺 1g あたりの石綿線維が 200 万〜500 万本，乾燥肺 1g あたりの石綿小体が 5000〜15000 本，気管支肺胞洗浄 1mL 中の石綿小体 5〜15 本を満たす場合，肺癌発生の危険率が 2 倍になるという結果があります[12][13]．

石綿曝露によって，どのように肺癌は引き起こされるのでしょうか？　石綿自体には発癌性だけでなく線維化を引き起こす作用があるといわれていますが，発症要因は明らかにはなっていません．発癌性は石綿の種類によるとされていますが，同種類の石綿であっても長さや太さの違いによって肺癌発現率は異なります[14][15]．また，石綿によって生じた腫瘍において，5・10・13 染色体の同じ部位に亀裂が生じているという報告もあり，原因解明のため染色体レベルでの様々な研究が現在行われています[16]．

石綿曝露者の死亡理由としては，肺癌，肺結核，肺性心などの循環器・呼吸器疾患，肺癌以外の悪性腫瘍，その他石綿とは無関係と考えられる良性の食道狭窄や敗血症などの報告がありますが，それぞれについて石綿曝露群と非曝露群での死亡率を比較すると，肺癌による死亡率では石綿曝露群が有意に高率であったという結果が出ています[17]．また，死亡率は dust index〔＝石綿粉塵濃度（mppcf）×曝露年数（yr）〕と相関するという報告もあり，曝露後 25〜34.6 年で肺癌による死亡がピークになるとされています[18]．

　石綿曝露による健康被害としては，肺癌以外にも石綿肺，中皮腫，両性石綿胸水，びまん性胸膜肥厚などが知られていて，厚生労働省管轄（都道府県労働局・労働基準監督署）の石綿労災や石綿健康管理手帳，環境省管轄の独立行政法人環境再生保全機構からの救済給付など様々な救済制度があります．これらの救済制度を受けている患者は定期的に健康診断を受ける必要があり，その健康診断によって早期に肺癌の合併を発見することが大切です．

📘 文献

❶ Wakai K, et al. Tobacco smoking and lung cancer risk: an evaluation based on a systematic review of epidemiological evidence among the Japanese population. Jpn J Clin Oncol. 2006; 36: 309-24.

❷ Katanoda K, et al. Population attributable fraction of mortality associated with tobacco smoking in Japan: a pooled analysis of three large-scale cohort studies. J Epidemiol. 2008; 18: 251-64.

❸ Sobue T, et al. Cigarette smoking and subsequent risk of lung cancer by histologic type in middle-aged Japanese men and women: the JPHC study. Int J Cancer. 2002. 99: 245-51.

❹ http://www.ies.or.jp/publicity_j/data/s19.pdf.

❺ Berrington de González A, et al. Risk of cancer from diagnostic X-rays: estimates for the UK and 14 other countries. Lancet. 2004; 363: 345-51.

❻ 河北新報. https://www.kahoku.co.jp/special/spe1090/20180905_02.html

❼ 朝日新聞. https://www.ashahi.com/articles/ASLDF42SBLDFUBQU009.html

❽ Lynch KM, et al. Pulmonary asbestosis carcinoma of lung in asbestos-silicosis. Am J Cancer. 1935; 24.

❾ Merewether ERA. In: annual report of the chief inspector of factories for the year 1947. London: H.M. Stationary Office; 1949.

❿ Rika T, et al. Comparison of analysis of annual medical check for silicosis patients and twice a year medical check for asbestos exposed retired workers. JJOMT. 2012; 60: 137-9.

⓫ Kannerstein M, et al. Pathology of carcinoma of the lung associated with asbestos exposure. Cancer. 1972; 30: 14

⓬ Asbestos, asbestosis, and cancer: the Helsinki criteria for diagnosis and attribution. Scand J Work Environ Health. 1997; 23: 311-6.

⓭ 廣島健三, 他. 石綿曝露の病理的評価. 肺癌. 2009; 49: 48-57..

⓮ Becklake MR. Asbestos-related diseases of the lung and other organs: Their epidemiology and implications for clinical practice. Am Rev Respir Dis. 1976; 114: 187.

⓯ Stanton MF, et al. Relation of practice dimension to carcinogenicity in amphibole asbestos and other fibrous minerals. JNCI. 1981; 67: 965.

⓰ Apple JD, et al. Asbestos fiber mediate transformation of monkey cells by exogenous plasmid DNA. Proc Natl Acad Sci U S A. 1988; 85: 7670.

⓱ Richad D. Mortality from lung cancer in asbestos workers. Brit J industry Med. 1955; 12: 81-6.

⓲ McDonald JC. Mortality in the chrysotile asbestos mines and mills of Quebec. Arch Environ Health. 1971; 22: 671.

癌

18 癌と転移

1 肺転移の不思議

- 肺外臓器の術後 5 年以上を経て，肺転移による再発（晩期再発）は稀であるが，存在することを認識する．
- 肺外臓器術後の肺転移の有無のためのフォローをいつまで行うかの判断は難しいが，肺転移が多い癌（直腸癌，腎細胞癌，乳癌）では，胸部 X 線でのフォローが 5 年以上必要かもしれない．

　術後数年経過してからの再発は晩期再発といわれています．晩期再発の明確な定義はありませんが，一般的には手術後 5 年以上経過後の再発とされ，様々の癌の報告がなされています（Fig 1）．

大腸癌（colorectal cancer）

　大腸癌の早期再発は 19.9％，晩期再発は，0.9％と報告されている❶．早期再発では，肝転移（40.3％）が，晩期再発では肺転移（52.8％）が多いとされている．

　結腸癌（colon cancer）と直腸癌（rectum cancer）とに分けて考えると，結腸癌では，肝転移は，5 年以内の早期再発で 46.3％，5 年以上の晩期再発で 33.3％とともに最も多いとされます．肺転移は，早期再発で 22.8％，晩期再発で 22.2％です．一方，直腸癌は，早期再発においては大腸癌と同様に肝転移が 36.8％と最も多いが，晩期再発では，肺転移が 58.3％と最も多くなっています❶．

　肺転移に対する危険因子としては，大腸癌については，所属リンパ節への転移と術前

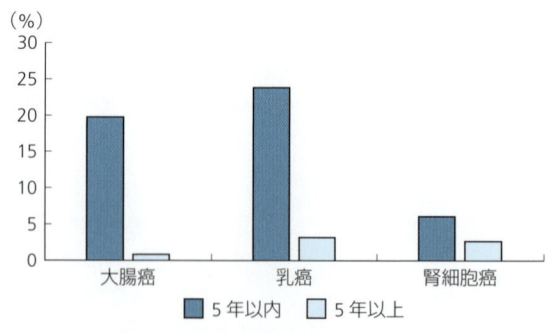

Fig 1 ■ 原発巣別の早期再発と晩期再発率

の CEA 5ng/mL 以上であり[3]，直腸癌では，腫瘍の深達度と lymph node ratio（LNR：転移リンパ節数 / 総郭清リンパ節数）と腫瘍の部位（肛門管）とされています[4].

乳癌

乳癌の早期再発は 24%，晩期再発は 3.3% と報告されています[5]. 驚くべきことに，術後 20 年以上経過して再発した症例も散見されます[6~9]. なかには，術後 35 年目に再発した症例も報告され，長期予後が伸びることにより晩期再発の報告が多くなっているようです.

乳癌の再発は，骨，局所，胸膜・肺などが多いとされています. 晩期再発は，骨転移が 26.5% と最も多く，肺転移が 18.1% であったとされています[10].

腎細胞癌

腎細胞癌の早期再発は 6.2%，晩期再発は 2.8% と報告されています.

5 年以上の再発症例の危険因子として，単変量解析では腫瘍の壊死と pT Stage＞1 であり，多変量解析では pT Stage＞1 とされています. 再発部位としては，早期再発で 36.7%，晩期再発で 28.6% であり，ともに肺が最も多いことは認識すべきですね[11].

肺癌

cT1aN0M0 の完全切除 1538 例のうち，5 年以内の再発は 71 例 4.6%，5 年以降の晩期再発は 21 症例で 1.3% でした. そのうち局所再発は早期で 18%，晩期で 42% と晩期再発で多くみられています[14].

Stage Ⅰ～Ⅲ期の完全切除 1358 例のうち 5 年再発がみられなかったのは 819 症例で 5 年以降の晩期再発は 87 症例とする報告があります. そのうち局所再発は 38 症例で晩期再発の 43.7% でした. 晩期再発の危険因子は，腫瘍内血管浸潤と N1-2 リンパ節転移でした[12].

術後フォロー期間について

術後のフォローをいつまでするかというのは，難しい問題ですね. 5 年以上の晩期再発は頻度が低いことから，5 年を一つの目安とすることは，医療経済や医療被曝の観点からは適正かもしれません. しかし稀ですが，晩期再発があることを考えると，5 年目以降については特に直腸癌，結腸癌，腎細胞癌など肺転移が多い癌腫（Fig 2）については，X 線での経過観察が転移の早期発見に有用かもしれません.

転移性肺腫瘍の手術適応については，Thomford らが，原発巣が制御されていること，肺以外に転移がないこと，肺転移巣がすべて切除可能であること，手術に耐えうることの 4 つをあげています[14].

癌

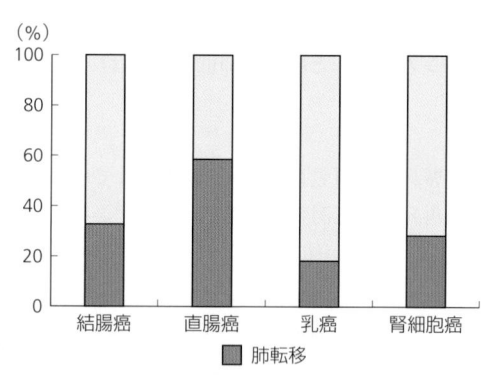

Fig 2 ■ 原発巣別の晩期再発　肺転移の割合

凡例：■ 肺転移

＊ あ ん ず コ ラ ム ＊

肺癌の doubling time

　体積倍加時間（volume doubling time）とは，腫瘍の体積が倍になるのに要する時間と定義されます．腫瘍が球体である場合には直径が 1.26 倍になると体積が 2 倍になります．CT での体積測定の他，誤差の少ない三次元体積計算ソフトによる測定も行われています．

　体積倍加時間（VDT）は，腫瘍の最初の体積〔Vi (mm)〕，経過後の体積〔Vf (mm)〕および CT 撮影の時間間隔（t 日）を用いて，

$$VDT = (t \cdot \ln2) / [\ln (Vf/Vi)] \quad (\ln: 自然対数)$$

の式で算出可能です．

　肺の悪性腫瘍では体積倍加時間は 20〜400 日の間が多いとされており[1]，それより短ければ感染症など，それより長ければ良性腫瘍などの可能性が高いと考えられます．

　Revel らの検討では，肺の結節性病変の体積倍加時間で 500 日以下を悪性腫瘍とした場合，感度 91％，特異度 90％であったと報告しています[2]．三木田らは，初回 CT 画像所見が solid nodule を呈し経過観察後に肺癌の診断で外科切除を行った 27 症例を検討し，VDT の中央値は 322 日で，多くは 500 日以下であったものの 700 日以上の症例も 6 例みられたと報告しています．VDT が 700 日以上のものを slow growing（SG）群，700 日未満のものを rapid growing 群とし比較すると，病理組織，初回および術前の腫瘍径，平均年齢，性別は 2 群間での有意差はなく，喫煙および既存の肺病変（肺気腫，間質性肺炎など）は RG 群で多いと報告しています[3]．

Reference

❶ Yankelevitz DF, et al. Does 2-year stability imply that pulmonary nodules are benign? Am J Roentgenol. 1997; 168: 325–8.
❷ Revel MP, et al. Software volumetric evaluation of doubling times for differentiating benign versus malignant pulmonary nodules. Am J Roentgenol. 2006; 187: 135–42.
❸ Mikita K, et al. Growth rate of lung cancer recognized as small solid nodule on initial CT findings. Eur J Radiol. 2012; 81: e548–53.

2 骨転移にはタネイチを使え！

- 転移性骨腫瘍による病的骨折は ADL・PS の低下をきたすため注意が必要.
- 荷重骨を理解する.
- 骨折のリスクを理解する.

　転移性骨腫瘍による病的骨折や癌性疼痛は癌治療において ADL の低下が起こりやすく，performance status（PS）の低下により化学療法などの積極的ながん治療の適応外となってしまいます.

　肺癌にかかわらず転移性骨腫瘍の発生部位別の頻度は脊椎 39.3％，大腿骨 18.0％，骨盤骨 16.7％でありそのほとんどが体幹骨や大腿骨に発生します. 大腿骨の病的骨折は直接 ADL の低下をきたし，椎体の病的骨折では骨折による ADL だけでなく骨折による脊柱管の狭窄圧排による運動障害で PS の低下をきたし得ます.

　骨転移部位によって病的骨折発症リスクについて Mirels ら[15]，種市ら[16]や Fisher ら[17]がまとめたものがあります.

　Mirels による長管骨転移の病的骨折のリスクは場所，疼痛，転移のタイプや大きさを点数化し，最大 12 点のうち合計 8 点以上の場合，病的骨折のリスクが高いとされています（感度 96.3％，特異度 78.4％）（Table 1）.

　種市らは脊椎転移による椎体圧壊を予測する因子として肋椎関節部の破壊，転移巣の

Table 1 ■ Mirels による長管骨に対する転移性骨腫瘍の骨折リスク

	点数		
	1	2	3
場所	上肢	下肢	転子部
疼痛	軽度	中等度	重度
タイプ	造骨性	混合性	溶骨性
大きさ	<1/3	1/3～2/3	>2/3

(Mirels H, et al. Clin Orthop Relate Res. 1989; 249: 256–64[18])

癌

Table 2 ■ Th1−Th10　骨転移部位，腫瘍占有面積による骨折予測確率

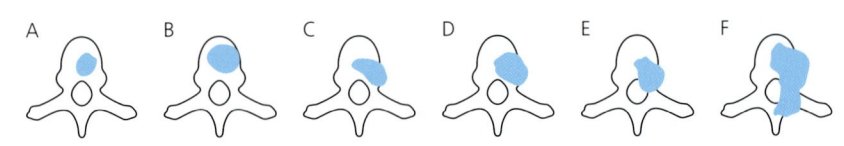

Th1−10	A	B	C	D	E	F
腫瘍占有面積	37%	60%	30%	60%	30%	60%
椎間関節の破壊	−	−	+	+	+	+
椎弓根の破壊	−	−	−	−	+	+
脊椎後方の破壊	−	−	−	−	−	+
骨折の予測確率	0.13	0.68	0.57	0.96	0.71	0.98

(Taneichi H, et al. Spine. 1997; 22: 239-45 [9])

Table 3 ■ Th10−L5　骨転移部位，腫瘍占有面積による骨折予測確率

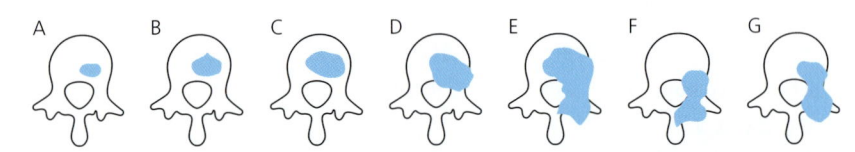

Th10−L5	A	B	C	D	E	F	G
腫瘍占有面積	20%	30%	40%	40%	60%	5%	20%
椎弓根の破壊	−	−	−	+	+	+	+
脊椎後方の破壊	−	−	−	+	+	+	+
骨折の予測確率	0.07	0.25	0.60	0.99	0.99	0.06	0.38

(Taneichi H, et al. Spine. 1997; 22: 239-45 [9])

大きさ，椎弓根の大きさが重要な危険因子であると報告しています（Table 2, 3）．

　Fisher らは脊椎転移の病的骨折のリスクをスコア化する方法として Spine Instability Neoplastic Score（SINS）を報告しています（Table 4）．これは転移部位，動作時や脊椎への負荷時の疼痛，腫瘍の性状，画像所見による椎体アライメントの評価，椎体破壊，脊椎の後外側の障害の程度により脊椎の安定性を点数化するものです．18 点満点のスコアであり，高得点ほど安定性は不良です．6 点以下は安定性あり，7〜12 点は中等度，13 点以上は不安定性ありと評価することとしています．

　荷重骨の骨折による ADL の低下は直接 PS の低下へ繋がり積極的な癌治療が困難となり治療タイミングを逃してしまう可能性が高く，病的骨折のリスクを予測し，早期の対応が必要となります．

　実際の症例（Fig 3）をもとに上記スコアを出してみると，種市らの骨転移部位，腫瘍占有面積による骨折予測確率は Table 2 の F に当てはまり 98%，Fisher らの SINS

Table 4 ■ Spine Instability Neoplastic Score（SINS）

臨床所見や画像所見	点数
①転移部位	
移行部（後頭骨－C2，C7－T2，T11－L1，L5－S1）	3
脊椎可動部（C3－C6，L2－L4）	2
ある程度強固な部位（T3－T10）	1
強固な部位（S2－S5）	0
②疼痛：動作時や脊椎への負荷時の疼痛または臥位で軽減	
あり	3
なし	1
疼痛なし	0
③腫瘍の性状	
溶骨性変化	3
混合性変化	1
造骨性変化	0
④画像所見による椎体アライメントの評価	
脱臼や亜脱臼の存在	4
後弯や側弯変形の存在	2
アライメント正常	0
⑤椎体破壊	
50%以上の椎体破壊	3
50%以下の椎体破壊	2
椎体の50%以上が腫瘍浸潤されているが，椎体破壊はない	1
何もない	0
⑥脊椎の後外側の障害（椎間関節，椎弓根，肋椎関節の骨折や腫瘍浸潤）	
両側性	3
片側性	1
なし	0
評価	
6点≧　　　　脊椎安定性あり	
7～12点　　脊椎不安定性の可能性あり	
13点≦　　　脊椎不安性あり	

(Fisher CG, et al. 2010; 35: E1221-9●)

（Table 4）では①転移部位 1 点，②動作時や脊椎負荷時の疼痛 3 点，③腫瘍の性状 3 点，④画像所見による椎体のアライメントの評価 2 点，⑤椎体破壊 3 点，⑥脊椎の後側の障害 1 点，計 13 点であり，不安定性が予測されました．そのため以後の病的骨折による PS の低下の可能性が高く，予後は 6 カ月以上期待できるため手術へ進めた症例です．

癌

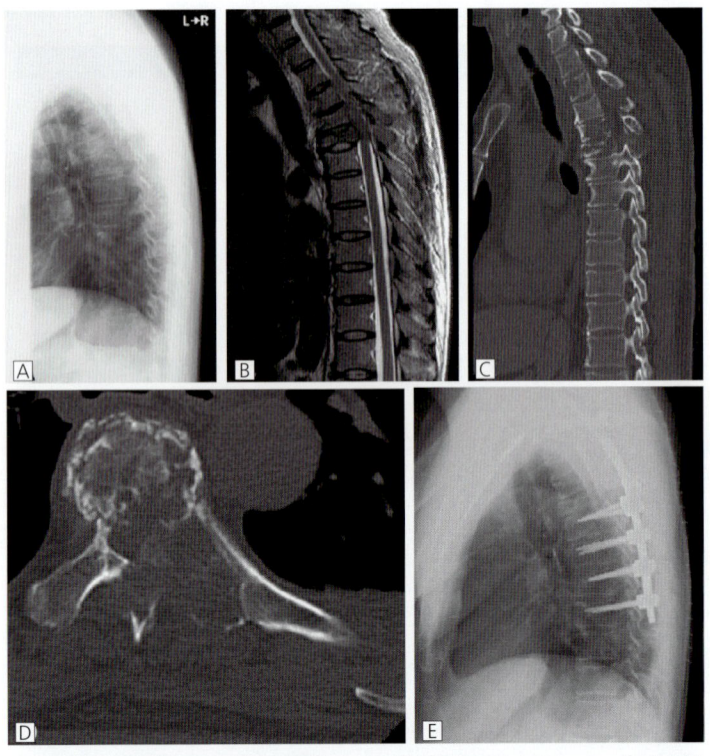

Fig 3 ■ A: 術前胸椎 X 線写真側面，B: 術前胸椎 MRI T1，C: 術前胸椎 CT 側面，D: 術前胸椎 CT，E: 術後胸部 X 線写真側面

3 ステントのオキテ

- 呼吸困難が出るのは 2/3 以上の狭窄がある時である．
- oncologic emergency であり迅速な対応が必要な病態．
- ステントは Dumon ステントを優先的に使う．

　呼吸器内科で日常診療を行っていると中枢気道の狭窄を認める症例に時々遭遇します．その原因疾患は，原発性の気管腫瘍（扁平上皮癌，腺様囊胞癌，粘表皮癌，腺癌，小細胞癌）や他臓器からの転移 / 浸潤を示す，いわゆる続発性の気管腫瘍（甲状腺癌・肺癌・食道癌・喉頭癌など）があげられます．

　気道狭窄が 2/3 以上に進行すると，咳嗽，（血）痰，喀血，喘鳴を認め，3/4 以上の狭窄で呼吸困難を認めるようになります．その他，嚥下困難や嗄声が出現することもあります．悪性疾患による気道狭窄は中枢気道閉塞による窒息のリスクが高く，oncologic

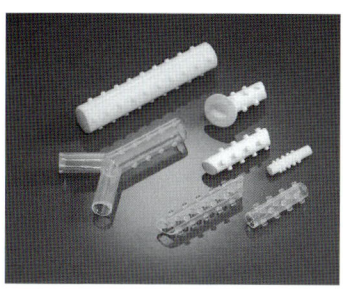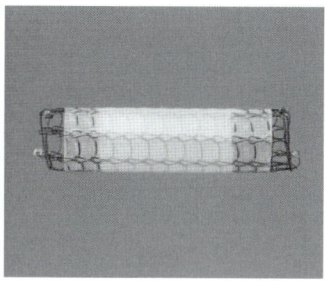

Fig 4 ■ Dumon ステントと金属ステント

emergency の一つであり迅速な対応が必要です.

　治療は気道狭窄進行速度によりますが,原疾患に対する治療（化学療法,放射線治療）,気道ステント（金属ステント,Dumon ステント）(Fig 4),光線力学的治療があげられます.

原疾患の治療

　治療反応性が高い症例に対してはまずは原疾患の治療を開始し,反応が乏しい場合は他の方法の併用を検討します.

気道ステント

　気道ステントの画一された適応はありません.気道ステントの適応について松尾らは以下のように報告しています[⑱].
　①中枢気道の狭窄があり呼吸困難などの症状を有する,または肺機能検査上で気流制限を有する症例
　②ステント留置により予後の改善が得られる症例
　③狭窄より末梢側の気道や肺が保たれている症例
　ステントには前述の通り金属ステント,Dumon ステント（シリコン）があります.Dumon ステントは硬性鏡で,金属ステントは軟性鏡にて留置します.治療効果により気道狭窄が解除された場合は Dumon ステントであれば抜去可能です.生体への適合性や抜去時の破損とそれによる気道損傷や出血を考えると,使用するのは Dumon ステントを優先します.
　一方で,金属ステントの適応は下記の通りです.
　①狭窄部位が非常に硬く,高度の壁外性圧排狭窄でシリコンステントでは拡張困難な場合.
　②気道にうねりや変位がありシリコンステントでは適合できない場合.
　③シリコンステントだけでは対応困難な場合.シリコンステントに継ぎ足して金属ス

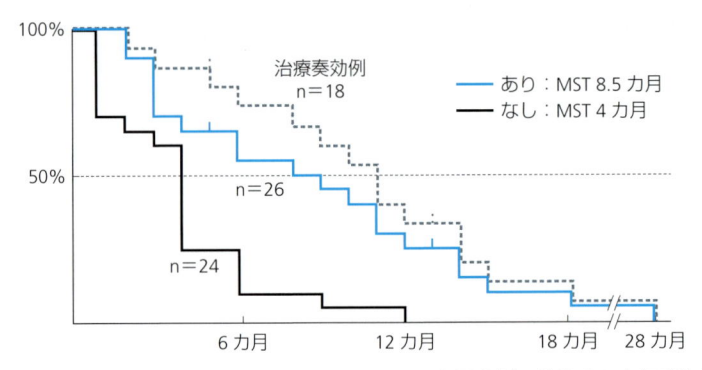

Fig 5 ■ 悪性腫瘍の気道狭窄に対するステント留置症例の後治療の有無別生存曲線
（松尾圭祐, 他. 気管支学. 2007; 29: 26-9[10]）

　テントを用いる．

　ステント留置の有無によって生存期間中央値（median survival time：MST）に 8.5 カ月と 4 カ月という大きな差が出たとする報告があります（Fig 5）[10]．ステント留置による QOL の改善後に積極的な化学療法や放射線療法が可能となった結果と考えられます．

4 予後不良のサイン

- 癌性髄膜炎は予後不良の状態であり早急な対応が必要である．
- 担癌患者の頭蓋病変のない神経症状を認めた場合，癌性髄膜炎を考慮する必要がある．
- 癌性髄膜炎は肺腺癌に多く，髄液検査を繰り返すとその感度は上がり，髄液中の CEA 上昇は補助診断になりうる．
- EGFR 遺伝子変異があれば TKI 治療を検討する．

癌性髄膜炎とは？

　癌性髄膜炎とは，癌細胞が脳脊髄液を介して脳表やくも膜下腔，さらに脳室内や脳槽内に進展・浸潤した状態と定義されております．脳脊髄液に腫瘍が入る機序としては，①血行性，②近傍よりの直接浸潤，③神経周囲や血管周囲腔に沿って癌細胞が求心性に遊走するなどが考えられています．肺癌全臨床経過の脳転移の頻度は 30% 前後に比較して，癌性髄膜炎の頻度は 1.4% 程度と比較的少ないとされていますが，近年になり肺癌の集学的治療の進歩や生存予後の延長に従い，5〜10% 程度に認めるとされています[19]．明らかな脳転移がない状態にもかかわらず，神経学的所見を認める場合に考えなくてはならない病態の一つです．予後不良の状態であり早めの診断が大切となります．

どんな症状を示す？

　非常に多彩な症状を示すことが多いとされています．軟髄膜への浸潤の部位により，①脳，②脳神経，③脊髄根・髄膜のカテゴリーに分けて考えていきます（Table 5）[20]．脳障害として特に多い所見としては頭痛や嘔気です．また，見当識障害や人格変化などの精神状態の変化もよくみられる所見です．脳神経に浸潤した場合は複視や動眼神経不全麻痺・顔面脱力などがみられます．脊髄根・髄膜への浸潤では脱力，知覚異常，背部・頸部痛，反射の非対称，運動減弱，感覚消失がみられます．一方で，初発が食欲不振や嘔気など非典型的な症状の例もあり，化学療法の際の副作用と鑑別や早期発見が困難な場合も少なくありません．原因不明の神経症状を認めた場合には常に癌性髄膜炎を考えておく必要があります．

Table 5 ■ 癌性髄膜炎の症状・徴候

症状	%	徴候	%
脳			
頭痛	51〜75	精神状態の変化	27〜65
精神的な変化	26〜33	痙攣	11〜28
歩行困難	27	一部分	11
吐き気・嘔吐	22〜34	一全身	6
意識消失	4	知覚障害	11
嚥下障害	4	尿崩症	4
浮動性めまい	4	片麻痺	2
協調性運動障害	20〜34	乳頭浮腫	11
		小脳障害	15
脳神経			
複視	20〜36	動眼神経不全麻痺（Ⅲ，Ⅳ，Ⅵ）	5〜36
視力障害	9〜10	顔面脱力（Ⅶ）	10〜27
聴力障害	5〜14	聴力低下（Ⅷ）	7〜18
難聴	5	視野障害（Ⅱ）	5〜19
耳鳴り	3	盲目（Ⅱ）	8
顔のしびれ	8〜10	三叉神経症（Ⅴ）	6〜10
嗄声	3	舌下神経症（Ⅻ）	5〜10
味覚障害	4	咽頭反射減弱（Ⅸ，Ⅹ）	2〜6
嚥下障害	2〜7		
回転性めまい	2		
脊髄根・髄膜			
脱力	34〜46	反射の非対称	86
知覚異常	33〜42	項部硬直	9〜13
背部・頸部痛	31〜37	運動減弱	73
根性痛	26〜37	感覚消失	32
膀胱・腸管機能不全	16〜18	下肢挙上に伴う痛み	15
下肢筋力低下	14	肛門緊張の低下	5〜14

(Rhum EL. Surg Neurol Int. 2013; 4: 265-88[7]より改変)

診断はどうする？

　診断としては，髄液細胞診が診断に非常に重要な位置を占めています．腫瘍細胞があれば確定診断となりますが，感度は必ずしも高いわけではありません．報告では感度は単回で 71%，2 回で 86%，3 回で 90%，4 回以上で 98% と上昇する[21]とされており，臨床的に強く疑う場合は再検を繰り返す必要があります．髄液の特徴的な所見としては，①初圧の上昇（16cmH$_2$O 以上），②蛋白濃度の上昇（38mg/dL 以上），③白血球数（特にリンパ球）の軽度上昇，④糖の低下（脳脊髄液：血清比＜0.6），⑤腫瘍マーカーの上昇を参考としていきます．通常，血液脳関門があるため，髄液中の CEA は上昇を認めませんが，癌性髄膜炎では血清と髄液中の CEA はほぼ同等まで上昇するとされています．髄液中の CEA が陽性（cut off 値 5ng/mL）で感度 81%，特異度 94% との報告があります[22]．血清 CEA より高値であれば細胞診陰性であっても強く癌性髄膜炎を疑ってよい所見になります．非侵襲的な検査としてはガドリニウム造影 MRI が感度 76〜87% とされています．大脳の脳溝および脳槽のびまん性造影や小脳の表面造影，くも膜下腔造影が特徴的な所見として認められます（Fig 6）．髄液検査が有効であるのは間違いありませんが，画像診断の発達もあり，細胞診で確定診断が得られなくても臨床診断に加え画像的な所見で判定を行うことも多くなっています．

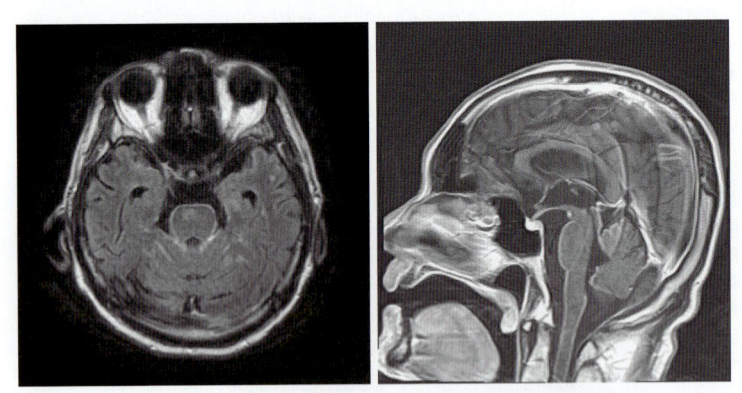

Fig 6 ■ 造影 MRI（T1 強調像）での脳幹部に髄膜の造影効果を認める

組織別の差異はあるのか？

　全癌の中でも癌性髄膜炎を発症しやすいのは肺癌，乳癌，胃癌が多く，組織型としては腺癌が多いとされています．肺癌でも腺癌で癌性髄膜炎が多いと考えられていますので[23]，腺癌の患者では特に気をつけておくといいと思います．

予後は？　治療は？

　一般に癌性髄膜炎症例は予後不良な状態です．予後は無治療で 4〜6 週間，治療例で

も 2〜3 カ月と非常に不良であり[24]，あくまで神経学的症状の進行抑制や改善など症状緩和が中心となります．治療は放射線，抗癌薬の髄腔内注入，抗癌薬の全身投与が試みられていますが，有効な治療がないのが現状です．最近になり分子標的薬の癌性髄膜炎に対する著効例が報告されてきており，今後新たな治療選択の一つになりうると考えられます．日本でも EGFR 変異を認めた症例では TKI にて PS の改善，MST（median survival time：生存期間中央値）の改善（7.1〜11 カ月）を認めたと報告があります[25]．

抗癌薬の治験の際の第 I 相試験で最大耐用量（MTD；人間の体が許容できる最大量）が決められます．TKI の選択においてはゲフィチニブ（イレッサ®）は MTD の 1/3 に用量設定されているのに対して，エルロチニブ（タルセバ®）の用量は MTD いっぱいに設定されており，エルロチニブはより高い髄液中の濃度を達成することができ癌性髄膜炎に対してより有効である可能性があげられています[26]．また，高用量エルロチニブによる有効性[27]や第 3 世代 TKI による報告[28]もあり，今後の治療に注目が集まっています．実際は診断時には全身状態不良にて各種治療適応がなく，ステロイドやグリセオールなどの脳圧降下剤のみで緩和治療を行うことも多いため，全身状態および，腫瘍の進展範囲に応じ治療選択をしていく必要があります．

■ **まとめ**

癌性髄膜炎は症状が非常に多彩であり，診断に結びつかず過少評価されていることが多い疾患ですが，予後不良な病態であり，できるかぎり速やかに診断・治療方針を検討する必要があります．担癌患者の原因不明の神経症状では癌性髄膜炎を常に考慮していくことが必要です．

📖 **文献**

❶ Seo SI, et al. Comparison of recurrence patterns between ≤ 5 years and >5 years after curative operations in colorectal cancer patients. J Surg Oncol. 2013; 108: 9-13.

❷ Cho YB, et al. Clinical and pathologic evaluation of patients with recurrence of colorectal cancer five or more years after curative resection. Dis Colon Rectum. 2007; 50: 1204-10.

❸ Watanabe K, et al. Incidence and predictive factors for pulmonary metastases after curative resection of colon cancer. Ann Surg Oncol. 2013; 20: 1374-80.

❹ Watanabe K, et al. Predictive factors for pulmonary metastases after curative of rectal cancer without preoperative chemoradiotherapy. Dis Colon Rectum. 2011; 54: 989-98.

❺ 田中規文, 他. 乳癌晩期再発例の検討. 日臨外会誌. 1988; 49: 2248-2251.

❻ 萩谷朗子, 他. 乳癌切除 21 年を経ての肺転移巣の 1 切除例. 日臨外会誌. 2001; 62: 1425-8.

❼ 鈴木恵理, 他. 乳癌術後 35 年目に癌性胸膜炎で再発した 1 例. 気管支学. 2004; 26: 383-7.

❽ 石綱一央, 他, 乳癌術後 25 年以上を経て再発した 2 例. 日臨外会誌. 2011; 72: 863-8.

❾ 中村幸生, 他. 乳癌術後 25 年目に肺転移再発を来した 1 例. 日呼外会誌. 2008; 22: 890-3.

❿ 山上 良, 他, 乳癌手術後 16 年目に孤立性肺転移を生じた 1 例. 臨外. 2013; 68: 1505-9.

⓫ Son HS, et al. Factors affecting the time to recurrence after radical nephrectomy for localized renal cell carcinoma. Korean J Urol. 2013; 4: 744-9.

⓬ Matsumura Y, et al, et al. Early and late recurrence after intentional limited resection for cT-1aN0M0, non-small cell lung cnacer: from a multi-institutional, retrospective analysis in Japan.

癌

Interact Cardiovasc Thorac Surg. 2016; 23: 444-9.

⓭ Maeda R, et al. Late recurrence of non-small cell lung cancer more than 5 years after complete resection incidence and clinical implication in patient follow-up. Chest. 2010; 138: 145-50.

⓮ Thomford NR, et al. The surgical treatment of metastatic tumor inthe lungs. J Thorac Cardiovasc Surg. 1965; 49: 357-63.

⓯ Mirels H, et al. Metastatic disease in long bones. A proposed scoring system for diagnosing impending pathologic fractures. Clin Orthop Relate Res. 1989; 249: 256-64.

⓰ Taneichi H, et al. Risk factors and probability of vertebral body collapse in metastasis of the thoracic and lumbar spines. Spine. 1997; 22: 239-45.

⓱ Fisher CG, et al. A novel classification system for spinal instability in neoplastic disease: an evidence-based approach and expert consensus from the Spine Oncology Study Group. Spine. 2010; 35: E1221-9.

⓲ 松尾圭祐, 他. 気道ステント留置術のガイドラインの必要性について. 気管支学. 2007; 29: 26-9.

⓳ Chamberlain MC, et al. Leptomeningeal metastasis: a Response Assessment in Neuro-Oncology critical review of endpoints and response criteria of published randomized clinical trials. Neuro Oncol. 2014; 16: 1176-85.

⓴ Le Rhun E, et al. Carcinomatous meningitis: Leptomeningeal metastases in solid tumors. Surg Neurol Int. 2013; 4: 265-88.

㉑ Glantz MJ, et al. Cerebrospinal fluid cytology in patients with cancer: minimizing false-negative results. Cancer. 1998; 82: 733-9.

㉒ Kang SJ, et al. Diagnostic value of cerebrospinal fluid level of carcinoembryonic antigen in patients with leptomeningeal carcinomatous metastasis. J Clin Neurol. 2010; 6: 33-7.

㉓ 須藤淳子, 他. 肺癌における癌性髄膜炎の検討. 日呼吸会誌. 2006; 44: 795-9.

㉔ Chamberlain MC, et al. Carcinomatous meningitis. Arch Neurol. 1997; 54: 16-7.

㉕ Umemura S, et al. Clinical outcome in patients with leptomeningeal metastasis from non-small cell lung cancer: Okayama Lung Cancer Study Group. Lung Cancer. 2012; 77: 134-39.

㉖ Lee E, et al. Erlotinib versus gefitinib for control of leptomeningeal carcinomatosis in non-small-cell lung cancer. J Thorac Oncol. 2013; 8: 1069-74.

㉗ Kawamura T, et al. High-dose erlotinib for refractory leptomeningeal metastases after failure of standard-dose EGFR-TKIs. Cancer Chemother Pharmacol. 2015; 75: 1261-6.

㉘ Gong L, et al. Icotinib might be effective for the treatment of leptomeningeal carcinomatosis in non-small cell lung cancer with sensitive EGFR mutations. Lung Cancer. 2015; 89: 268-73.

6章

ANDS パールズ：
中級編（Standard）

酸素療法

薬物療法

肺総論

結核・
非定型抗酸菌症

感染症

間質性肺炎・
アレルギー

COPD・喘息

癌

その他

1 黄色痰は治療が必要なの？

- "膿性痰＝細菌感染" とはならないが，透明な痰より細菌感染の可能性が高い．
- 喀痰の色から細菌の種類を同定するのは困難．
- 抗菌薬の必要性の判断は喀痰の色だけでなく，その他の所見もあわせて判断する必要がある．

　日常診療では咳や呼吸困難が主訴の患者に喀痰の色や性状を聞くことは多いですね．COPD の増悪や気管支喘息発作で来院した患者が感染を伴っているのか，抗菌薬は必要なのかと悩む場面も多くあります．黄緑の濃い喀痰であれば細菌感染を疑って抗菌薬を処方するというプラクティスは間違っているのでしょうか？　喀痰の色と感染の有無や起因菌の想定を考察した論文を紹介します．

　Altiner らは，急性咳嗽が主訴の COPD や気管支喘息，肺癌などの基礎疾患をもたない 241 人の喀痰を検討しています．28 症例の喀痰培養検査で起因菌が証明されました．内訳は *Streptococcus pneumoniae* が 9 症例，*Haemophilus influenzae* が 5 症例，*Haemophilus parainfluenzae* が 5 症例，*Moraxella catarrhalis* が 4 症例でした．28 症例のうち黄色もしくは緑色の喀痰は 22 例，色のない喀痰は 6 例でした．起因菌が培養で証明されない 213 例のうち黄色もしくは緑色の喀痰は 114 例，色のない喀痰は 99 例であり．黄色や緑色の喀痰の細菌感染（培養陽性）の診断に対する感度は 79%，特異度は 46% でした[1]．

　症状や基礎疾患の有無を問わずに 289 症例の喀痰を検討した文献もあります．全部で 8 色に色分けしており，それぞれ緑 3 症例，黄緑色 54 症例，錆色 13 症例，赤色 2 症例，黄色 75 症例，クリーム色 88 症例，白色 25 症例，透明 29 症例でした．289 症例のうち，喀痰のうち下気道からの喀痰と判断される Geckler 5 群（100 倍で 1 視野あたりの白血球数 25 以上，扁平上皮細胞 10 未満を満たす）は 144 例，グラム染色で細菌がみられたものが 60 例で，培養陽性となったのが 42 例でした．Geckler 5 群の喀痰は，黄色や黄緑色，緑色，錆色に多くみられました．また，培養陽性例は緑色や黄色，黄緑色の痰に多かったですが，喀痰の色と細菌の種類との関係に特異性はみられませんでした[2]．

　Miravitlles らは COPD 急性増悪を起こした 4003 症例の喀痰を評価しています．色は黄色が 2319 症例，緑色が 1218 症例，錆色が 113 症例，白色が 353 症例でした．起因菌の培養陽性例は 1898 症例で *Haemophilus influenzae* が 605 例と最も多くなっていました．喀痰の色ごとの培養陽性の割合は黄色が 45.5%，緑色が 58.8%，錆色が 38.9%，白

色が 18.4％でした．細菌ごとの喀痰の色に特異的な結果はありませんでしたが，*Klebsiella pneumoiae* は黄色の割合が多い傾向でした[❸]．

同じく Daniels らは COPD の急性増悪の 216 症例の喀痰を白もしくは灰色の痰を粘性，黄色もしくは緑色の痰を膿性に分けて評価しています．粘性が 47 例で 22％，膿性が 168 例で 78％を占めました．培養陽性は 155 例で，*Haemophilus influenzae* が 80 例と最も多いと報告されています[❹]．

これらの論文では黄色や緑色の膿性痰で細菌培養陽性症例が多く，白色や透明では少ないという結果になっていました．喀痰を膿性にする原因として，喀痰中の好中球ミエロペルオキシダーゼの量の増加があげられます[❺]．これは細菌感染だけでなく，感染を伴わない COPD の増悪でも起こることです．膿性痰＝細菌感染とはなりませんが，白色や透明の痰より明らかに培養陽性も多く，細菌感染を疑う所見になりうると考えます．また喀痰の色と細菌の種類に特異性はあまりみられませんでした．グラム陽性菌に比べてグラム陰性菌で黄色や緑色の濃い喀痰の割合が多いとの報告もありますが，色で細菌の種類を判別するのは難しいと考えられています[❻]．

2 BALF のオキテ

- BAL は低侵襲に末梢肺野の情報を得ることが可能な検査である．
- 推定疾患によって，BALF の有用性・優先性が異なる．

気管支肺胞洗浄液（bronchoalveolar lavage fluid：BALF）とは，気管支肺胞洗浄（bronchoalveolar lavage：BAL）によって回収された検体のことを指します．BALF には肺胞領域および末梢気道に存在する細胞成分と液性成分が含まれており，比較的低侵襲に肺の末梢領域の検索を行うことが可能です．一方で，BAL は手技や回収率が一定せず，BALF の正常値の幅も広いため（Table 1），評価判定が困難です．診断を確定するための絶対的根拠とならない場合も多いため，診断を確定させるまでの道標の一つとして考えるべきです[❼]．

BAL の手技

BAL を施行する部位については，中葉・舌区といった古典的部位が選択されることが多いですが，近年では BAL の 6 週間以内に施行した高分解能 CT（high-resolution CT：HRCT）に基づいて，病変部位を選択肢に含むように推奨されています[❼]．洗浄液として生理食塩水を用い，50mL を 1 回量として 3 回に分けて注入する方法が一般的で，標準的な回収率は 50〜70％とされています．回収率が 25〜30％以下である場合には評価そのものが困難となり，回収率が 5％未満の場合には，BAL そのものを中止すべきとされています．

BALF の処理

分割して回収された BALF は一括に混和しますが，1 本目の BALF は回収率が低く，肺胞領域ではなく気道領域の成分が多く含まれているため，2，3 本目のみを混和し，検査に回す場合もあります．混和した検体は粘液用物質を除去するために滅菌ガーゼなどで濾過し，それを 250〜300×g で 10 分間の遠心にかけ，細胞成分と液性成分に分離し，解析に回します．なお，回収された BALF は 4℃に保ち，1 時間以内に処理するよう推奨されています．

BALF の分析

BALF の分析としては，細胞成分の分析・評価が主体となります．光学顕微鏡（対物 40 倍または 100 倍）を用いて約 500 個の細胞を観察し，細胞分画として，マクロファージ，リンパ球，好中球，好酸球，好塩基球などを算定します．また，細胞浮遊液をフローサイトメトリーにかけ，T 細胞のサブセットである CD4 陽性細胞および CD8 陽性細胞を算定することで，CD4/CD8 比を測定・評価することが臨床的に有用です．

BALF の正常値と知っておくべき事項

報告されている健常成人における BALF の細胞分画を Table 1 にまとめました．

検査ごとに BAL の施行部位や BALF の回収量・回収率が異なるため，健常人においても BALF の正常値にはある程度の幅が出てしまいます．しかし，評価をするためには大まかな正常範囲を知っておくことが重要です．

また，BALF に影響を及ぼす因子として，"喫煙"があげられることも知っておくべき事項です．非喫煙者と比較すると，喫煙者ではマクロファージの増加による総細胞数の増加や CD8 陽性細胞数の増加による CD4/CD8 比の低下を認める傾向にあります．

Table 1 ■ 健常成人の BALF の正常範囲

	喫煙歴	症例数（人）	総細胞数（×10⁴/mL）	マクロファージ（%）	リンパ球（%）	好中球（%）	好酸球（%）	その他（%）	CD4/CD8 比
BAL Cooperative (1990)	never	77	12.9±2.0	85.2±1.6	11.8±1.1	1.6±0.07	0.2±0.06		
	ex	50	13.9±1.1	86.0±1.4	11.4±1.2	2.1±0.5	0.5±0.2		
	current	64	41.8±4.5	92.5±1.0	5.2±0.9	1.6±0.2	0.6±0.1		
長井ら(1992)	never	96	6.1±3.6	88.0±9.9	11.0±9.3	0.7±1.6	0.3±0.6		2.80±1.68
	ex	32	8.1±5.8	87.2±11.7	11.3±10.8	1.0±3.6	0.2±0.3		3.01±2.12
	current	91	23.8±15.8	95.7±3.8	3.6±3.1	0.5±1.6	0.2±0.5		0.95±0.60
米田ら(1995)	never	272	12.72±8.42	87.75±7.27	10.69±6.99	0.94±1.31	0.27±0.64	0.34±0.65	
ATS ガイドライン（2012）	never			>85	10〜15	≤3	≤1	上皮細胞≤5	0.9〜2.5

診断における BALF の位置づけ

BALF の所見は重要な臨床情報となりますが，診断における BALF の有用性や優先性は疾患により異なります．特発性間質性肺炎を中心とした間質性肺炎では，確定診断には病理組織学的所見が最も重要視されるため，BALF の所見は補助的となります．しかし，肺胞蛋白症を筆頭として，BALF の所見が確定診断に直結する疾患もあり，臨床的に疑われる疾患ごとに BAL 自体の重要性も変わってきます．

BALF の所見が確定診断となる疾患

■ 肺胞蛋白症（pulmonary alveolar proteinosis：PAP）

PAP の BALF は，乳白色（米のとぎ汁様）の外観を呈することが特徴です．この所見は非常に特異的であるため，外観のみで PAP を強く疑う根拠となります．サーファクタントなどが多く，細胞成分の評価は困難なことが多いですが，大型の泡沫状マクロファージや好酸性の無構造物質を認めます．

■ びまん性肺胞出血（diffuse alveolar hemorrhage：DAH）

DAH の BALF は血性の外観を呈し，回収される BALF の血性が徐々に増強することが特徴です．ヘモジデリンを貪食したマクロファージの出現を認めます．DAH の原因としては，ANCA 関連血管炎や全身性エリテマトーデスなどの膠原病が多く，血液凝固異常，薬剤性肺障害などが鑑別にあがります（p.381「② 肺胞出血：ヘモジデリンを活用せよ」を参照）

■ ニューモシスチス肺炎（pneumocystis pneumonia：PCP）

ステロイドや免疫抑制薬の投与例または HIV 感染症などによる細胞性免疫不全を呈する症例で両側肺野に異常陰影を認める場合には，PCP を鑑別にあげるべきです．HIV に伴う PCP の場合，BALF 中の *P. jirovecii* が多く，鏡検による感度・特異度は97～100％とされています．一方で，非 HIV 感染者での PCP は，鏡検では *P. jirovecii* の検出が困難で PCR 法にて診断される場合があります．

■ 好酸球性肺炎

BALF 中に好酸球の増多（＞25％）を認めた場合，好酸球性肺炎と診断されます．明らかな基礎疾患を認めない慢性好酸球性肺炎の多くは好酸球がさらに増多（≧40％）するとされています[6]．

BALF の所見が診断の補助となる疾患

以下の疾患は BALF により確定診断を得られるものではないため，BALF の有用性は臨床的に判断されるべきです．一般的な BALF の細胞分画による鑑別診断を Table 2 にまとめました．

Table 2 ■ BALFの細胞分画による鑑別診断

リンパ球増多	好酸球増多	好中球増多
リンパ球＞15%	好酸球＞1%	好中球＞3%
非特異性間質性肺炎（NSIP） 膠原病肺 放射性肺臓炎 リンパ増殖性疾患	薬剤性肺障害 骨髄移植 気管支喘息, 気管支炎 アレルギー性肉芽腫性血管炎	特発性肺線維症 膠原病肺 細菌, 真菌感染症 気管支炎
リンパ球＞25%	アレルギー性肺アスペルギルス症 細菌, 真菌感染症	石綿肺
特発性器質化肺炎 薬剤性肺障害	ニューモシスチス肺炎 Hodgkinリンパ腫	びまん性肺胞障害（DAD）
リンパ球＞50%	好酸球＞25%	好中球＞50%
cellular-NSIP 過敏性肺炎 サルコイドーシス	好酸球性肺炎	急性呼吸促迫症候群（ARDS） 誤嚥性肺炎 化膿性感染症

■ 特発性間質性肺炎

特発性肺線維症（idiopathic pulmonary fibrosis: IPF）

IPFのBALFは，健常者と大差がなく特徴的な所見には乏しいです．リンパ球や好酸球の著増を認めないこともIPFの診断を示唆する所見とされています．治療の反応性についても明確な指標は証明されていません[7]．

非特異性間質性肺炎（nonspecific interstitial pneumonia: NSIP）

NSIPのBALFは，IPFよりもリンパ球の増多を認めます．なかでも，CD8陽性リンパ球数の増多が主体であるため，CD4/CD8比の低下を認めることが多いです．また，cellular NSIP（c-NSIP）とfibrotic NSIP（f-NSIP）のBALFを比較するとf-NSIPではc-NSIPに比べ，総細胞数およびリンパ球数が有意に少ないとされています．

特発性器質化肺炎（cryptogenic organizing pneumonia: COP）

COPのBALFは，リンパ球の増多（≧25%）とCD4/CD8比の低下が特徴です．好中球数や好酸球数の増多を認めることもあり，好中球数に関しては，発症初期や急性経過の際に増多しやすい傾向があるとされています[8]．

■ 過敏性肺炎（hypersensitivity pneumonitis: HP）

急性過敏性肺炎

リンパ球の著増（＞50%）が特徴とされ，細胞質が大きく核がくびれた異型リンパ球の増多を認めます．また肥満細胞（＞1%），好中球（＞3%）の出現，さらには泡沫状マクロファージや形質細胞を認めることもあります．CD4/CD8比は夏型HPでは低下するのに対し，農夫肺では上昇するため，臨床的に有用です．

慢性過敏性肺炎

鳥関連のHP，いわゆる鳥飼病が代表的な疾患です．鳥飼病には再燃症状軽減型と潜在性発症型があり，それらのBALFには違いがあります．再燃症状軽減型は急性HPに

類似しており，リンパ球は著増し，CD4/CD8 比は正常であるとされています．一方，潜在性進行型ではリンパ球の増多は軽度で，CD4/CD8 比は上昇するとされています[9]．

■ サルコイドーシス

リンパ球の増多（≧25%）と CD4/CD8 比の上昇が特徴です．これらはサルコイドーシスの診断基準にも含まれています．CD4/CD8 比は，サルコイドーシスの診断における感度，特異度とも関連しており，CD4/CD8 比≧3.5 の場合は感度 52%，特異度 94%[10]，そして CD4/CD8 比≧3.0 の場合は感度 86%，特異度 75%[11]と報告されています．また，リンパ球以外の細胞の増多を認めず，CD4/CD8 比＞4.0 の場合には診断を示唆する所見とされています．

■ 膠原病肺

膠原病肺全体の BALF として，リンパ球の増多（＞15%）や好中球の増多（＞3%）が認められることが多いです．しかし，既存の膠原病（関節リウマチ，全身性強皮症，多発性筋炎 / 皮膚筋炎，Sjögren 症候群など）により，BALF の所見に違いが生じます．

肺総論

まとめ

- BAL は比較的低侵襲に末梢肺野の情報を得ることが可能で，臨床的にも非常に有用な検査である．
- BALF の有用性や優先性は疾患により異なるため，臨床経過や画像所見などから鑑別疾患をあげておくことが重要である．

＊ あ ん ず コ ラ ム ＊

BALF 中のリンパ球って抗原特異的？

BALF 中の総リンパ球数は 5×10^8 個程度で，それは人間の体内にあるリンパ球数または肺実質内に pool されたリンパ球数のそれぞれ 5% に相当するそうです．

BALF 中のリンパ球数は 3 つのパラメーターで動いています．①肺内の他の部位（血管内の marginal pool や間質など）から流入，②肺胞腔内にもともといたリンパ球の増殖やアポトーシス，③リンパ路による気管リンパ節への流出などです[1]．健常者では BALF 中のリンパ球数は安定し，外部からの流入や流出のルートはほとんどありません．にもかかわらず，炎症性疾患，中毒やアレルギーでは肺胞腔内でのリンパ球の分化や増殖，アポトーシス，流入・流出の機序は即座に動き出します．これらを制御しているサイトカインやケモカインは実はまだよくわかってない部分が多い，とされています．これって不思議なことだと思いませんか？　BALF 中のリンパ球の 10% 未満は B 細胞でその他を占める T 細胞は CD4＞CD8 の数（CD4/

CD8 比は 1.7) となっています[2]. なかでも BALF 中の "memory" T 細胞は naïve T 細胞よりも圧倒的に数多くいて, それは肺胞腔以外の肺実質とは違う点です. 僕たちは臨床診断をもとに, 原因はこうで, 疫学はこうで, 治療はこうで…… と偉そうな顔をしていますが, この肺胞腔内にいる肝心かなめの memory T 細胞がどういうものに制御されて肺胞腔内に留まるのか, または出て行くのかすら, 未解決の部分が多いというのは興味深い話です[3][4].

Reference

❶ Pabst R, et al. Lymphocyte dynamics: caution in interpreting BAL numbers. Thorax. 1997; 52: 1078-80.

❷ Pabst R, et al. Lymphocytes in the lung: an often neglected cell. Numbers, characterization and compartmentalization. Anat Embryol（Berl）. 1995; 192: 293-9.

❸ Kohlmeier JE, et al. Memory T cell recruitment to the lung airways. Curr Opin Immunol. 2006; 18: 357-62.

❹ Wardlaw AJ, et al. Mechanisms of T cell migration to the lung. Clin Exp Allergy. 2005; 35: 4-7.

＊ あ ん ず コ ラ ム ＊

簡便な出血量の評価: Ht で計算しよう！

病棟で喀血やら吐血, 手技に伴う合併症で出血患者が出た時には出血量をどうやって計算しますか？

例えば Hb 10g/dL の人はヘマトクリット（Ht）は Hb の 3 倍といわれていますので, Hb 10g/dL で Ht 30％出血があり, 採血結果が Hb 7g/dL になっていたとしましょう.

どれくらいの出血量かを見るには Ht で計算します. Hb 7g/dL の Ht は 7×3 で 21％となります.

出血量は Ht での引き算をします. 30（％）－21（％）＝9 となります.

出血量はそれにゼロを 2 つ付けるだけ. すなわち 900mL となります.

それでは別の症例です. Hb 6g/dL の人を 9g/dL まで上げたい場合, どのくらい輸血量が必要か？

Ht に直してみましょう. Ht 18％の人を 27％に上げる, と解釈できます.

27（％）－18（％）＝9

必要な輸血量はそれにゼロを 2 つ加えるだけ, すなわち 900mL となります.

MAP 1 単位は 200mL の血液から作成されるので, 900mL÷200mL で 4.5 単位となります. すなわち 4〜5 単位の MAP を輸血すればよいということです.

3 尿中抗原あれこれ: 長続きする陽性に注意！

- 肺炎球菌尿中抗原は平均 7.3 週, 最長で 12 週陽性とする報告がある.
- 肺炎球菌の尿中抗原は偽陽性の可能性も考慮する.
- レジオネラ尿中抗原は 2〜4 週は陽性となりうる.
- *Legionella pneumophila* 血清群 1 を主に検出するためのキットであることを念頭におく.

　尿中抗原の検出法は, 特別な設備や技術を要さず, 患者の随時尿から 15 分程度で検査できることから広く普及しています. 特に成人の市中肺炎では, 肺炎球菌肺炎とレジオネラ肺炎は急速に進展し重症化する可能性があるので注意すべき肺炎であり, これらの原因菌を診断するうえで日常診療でも頻用されています.

　では, 尿中肺炎球菌抗原検査と尿中レジオネラ抗原検査ですが, それぞれどの程度の期間陽性となるのでしょうか？

　まず肺炎球菌について, 肺炎球菌尿中抗原迅速キット (BinaxNOW®肺炎球菌) は尿中の肺炎球菌莢膜抗原をイムノクロマトグラフィー法により検出する検査法です. 抗菌薬の投与がすでに開始され喀痰からの検出が期待しにくい場合でも検出可能であることが知られ, Dominguez ら[12]は感度 80.4％, 特異度 97.2％, 佐藤ら[13]は感度 72％, 特異度94％としており, いずれも特異度が高い報告となっていますが, キットの反応強度は重症度とは相関しないものとされています. 小児においては鼻咽頭粘膜によるバリア機構が脆弱, 潜在的な中耳炎などが関連して偽陽性があり, 他に肺炎球菌ワクチン接種者,*Streptococcus pneumoniae* と類縁性が極めて高い *Streptococcus mitis* group (口腔内常在菌)感染症[14]などにおいても偽陽性となることがあります. また, 吉田ら[15]は経時的に尿中抗原を測定した肺炎の 11 例において, 陽性持続期間は平均 7.3 週であり, 最長で 12 週間陽性となるような症例もあったとしています.

　一方, レジオネラについても同様, イムノクロマトグラフィー法などを用いて尿中に排泄されるレジオネラ属特異抗原を検出する検査法 (BinaxNOW®レジオネラなど) です. レジオネラ肺炎の起炎菌は *Legionella pneumophila* 血清群 1 が約半数を占めており(Fig 1)[16], この検出を主目的としています. Shimada ら[17]は出版バイアスの可能性もあるとのことでしたが, 血清群を問わずレジオネラ感染症において, 感度 74.0％, 特異度99.1％であったと報告しています. また舘田[18]はレジオネラ肺炎全症例においては感度61.0％だったものの, 培養陽性の血清群 1 に限ると 84.2％に上昇することも報告しています. 注意点として, 尿中レジオネラ抗原検査も発症後長期にわたって陽性を認めることがあり, 2〜4 週間は持続して陽性となる傾向があるとされています.

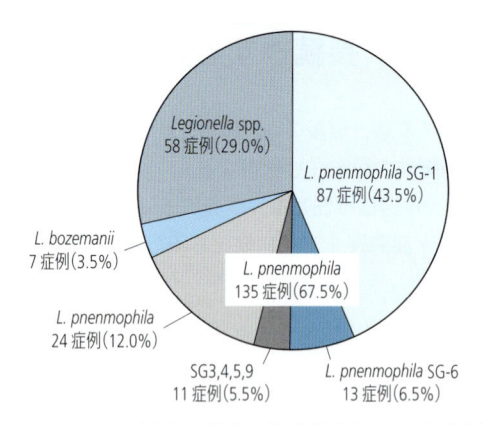

Fig 1 ■ レジオネラ肺炎の起炎菌分布 —200 症例の解析—
（村上日奈子. モダンメディア. 2004: 50; 86-91 [18] より）

4 アンチバイオグラムって知ってる？

　抗菌薬の細菌に対する感受性はその地域や施設で異なっており，その地域・施設ごとの特性はローカルファクターとよばれています．ローカルファクターを把握することは抗菌薬を決定するうえで大変参考にすべきであり，当院では主要な細菌に対する感受性結果を抗菌薬ごとにまとめた一覧表（アンチバイオグラム）を作成し，ローカルファクターを把握しています[19]．

　Fig 2 に当院で作成されているものと同じアンチバイオグラムを掲載します（架空のアンチバイオグラムであり，実際の感受性結果とは異なります）．

　アンチバイオグラムは一般的に原因菌が判明していない初期の段階で活用されます．臨床の現場で感染症が疑われた場合，まずは感染のフォーカスを探します．フォーカスがわかればそこに感染しやすい細菌をターゲットに，フォーカスがわからなければ臨床情報からカバーしなければならない細菌を想起します．そうやってあげられた細菌をカバーできる抗菌薬を選択するのが日常行われている感染症治療と思います．しかし想起した細菌が耐性菌かどうか心配になってしまい，グルグル堂々巡りを繰り返した結果，「ああ，もうカルバペネムで！」という気持ちになったことが一度はあるのではないでしょうか？　しかし，そのカルバペネム，本当に感受性はあるのでしょうか？　そこでローカルファクターの出番です．

　具体例をあげます．70 歳男性．肺癌の化学治療中に発熱し，採血上，好中球の減少を認め，発熱性好中球減少症（FN）と診断しました．腹痛はなく，全身状態，バイタルも良好．診察や画像検査でフォーカスは不明．一般的には緑膿菌を中心に幅広くカバーしますが，バクテロイデスなどの嫌気性菌は積極的にカバーしなくてもよい状況と

肺総論

	グラム陽性菌								グラム陰性菌								
	MSSA	MRSA	表皮ブドウ球菌	肺炎球菌	A群溶連菌	B群溶連菌	腸球菌 (E. faecalis)	腸球菌 (E. faecium)	E.coli	E.coli (ESBL産生疑い)	肺炎桿菌	セラチア	エンテロバクタ	緑膿菌	アシネトバクタ	ステノトロフォモナス	ヘモフィルス
ペニシリン（PCG）	×	×	×	△	◎	◎	◎	×									
アンピシリン（ABPC）	×	×	×	◎	◎	◎	◎										×
ピペラシリン（PIPC）									△	×	◎	◎	○	◎	×	×	
セファゾリン（CEZ）	◎	×	×				×	×	◎	◎	△						
セフメタゾール（CMZ）									◎	◎	◎	◎	×				
セフタジジム（CAZ）									◎	◎	◎	△	◎	◎	×	×	
セフトリアキソン（CTRX）				◎	◎	◎											◎
セフォタキシム（CTX）				◎	◎	◎			◎	◎	◎	×					
セフェピム（CFPM）				◎	◎	◎			◎	◎	◎	◎	◎	×	◎		◎
アズトレオナム（AZT）									◎	◎	◎	◎	△	△	×	×	
イミペネム（IPM）	◎	×	×	◎					◎	◎	◎	◎	◎	◎	◎		
メロペネム（MEPM）				◎	◎	◎			◎	◎	◎	◎	◎	◎	◎		
スルバクタム/アンピシリン（SBT/ABPC）	◎	×	×						○	×	△	×	×	×	◎		
タゾバクタム/ピペラシリン（TAZ/PIPC）									◎	◎	◎	◎	○	△	◎	×	
アルベカシン（ABK）	◎	◎					×	×									
アミカシン（AMK）	◎	◎					×	×	◎	◎	◎	◎	◎	◎	◎		
ゲンタマイシン（GM）	△	×					×	×	◎	△	◎						
テイコプラニン（TEIC）	◎	◎	◎				◎	◎									
バンコマイシン（VCM）	◎	◎	◎				◎	◎									
エリスロマイシン（EM）	△	×	×	△	◎			×									×
クリンダマイシン（CLDM）	△	×	×	×	×	×											
ミノサイクリン（MINO）	◎	×	◎				×	×	◎	○	×	◎	◎	×	◎	◎	×
シプロフロキサシン（CPFX）									△	○							
レボフロキサシン（LVFX）	◎	×	×	×		○	◎	×	◎	○	◎	◎	◎	△	◎		◎
リネゾリド（LZD）	◎	◎															
ST合剤	◎	◎	◎	◎			×	×	○	×	◎		×			◎	×

◎：90%以上の株に感受性あり　　○：80〜90%の株に感受性あり
△：70〜80%の株に感受性あり　　×：69%以下の株に感受性あり
空欄は日常検査では未測定
■は前期より感受性が良くなったもの
■は前期より感受性が悪くなったもの

Fig 2 ■ アンチバイオグラム

判断しました．IDSA のガイドライン[20]ではセフェピム（CFPM）が適応になります．しかし Fig 2 のアンチバイオグラムをもつ施設であるとすると CFPM の緑膿菌への感受性がかなり悪いということがわかります．単純に考えれば緑膿菌感染の 3 割は治療失敗する可能性があると考えられます．それならば TAZ/PIPC を選択する方がよいでしょう．
　そしてもう一つの側面としてローカルファクターは耐性菌の監視としても役立ちます．当院では半年ごとに更新され，前回の結果よりも感受性が改善，あるいは悪化した

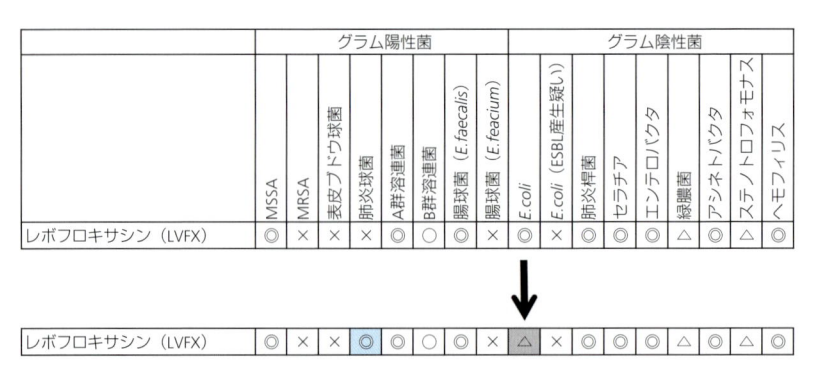

	グラム陽性菌								グラム陰性菌								
	MSSA	MRSA	表皮ブドウ球菌	肺炎球菌	A群溶連菌	B群溶連菌	腸球菌（E.faecalis）	腸球菌（E.faecium）	E.coli	E.coli（ESBL産生疑い）	肺炎桿菌	セラチア	エンテロバクタ	緑膿菌	アシネトバクタ	ステノトロフォモナス	ヘモフィルス
レボフロキサシン（LVFX）	◎	×	×	×	◎	○	◎	×	◎	×	◎	◎	◎	△	◎	△	◎
レボフロキサシン（LVFX）	◎	×	×	◎	◎	○	◎	×	△	×	◎	◎	◎	△	◎	△	◎

Fig 3 ■ LVFX の大腸菌に対する感受性が極端に悪くなっていた場合

抗菌薬には色をつけて表示し，注意を喚起しています．例えば Fig 3（架空のアンチバイオグラムです）のように半年の経過で LVFX の大腸菌に対する感受性が極端に悪くなっていた場合，LVFX の使用が過剰になっているかもしれません．逆に肺炎球菌に対する感受性が改善しています．仮に市中肺炎に対する LVFX の適正使用に力を入れた後であればその成果が出ている可能性が示唆されます．

　最後にローカルファクターは絶対の指標ではありません．あくまで「今までこういう傾向がありましたよ」というものです．臨床情報と組み合わせて総合的に判断することが重要です．

5　尿沈渣の隠れた極意

　血管炎の診断．自験例です．65 歳女性が，約 1 カ月半前からの発熱，全身の筋肉痛，持続する潜血尿（2＋），蛋白尿（3＋）を認めました．尿沈査の入院第 1～4 病日までは，変形の乏しい非糸球体性血尿を認める顕微鏡的血尿でした（Fig 4A）．入院当初より血管炎を鑑別の上位にあげていましたが，尿所見が合わない印象でした．その後，第 5 病日に MPO-ANCA 576IU/mL と高値で，ANCA 関連血管炎の診断でステロイドパルス療法（1g/ 日）が開始されました．その後，第 10 病日の尿沈渣ではドーナツ型などの変形赤血球を認め，以降糸球体性血尿の判定が続き，血管炎の腎病変による糸球体性血尿に合致する結果でした（Fig 4B）．

　血尿とは，腎・尿路系のどこかから，何らかの原因で赤血球が尿中へ流出した病態ですが，尿中赤血球形態が血尿の由来を推定することができる情報として重要とされています[21][22]．非糸球体型赤血球〔均一赤血球（isomorphic red blood cell：isomorphic RBC）〕と糸球体型赤血球〔変形赤血球（dysmorphic RBC）〕に分類します．さらに非糸球体型血尿では円盤状，球状，膨化状，萎縮状などを示し，ほぼ均一で単調な形態をとりま

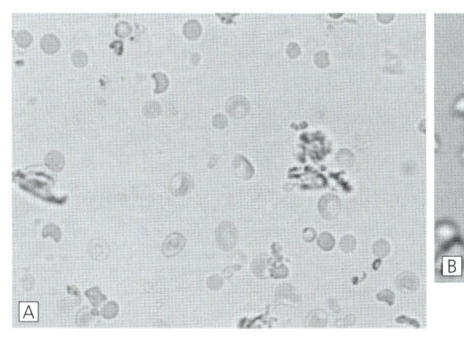 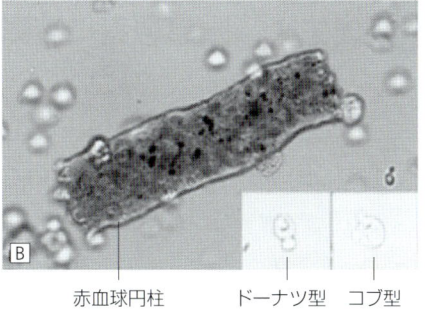

赤血球円柱　　　ドーナツ型　コブ型

Fig 4 ■ 65 歳女性患者の尿沈渣

A：第 1〜4 病日までは，変形赤血球の乏しい，非糸球体性血尿がみられた．
B：第 10 病日になると，ドーナツ型などの変形赤血球がみられ，糸球体性血尿と診断された．

す．一方，糸球体型血尿ではドーナツ状，コブ状，有棘状など不均一で多彩な形態をとります（Fig 5）．さらに赤血球円柱や，蛋白尿が見られる場合はほぼ確実に糸球体性の血尿とされています．変型赤血球が出現する機序としては，糸球体基底膜通過時の機械的刺激によるものや赤血球が尿細管を通過する際の広範囲な浸透圧変化・尿成分より受ける環境変化によるものなどが考えられていますが，詳細は成書に譲ります[21]．

　糸球体，尿細管の障害が急激に進行している症例では，糸球体性疾患であっても，尿中に変形せずに出現し，非糸球体性血尿と結果が出ることがあり，変形赤血球の少ない非糸球体血尿という結果が得られても，糸球体疾患を簡単には除外してはいけないようです．

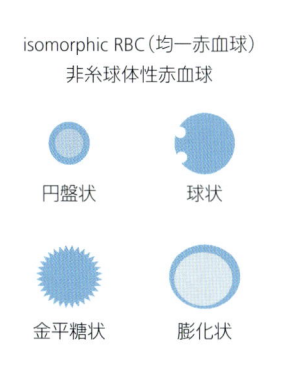

isomorphic RBC（均一赤血球）
非糸球体性赤血球

円盤状　　　球状

金平糖状　　膨化状

ほぼ円盤状で均一な形態を示し，
ヘモグロビンに富む

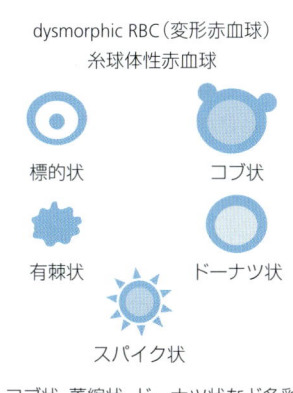

dysmorphic RBC（変形赤血球）
糸球体性赤血球

標的状　　　コブ状

有棘状　　　ドーナツ状

スパイク状

コブ状，萎縮状，ドーナツ状など多彩
脱ヘモグロビン

Fig 5 ■ 尿中赤血球形態の模式図

6　先生！　喘息患者に造影剤を使ってもいいですか？

- 気管支喘息患者に対する造影剤使用は，生命を脅かす場合が考えられるため，原則的に禁忌です．
- 診断は正確に行い，気管支喘息患者であれば可能な限り代替手段を考えます．
- 使用せざるを得ない場合は，事前の管理と準備も含めた万全の対応を行ってください．

気管支喘息は致死的となり得る

　典型的な気管支喘息は慢性の好酸球性気道炎症疾患であり，気道過敏性亢進，可逆性気流制限が特徴です[24]．発作性の呼吸困難や喘鳴をきたし，アナフィラキシーによる重積発作など，重篤な症状の場合は致死的ともなり得ます．吸入ステロイドの普及など，管理の向上で近年は減少傾向[24]ですが，喘息死を防ぐことは，我々にとって重要な命題となっています．

造影剤による副作用

　造影剤による副作用として，アナフィラキシーによる気管支喘息発作などのアレルギー，腎機能障害，褐色細胞腫の症状悪化など多彩な病態があげられております．この中でも特に重要といえる造影剤過敏反応は，いわゆる「偽アレルギー反応」とされ，そのメカニズムとしては，造影剤の IgE 非依存性マスト細胞や好塩基球への直接刺激で，ヒスタミンなどが放出されることによって起こると考えられています．過敏反応は，7割が即時型として，造影剤投与から 5 分以内に起こるとされ[25]，最も注意すべき病態です．また，遅発反応も起こり得ます．

　造影剤には，CT などで使用されるヨード系と，MRI で使用されるガドリニウム系があります．ヨード系はイオン性と非イオン性のものがあり，非イオン性で重篤な副作用がより少ないとされます[25]．またヨード系と比し，ガドリニウム系で重篤な副作用がより少ないとされますが，いずれにも注意は必要です．鳴海らの頻度調査[26]では，非イオン性血管内投与造影剤による重症副作用の頻度は，2.5 万例に 1 例，死亡例は 40 万例に 1 例，ガドリニウム造影剤による重度副作用の頻度は約 1.9 万例に 1 例，死亡例は約 83 万例に 1 例であったとされています．非イオン性ヨード系造影剤の添付文書には，ヨードやヨード造影剤に過敏症の既往歴のある患者は投与禁忌とされ，気管支喘息の患者は原則禁忌とされます[27]．Katayama らの報告[25]によると，非イオン性造影剤を投与する場合の重篤な副作用の発現率は，気管支喘息患者が全体と比し約 5.8 倍高くなっており，これは非イオン性造影剤の副作用歴がある患者のそれである約 4.5 倍より高い値を示しております．

気管支喘息患者に対する造影剤使用

上記のごとく重篤な発作が起こってしまうと致死的になるという理由から，気管支喘息患者への造影剤の使用は基本的には禁忌であると考えるべきです．

もし本当に気管支喘息を有しているのであれば，可能な限り使用を避け，異なった手段で代替することが最大の予防といえましょう．

Table 3 に，造影剤投与前に気管支喘息に関して確認すべきことを示します．まずは問診として，気管支喘息の有無や，造影剤による副作用発現の既往を確認しておくことは重要です．気管支喘息は診断が難しいこともあり，これまで指摘されていなかった方の中にも潜在している可能性もあります．小児期のみの症状や咳喘息のような病態で患者本人が気管支喘息を有している認識がなかったり，COPD などの類似疾患と誤って診断もしくは合併して気づかれていないこともよく経験します（近年，気管支喘息とCOPD の合併疾患が少なくないことが指摘されています）．

手術前などと同様に，最近の発作や夜間の症状，呼吸不全や高度の閉塞性換気障害といった呼吸状態の不安定さがないかなどを，総合的に評価します．この際，喘息予防管理ガイドライン[24]のコントロール状態の評価や重症度の分類も参考になります．

以上を確認して，いよいよ造影剤投与に臨む際の直前に，確立された方法ではありま

肺総論

Table 3 ■ 造影剤投与前に気管支喘息に関して確認すべきこと

診断
- 小児喘息も含め，気管支喘息の既往．
- 造影剤による副作用発現の既往．
- COPD 等の類似疾患との混同した診断，もしくは合併．

病勢の評価
- 現在の症状や呼吸状態の不安定さ（ガイドラインも参考）．
- 気管支喘息増悪因子．

管理
- 病勢コントロールが良好となるために必要な治療を追加．

Table 4 ■ 気管支喘息患者への造影剤を使用する際の前投与の例

[投与例 1]

プレドニゾン	13，7，1 時間前に 50mg 経口
ジフェンヒドラミン	1 時間前に 50mg 静注か筋注または経口

[投与例 2]

メチルプレドニゾロン	12，2 時間前に 32mg 経口
上記の投与例 1 のように，抗ヒスタミン薬を加えることもできる．	

＊緊急時等，その他の投与例については，下記引用元を参照．
(American College of Radiology: Manual on Contrast Media, Version 10.1[25]より改変)

せんが，Table 4 のような前投薬が試みられる場合もあります[28]．そして実際に造影剤を投与する際は，十分な人員の確保，救急薬剤（β_2刺激薬，ステロイド，アドレナリンなど）と気管内挿管器具の準備などを行い，体制を整えた上で，モニター監視のもと注意深い経過観察を行う必要があります．造影剤アレルギーがいざ起こってしまった場合は造影剤投与を即座に中止し，アナフィラキシーや気管支喘息発作の緊急対応を行います．また遅発反応も起こり得るため，投与終了後の経過観察も忘れずに行うべきです．

7 低腎機能患者に造影剤を使う前に

- 腎機能低下者（透析例含め），肝移植者，移植待機者に造影 MRI は避ける．
- GFR<30 では，腎性全身性線維症のリスクを考慮し，原則としてガドリウム造影剤は使用しない．
- どうしても必要な場合はガドテル酸メグルミンやガドキセト酸ナトリウムの使用を検討する．
- 造影 CT のヨード剤では NSF/NSD の報告はない．

腎性全身性線維症〔nephrogenic systemic fibrosis：NSF，以前は nephrogenic fibrosing dermopathy（NFD：腎性線維化性皮膚症）とよばれていた〕は腎機能の低下している患者にガドリウム造影剤を使用することによって発症します．呼吸器領域では肺癌の脳転移精査目的に MRI で使用されることが多いです．

1997 年に腎機能の悪い人の皮膚が肥厚・拘縮し全身の結合組織に線維化をきたす病態（NFD）が報告され，2006 年になってガドリウム造影剤との因果関係を指摘する論文が出てきました[29]．本邦では 2007 年に注意喚起がなされ，それ以降の NSF の報告はありません．

NSF は造影剤投与後に数日〜数週間かけて発症し，初発症状としては赤や黒の丘疹，皮膚の肥厚（木やオレンジの皮様と表現されます）を認め強皮症に似た症状を認めます．多臓器が浸食され急速に進行することで死亡例も報告されています．

詳しい機序は不明ですが遊離したガドリウムキレートが組織に沈着することで発症すると考えられています．

日本医学放射線学会・日本腎臓学会が合同で表明したガイドラインでは[30]，

- eGFR≧60mL/分/1.73m^2（以下略）
  →ガドリウム造影剤を使用しても問題ない（危険性が高いとする根拠に乏しい）
- 30≦eGFR<60
  →造影剤の使用を慎重に検討する（NSF の報告例あり）
- eGFR<30
  →原則として造影剤は使用しないとされています．

Table 5 ■ 日本での NSF の報告数

	腎原生全身性線維症 （件）	造影剤との因果関係が否定でき ないと評価されたもの （件）
ガドジアミド水和物	13	12
ガドペンテト酸ジメグルミン	8	2
ガドキセト酸ナトリウム	0	0
ガドテリドール	1	0
ガドテル酸メグルミン	1	0

（2011 年 11 月　医薬品・医療機器等安全性情報 No285[❶]から抜粋）

　また肝移植後，肝移植待機患者でも NSF の発症報告があり同様にガドウリム造影剤を使用しないことが推奨されています．どうしても使用しなければならない場合は NSF 発症の多くが，ガドジアミド水和物，ガドペンテト酸メグルミンの使用で報告されていることからこれらを避け，他のガドリウム造影剤を最低量使用することを検討します．下記の Table 5 は本邦での NSF の報告数です[❸1]．

　もし外来で強皮症に似た皮膚症状の患者に出会った場合は造影 MRI 使用歴を問診するべきでしょう．最後に，造影 CT で使われるのはヨード系の造影剤です．こちらに関して NSF の報告はありませんが，腎機能低下例では造影剤腎症をきたす可能性があり注意しなければなりません．具体的には eGFR<45 で造影剤腎症のリスクが高まるといわれています[❸2]．

📖 文献

❶ Altiner A, et al. Sputum colour for diagnosis of a bacterial infection in patients with acute cough. Scand J Prim Health Care. 2009; 27: 70-3.

❷ Johnson AL, et al. Sputum color: potential implications for clinical practice. Respir Care. 2008; 53: 450-4.

❸ Miravitlles M, et al. Sputum colour and bacteria in chronic bronchitis exacerbations: a pooled analysis. Eur Respir J. 2012; 39: 1354-60.

❹ Daniels JM, et al. Sputum colour reported by patients is not a reliable marker of the presence of bacteria in acute exacerbations of chronic obstructive pulmonary disease.Clin Microbiol Infect. 2010; 16: 583-8.

❺ Robert A, et al. Relationship of sputum color to nature and outpatient management of acute exacerbations of COPD. Chest. 2000; 117: 1638-45.

❻ Allegra L, et al. Sputum color as a marker of aute bacterial exacerbations of chronic obstructive pulmonary disease. Respir Med. 2005; 99: 742-7.

❼ Meyer KC, et al. An Official American Thoracic Society Clinical Practice Guideline: The Clinical utility of bronchoalveolar lavage cellular analysis in interstitial lung disease. Am J Respir Crit Care Med. 2012; 185: 1004-14.

❽ 日本呼吸器学会びまん性肺疾患学術部会, 厚生労働省難治性疾患克服研究事業びまん性肺疾患調査研究班, 編. 気管支肺胞洗浄 ［BAL］法の手引き 改訂第 2 版. 東京: 克誠堂出版; 2008. p.3-108.

❾ The BAL Cooperative Group Steering Committee. Bronchoalveolar lavage constituents in healthy individuals, idiopathic pulmonary fibrosis, and selected comparison groups. Am Rev Respir Dis. 1990; 141: S169-202.

❿ 近藤光子. 気管支肺胞洗浄 （BAL）. 気管支学. 2005; 27: 401-5.

肺総論

⑪ Costabel U, et al. Sensitivity and specificity of BAL findings in sarcoidosis. Sarcoidosis. 1992; 9 (Suppl 1): 211-4.

⑫ Dominguez J, et al. Detection of Streptococcus pneumoniae antigen by a rapid immunochromatographic assay in urine samples. Chest. 2001; 119; 243-9.

⑬ 佐藤長人, 他. 肺炎球菌尿中抗原迅速検出キットの有用性と抗原反応強度・持続期間の検討. 日呼吸会誌. 2004; 42; 247-52.

⑭ 中西雅樹, 他. 肺炎球菌尿中抗原陽性を呈した *Streptococcus oralis*, *Granulicatella adiacens* 誤嚥性肺炎・菌血症の 1 例. 日呼吸会誌. 2014; 3; 133-6.

⑮ 吉田佳成子, 他. 肺炎球菌尿中抗原検出キットを用いた尿中抗原陽性持続期間についての検討. 日呼吸会誌. 2003; 41; 521-5.

⑯ 村上日奈子. 尿中レジオネラ抗原検査. モダンメディア. 2004; 50; 86-91.

⑰ Shimada T, et al. Systematic review and metaanalysis: urinary antigen tests for legionellosis. Chest. 2009; 136; 1576-85.

⑱ 舘田一博. レジオネラ感染症の最新の診断と治療. 埼玉医大誌. 2003; 30; 91-8.

⑲ 中根茂喜, 他. アンチバイオグラムを作成・活用する. 薬局. 2012; 63: 62-7.

⑳ 神田善伸, 監訳. 好中球減少を呈する癌患者に対する抗微生物薬の使用に関する実践的臨床ガイドライン: 米国感染症学会による 2010 年改訂版. CID. 2011; 52: 11-8.

㉑ Birch DF, et al. Urinary erythrocyte morphology in the diagnosis of glomerular hematuria. Clin Nephrol. 1983; 20: 78-84.

㉒ Crop MJ, et al. Diagnostic value of urinary dysmorphic erythrocytes in clinical practice. Nephron Clin Pract. 2010; 115: c203-12.

㉓ 血尿診断ガイドライン編集委員会, 他編. 血尿診断ガイドライン. 東京: ライフサイエンス出版; 2013.

㉔ 喘息予防管理ガイドライン 2015 作成委員会. 喘息予防管理ガイドライン 2015. 東京: 協和企画; 2015.

㉕ Katayama H, et al. Adverse reactions to ionic and nonionic contrast media. A report from the Japanese Committee on the Safety of Contrast Media. Radiology. 1990; 175: 621-8.

㉖ 鳴海善文, 他. 非イオン性ヨード造影剤およびガドリニウム造影剤の重症副作用および死亡例の頻度調査. 日本医放会誌. 2005; 65: 300-1.

㉗ 早川克己, 他. 造影剤添付文書の「原則禁忌」について考える. 臨床画像. 2007; 23: 358-65.

㉘ American College of Radiology: Manual on Contrast Media, Version 10.1. http://www.acr.org/~/media/ACR/Documents/PDF/QualitySafety/Resources/Contrast%20Manual/2015_Contrast_Media.pdf

㉙ Grobner T, et al. Gadolium-a specific trigger for the development of nephrogenic fibrosing dermopathy and nephrogenic systemic fibrosis? Nephrol Dial Transplant. 2006; 21: 1104-8.

㉚ 日本医学放射線学会, 日本腎臓学会. 腎障害患者におけるガドリウム造影剤使用に関するガイドライン. 2009.

㉛ 厚生労働省. 医療品医療機器等安全性情報. No 285. 2011/11.

㉜ 腎障害患者におけるヨード造影剤使用に関するガイドライン. 2012.

2 肺胞出血: ヘモジデリンを活用せよ

1 ヘモジデリンに注目する

- 肺胞洗浄液（BALF）で回収液が 1,2,3 となるに従って血性が濃くなる.
- BALF の細胞診で多数の赤血球を認める.
- BALF の肺胞マクロファージ内にヘモジデリンの貪食を認める.

喀血，血痰を生じた患者で，胸部 X 線写真で異常陰影を見たら鑑別診断や血清学的検査は前述（p.10）の通りです.肺胞出血を疑った場合，どうやって診断をつけますか？

肺胞出血の診断には以下の 3 つがあるとよいでしょう.

①肺胞洗浄液（bronchoalveolar lavage fluid: BALF）で回収液が 1 液，2 液，3 液となるに従って血性が濃くなる（Fig 1A）.

② BALF の細胞診で多数の赤血球を認める（Fig 1B, C）.

③ BALF の肺胞マクロファージ内にヘモジデリンの貪食を認める（Fig 1B〜D, 矢印）.

肺胞出血は回収液が 1 液，2 液，3 液となるに従って赤色が強くなります（Fig 1A）. 3 液が一番濃くなるのは，肺胞領域の出血を反映するためです. BALF に存在する多数の赤血球は肺胞マクロファージに貪食されヘモグロビンからヘモジデリンへと変化します[1].

鉄染色まで施行しなくても，注意深い観察で Diff-Quick 染色で迅速な診断が可能です. 通常の細胞診ではメイ・ギムザ染色と異型性を主にみるためにパパニコロウ染色が行われますが，メイ・ギムザ染色の迅速簡易法である Diff-Quick 染色は血球形態の観察に有用です. 病理に提出された検体の読影は主に細胞の異型性についてのものであり，主治医側からヘモジデリンの貪食の有無や背景の赤血球の有無などの確認作業をしないと，レポートには記載されませんので，注意が必要です.

Diff-Quick 液では肺胞出血の場合，背景に多数の赤血球を伴い，大型化した肺胞マクロファージの細胞質内は，ヘモグロビン由来の黄褐色から茶褐色の色素であるヘモジデリンの貪食像，すなわち hemosiderin-laden macrophages（HLMs）を認めます（Fig 1B, C, 矢印） 本来は細胞の異型性を見るためのパパニコロー染色でも肺胞マクロファージの細胞質内に褐色のヘモジデリンの貪食像を認めます（Fig 1D）. 肺実質の病理所見では HE 染色（Fig 1E）および鉄染色（Fig 1F）ともに肺胞マクロファージの細胞質内に貪食されたヘモジデリンを確認できます.

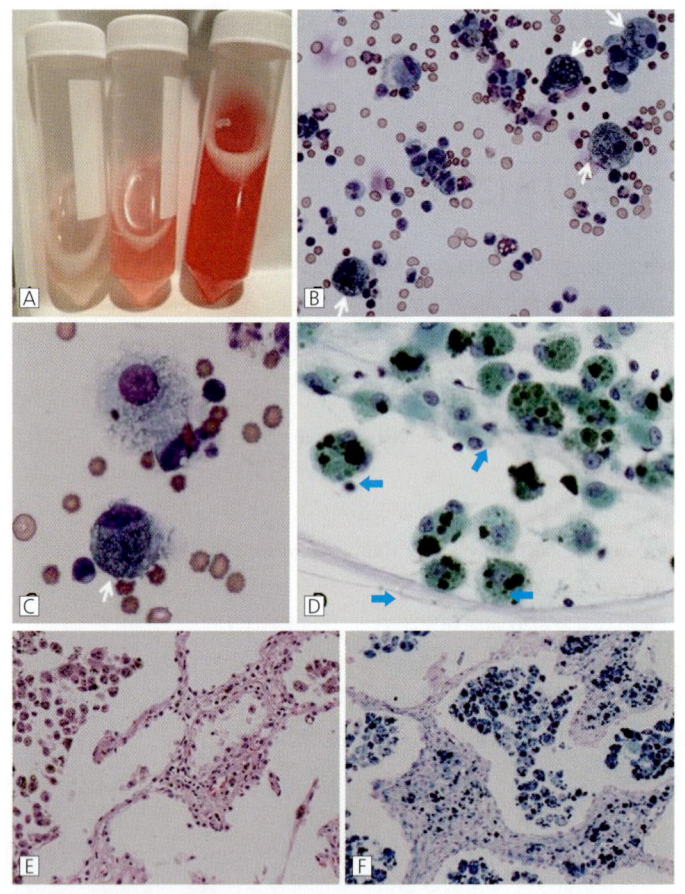

Fig 1 ■ 肺胞出血と肺胞マクロファージによるヘモジデリンの貪食

2 ヘモジデリンの盲点を理解する

- HLMs はうっ血性心不全でも認める．
- 過去のヒトでの報告では肺胞出血 2 日目（48 時間）には HLMs が出現し，12 日以降でも濃い細胞質内へのヘモジデリンの沈着を認めたとする報告がある．
- HLMs を認めなくても，肺胞出血後 48 時間以内，12 日以降ではその数が少ないことが想定され，肺胞出血の可能性を否定できない．
- 健常者でも BALF 中の肺胞マクロファージの 0.1〜0.5％に HLMs を認めたとする報告がある．

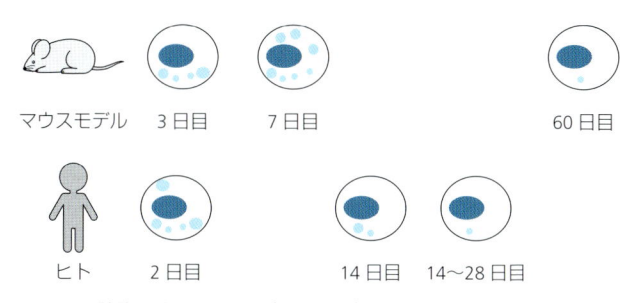

Fig 2 ■ 肺胞マクロファージのヘモジデリンの推移

HLMs は肺胞出血の診断根拠となりえますが，マウスを気管切開して羊の赤血球を気管内投与する肺胞出血モデルでは，HLMs の出現は BAL や肺組織では肺胞出血後 3 日目から認め，ピークは 7 日目に，そして 2 カ月後でも認めると報告されています❷（Fig 2）．興味深いことに同様の実験をウサギに行っても HLMs は認めなかったとされています．

Sherman らは肺胞出血した乳児 4 人の観察から HLMs は発症後 50 時間以内には存在せず，12 日後にわずかに存在すると報告しています❸．さらに Sherman らは非喫煙者の成人ボランティアの左舌区の BALF（100mL×5）から肺胞マクロファージを取り出し羊の血液を抗羊赤血球抗体とともに培養しヘモジデリン産生を 0，24，48，72，96，120 時間で観察しています．結果は，培養開始後 48 時間で HLMs を認め，120 時間後にも濃い細胞質への沈着を認めています（Fig 2）．驚くことに培養前の肺胞マクロファージのうち HLMs は 0.1〜0.5％に存在し，5 人のボランティアのうち 4 人で認めたと報告しています．びまん性肺障害の患者のうち HLMs が BALF 中の 20％以上を占めた場合は，20％未満よりも致死率が高いことが報告されており，観察時には貪食細胞の比率も見ておくとよいでしょう❹．

文献

❶ Golde DW, et al. Occult pulmonary haemorrhage in leukaemia. Br Med J. 1975; 2: 166-8.
❷ Epstein CE, et al. Time course of hemosiderin production by alveolar macrophages in a murine model. Chest. 2001; 120: 2013-20.
❸ Sherman JM, et al. Time course of hemosiderin production and clearance by human pulmonary macrophages. Chest. 1984; 86: 409-11.
❹ Maldonado F, et al. Haemosiderin-laden macrophages in the bronchoalveolar lavage fluid of patients with diffuse alveolar damage. Eur Respir J. 2009; 33: 1361-6.

3 アスペルギルス: まさにカメレオン

1 病態のスペクトラムを意識せよ！ 宿主の免疫状態，画像所見から治療の適応を判断せよ！

アスペルギルス感染症ですが，IDSA（米国感染症学会）や日本環境感染学会の"深在性真菌症の診断・治療ガイドライン 2014"などでちょいちょい名前が変わるので覚えられないのですが，大事なことは Fig 1 の大枠をつかむことです．筆者が秀逸だと思ったアスペルギルス感染症の論文の一つに"The spectrum of pulmonary aspergillosis"と題した Gefter らの総説があります[1]．

侵襲性肺アスペルギルス症（invasive pulmonary aspergillosis：IPA）は最重症型であり，主に悪性造血器疾患や造血幹細胞移植後の好中球減少時に発症し，胸部 CT で浸潤影や halo sign を呈する結節として認めますが，呼吸器領域ではその頻度は極めて低いと考えます．よく遭遇するのは昔から semi-invasive（半侵潤性）や慢性壊死性肺アスペルギルス症（chronic necrotizing pulmonary aspergillosis：CNPA）とよばれていた空洞周囲に浸潤影を伴う病態，non-invasive（非侵潤性）の状態である aspergilloma だと思われます．

アスペルギルスがヤドカリのように住まいをただ借りているおとなしい住人であるのが aspergilloma（アスペルギルス腫）であり，ちょっと性格が不良（免疫状態が不良）になってくると周囲に迷惑をかける住人となり（浸潤影を作り），本物の不良（免疫不全状態）になると手がつけられず外に出て悪さをする IPA になる…と覚えるとイメージがわきますね！（Fig 1）また重要なことはこの病態は両方向性に，宿主の免疫状態に応じてとりうる病態が違うということです[2]．ホスト側の反応によって病態が変化し，

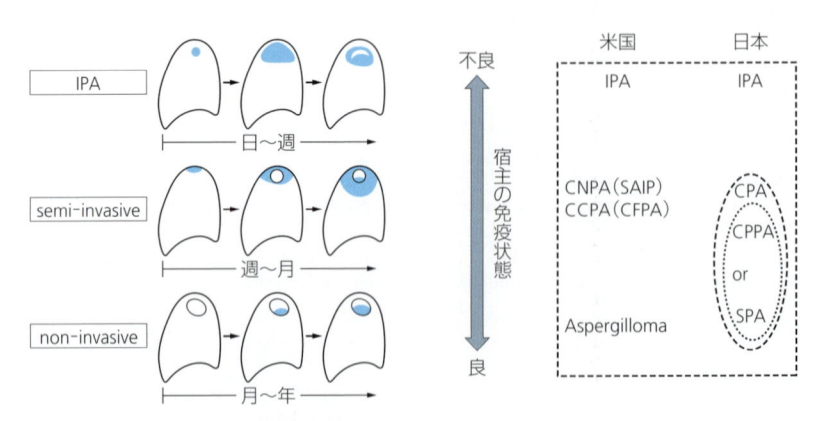

Fig 1 ■ アスペルギルス感染症の病態

まさにアスペルギルスはカメレオンです．

　それで，semi-invasive の状態を現在では慢性肺アスペルギルス症（chronic pulmonary aspergillosis：CPA）とよび，慢性進行性肺アスペルギルス症（chronic progressive pulmonary aspergillosis：CPPA）や単純性肺アスペルギローマ（simple pulmonary aspergilloma：SPA）を包括する概念となっています．IDSA は 2003 年に CNPA（chronic progressive pulmonary aspergilosis）を新たに CCPA（chronic cavitary pulmonary aspergillosis）/CFPA（chronic fibrosing pulmonary aspergillosis）と CNPA（subacute invasive aspergillosis：SAIP）に細分化しています．もはや念仏を唱える状態です…これは覚えなくてもよく，Fig 1 の左図を免疫状態とともに意識できれば OK でしょう．特に semi-invasive な状態は糖尿病，低栄養，アルコール多飲，高齢，放射線照射後，COPD，ステロイド治療がリスク因子として知られています．

　当科では aspergilloma（SPA）があった場合は経過観察か手術，semi-invasive の場合，画像所見や発熱，咳嗽などの症状が強い場合にはキャンディン系製剤（カスポファンギン，ミカファンギン）やボリコナゾール，イトラコナゾールなどを使用することが多いと思われます．血中のアスペルギルス抗原は non-invasive や semi-invasive な状態では陰性であることも多く，血液疾患患者や，造血幹細胞移植後や固形癌移植後で好中球減少を伴う IPA 以外では診断精度は不明です．さらに semi-invasive な場合，特定の抗菌薬（アンピシリン / スルバクタム，ピペラシリン / タゾバクタムやガンマグロブリン製剤，シクロホスファミドなどの投与で偽陽性の可能性があり解釈には注意が必要です❸．

　ただし，抗アスペルギルス沈降抗体は aspergilloma では約 90〜100％で陽性となり補助診断として有用です．

　ところで，aspergilloma，つまりおとなしかったヤドカリ君が暴れだしたと感じる時（semi-invasive な時）は，どういう所見があるでしょうか？　発熱や湿性咳嗽が続き，画像上は空洞壁が厚くなる，空洞内の菌球が大きくなる，空洞陰影自体の拡大，空洞周囲の浸潤影の拡大などいろいろありますね．ヤドカリ君は血管が好きだから浸潤して空洞周囲に悪さするんじゃないの？などと思ってしまいますが，話はそれだけではありません．過去の自験例（72 歳男性）でも菌球自体は空洞内に収まっており，空洞壁に浸潤した形跡はないのに，なぜか空洞周囲の肺実質に浸潤影が拡がっている，まさに semi-invasive であったことがあります（Fig 2 左から 9 カ月前，3 週前，来院時）❹．検出された菌は Aspergillus niger です．浸潤影ができる機序はまだ完全に解明されていません．剖検では空洞内に A. niger の菌体と離れた場所にシュウ酸カルシウム（Fig 3）があり，これは A.niger や A.fumigatus が産生する組織障害性をもつ oxalic acid の析出物であるとされています．興味深いのは A.niger の経気道感染モデルでは菌そのものの血管，組織への侵襲がなくても，このシュウ酸カルシウムが炎症を惹起する可能性があることです❺．アスペルギルス感染症は根治が困難な疾患であり，治療導入，撤退の判断や手術の適応の判断など，しっかりとした評価が必要ですね．

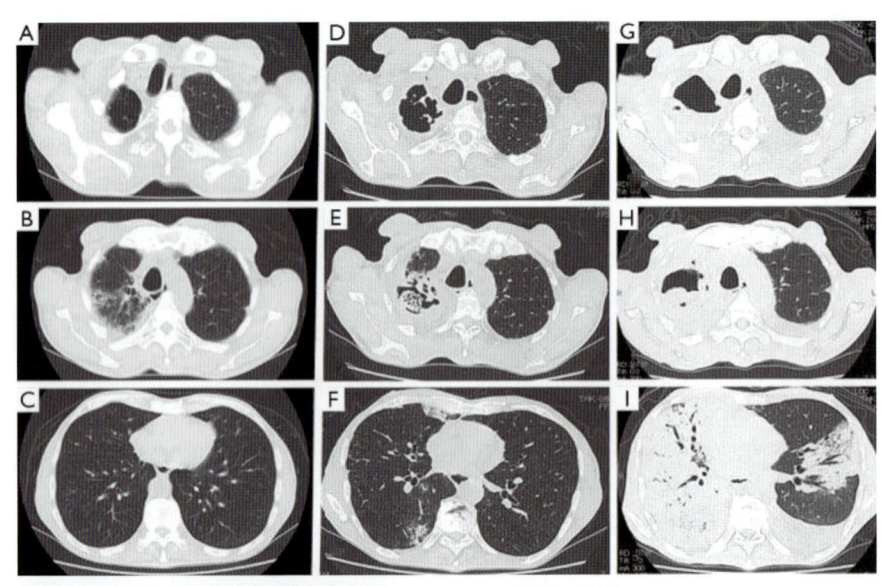

Fig 2 ■ アスペルギルス感染症の進行過程（9カ月，3週前，来院時）

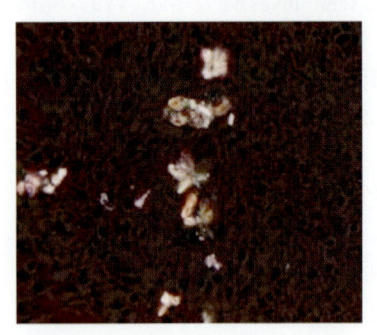

Fig 3 ■ 偏光顕微鏡でみたシュウ酸カルシウム

2 アスペルギルス抗原と抗体について

- 肺アスペルギルス症の病態によって感度・特異度は変わってくる．
- アスペルギルス抗原の偽陽性となりうる因子を覚えよう．

　肺アスペルギルス症は様々な病型があり，近年は侵襲性肺アスペルギルス症（invasive pulmonary aspergillosis：IPA），慢性進行性肺アスペルギルス症（chronic progressive pulmonary aspergillosis：CPPA），単純性肺アスペルギローマ（simple pulmonary aspergilloma：SPA），アレルギー性気管支肺アスペルギルス症（allergic bronchopulmonary aspergillosis：ABPA）に分けられます．

　診断法には，培養検査や顕微鏡検査，病理組織学的検査で菌の関与を証明する確定診断と，画像や血清診断，遺伝子検査があります．実臨床では気管支鏡検査などの侵襲のある検査を行うことが困難な症例も多く，菌の検出率も高くないため，補助診断法を組み合わせて診断を進め，治療を行っていきます．今回，補助診断であるアスペルギルス抗原と抗体について検討していきます．

アスペルギルス抗原

　アスペルギルス抗原は *Aspergillus fumigatus* 由来の細胞壁構成成分であるガラクトマンナン抗原が用いられます．血清アスペルギルス抗原は呼吸器領域では IPA で陽性となることが多いとされていますが，現在普及しているカットオフインデックス 0.5 は主に血液悪性腫瘍の患者が対象で，非血液疾患では偽陽性が多くなり注意が必要です．IPA に対する特異度は 90〜100％と高く，感度は施設ごとのばらつきが大きくなっています[6]．CPPA ではアスペルギルス抗原の感度は 63.4％，特異度は 68.6％とされ，IPA に比べると有用性はあまり高くありません[7]．またカットオフインデックスを 1.0 にすると，CPPA で感度は 37.3％に低下するものの特異度は 91.0％に上昇し，偽陽性率を抑えられる可能性があります[7]．呼吸器内科領域では IPA よりも CPPA や SPA が多く，カットオフインデックスを 0.5 にした場合は特に偽陽性の可能性を考慮すべきです．またアスペルギルス抗原の偽陽性となる因子を Table 1 にあげます[8]．

Table 1 ■ アスペルギルスガラクトマンナン抗原の偽陽性となる原因

- ピペラシリン・タゾバクタム投与下
- アモキシシリン・クラブラン酸投与下
- *Bifidobacterium* spp の腸管内定着
- *Cryptococcus neoformans* 感染症
- 牛乳や大豆などガラクトマンナンを含む食品の摂取

　最近では気管支洗浄液や気管支肺胞洗浄液でのアスペルギルス抗原の感度，特異度が血清に比べて良いとの報告もあり，今後有用になってくる可能性があります[9]．

アスペルギルス抗体

　アスペルギルス抗体は IPA など急速に進行する場合，抗体産生を起こすような免疫応答が起こらず抗体価が上昇しないことが多いですが CPPA や SPA では感度は 78.9％，特異度は 95.6％とする報告があり，有用であると考えます[10]．

3 ITBA と ABPA：感染症かアレルギーか，それが問題なのだ！

　これまでは宿主側の免疫状態により感染症の病態が異なる点において話をしてきました．さらに，どうしても頭の片隅においておきたい疾患があります．肺病変ではなく，侵襲性気管支アスペルギルス症（invasive tracheobronchial aspergillosis：ITBA）という気管支壁にアスペルギルスが浸潤していく病態とアレルギー性気管支肺アスペルギルス症（allergic bronchopulmonary aspergillosis：ABPA）というアスペルギルス属に対するⅠ，Ⅲ，Ⅳ型アレルギーによる病態があるのです（Fig 4）．

　ITBA は宿主側の免疫応答の低下に伴うことが多いと考えられます．例えば SLE と皮膚筋炎のオーバーラップ症候群に生じた ITBA は[11]，粘膜の発赤を伴う潰瘍を伴う多数の白色の隆起性病変を気管，気管支に認め（Fig 5A〜C）気道粘膜を生検すると気道上皮の剥離とともに気道壁に向かい浸潤している真っ最中（白い点線）のアスペルギルスを組織所見で認めます（Fig 5D, E）．

　その他，インフルエンザウイルス感染後には下気道の好中球・マクロファージの機能低下が出現することが判明しており，インフルエンザウイルスによる気道上皮障害が加わるとアスペルギルスがより浸潤しやすい状況となります．インフルエンザ感染3日後前後から二次感染に対する感受性が高まり，感染1週間前後でピークに達するとされています[12]．インフルエンザ感染が落ち着いたと思ったら細菌性肺炎の合併が出現するのがこの時期に多いのはそのためなんですね．最近，ICU 148 施設でのインフルエンザ感染後の二次感染（2009〜2015 年）の前向き観察研究がスペインから報告されました[13]．482 症例のうちその原因菌は肺炎球菌（51%），緑膿菌（11.4%），MSSA（8.7%），アスペルギルス属（7.2%），インフルエンザ菌（3.5%）の順であり，アスペルギルスはやはり考慮すべき原因菌となっています．

　インフルエンザ感染後の二次感染の当院で経験したインフルエンザ肺炎後に ITBA を

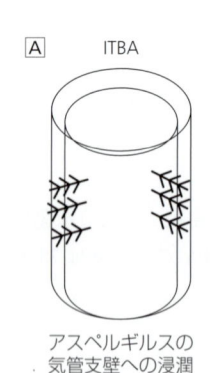
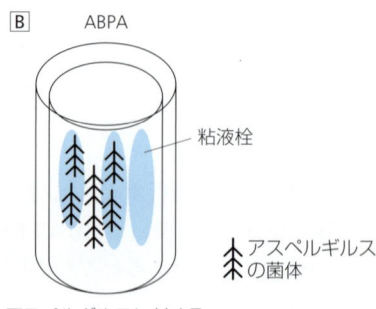

Ⓐ ITBA

Ⓑ ABPA

粘液栓

アスペルギルスの菌体

アスペルギルスの気管支壁への浸潤

アスペルギルスに対するⅠ, Ⅲ, Ⅳ型アレルギー

Fig 4 ■ ITBA と ABPA のシェーマ

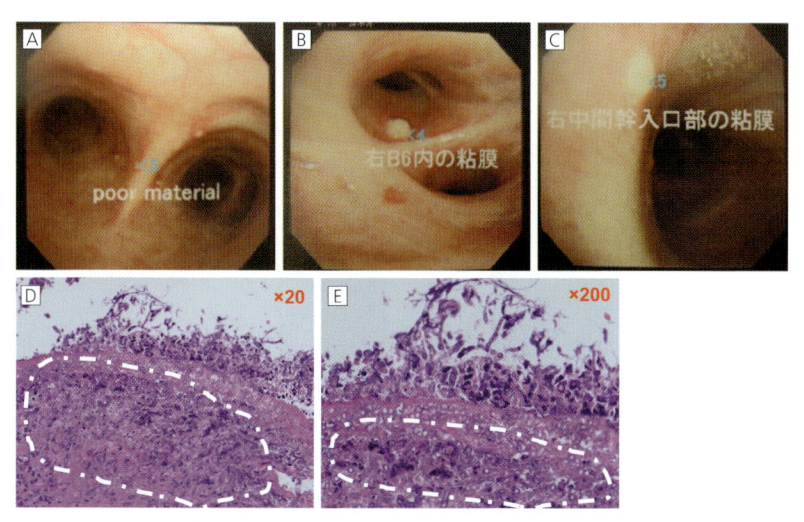

Fig 5 ■ アスペルギルス感染による気道粘膜潰瘍（A，B，C）と粘膜下への浸潤（D，E）

発症した症例は（最終的には肺野にもアスペルギルスが浸潤しましたが…），気管内腔には同様の潰瘍を伴う多数の白色の隆起性病変を認め，気管分岐部の気道粘膜の生検で気道上皮の剥離，消失（Fig 6A，矢印）と粘膜下への炎症細胞浸潤（Fig 6A），気管洗浄液からは Grocott 染色でアスペルギルスが検出（Fig 6B）されています．

　ITBA の場合は，侵襲性肺アスペルギルス症に準じた強力な治療が必要になります．

　次にアレルギー疾患に分類される ABPA は押さえておくべき病態です．一言で言うなら気管内にいるアスペルギルスに対してⅠ，Ⅲ，Ⅳ型アレルギーが生じて，その結

感染症

間質性肺炎・アレルギー

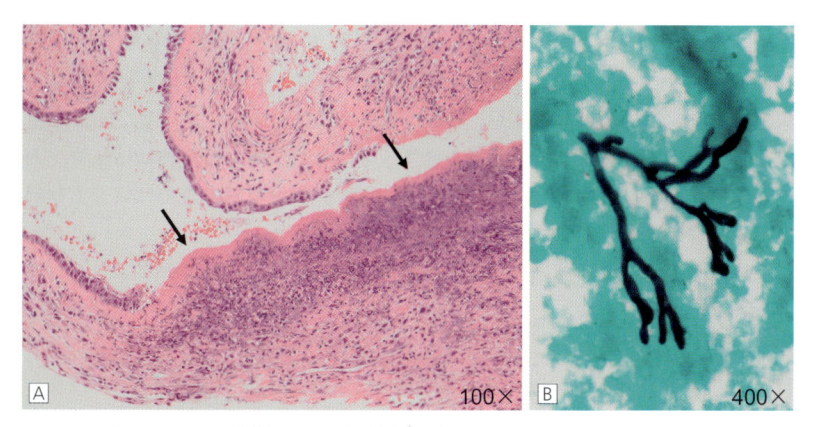

Fig 6 ■ インフルエンザ感染による気道上皮障害
A：気道上皮の剥離，消失（→），粘膜下への炎症細胞浸潤（＊）．B：Grocott 染色によるアスペルギルス

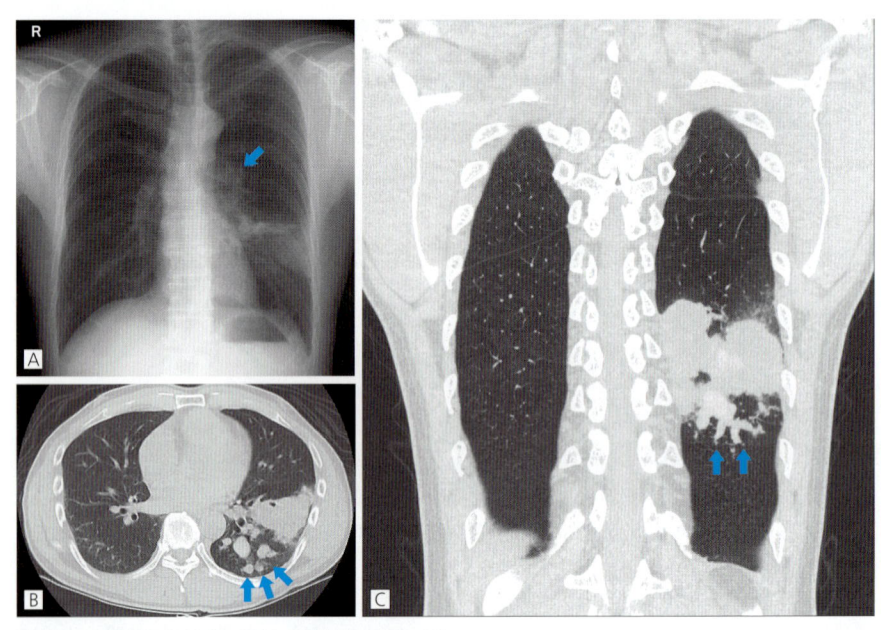

Fig 7 ■ ABPA の X 線（A），胸部 CT（B，C）
A: 左中下肺野の腫瘤影．B，C: 粘液腺を伴う腫瘤影

果，気道の粘膜浮腫，気道狭窄，分泌物の貯留（Fig 4B の青色部分）があり，喘息様の症状を起こす，というものです．症例は 54 歳男性．5 月末から発熱，咳嗽が生じ，他院で肺炎と診断され，左肺腫瘤を認め肺腺癌疑いで当院に紹介．前医の末梢血データでは好酸球や IgE 高値が指摘されていたようです．バイタルサインおよび身体所見には異常ありません．既往歴は小児喘息があり 25〜40 歳まで 15 本 / 日の喫煙歴があります．胸部 X 線では左肺浸潤影を疑う病変がありますが，中枢性の気管支壁肥厚が目立つ印象です（Fig 7A 矢印）．胸部 CT（Fig 7B 矢印）では確かに左下葉に consolidation がありますが，粘液栓を疑う所見があります．さらに冠状断では棍棒状に気管支内の粘液栓を疑う所見がありますね（Fig 7C 矢印）．さて，気管支鏡検査では気管支粘膜浮腫と多量の分泌物，部分的に気道閉塞所見を認めていました．

　気管支洗浄液では好酸球とアスペルギルスが細胞診で証明されています．

ABPA の診断基準

　1977 年に提唱された Rosenberg の診断基準（Table 2）が有名ですが[14]，残念ながらアスペルギルスの即時型皮内反応が可能な施設は限られるのではないかと思います．本症例では 1，2，4，6，7 の 5 項目を満たしていました．

　1988 年には Greenberger らが新たな診断基準を提唱し[15]，好酸球の項目が消失してい

Table 2 ■ Rosenberg の診断基準

一次基準
1. 発作性呼吸困難，喘息
2. 末梢血好酸球の増多
3. アスペルギルス抗原に対する即時型皮内反応陽性
4. *A. fumigatus* 抗原に対する沈降抗体陽性
5. 血清総 IgE 高値＞1000ng/mL
6. 移動性または固定性の肺浸潤影の既往歴
7. 胸部 CT における中枢性気道の拡張

二次基準
1. 繰り返す喀痰からのアスペルギルスの検出
2. 茶褐色の粘液栓子を喀出した既往歴
3. アスペルギルス抗原に対する遅発型（Arthus）皮膚反応陽性

確実：一次基準の 7 項目すべてを満たす
ほぼ確実：一次基準の 6 項目を満たす
二次基準を満たせば確実性が増す

ますが，一般的には Rosenberg による診断基準が用いられていますね[16]．

　最後に，ABPA の治療ですが，アレルギーに対しての治療はステロイドとなります．0.5～1.0mg/kg のプレドニゾロン（最大量は 60mg）を 2 週間投与し，症状の改善があれば，2～3 カ月かけて減量します．筆者が研修医だった 2000 年に興味深い study が出ています．アスペルギルスがアレルギーのもとならば，逆転の発想でそれをなくしてしまえばアレルギー自体がコントロールできるかも？という study です[17]．ステロイドから離脱できない比較的重症な ABPA ではイトラコナゾールの 400mg/ 日の治療でステロイドの減量効果があったとするものでした．実際の臨床でそこまで使用される症例はかなり稀になると思います．ABPA の鑑別は好酸球がらみとして，急性 / 慢性好酸球性肺炎，好酸球性多発血管炎性肉芽腫症（EGPA），寄生虫（例：糸状虫，回虫，Loffler syndrome），薬剤性肺炎はあげるべきですね．

　ABPA と ITBA…その違い，しかと記憶しましょう！

📖 文献

❶ Gefter WB. The spectrum of pulmonary aspergillosis. J Thorac Imaging. 1992; 7: 56-74.
❷ Segal BH, et al. Current approaches to diagnosis and treatment of invasive aspergillosis. Am J Respir Crit Care Med. 2006; 173: 707-17.
❸ Cuenca-Estrella M, et al. Detection and investigation of invasive mould disease. J Antimicrob Chemother. 2011; 66（Suppl 1）: i15-24.
❹ Oda M, et al. Calcium oxalate crystal deposition in a patient with Aspergilloma due to Aspergillus niger. J Thorac Dis. 2013; 5: E174-8.
❺ Yoshida K. The correlation between tissue injury and calcium oxalate crystal production in rat's lung with experimental Aspergillus niger infection. Kansenshogaku Zasshi. 1998; 72: 621-30.

感染症

間質性肺炎・アレルギー

❻ 深在性真菌症ガイドライン作成委員会. 深在性真菌症の診断・治療ガイドライン 2014. 東京: 協和企画; 2014.

❼ 藤内智, 他. 慢性壊死性肺アスペルギルス症臨床診断におけるガラクトマンナン抗原および β-D グルカン値の検討. 日本呼吸器学会誌. 2009; 47: 7-11.

❽ 吉田耕一郎. アスペルギルス感染症の血清診断法と（1-3）-β-D- グルカン測定法の進歩. 真菌誌, 2006; 47: 135-42.

❾ Kono Y, et al. The utility of galactmannan antigen in the bronchial washing and serum for diagnosing pulumonry aspergillosis. Respiratory Medicine. 2013; 107: 1094-100.

❿ 安藤陽一郎, 他. 血清アスペルギルス沈降抗体検査症例の臨床的検討. 日呼吸会誌. 2012; 1: 3-8.

⓫ Sada M, et al. Invasive tracheobronchial aspergillosis in a patient with systemic lupus erythematosus-dermatomyositis overlap syndrome. Intern Med. 2013; 52: 2149-53.

⓬ McCullers JA. The co-pathogenesis of influenza viruses with bacteria in the lung. Nat Rev Microbiol. 2014; 12: 252-62.

⓭ Martin-Loeches I, et al. Increased incidence of co-infection in critically ill patients with influenza. Intensive Care Med. 2017; 43: 48-58.

⓮ Rosenberg M, et al. Clinical and immunologic criteria for the diagnosis of allergic bronchopulmonary aspergillosis. Ann Intern Med. 1977; 86: 405-14.

⓯ Greenberger PA, et al. Allergic bronchopulmonary aspergillosis and the evaluation of the patient with asthma. J Allergy Clin Immunol. 1988; 81: 646-50.

⓰ Vlahakis NE, et al. Diagnosis and treatment of allergic bronchopulmonary aspergillosis. Mayo Clin Proc. 2001; 76: 930-8.

⓱ Stevens DA, et al. A randomized trial of itraconazole in allergic bronchopulmonary aspergillosis. N Engl J Med. 2000; 342: 756-62.

JCOPY 498-13044

いつか出会う合併症

1 鉄の利用障害を理解せよ！

- 慢性炎症により肝細胞で産生されたヘプシジン（hepcidin）は血清鉄を減少させ，血清フェリチン値を上昇させる．つまり鉄の利用障害！
- Fe/TIBC＜0.16（Transferrin saturation＜16％）かつフェリチン30mg/L未満を満たせば慢性疾患の有無を問わず文句なしの鉄欠乏性貧血．
- Fe/TIBC＜0.16かつフェリチンが上昇（30～100ng/mL）している場合は，慢性炎症に伴う真の鉄欠乏性貧血か，慢性疾患の炎症に伴う貧血かの判断は血清トランスフェリン/logフェリチンによる鑑別を要する．

　体内の鉄はいくつかの方法で保たれています．それは赤血球の破壊に伴う鉄のリサイクルや鉄自体の排泄メカニズムをもたないことによります．ですが，過剰鉄は体へは有害となるためおよそ1～2mg/日に吸収は抑えられ，1日に必要な鉄25mgはマクロファージが古くなった赤血球を処理するリサイクル機能により得られます[1]．炎症に伴いマクロファージから産生されるIL-6により，肝細胞からヘプシジンが産生され，①小腸からの鉄の吸収を阻害し，②マクロファージからの鉄の放出を阻害します[2]（Fig 1）．この機序によりヘプシジンは血清鉄の減少に関与するkey mediatorであると報告されてきました[3,4]．

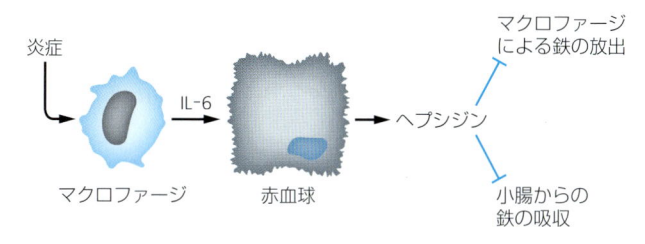

Fig 1 ■ ヘプシジンと鉄の利用障害
(Fleming RE, et al. Proc Natl Acad Soi U S A. 2001; 98: 8160-2[2])

　血清鉄は減少する一方で，ヘプシジンは網内系のマクロファージや腺窩細胞での鉄の取り込みを増加させるためフェリチンは増加します．新しい総説でもこの概念は覆されることのない事実です[1]．
　では実際に鉄欠乏性貧血を見つけるためにはどうするか？　Fig 2のアルゴリズムを

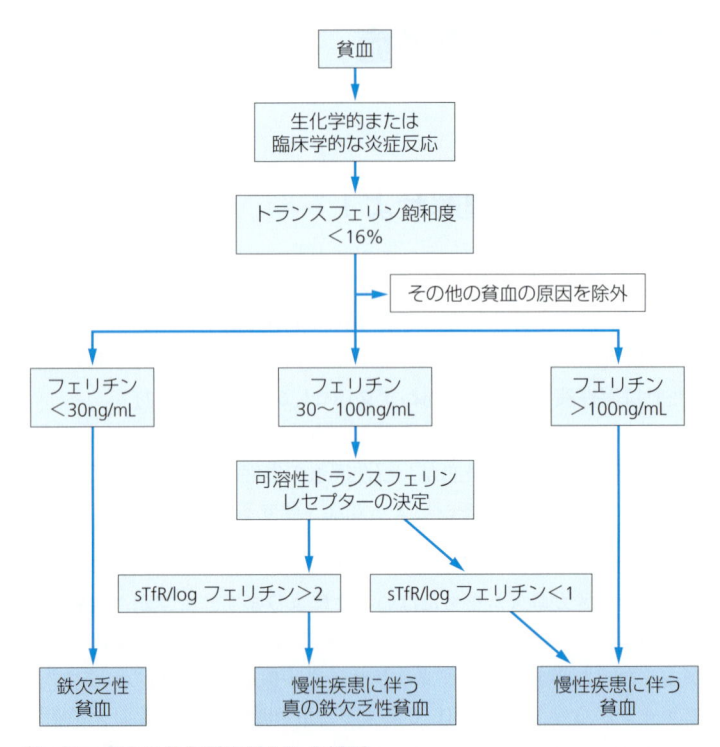

Fig 2 ■ 貧血の鉄欠乏を軸とした鑑別

使いましょう.

　Fe/TIBC＜0.16，すなわち transferrin saturation＜16％かつ血清のフェリチンが 30μg/L 未満は文句なしの鉄欠乏性貧血です．しかしながら，体内に炎症がある状態の鉄欠乏性貧血のフェリチン cut off 値は議論のあるところで，例えば心不全や，Fe/TIBC＜0.3 である慢性腎不全であれば鉄欠乏の判断にはフェリチンが 300μg/L 未満とする報告もあります[❶].

　ですから，Fe/TIBC＜0.16 でフェリチンが 30〜100ng/mL にある場合は慢性炎症に伴う真の鉄欠乏性貧血か，慢性疾患に伴う貧血（鉄の利用障害が主体の病態）かの判断が難しくなり血清トランスフェリン /log フェリチンが＞2 か＜1 で鑑別を行うことができます．筆者の個人的な見解としては，炎症の有無にかかわらず，鉄の補充が必要な鉄欠乏性貧血の基準（＜30μg/mL）を見落とさなければ OK と思っています．

　経口摂取ができない，消化管からの吸収が不良（術後），透析中の腎不全患者では静脈注射で鉄剤を投与することがあります．鉄の必要量は以下の式で計算できます．

　BW(kg)×2.3×Hb 不足量(ターゲットとする Hb−患者の Hb)＋500〜1000mg

　いずれにしても自己免疫疾患，癌，感染症，慢性腎疾患では，慢性炎症を背景とした

血清鉄の減少をすぐに鉄欠乏性貧血と判断することなく，血清フェリチンの上昇を確認しておくことが大事ですね．

2 SAS は社会全体の損失に

- 睡眠時無呼吸症候群（SAS）の診断は日中の過剰な眠気（EDS）もしくは閉塞性無呼吸に起因する様々な症候のいくつかを伴い，かつ無呼吸低呼吸指数（AHI）が 5 以上．
- 治療は減量などの生活習慣の改善から CPAP 療法まで様々な方法がある．患者さんとしっかり相談しながら決めていこう．

睡眠時無呼吸症候群（sleep apnea syndrome：SAS）はそれに伴う交通事故のニュースが頻繁に出るようになってから，医療従事者だけでなく一般の人々にも広く知れ渡る疾患となりました．

SAS は，上気道の閉塞によって引き起こされる閉塞性睡眠時無呼吸症候群（obstructive sleep apnea syndrome：OSAS）と脳の呼吸中枢の機能障害によって引き起こされる中枢性睡眠時無呼吸症候群（central sleep apnea syndrome：CSAS）とその両方の特徴をもつ混合型（mixed sleep apnea syndrome）がありますが，ここでは主に最初の OSAS についてのお話です．

OSAS は，睡眠中のいびきや日中の眠気など多種にわたる症状がみられます[5]が，睡眠中のいびきや無呼吸は自分ではわかりにくいので，家族に指摘されて来院してくる患者さんは結構いらっしゃいます．

SAS が疑われた場合は，まず簡易的な睡眠検査を行います．これは外来で可能な検査のためスクリーニングに適しています．スクリーニング検査で強く疑う場合や自覚症状がある場合，確定診断を得るために，ポリソムノグラフィー（polysomnography：PSG）を行います．

最終的に，日中の過剰な眠気（excessive daytime sleepness：EDS）もしくは閉塞性無呼吸に起因する様々な症候のいくつかを伴い，無呼吸低呼吸指数（apnea hypopnea index：AHI）が 5 以上であれば診断されます[5]．なお，AHI とは睡眠中 1 時間に 10 秒以上継続する無呼吸（apnea）と低呼吸（hypopnea）を合わせた頻度のことです．

OSAS の診断は一般的にはこの基準に沿っていいと思われます．しかし，米国睡眠学会（American Academy of Sleep Medicine：AASM）は 1999 年に診断基準を作って以降，2007 年，2014 年など次々に基準を更新しています[6~8]．無呼吸や低呼吸の定義が発行のたびに若干異なり，また呼吸努力関連覚醒反応イベント〔respiratory effort related arousal（RERA）event〕という概念も出てきています．日本のガイドラインは AASM を参考にして診断基準が定められていますので，今後は日本でも診断基準が変更される

かもしれません．

　なお，OSAS では AHI 5〜14 が軽症，15〜29 が中等症，30 以上が重症と分類されています．

　OSAS の治療にはいくつか方法があります．

　まず，減量や側臥位での睡眠，禁酒，睡眠薬の中止などがあります．2000 年の JAMA に発表された報告では，10％の減量は AHI を 26％低下させるとしています．逆に 10％の体重増加は AHI を 32％上昇させるという結果でした[9]．これらの方法はお金があまりかからないというのが大きなメリットかもしれません．しかし，これでも改善しない場合，CPAP（continuous positive airway pressure）療法や口腔内装置の装着，口蓋垂軟口蓋咽頭形成術（uvulopalatopharyngoplasty：UPPP）を代表とした手術療法などが考慮されます．呼吸器内科がメインで関わるものは CPAP 療法です．CPAP 療法は保険診療が行えます．ただし，OSAS すべての人が保険診療の適応ではありません．簡単にいうと，自覚症状があって簡易検査で AHI 40 以上もしくは自覚症状があって PSG で AHI 20 以上の方が適応になります．そのため，軽症の OSAS は保険適応から除外されるので覚えておく必要があります．OSAS 患者の多くは CPAP 療法後に症状は改善します．しかし中枢性無呼吸や Cheyne-Stokes 呼吸を伴っている人は CPAP 療法ではなく，ASV（adaptive servo-ventilation）という治療の方がいいでしょう．また，CPAP 療法は鼻出血や口腔内乾燥，加圧に伴う不快感などが強い患者もいることから，治療後もしっかりと合併症に注意する必要があります．

　OSAS は糖尿病や脳卒中，心疾患など多くの疾患の危険因子とされています[10〜12]．しかし，CPAP 療法などの適切な治療法を行えば，脳卒中や心疾患などにおける死亡率を軽減させることができます[13,14]．そのため患者さんと相談しながら検査や治療法を検討するのが大事です．

3　カテーテルは抜くだけじゃ能がない！

- カテーテル関連血流感染症（CRBSI）の確定診断は，カテーテル先端培養と末梢血から採血された血液培養が一致することが条件．
- 治療期間延長の必要性を判断するため，治療開始 72 時間後を目安とした血液培養は必ず再検する．
- 自施設で行われているカテ先培養の方法を確認する．
- 末梢血とカテ先からの血液培養陽性の時間差をみて診断する方法がある．

　カテーテル関連血流感染症（catheter-related blood stream infection：CRBSI）は入院患者の感染症による発熱原因においては肺炎，SSI（手術部位感染），胃・腸管感染，尿路感染に次いで多いとされています[15]．言うまでもなくマキシマルバリアプレコーション

をはじめとした適切な手段や管理を徹底し予防することが重要ですが，一度発症した場合は入院期間の長期化や医療費の増加を招き，また初期対応によっては重症化する可能性が高くなります．ここでは CRBSI の診断・治療について 2009 年に米国感染症学会が出したガイドライン[16]を中心に述べます．

診断

　血管内カテーテルが留置されている入院患者が発熱をきたした場合は CRBSI を疑います．カテーテル挿入部の炎症もしくは膿の所見は，特異度は高いものの感度は低く，見られないからといって否定できるものではないのが診断の難しいところです．カテーテル培養は CRBSI を疑ってカテーテルを抜去した場合に行い，その際は先端 5cm を切断し提出します．また抗菌薬投与前にカテーテルと末梢静脈から 2 セット血液培養を採取します．CRBSI の確定診断は，カテーテル先端培養と抗菌薬投与前の末梢血から採血された血液培養（少なくとも 1 セット）が一致することが条件ですが，特にカテーテル先端培養検査の特異度や陽性尤度比は明らかでなく，カテーテル先端培養検査陽性のみをもって治療することはありません．当院で施行しているカテ先培養は半定量法とよばれるもので，血液寒天培地の片面にカテ先を刺して内腔の菌を培養，もう片面にカテ先そのものを転がして外周に付着した菌を培養します（Fig 3）15CFU（colony forming unit）の菌量を感度 85%（58〜100），特異度 85%（53〜96%）で検出するというものです[17]．

　血液培養から黄色ブドウ球菌，コアグラーゼ陰性ブドウ球菌，カンジダ属が陽性となり，その他に感染源を認めない場合には CRBSI の可能性が高くなり血液またはカテ先培養検査の両者が陰性であっても，カテーテル抜去から 24 時間以内に臨床症状が改善した場合は CRBSI が疑われます．

■CRBSI での血液培養：時間差をみる

　カテーテルハブから採取した血液から検出された微生物のコロニー数が末梢血液からのコロニー数の 3 倍以上でも CRBSI と診断されますが，この定量培養法は一般検査室では困難です．そのためカテーテルと末梢血からの採血を同時に同量行い，カテーテルからの採血が 2 時間以上早く血液培養陽性になった場合に CRBSI と診断できます（感

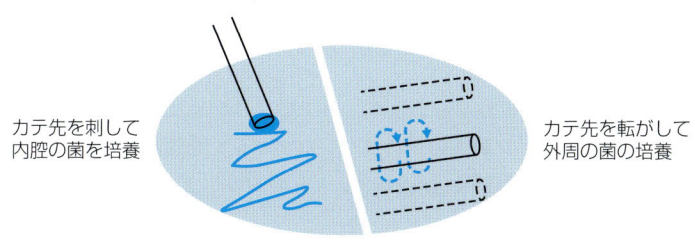

カテ先を刺して内腔の菌を培養　　カテ先を転がして外周の菌の培養

Fig 3 ■ 半定量法

肺総論

度 89〜90％，特異度 72〜87％）[18].

起因菌

CRBSI の原因菌はコアグラーゼ陰性ブドウ球菌（ほとんどが表皮ブドウ球菌），黄色ブドウ球菌といった皮膚常在菌で約半数以上を占めます．次いでグラム陰性桿菌（大腸菌，緑膿菌，クレブシエラ，エンテロバクター），腸球菌，カンジダ属と続きます．

一般的な治療

- 原則としてカテーテルの抜去＋抗菌薬全身投与を行います．
- 黄色ブドウ球菌やカンジダ属以外の CRBSI では，カテーテル温存のためにカテーテル内に高濃度の抗菌薬を満たす抗菌薬ロック療法を全身投与と併用して行うことがありますが，当科では全例抜去を行っています．
- 好中球減少患者や重症敗血症患者，多剤耐性緑膿菌を保菌している患者では，感受性の結果が判明し，抗菌薬の de-escalation ができるまでは，緑膿菌のようなグラム陰性桿菌を想定し経験的抗菌薬併用を行います．
- 重症患者で鼠径部にカテーテル留置されている CRBSI が疑われる場合は経験的にグラム陰性桿菌に加えカンジダ属についても治療を行います．
- バンコマイシン投与のタイミングは，重症度や耐性菌リスクによりますが，当科では血液培養結果の第一報でグラム陽性球菌が陽性となった場合に併用しています．

菌種別の治療

①コアグラーゼ陰性ブドウ球菌

カテーテルが抜去されている場合は 5〜7 日間の抗菌薬全身投与，カテーテルが抜去できない場合は 10〜14 日間の抗菌薬全身投与＋抗菌薬ロック療法を行います．

②黄色ブドウ球菌

カテーテルを抜去し 4〜6 週間の抗菌薬全身投与を行います．メチシリン感受性が判明した場合は，効果の面からも速やかにバンコマイシンからセファゾリンなど第 1 世代セフェム系抗菌薬への変更を行います[19].適切な抗菌薬投与下でも 72 時間以上菌血症もしくは発熱が続く場合は，感染性心内膜炎や膿瘍形成の有無を検索するため心エコーや全身造影 CT を行います．

③腸球菌

7〜14 日間の抗菌薬全身投与を行います．アンピシリン感受性の場合はアンピシリンが最適ですが，アンピシリン耐性の場合はバンコマイシンを選択します．ただしバンコマイシン耐性株が多いこと（*Enterococcus faecium* の 60％，*Enterococcus faecalis* の 2％）にも注意が必要です．

④グラム陰性桿菌

　7〜14 日間の抗菌薬全身投与を行います．菌の感受性は様々のため，使用する抗菌薬は院内のアンチバイオグラムを参考に決定します．

⑤カンジダ属

　次項を参照．

治療期間

- 治療期間は血液培養陰性化を確認後に，最低 14 日間の抗菌薬全身投与を行っています．
- カテーテル抜去後も 72 時間以上真菌血症・菌血症が持続する場合は 4〜6 週間の治療が推奨されます．そのため治療開始 72 時間を目安に血液培養を再度行い，治療期間延長を検討します．
- 感染性心内膜炎や化膿性血栓性静脈炎の合併は 4〜6 週間，骨髄炎の合併には 6〜8 週間の治療期間延長が必要になります．

4　カンジダカテーテル感染症は最もコモンな感染症

　カテーテル関連血流感染（CRBSI）は血管内留置カテーテルの致死的合併症であり，Wisplinghoff らは ICU での CRBSI は真菌の死亡率が最も高かったと報告しています[20]．

　IDSA による CRBSI のガイドライン[21]では，敗血症患者が，①広域抗菌薬の長期間使用，②血液悪性腫瘍，③造血幹細胞移植または固形臓器移植後，④鼠径部のカテーテル，⑤複数部位でカンジダ属を保菌している場合などのリスクファクターを有する場合，カンジダによる CRBSI を疑って経験的にエキノキャンディンを用いると記載されています．ただし 3 カ月以内にアゾール系薬剤の投与歴がなく，*Candida krusei* または *Candida glabrata* のリスクが非常に低い医療機関の場合はフルコナゾールでもよいといわれています．

　抗真菌薬はカンジダの種によって異なります．Table 1 に一般的な感受性を示します[22]．またガイドラインに準拠した治療であっても必ず治療成功を約束されたものではありません．例えば IDSA では *C. glabrata* に対する治療ではキャンデイン系薬剤を推奨していますが，その耐性の増加も報告されています．実際に筆者らの施設でもミカファンギンの投与中に新たな FKS 遺伝子変異の獲得によるミカファンギン耐性を報告しています（Table 2）[23,24]．

　カンジダ属による CRBSI はカテーテル抜去が基本ですが，代替案としてガイドワイヤー下での交換も提唱されています．その場合，バイオフィルム形成を想定して L-AMB やキャンデイン系の選択が推奨されています[25]．カテーテルロック療法については *in vitro* での効果は示されているものの臨床での効果は実証されていません．カ

肺総論

Table 1 ■ *Candida* 属の一般的な薬剤感受性

菌種	FLCZ	ITCZ	VRCZ	MCFG	AMPH-B
C. albicams	S	S	S	S	S
C. tropicalis	S	S	S	S	S
C. parapsilosis	S	S	S	S~R	S
C. glabrata	S-DD~R	S-DD~R	S~R	S~R	S~I
C. krusei	R	S-DD~R	S	S	S~I
C. lusitaniae	S	S	S	S	S~R

S: 感性，R: 耐性，I: 中間，S-DD: 用量依存性
（宇野俊介, 他. 臨床検査. 2014; 58: 75-80[2]）

Table 2 ■ *C. glabrata* の薬剤感受性試験

sample No.	AMPH-B	5-FC	FLCZ	MCZ	MCFG	ITCZ	VRCZ
day 32	0.5	0.125	16	0.5	0.06	1	0.25
day 34	0.5	0.125	8	1	0.06	1	0.5
day 48	0.5	0.125	8	1	0.06	1	0.5
day 51	0.25	0.125	8	0.5	2	1	0.5
day 56	0.25	0.125	8	0.5	4	1	0.25

CLSI-M27-S3: キャンディン系全てにおいて MIC≦2 なら S，MIC＞2 で R
CLSI-M27-S4: S≦0.06，SDD 0.12，R≧0.25
（Saraya T, et al. Kansenshogaku zasshi. 2014; 88: 1-5[2]）

テーテル温存が転帰を悪化させると報告されているため，可能な限りカテーテルは抜去する必要があります．治療期間については血液培養陰性化から 14 日間といわれています[21]．

　カンジダ属は 20～40％の株でバイオフィルムを形成するといわれています．主にカテーテルや人工弁などの人工物にバイオフィルムを形成しますが，バイオフィルム形成株ではフルコナゾール，ボリコナゾールの MIC を上昇させ予後が不良になると報告されています[25]．Imaizumi らは，カンジダ性 CRBSI のリスク因子として，入院期間 4 週間以上，発症前 4 週間以内の広域抗菌薬投与，完全静脈栄養がリスクになると報告しています[26]．

　またカンジダ血症の 15％に眼内炎が合併するといわれており，治療開始後 1 週間以内に眼科医に眼底のチェックを依頼することが勧められています[25,26]．

■ 文献

[1] Camaschella C. Iron-deficiency anemia. N Engl J Med. 2015; 372: 1832-43.
[2] Fleming RE, et al. Hepcidin: a putative iron-regulatory hormone relevant to hereditary hemochromatosis and the anemia of chronic disease. Proc Natl Acad Sci U S A. 2001; 98: 8160-2.
[3] Andrews NC. Anemia of inflammation: the cytokine-hepcidin link. J Clin Invest. 2004; 113: 1251-3.

❹ Weiss G, et al. Anemia of chronic disease. N Engl J Med. 2005; 352: 1011-23.

❺ 睡眠呼吸障害研究会, 編. 成人の睡眠時無呼吸症候群診断と治療のためのガイドライン. 東京: メディカルレビュー社; 2005.

❻ Sleep-related breathing disorders in adults: recommendations for syndrome definition and measurement techniques in clinical research. The Report of an American Academy of Sleep Medicine Task Force. Sleep. 1999; 22: 667-89.

❼ Collop NA, et al. Clinical guidelines for the use of unattended portable monitors in the diagnosis of obstructive sleep apnea in adult patients. Portable Monitoring Task Force of the American Academy of Sleep Medicine. J Clin Sleep Med. 2007; 3: 737-47.

❽ American Academy of Sleep Medicine. International classification of sleep disorders. 3rd ed. Darien: American Academy of Sleeo Medicine; 2014.

❾ Peppard PE, et al. Longitudinal study of moderate weight change and sleep-disordered breathing. JAMA. 2000, 284: 3015-21.

❿ Marshall NS, et al. Is sleep apnea an independent risk factor for prevalent and incident diabetes in the Busselton Health Study? J Clin Sleep Med. 2009; 15:15-20.

⓫ Yaggi HK, et al. Obstructive sleep apnea as a risk factor for stroke and death. N Engl J Med. 2005; 353: 2034-41.

⓬ Reichmuth KJ, et al. Association of sleep apnea and type II diabetes: a population-based study. Am J Respir Crit Care Med. 2005: 172: 1590-5.

⓭ Martínez-García MA, et al. Cardiovascular mortality in obstructive sleep apnea in the elderly: role of long-term continuous positive airway pressure treatment: a prospective observational study. Am J Respir Crit Care Med. 2012; 186: 909-16.

⓮ Martínez-García MA, et al. Continuous positive airway pressure treatment reduces mortality in patients with ischemic stroke and obstructive sleep apnea: a 5-year follow-up study. Am J Respir Crit Care Med. 2009; 180: 36-41.

⓯ Grobner T, et al. Gadolium-a specific trigger for the development of nephrogenic fibrosing dermopathy and nephrogenic systemic fibrosis? Nephrol Dial Transplant. 2006; 21: 1104-8.

⓰ Mermel LA, et al. Clinical practice guidelines for the diagnosis and management of intravascular catheter-related infection: 2009 Update by the Infectious Diseases Society of America. Clin Infect Dis. 2009; 49: 1-45.

⓱ Siegman-Igra Y, et al. Diagnosis of vascular catheter-related bloodstream infection: a meta-analysis. J Clin Microbiol. 1997; 35: 928-36.

⓲ Blot F, et al. Diagnosis of catheter-related bacteraemia: a prospective comparison of the time to positivity of hub-blood versus peripheral-blood cultures. Lancet. 1999; 354: 1071-7.

⓳ Stryjewski ME, et al. Use of vancomycin or first-generation cephalosporins for the treatment of hemodialysis-dependent patients with methicillin-susceptible Staphylococcus aureus bacteremia. Clin Infect Dis. 2007; 44: 190-6.

⓴ Wisplinghoff H, et al. Nosocomial bloodstream infection in US hospitals:analysis of 24,179 cases from aprospective nationwide surveillance study. Clin infect Dis. 2004; 39: 309-17.

㉑ Clinical Practice Guidelines for the Giagnosis and Management of Intravascular Catheter-Related Infection; 2009 Update by Infectious Diseases of America.

㉒ 宇野俊介, 他. 深在性カンジダ症の診断と治療. 臨床検査. 2014; 58: 75-80.

㉓ Saraya T, et al. Breakthrough invasive Candida glabrata in patients on micafungin: a novel FKS gene conversion correlated with sequential elevation of MIC. J Clin Microbiol. 2014; 52: 2709-12.

㉔ Saraya T, et al. Case of candidemia with Candida glabrata with confirmation of the acquisition of micafungin sensitivity due to new mutation of FKS gene mutation. Kansenshogaku Zasshi, 2014; 88 (3 Suppl 9-10): 1-5.

㉕ 掛屋 弘, 他. 呼吸器真菌症診療の進歩 3. カンジダ症. 日胸臨. 2014; 73: 1029-39.

㉖ Imaizumi T, et al. Analysis of the background facters leading to catheter-related Candida bloodstream infectin in our hospital—effort to prevent complications by ICT—. Jpn J Infect Prevent Control. 2012; 27: 8-12.

肺総論

呼吸器病と妊娠

1 妊娠中のX線やCTは理解して恐れる

- 被曝時期と線量について考慮する.
- 国際放射線防御委員会は，妊娠のどの時期であっても「胎児被曝線量が100mGy 未満であれば妊娠中絶の理由とすべきではない」としている.
- 受精後11日〜妊娠10週での胎児被曝は奇形を誘発する可能性があるが，50mGy 未満の被曝量では奇形発生と被曝量間に関連は認められない.

グレイ（Gy）とは，ある物質が単位質量あたりに受けるエネルギー量のことであり吸収線量ともよばれます．シーベルト（Sv）は放射線が人体に与える健康影響を評価するための値であり，実効線量とよばれます（p.345「グレイとシーベルトの関係」を参照）.

胎児への被曝の影響は，被曝の時期と胎児自体への被曝線量について考える必要があります．妊娠期間中，放射線によるリスクは器官形成期（受精後2〜8週）と胎児期（9週以降）の初期が最も顕著であり，第2期（16〜28週まで），第3期（28週以降）に進むにつれ減少していきます[1]．胎児への放射線被曝の影響については Table 1 の通りであり，概ね100mSvが閾（しきい）線量とされている．すなわち100mSvを超える被曝がなければ Table 1 のような影響はみられないと考えられている．そのため，国際放射線防御委員会（ICRP）は妊娠のどの時期であっても「胎児被曝線量が100mGy 未満であれば妊娠中絶の理由とすべきではない」としています[1].

産婦人科診療ガイドラインでは受精後10日までの被曝では奇形発生率の上昇はないとしている[2]．これは，高線量被曝があった場合でも流産を免れた胎芽は完全に修復されて奇形を残すことはないためとされている（all or none の法則）.

器官形成期は放射線被曝により奇形（形態異常）が発生するリスクが高まる時期です．ICRPは前述のように100mGyを閾線量としていますが，米国産婦人科学会（ACOG）では50mSv以下の被曝は胎児奇形や胎児死亡の増加と関連性はないとし[4]，また米国放射線防御委員会（NCRP）でも50mSv以下の被曝による胎児奇形のリスクは無視できるものと考えられ，150mSv以上となった場合はリスクが増加するとしています[5]．そのため本邦の

Table 1 ■ 胎児の放射線被曝による影響

影響	感受期	閾線量 (mSv)
死亡（流産）	受精後9日まで	100
先天奇形	受精後3〜8週まで	100
精神発達遅滞	受精後8〜15週まで	100

（野﨑太希. 京府医大誌. 2011; 120: 931-40[3]）

産婦人科診療ガイドラインでは安全を見込んで受精後 11 日～妊娠 10 週での胎児被曝は奇形を誘発する可能性があるが，50mGy 未満の被曝線量では奇形発生率を上昇させないとしています[2].

　胎児期は中枢神経系の分裂が特に盛んな時期であり，放射線被曝により精神発達遅滞を生じる可能性が高まる．ただし ICRP は 100mGy 以下の線量であれば，被曝の時期にかかわらず IQ 低下は認められないとしている[1]（Table 2）．また妊娠 10 週未満および 28 週以降は放射線被曝による中枢神経系への悪影響はないものと考えられています[6~8]．以上から，産婦人科診療ガイドラインでは妊娠 9～26 週では中枢神経障害を起こす可能性があるが，100mGy 未満では影響しないと述べています[2].

Table 2 ■ 一般的放射線診断における胎児の被曝線量

検査方法	平均被曝線量（mGy）	最大被曝線量（mGy）
単純 X 線検査		
頭部	<0.01	<0.01
胸部	<0.01	<0.01
腹部	1.4	4.2
腰椎	1.7	10
骨盤部	1.1	4
CT 検査		
頭部	<0.005	<0.005
胸部	0.06	1.0
腹部	8.0	49
骨盤部	25	80

(ICRP Publication 84. 2000[1])

　妊娠期間中の被曝による小児期の発癌については閾線量のない影響として考えられている．つまり感受期にかかわらず，妊娠期間中の被曝とその線量によってリスクが増加すると考えられています（これを確率的影響とよぶ）．胎内被曝による小児癌の発生は 10mGy 程度でも増加することが報告されていますが，ICRP は個人レベルでの発癌リスクは極めて低いものと考え[1]，産婦人科診療ガイドラインでも同様の意見を採択しています．

　特に呼吸器内科領域では，胸部のみに限定される CT 検査であれば 1 回最大 1.0mGy であり，妊娠中のどの時期であっても医学的に問題となるような被曝量とは考えにくく，X 線検査ではなおのこと危険性は高くないものと考えられます．しかし上述した閾線量のない発癌の問題や患者心情，医療費にも配慮し，我々は常に検査の適応・要否を適切に見定め，母体・胎児の被曝回数や線量を少なくすることが求められています．

その他

2　薬物治療での禁忌薬を理解する

- 妊娠 4〜15 週の妊娠早期には催奇形性の可能性がある．
- 処方の際には FDA の薬剤胎児危険度分類やオーストラリア基準を参照する．
- 病状に応じて必要な薬剤を選択し，有用性についてしっかり説明し，十分な理解を得る．

　妊娠は妊婦自身が生命維持を必要とするうえに胎児の生育も同時に進められる特殊な状況です．妊娠 4〜7 週は重要な臓器が発生・分化する時期であり，催奇形性に関しては特に注意が必要となります．妊娠 8〜15 週は性器の分化や口蓋の閉鎖の時期ですが，依然催奇形性に注意を払う必要があります．以降の時期に関しては胎児の機能的発育に及ぼす影響や子宮内胎児死亡につながる可能性が考えられます．

　安全性についての情報に関しては FDA の薬剤胎児危険度分類基準やオーストラリア基準[9]が有名です．FDA 分類に関しては A〜D，X という表記が誤解を招く恐れがあるとして順次改定していく方針となっています．ここにあげるのは呼吸器内科で処方する機会の多い代表的な薬剤になります．気管支喘息に関しては p.21，結核に関しては p.262 や p.269 をそれぞれ参照してください．少しでも不明な点があったら安易に処方せず，成書や薬剤師などに確認してから処方をするようにすべきでしょう．

解熱・鎮痛薬

　日常臨床で感冒や肺炎，その他の理由で解熱鎮痛薬はよく用いられます．妊娠時の安全性に関してはアセトアミノフェンが最も高いといわれています．

　NSAIDs は動脈管早期閉鎖による新生児の肺高血圧症，頭蓋内出血や羊水減少などを引き起こすため妊娠末期には投与しない方がよいとされています．また，アスピリンの使用により腹壁破裂の危険性が高まるとする報告もあります[10]．このように NSAIDs に関しては安全性が確認されていないため可能であれば投与を避けるべきだと考えます．

鎮咳薬

　デキストロメトルファンは使用頻度の高い鎮咳薬です．妊娠についてのデータは少ないですが，安心して使える薬剤の一つです．また，より強い鎮咳薬と考えられるコデインに関しても新生児への影響はみられず，比較的安全性が高いと考えられます[11]．

　総合感冒薬に関してのデータはありませんが，臨床の現場ではおおむね問題なく使用できるようです．

抗菌薬

　βラクタム系抗菌薬は安心して使える薬剤と考えられています．マクロライドに関し

てはアジスロマイシンでは比較的安全だと考えられていますが, クラリスロマイシンは動物実験では催奇形性がみられたこともあり, 避けた方がよいかもしれません. また, リンコマイシン系抗菌薬であるクリンダマイシンに関しても安全性が高い薬剤になります.

　ニューキノロン系抗菌薬に関しては動物実験では催奇形性を示したものがありますが, ヒトにおいては確認されていません.

　テトラサイクリン系の抗菌薬に関しては羊水への移行もあり, 胎児への影響を考え, 可能であれば避けた方がよいでしょう.

ステロイド

　気管支喘息の項でも記載していますが, 長期投与では口蓋裂のリスクや子宮内発育遅延などのリスクが報告されています. しかし, ステロイドの長期投与を要する病態の存在下では病勢のコントロールが不十分であることによる母体・胎児双方へのリスクがあり, 有用性が勝る場合には躊躇せず使用するのが望ましいと考えます.

抗ウイルス薬

　オセルタミビル, ザナミビルともに妊婦への投与が可能とされています. 発症2日以内にこれらを投与した群ではそれ以降に治療を開始した群よりも重症化を予防したとの報告[12]があり, 早産のリスクを軽減できるためと考えられています. サイトメガロウイルス感染時に用いられるガンシクロビルは安全性が確立していません. 感染症のコントロールとの兼ね合いになると思われます.

免疫抑制薬

　アザチオプリンとシクロスポリンは比較的安全性が確認されています. アザチオプリンは妊娠をしたクローン病患者において明らかな催奇形性を認めないという報告[13]があります. また, シクロスポリンはメタアナライシスにて有害事象が健常群と差がなかったという報告[14]があります.

　一方, シクロホスファミドに関しては催奇形性が高いため投与を避けるべきだとされています[15].

漢方薬

　漢方薬に関しては動物実験ではいくつかの薬剤では催奇形性がなかったという報告がありますが, ヒトにおける安全性も有効性もデータがありません. しかし, 日常臨床ではしばしば用いられております. 一方で, 大黄, 芒硝, 桃仁, 牡丹皮, 慧政仁, 附子が含まれる薬剤は避けた方がよいとされています[16].

その他

　妊婦に対し本当に安全性が確立された薬剤は残念ながら存在しません．かといって，必要な治療を行わないことによる妊婦，胎児への影響も看過できません．病状に応じて本当に必要な薬剤を選択し，まず有用性についてしっかり説明し，十分な理解を得たうえで治療を行っていくのが最重要となります．場合によっては産科医・コメディカルとの連携を行いつつ治療を行うこともよいでしょう．

3　気管支喘息発作時には十分な治療を！

- 妊婦の気管支喘息では発作の予防や呼吸機能の改善が目標．
- 吸入ステロイドが治療の中心．
- アドレナリンの使用は避けた方がよい．

　気管支喘息は若年者にも多く，気管支喘息患者が妊娠することも少なくありません．妊婦における気管支喘息の頻度は3〜8%程度との報告があります[17]．気管支喘息患者が妊娠した場合には軽快，不変，増悪といった経過はどれも同程度のようです．

　気管支喘息合併妊娠におけるリスクには様々なものがあります．流産，胎児死亡，先天性奇形，発育遅延，胎盤血流の減少，早産，胎児に対する薬剤の有害事象などが代表的なものになります．

治療

　治療をするうえでの目標には発作の予防と呼吸機能の改善の2つがあげられます．妊娠中の呼吸機能の低下は周産期合併症のリスクとなります．ピークフローや1秒量の測定などはまめにやっておく方がよいと考えます．妊娠の影響で呼吸困難が感じにくくなっていることもあるため，喘鳴や咳嗽といった症状，ピークフローや1秒量の低下は増悪を示唆する所見となります．喫煙は気管支喘息の増悪の危険因子であり，周産期死亡を増やす恐れもあるため，強く禁煙を指導する必要があります．アレルゲンは避けるようにし，身の回りを片付けることで気管支喘息の発作のリスクを低下させます．

　薬物治療については別項にもありますが，気管支喘息に関連するものについてはこちらで詳細を示します．

　吸入ステロイドはやはり気管支喘息の治療の中心です．妊娠中の使用に関してはブデソニドのデータが最も揃っているためよく使われています[18]．妊娠前から使用している他のデバイスに慣れている場合，経験上は他の吸入ステロイドでも構わないと思われます．

　経口ステロイドもしくはステロイド静注薬は長期連用により口蓋裂のリスクが3倍に増加するとの報告があります[19]．胎盤移行性についてはプレドニゾロンとメチルプレドニゾロンが比較的低く，この点も考慮すべきと考えます．ただし，上記のような有害事

象の可能性があるものの気管支喘息のコントロールがついていない場合には躊躇せず使用した方がよいと考えます．

短時間作用型β₂刺激薬（short-acting beta-adrenergic agonist：SABA）は発作の際に使用される薬剤です．妊娠高血圧症の合併を減らす可能性が示唆されており[20]，発作のリスクを考慮すると必要であれば使用した方がよいと考えられます．一方で，頻用は気管支喘息のコントロールが悪化していることを示し，合併症のリスクが増えてしまいます．

長時間作用型β₂刺激薬（long-acting beta-adrenergic agonist：LABA）はSABAよりも妊婦に対する情報があります．吸入ステロイド単独と吸入ステロイドとLABAの合剤では早産や胎内発育遅延のリスクは変わらない[21]とされており，比較的安全性があると考えてよいでしょう．

抗コリン薬は気管支拡張作用を有する薬剤です．アトロピンの全身投与は胎児の頻脈を引き起こす恐れがあります．他方，イプラトロピウムの吸入については比較的安全とされています．長時間作用型抗コリン薬であるチオトロピウムについては妊婦に対する安全性は確立されておらず，動物実験では胎児，乳汁中への移行が示唆されているため慎重に判断を要すると思われます．

ロイコトリエン受容体拮抗薬は気管支喘息の治療で頻用される薬剤の一つです．モンテルカストの内服では胎児の奇形などの有害事象は非内服群と比較し変化がないため比較的安全であると考えられますが，データが少ないため妊娠中に新たに追加するのは慎重に考えた方がよいでしょう[22]．妊娠前から内服している症例では症状が緩和されているのであれば継続が望ましいです．なおモンテルカストのデータが多いため，他の薬剤については変更・中止も考慮した方がよいかもしれません．

テオフィリンは経験的に妊娠時での影響が少ないとされ，使用されています．しかし，他剤との相互作用が問題となるため血中濃度のモニタリングが必要となります．また，テオフィリン投与による有益性は乏しく，有害事象で中断することがあるとの報告も存在します[23]．そうした事情からやや使いにくい印象があります．

抗IgE抗体は動物実験では胎盤を通過することが知られています．ヒトにおける安全性に関してはEXPECT Registryにおいて調査された結果では，投与群による早産などの増加は認められませんでした[23]．少数例での検討であるため，気管支喘息のコントロールが不十分となる場合に考慮するのがよいと考えます．

アドレナリンに関しては強いエビデンスはありませんが，血管収縮作用による胎盤血流を低下させる恐れがあり，可能であれば投与を避けるべきだとされています．代替薬としてはβ刺激薬であるテルブタリンがあげられています．

分娩時の管理

分娩時は発作が起きにくいとされています．しかし，過去4週間以内にステロイドの

その他

全身投与が行われていた場合には，stress dose のステロイドを分娩中や出産後 24 時間に投与し副腎不全を予防するように推奨されているため，留意が必要です．

　妊娠時の気管支喘息の治療で重要なのは，薬剤の有害事象を恐れるあまり中断したり不十分な治療となったりしないようにすることです．治療の必要性を十分理解してもらうこと，必要性がなくなった時点で薬剤を適切に減量・中止することに心がけるのが肝要であると考えます．

4　抗結核薬での原則を理解しよう

- 妊娠中の治療は INH＋RFP＋EB の 3 剤での治療が多い．
- SM は第Ⅷ脳神経障害の危険があるので使用しない．
- 潜在性肺結核に対しての INH 予防内服も可能．

　The Lancet Global Health の論文によると，2011 年の妊娠中の結核患者は全世界で216500 人であり，アフリカ，東南アジアにおいて多くみられています[24]．しかしアフリカ，東南アジアほどではないものの，日本の結核患者はまだまだ多く，臨床現場では妊娠中の結核に遭遇することもしばしばあると思います（平成 29 年の日本の新登録結核患者数は 16789 人で，人口 10 万対新登録結核患者数は 13.3 となっています[25]）．
　肺結核，排外結核の妊婦さんは，出産前入院や流産などのリスクが高いことが報告されているため[26]，治療はしっかりとする必要があります．
　妊娠中の結核治療はどうすればよいでしょうか？
　妊娠中の結核治療は，標準治療でよいとされています[27]．日本結核病学会による結核診療ガイドラインでは，標準療法として「イソニアジド（INH）＋ リファンピシン（RFP）＋ ピラジナミド（PZA）＋ エタンブトール（EB）もしくはストレプトマイシン（SM）を加えた 4 剤で 2 カ月間治療し，以後の INH ＋ RFP で 4 カ月間治療する」A 法と，「INH ＋ RFP ＋ EB もしくは SM で 2 カ月間治療し，以後 INH ＋ RFP で 7 カ月間治療する」B 法が記載されています．しかし，SM は新生児における第Ⅷ脳神経障害が現れる恐れがあるので使用しません．Snider らは 1940〜1970 年代に発表された論文をまとめ，妊娠中の INH，RFP，EB，SM の催奇性について報告しています[28]．この報告では，妊娠中に SM を使用した 206 例中 35 例の胎児に異常がみられ，その多くが第Ⅷ脳神経障害だったようです．また，PZA については妊婦に対する安全性が十分に証明されていないとされています．そのため，日本では妊婦に対しては標準法の EB を使用した B 法（INH ＋ RFP ＋ EB）の方が一般的です．しかし，WHO のガイドラインではPZA の使用も推奨されており，EB を使用した A 法（INH ＋ RFP ＋ EB ＋ PZA）で治療することもできるようです[29]．なお，二次結核薬でよく使用されるレボフロキサシン

（LVFX）やエチオナミド（TH）なども妊婦には禁忌とされていますので注意が必要です．

　授乳については，標準療法で使用される抗結核薬は母乳への移行が少量であることから[30]，問題ないとされています．

　潜在性結核については，米国胸部学会（ATS）は妊婦に対しても 6〜9 カ月間の INH の予防内服を推奨しています[31]．しかし，活動性結核へのリスクが低い妊婦については，出産後まで治療を待つという考えの専門家もいます．

　結核の存在は人工中絶の理由にはなりません．だから妊婦さんは妊娠を継続することができます．ただ，妊婦さんの中には，内服薬について非常に神経質になっている方もいらっしゃいます．抗結核薬は風邪薬などとは異なり長期間内服するので，十分に説明をして治療にあたる必要があります．また，標準治療が困難であった場合は，専門医や専門病院に相談することなども検討しましょう．

📖 文献

❶ International Commission on Radiological Protection (ICRP). Publication 84. Pregnancy and medical radiation. Ann ICRP. 2000; 30.

❷ 日本産科婦人科学会, 日本産婦人科医会. 産婦人科診療ガイドライン─産科編. 2017. p.67.

❸ 野崎太希. 胎児・小児期の放射線被曝. 京医大誌. 2011; 120: 931-40.

❹ National Council on Radiation Protection and Measurements. Medical radiation exposure of pregnant and potentially pregnant women. NCRP Report. 1977; No. 54.

❺ ACOG Committee on Obstetric Practice. ACOG Committee Opinion, Number 299, September 2004 (replaces No.158, September 1995). Guidelines for diagnostic imaging during pregnancy. Obstet Gynecol. 2004; 299: 647-51.

❻ Hall EJ. Scientific view of low-level radiation risks. Radiographics. 1991; 11: 509-18.

❼ Schull WJ. Brain damage among individuals exposed prenatally to ionizing radiation: a 1993 review. Stem Cells. 1997; 15: 129-33.

❽ Yamazaki J, et al. Perinatal loss and neurological abnormalities among children of the atomic bomb. Nagasaki and Hiroshima revisited, 1949 to 1989. JAMA. 1990; 264: 605-9.

❾ Australian Drug Evaluation Committee (ADEC). Australian categorization system for prescribing medicines in pregnancy. http://www.tga.gov.au/prescribing-medicines-pregnancy-database

❿ Kozer E, et al. Aspirin consumption during the first trimester of pregnancy and congenital anomalies: a meta-analysis. Am J Obstet Gynecol. 2002; 187: 1623-30.

⓫ Nezvalová-Henriksen K, et al. Effects of codeine on pregnancy outcome: results from a large population-based cohort study. Eur J Clin Pharmacol. 2011; 67: 1253-61.

⓬ Creanga AA, et al. Severity of 2009 pandemic influenza A (H1N1) virus infection in pregnant women. Obstet Gynecol. 2010; 115: 717-26.

⓭ Nørgård B, et al. Therapeutic drug use in women with Crohn's disease and birth outcomes: a Danish nationwide cohort study. Am J Gastroenterol. 2007; 102: 1406-13.

⓮ Bar Oz B, et al. Pregnancy outcome after cyclosporine therapy during pregnancy: a meta-analysis. Transplantation. 2001; 71: 1051-5.

⓯ Østensen M, et al. Anti-inflammatory and immunosuppressive drugs and reproduction. Arthritis Res Ther. 2006; 8: 209.

⓰ 永川明香, 他. 小児科医が知っておくべき妊娠中の注意事項　妊産婦と薬剤. 小児科診療. 2013; 76: 1967-73.

⓱ Kwon HL, et al. Asthma prevalence among pregnant and child-bearingaged women in the United States: estimates from national health surveys. Ann Epidemiol. 2003; 13: 317-24.

その他

⑱ Kallen B, et al. Congenital malformations after the use of inhaled budesonide in early pregnancy. Obstet Gynecol. 1999; 93: 392-5.

⑲ Park-Wyllie L, et al. Birth defects after maternal exposure to corticosteroids: prospective cohort study and meta-analysis of epidemiological studies. Teratology. 2000; 62: 385-92.

⑳ Martel MJ, et al. Use of short-acting beta2-agonists during pregnancy and the risk of pregnancy-induced hypertension. J Allergy Clin Immunol. 2007; 119: 576-82.

㉑ Cossette B, et al. Impact of maternal use of asthma controller therapy on perinatal outcomes. Thorax. 2013; 68: 724-30.

㉒ Sarkar M, et al. Montelukast use during pregnancy: a multicentre, prospective, comparative study of infant outcomes. Eur J Clin Pharmacol. 2009; 65: 1259-64.

㉓ Namazy J, et al. The Xolair Pregnancy Registry (EXPECT): the safety of omalizumab use during pregnancy. J Allergy Clin Immunol. 2015; 135: 407-12.

㉔ Sugarman J, et al. Tuberculosis in pregnancy: an estimate of the global burden of disease. Lancet Glob Health. 2014; 2: e710-6.

㉕ 平成 29 年結核登録者情報調査年報集計結果について. http://www.mhlw.go.jp/stf/seisakunitsuite/bunya/0000175095_00001.html

㉖ Mathad JS, et al. Tuberculosis in pregnant and postpartum women: epidemiology, management, and research gaps. Clin Infect Dis. 2012, 55: 1532-49.

㉗ 日本結核病学会, 編. 結核診療ガイドライン. 改訂第 3 版. 東京: 南江堂; 2015. p.77-96.

㉘ Snider DE, et al. Treatment of tuberculosis during pregnancy. Am Rev Res Dis. 1980; 134: 65-79.

㉙ World Health Organization. Guidelines for treatment of tuberculosis. 4th ed. 2010. p.97.

㉚ Snider DE Jr, et al. Should women taking antituberculosis drugs breast-feed? Arch Intern Med. 1984; 144: 589-90.

㉛ Targeted tuberculin testing and treatment of latent tuberculosis infection. Am J Respir Crit Care Med. 2000; 161: S221-47.

緩和ケア: 疼痛コントロールの実際

1 チーム医療の真骨頂

緩和ケアとは

世界保健機構（WHO）が定義しているように，緩和ケアとは，①患者だけでなくその家族にも行われる，②痛みだけでなく，身体的，精神的，社会的，スピリチュアルな問題に対する苦しみを予防し和らげる，③生活の質（quality of life：QOL）を改善するといった包括的な医療であり，がん診療に必要不可欠なものです．緩和ケアの早期介入は，QOLや気分障害の改善だけでなく，生存期間の有意な延長をもたらすことが報告されています[1]．

緩和ケアは医師，看護師，薬剤師のみならず，臨床心理士，社会福祉士，理学療法士，栄養士などと連携したチーム医療であることの理解が重要です．また，在宅医療の充実を図るために，かかりつけ医や訪問看護，ホームヘルパーなどの協力も必要となります．本章では，当科でマネージメントしている疼痛と呼吸困難の緩和についてまとめます．

癌性疼痛の考え方（Fig. 1）

癌性疼痛は，癌に付随した痛み以外に，治療，消耗や衰弱，偶発症による痛みも含まれます．Fig 1に癌性疼痛に対する診療アウトラインを示します．癌性疼痛の診療では，患者からの訴えを過小評価しないことが重要で，痛みの性状や日常生活への影響，副作用，服用コンプライアンスなど様々な評価が大切です．

癌性疼痛に対する治療

癌性疼痛に対して薬物療法と非薬物療法を併用した治療を行います．また，肺癌に対する治療によって痛みが軽減する場合があります．

癌

2 鎮痛薬使用の5原則と3段階除痛ラダーをマスターせよ！

薬物療法はWHOが提示している「鎮痛薬使用の5原則」（Table 1）と「3段階除痛ラダー」に基づいて行います．「3段階除痛ラダー」は痛みの増強に伴い，段階的に治療を強めますが，痛みの程度や増強の速度によっては，必ずしもラダー通りに行うとは

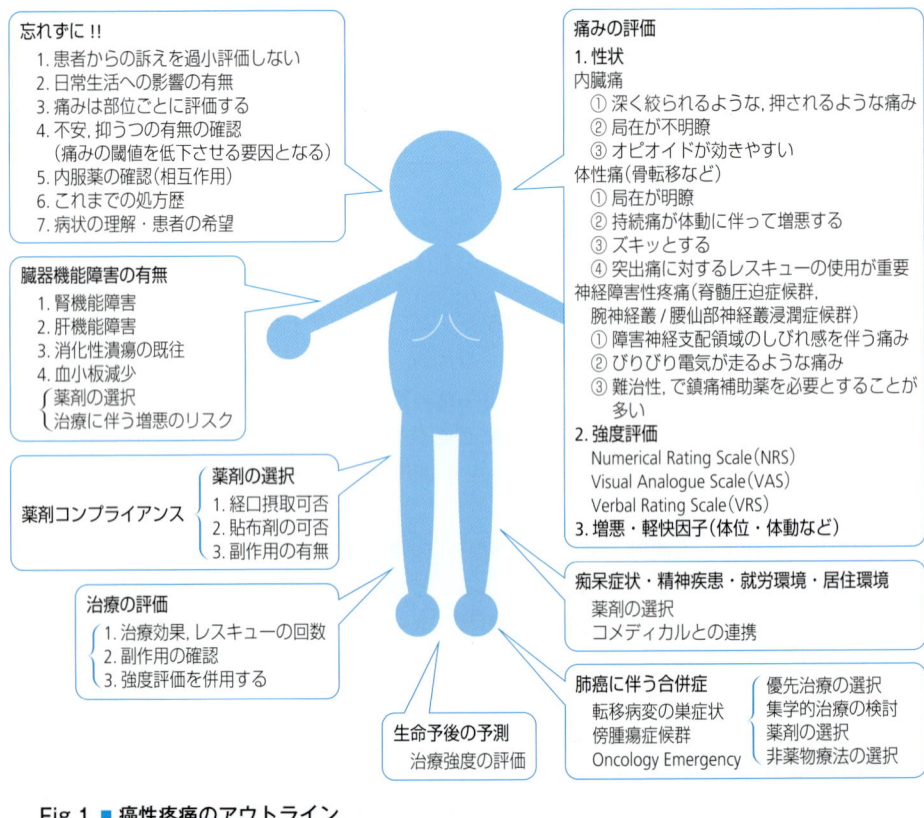

忘れずに !!
1. 患者からの訴えを過小評価しない
2. 日常生活への影響の有無
3. 痛みは部位ごとに評価する
4. 不安, 抑うつの有無の確認
　（痛みの閾値を低下させる要因となる）
5. 内服薬の確認（相互作用）
6. これまでの処方歴
7. 病状の理解・患者の希望

臓器機能障害の有無
1. 腎機能障害
2. 肝機能障害
3. 消化性潰瘍の既往
4. 血小板減少
{ 薬剤の選択
{ 治療に伴う増悪のリスク

薬剤コンプライアンス

薬剤の選択
1. 経口摂取可否
2. 貼布剤の可否
3. 副作用の有無

治療の評価
1. 治療効果, レスキューの回数
2. 副作用の確認
3. 強度評価を併用する

生命予後の予測
治療強度の評価

痛みの評価
1. 性状
内臓痛
　① 深く絞られるような, 押されるような痛み
　② 局在が不明瞭
　③ オピオイドが効きやすい
体性痛（骨転移など）
　① 局在が明瞭
　② 持続痛が体動に伴って増悪する
　③ ズキッとする
　④ 突出痛に対するレスキューの使用が重要
神経障害性疼痛（脊髄圧迫症候群,
　腕神経叢/腰仙部神経叢浸潤症候群）
　① 障害神経支配領域のしびれ感を伴う痛み
　② びりびり電気が走るような痛み
　③ 難治性, で鎮痛補助薬を必要とすることが
　　多い
2. 強度評価
Numerical Rating Scale（NRS）
Visual Analogue Scale（VAS）
Verbal Rating Scale（VRS）
3. 増悪・軽快因子（体位・体動など）

痴呆症状・精神疾患・就労環境・居住環境
薬剤の選択
コメディカルとの連携

肺癌に伴う合併症
転移病変の巣症状
傍腫瘍症候群
Oncology Emergency

優先治療の選択
集学的治療の検討
薬剤の選択
非薬物療法の選択

Fig 1 ■ 癌性疼痛のアウトライン

Table 1 ■ 鎮痛薬使用の5原則

- 経口的に（by mouth）
- 時期を決めて規則正しく（by the clock）
- 除痛ラダーに沿って効力の順に（by the ladder）
- 患者ごとの個別的な量で（by the individual）
- そのうえで細かい配慮を（with attention to detail）

（がん疼痛の薬物療法に関するガイドライン 2014 年版[2]）

限りません. 薬物の強度を意識することが重要です.

非オピオイド鎮痛薬

　天井効果（ceiling effect）があるため, 標準投与量以上の増量は行わないことが一般的です.

■非ステロイド性消炎鎮痛薬（NSAIDs）

- 解熱作用をもたらす（ナイキサン®）.

【注意 !!】

- 腎機能障害・肝機能障害・血小板機能障害
- アスピリン不耐症

■アセトアミノフェン®

- 腎機能が悪い場合にも使用可能
- 2400〜4000mg/ 日を 4〜6 回に分けて投与

【注意 !!】

- 1000mg/ 回，4000mg/ 日を超えないこと
- 過剰投与による肝細胞壊死（アルコール多飲患者や低栄養状態患者に注意）
- 薬剤性肺炎の合併

オピオイド鎮痛薬 （Fig 2）

- 天井効果はなく，定時に服用することが推奨されています.
- 精神依存は稀であり，身体依存も継続投与をしている限りは問題になりません.
- 経口投与以外に様々な投与経路があり，個々の患者の状態に応じて，剤形を選択します.
- 初回導入時の嘔気対策としてノバミン®を併用します.
- 徐放性製剤で眠気が強い場合やオピオイドの開始時には速放性製剤を定時で用いる場合があります（モルヒネ塩酸塩®，オプソ®：4 時間毎，オキノーム®：6 時間毎）.

【注意 !!】

- モルヒネ，コデインは腎機能障害には使用を控える．またフェンタニルは腎機能障害にも使用できるが，血中濃度が上昇するため減量して使用する.

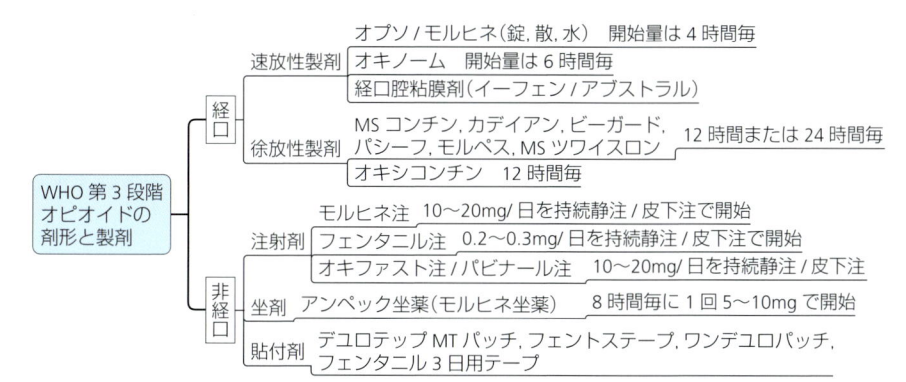

Fig 2 ■ オピオイドの剤形と製剤

- 肝機能障害時にはモルヒネ，オキシコドン，フェンタニル，コデインは代謝能が減少するため，減量して用いる．
- 食事が薬剤の吸収に影響を及ぼす場合がある（ピーカード®，カディアン®，オキノーム®など）．
- 抗凝固薬，ペンタゾシンなどの薬物相互に注意する．

定時オピオイドの増量方法

①前回処方量の 50%増量　　もしくは
②前回の定時処方量に，前日のレスキュー使用合計量を上乗せ

　例）オキシコンチン®20mg/ 日の定時内服に，前日にオキノーム®2.5mg を 4 回使用した場合は⇒ 20mg＋2.5mg×4＝30mg/ 日の定時処方となる．

オピオイドレスキュー

　除痛効果が乏しい場合は，痛みのパターンを区別します．24 時間のうち 12 時間以上経験される痛みを持続痛，体動時や突然発生する一過性の痛みを突出痛といいます．
- 持続痛の場合は定時オピオイドの増量を行います．
- 突出痛の場合は徐放性製剤と同種の速放性製剤を使用します．

■ レスキューの投与量
- 内服・坐薬はオピオイド 1 日量の 10〜20%（約 6 分の 1），持続注射は 1 時間量を早送りします．
- 内服は 1 時間以上あけて，持続注射では 15〜30 分以上あけて使用が可能です．
- 治療や検査などで体動時に痛みが出る場合は，レスキューを事前に投与します．

オピオイドローテーション

- 鎮痛効果が不十分な場合や副作用のために継続や増量が困難な場合に，オピオイドの種類を変更することをオピオイドローテーションといいます．
- 換算表を用いて，等力価のオピオイドを選択します．
- 除痛効果に時間差が生じることに注意が必要です．
- 中等量以上（経口モルヒネ 120mg/ 日以上）のオピオイドが使用されている場合は緩和ケアチームの専門家にコンサルテーションをすることが望ましいとされています．

鎮痛補助薬

　神経障害性疼痛に代表されるオピオイド抵抗性を示す痛みに対して用いられます．エビデンスが乏しく，本邦では保険適用外の薬剤が多いのが現状です．当科ではプレガバリン（リリカ®）やデュロキセチン（サインバルタ®）を用いることが多いです．

呼吸困難に対するオピオイド

呼吸困難は緩和ケアを受けている患者の 50〜70％が経験する症状とされ，PS や QOL の低下につながります．モルヒネは治療用量では酸素飽和度の低下や呼気中の二酸化炭素の上昇や呼吸抑制はきたさないと報告されており[4]，癌患者の呼吸困難に対して改善効果が示されています[3]．抗不安薬との併用で緩和の上乗せ効果が報告されています[5]．

■ 抗不安薬のモルヒネに追加する処方例

内服：アルプラゾラム（0.4mg）1 錠　1 日 1〜3 回
　　　ロラゼパム（0.5mg）1 錠　1 日 1〜3 回
坐剤：ジアゼパム（4mg）1 個　1 日 1〜3 回
持続静注／皮下注：ミダゾラム 2.5mg/ 日から開始し，眠気が許容できる範囲で 10mg/ 日まで増量

3　非薬物療法

治療を開始する時点から放射線治療や神経ブロックなど非薬物療法の適応についても検討する必要があります．当院では全身の骨転移に対して，ストロンチウム（Sr-89）による内部照射を行っています．

- 投与後 3 日以内に，一時的疼痛増強（pain flare）が発現する場合があります．
- 投与開始後 1〜2 週間で効果が得られ，3〜6 カ月間効果が望めます．

【注意 !!】
- 単回静脈内投与で，外来での治療となります．
- 骨髄抑制をきたす抗癌薬との併用は注意が必要です．
- 体内に Sr-89 が残るため，患者の尿や糞便，血液の取り扱いに注意するように患者や家族に説明します．

4　著効例の経過から

肺癌に対する治療は癌に伴う諸症状の緩和も目的の一つであることを忘れてはなりません．当院でもゲフィチニブの投与によって，劇的に疼痛が軽快した症例を経験しました．64 歳の EGFR ex19 del 陽性の肺腺癌の患者で，ゲフィチニブの投与翌日から，オピオイドのレスキューが必要なくなった症例です（Fig 3）.

癌

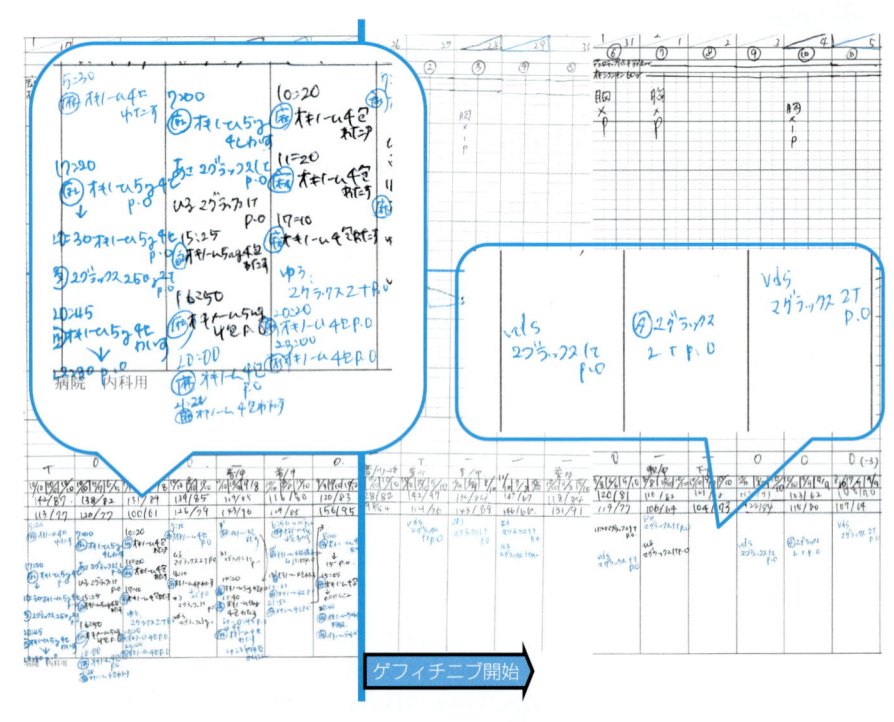

Fig 3 ■ 肺癌治療が奏効しオピオイドレスキューが不要となった一例

📘 文献

❶ Temel JS, et al. Early palliative care for patients with metastatic non-small-cell lung cancer. N Engl J Med. 2010; 363: 733-42.

❷ 日本緩和医療学会. 緩和医療ガイドライン作成委員会. がん疼痛の薬物療法に関するガイドライン 2014 年版. 東京: 金原出版; 2014.

❸ Bruera E, et al. Subcutaneous morphine for dyspnea in cancer patients. Ann Int Med. 1993; 119: 9066-907.

❹ Clemens KE, et al. Symptomatic therapy of dyspnea with strong opioids and its effect on ventilation in palliative care patients. J Pain Symptom Manage. 2007; 33: 473-81.

❺ Navigante AH, et al. Midazolam as adjunct therapy to morphine in the alleviation of severe dyspnea perception in patients with advanced cancer. J Pain Symptom Manage. 2006; 31: 38-47.

介護と福祉: 多職種によるチームプレー

1 治療のその先に…

- 介護保険には 65 歳以降の第 1 号被保険者と 40〜64 歳で特定疾病に合致した人が受けられる第 2 号被保険者に分類される.
- 特定疾病は 16 疾患あり,"癌の末期" や "慢性閉塞性肺疾患" が含まれている.
- 介護認定が認められれば,重症度に応じて要支援 1,2,要介護 1〜5 に分類されそれぞれ受けられるサービスや支給額が異なる.

「がん対策基本法」や「がん対策推進基本計画」に基づき,全国どこに住んでいても「質の高い癌医療」が受けられるように,都道府県の推薦をもとに厚生労働大臣が指定した病院を地域がん診療連携拠点病院といいます.専門的な癌医療の提供,癌診療の連携協力体制の整備,および患者への相談支援や情報提供など,地域の癌診療の中心を担う病院です.進行期で診断に至った場合,化学療法などの治療のステージからやがて終末期を向かえることとなります.終末期をどこで過ごすか,どのように生きていくかの考え方は患者ごとに多様です.ホスピスや病院を希望する場合もありますが,在宅での時間を大切にされる方も増えてきています.

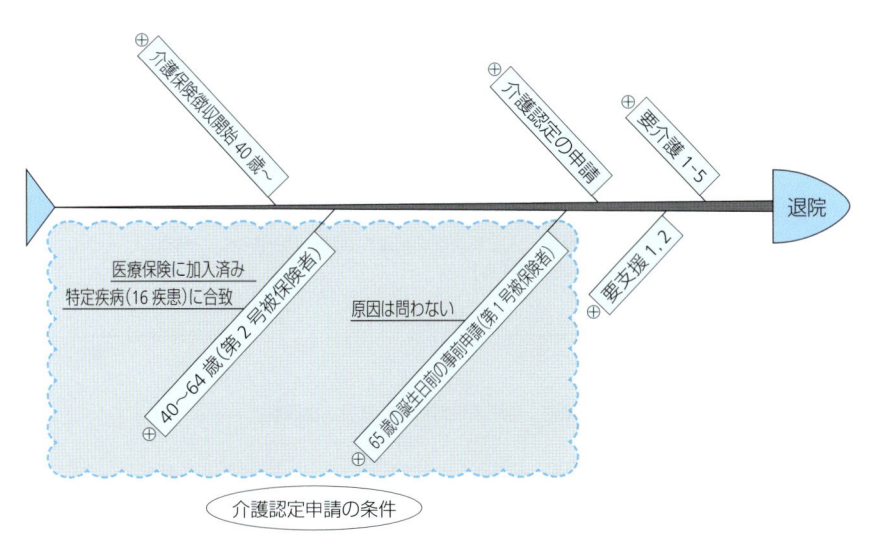

Fig 1 ■ 介護認定までの流れ

癌

　58歳男性，3年前に4期肺腺癌と診断され治療を繰り返してきましたが，多発肺転移，肝転移の進行によりこれが最後の治療と主治医から説明がありました．妻と2人暮らしですが，近所に娘家族が住んでいます．終末期は住み慣れた自宅での時間を大切にしたいとの希望があります．

　在宅へ移行するにあたり生活環境の整備が必要となります．この時に介護保険を利用することできます．介護保険を利用するには要介護認定を受ける必要があります（Fig 1）．介護保険を利用できるのは原則65歳以上の第1号被保険者ですが，「がん末期」と診断されれば40歳〜64歳までの第2号被保険者も利用できます（Table 1）．家族に市区町村の介護保険担当課または地域包括支援センターに申請をしていただきます．主治医が記載する「主治医意見書」の診断名の欄には「がん末期」が必要となります．この症例でも58歳ですが介護保険は「がん末期」の利用は可能です．

　要介護認定には申請から認定まで1カ月程度かかるといわれていますが，2010年4月に厚生労働省老人保健局老人保健課は各都道府県と市町村の介護保険担当課に事務連絡を出し，がん患者に介護認定の迅速化を促しています．また，要介護認定結果が出る前であっても，ケアマネジャーに暫定ケアプランを作成してもらえればサービスが受けられます．介護ベッドのレンタルも介護保険を使用することができるのです．

Table 1 ■ 特定疾病の範囲

特定疾病については，その範囲を明確にするとともに，介護保険制度における要介護認定の際の運用を容易にする観点から，個別疾病名を列記されています．（介護保険法施行令第二条）

1. がん【がん末期】※
   （医師が一般に認められている医学的知見に基づき回復の見込みがない状態に至ったと判断したものに限る）
2. 関節リウマチ※
3. 筋萎縮性側索硬化症
4. 後縦靱帯骨化症
5. 骨折を伴う骨粗鬆症
6. 初老期における認知症
7. 進行性核上性麻痺，大脳皮質基底核変性症及びパーキンソン病※
   【パーキンソン病関連疾患】
8. 脊髄小脳変性症
9. 脊柱管狭窄症
10. 早老症
11. 多系統萎縮症※
12. 糖尿病性神経障害，糖尿病性腎症及び糖尿病性網膜症
13. 脳血管疾患
14. 閉塞性動脈硬化症
15. 慢性閉塞性肺疾患
16. 両側の膝関節又は股関節に著しい変形を伴う変形性関節症

（※印は平成18年4月に追加，見直しがなされたもの）

Table 2 ■ 要介護度別の状態と介護保険利用限度額

要介護度	状態	1カ月の支給限度額（自己負担額）
要介護1	日常生活はほぼ1人でできるが，部分的に介護が必要.	16万5800円（1万6580円）
要介護2	要介護1に加え，歩行や食事などの日常動作にも部分的に介護が必要.	19万4800円（1万9480円）
要介護3	日常動作でほぼ全面的に介護が必要. 認知症では問題行動が起こる.	26万7500円（2万6750円）
要介護4	日常生活全般にわたり，介護なしでは日常生活が困難.	30万6000円（3万0600円）
要介護5	生活全般に全面的な介護が必要で，介護なしでは日常生活が送れない.	35万8300円（3万5830円）

※居宅サービスの場合，ただし地域やサービスの種類によって幅があります.
(http://www.irs.jp/column/word/detail-000102.html より)

　訪問看護や往診医の準備も必要です．病院によってはソーシャルワーカーが地域連携を担当されます．地域包括支援センターや地域の訪問看護ステーション，往診医と連携を取ることが重要です．

　介護保険は要支援（「現在，介護の必要はないが，将来的に要介護状態になる可能性があるので，今のうちから支援をしよう」という状態）と要介護に分類されます．要介護別の1カ月の支給限度額を Table 2 に示します．支給額や受けられるサービスも異なるので医療連携室・相談室との連携も大事になりますね．

2 高額医療費の対処法

■ 高額療養費制度と難病医療費助成制度を理解する.

高額療養費制度について

　医学の進歩により新薬の開発が進み治療の選択肢は増えてきていますが，治療に伴う医療費の高額化が問題となってきているのも事実です．

　高額療養費制度とは，所得に応じてあらかじめ定められた自己負担限度額を超える医療費となった場合，限度額を超えた分は免除あるいは後から払い戻される制度のことです．

■ 70歳未満

　自己負担限度額は被保険者の所得や実際にかかった医療費の額によって異なります．加入している医療保険の保険者に対し「限度額適用認定証」の申請をします．交付されたら医療機関の窓口に提示すると窓口での支払いが自己負担限度額までとなります．申

癌

請した月の1日にさかのぼった有効期限となりますので，認定証の提示前に支払った医療費が高額療養費に該当する場合，払い戻しの申請を行えば限度額以上は払い戻されます（遡及期間は2年前まで）．認定証の有効期限は1年であり，更新が必要です．

■ 70歳以上

手続きをしなくても窓口の支払いは「高齢受給者証」や「後期高齢者医療被保険者証」を提示することにより自己負担限度額となります．

難病医療費助成制度について

難病医療費助成制度とは，厚生労働大臣が定める疾病（指定難病）の患者で症状が一定程度以上または高額な医療費を支払っている場合は医療費が助成され，自己負担が軽減される制度です．

例えば，特発性肺線維症は指定難病であり，難病医療費助成制度の対象疾患です．2015年1月より新たな医療費助成制度により，助成対象者の基準が変わりました．重症度Ⅰ，Ⅱ度の場合，医療費の総額が33,000円を超える月が年間3回以上あれば申請することができます．抗線維化薬を内服している方は該当しますが，申請は内服後3カ月以降となります．Ⅲ，Ⅳ度の場合は，はじめから助成の対象となります．

治療を続けていくうえで医療費は大切な問題の一つです．正しい情報提供が必要となりますね．

＊あんずコラム＊

唯一無二のエビデンスを形に！

神経内科医である池田正行先生のサイト http://square.umin.ac.jp/massie-tmd/residentips.html#crprfrd では，ベルギーの医師 Verdenbrouck の一節を引用しています．

> 症例報告を大切に：EBM では症例報告は価値が低いという誤解のもとに，症例報告がないがしろにされる傾向があるのは困ったものである．症例報告は臨床のαであり，ωである．臨床は症例報告に始まり，症例報告に終わる．どんな世界でも基本がそれすなわち最終目標である．最も大切なものが基本となり，最も大切なものが最終目標になるからである．

(Vandenbroucke JP. In defense of case reports and case series. Ann Intern Med. 2001; 134: 330-4)

みなさんはどう考えますか？ 治療や診断に難渋した症例こそ，振り返った時，

こうしておけば良かった，ああしておけば良かったというポイントがそれぞれにあるはずです．それは往々にして治療や診断に大きく影響する重要な局面であり，僕らは折に触れその時のことを思い出すでしょう．同じ病気でもプレゼンテーションは一人一人違いますが，苦労した時の新たな知見や経験はかけがえのないものであり，次の症例に出合った時，必ず活かされます．

　自分の考えがまとまったら，次のステップとして，それが本当に合っているのかをオープンに議論する学会発表をし，必ず論文化し他者の批評，批判を受けるべきです（邦文または可能なら英文誌で）．世界の誰かが見ていてくれます．当科ではここ3年だけみても100報を超える英語論文での報告をしてきました．私達が忘れていけないことは，その新たな事実に気づかせてくれた患者の背景には，さらに数倍，数十倍の患者がいたということです．そして論文は，患者や病棟で働く仲間とのかけがえのない時間，思い出とともに，色褪せることのない財産となって引き継がれていくと信じています．

癌

7章

ANDS パールズ：
上級編（Advanced）

酸素療法

薬物療法

肺総論

結核・
非定型抗酸菌症

感染症

間質性肺炎・
アレルギー

COPD・喘息

癌

その他

肺炎一般 / アレルギー

1 夏型過敏性肺炎は高温多湿がキーワード

- 夏型過敏性肺炎の環境調査ではカビのある部分をごっそりスワブですくってはいけない.
- *Trichosporon asahii* を培養陽性にするにはクーラーがねらい目. 落下細菌も狙う.
- 引っ越しすれば再発は 100％防げるが,家族発症の夏型過敏性肺炎の再発率は 22.4％で,その全員が自宅の清掃のみで退院した患者である.

家族性夏型過敏性肺炎は夏型過敏性肺炎のうち 20〜25％に生じるとされていますが,家族内で発症するということはそれだけ抗原曝露が多いことを示唆しています.病理診断では細気管支領域を主体に scattered granuloma とよばれる非乾酪性肉芽腫,器質化などを認めます.抗原である "*Trichosporon asahii*" の吸入によって生じるⅢ型,Ⅳ型アレルギーでは気温 25℃以上,湿度 80％以上の高温多湿な環境に好発し,夏から秋にかけて西日本を中心に発症が多いのです.興味深いことに家族内発症した夏型過敏性肺炎は,我々のレビューでは 1982〜2013 年に 22 家族 49 症例であり,呼吸不全症例は 44.9％,抗トリコスポロン抗体陽性は 88.5％,再発率は 22.4％(うち全員が自宅の清掃のみで転居なし)でした[1].慢性過敏性肺炎の *T. asahii* 抗体陽性率は 85.7％である[2]ことを考えると急性も慢性も過敏性肺炎では必ずしも全例で抗体陽性とはならないのです.

また,患者さんの自宅に環境調査に伺った時には血液寒天培地や真菌培地をもって落下細菌を行ったり(数十秒部屋の床面に置いておく),直接スワブで怪しい部分をこすったりします.その際の注意点としてカビがたくさんある部分をこすっても他の雑菌に邪魔されて,*T. asahii* はまず陽性にはならないということです.あまりカビカビしていない部分(クーラーの縁とか,柱とか,畳のもち上げた縁の部分など)を狙います.原因菌をしっかり捕まえるのは実は非常に難しいことなんですね.また実際に転居を進めても全員が引っ越しできるわけでなく,急性過敏性肺炎はもちろんのこと,慢性過敏性肺炎でも引っ越ししない場合には,再発のリスクがあることを考えておかなければいけないのですね.

2 慢性過敏性肺炎は間質性肺炎と似て非なる疾患

- CT 画像上，多彩な像を呈するため，IIPs との鑑別は困難な例が多い.
- 胸腔鏡下肺生検による小葉中心性の線維化，小葉中心と辺縁の線維化をつなぐ架橋線維化（bridging fibrosis）は CHP に特徴的な所見.
- 抗原回避とともに，ステロイドや免疫抑制薬が必要となるケースが多い.

慢性過敏性肺炎（CHP）は急性と異なり，抗原としては鳥関連が 60％を占め，逆に真菌や住居関連は 25％程度といわれますが，夏型過敏性肺炎から慢性過敏性肺炎にどの程度移行するのかはわかっていません.

UIP（usual interstitial pneumonia），NSIP（non specific interstitial pneumonia），OP（organizing pneumonia）パターンなど多彩な像を呈し，画像上も特発性間質性肺炎との鑑別はしばしば困難です.

分類❸

■ 再燃症状軽減型

抗原接触の 6〜12 時間後に 37〜39℃の発熱，咳嗽，労作時呼吸困難などの急性症状が出現し，抗原回避により軽快する. 曝露を繰り返すことで症状は徐々に軽微化するも，線維化が進行する.

■ 潜在性発症型

急性症状を認めず，徐々に労作時呼吸困難が出現，あるいは健診異常などで指摘される.

検査

KL-6，SP-D は高値をとります. 中央値はそれぞれ 1500U/mL，264ng/mL との報告があり，特発性肺線維症（idiopathic pulmonary fibrosis: IPF）や膠原病肺，サルコイドーシスなどに比し高値を示します❹. なお，リウマチ因子や抗核抗体などの自己抗体は30％で陽性となります.

HRCT（high-resolution CT）

典型的には病変は上肺野から認め，気道に沿う分布を撮ります. すりガラス影，網状影，小粒状影の他，経過の長期化により IPF/UIP と同様に蜂巣肺を認めることもしばしばです. NSIP，IPF/UIP の他，OP や気腫合併肺線維症（combined pulmonary fibrosis and emphysema: CPFE）に類似する画像所見をとることがあります.

NSIP と CHP の鑑別点は，前者はすりガラス陰影や濃い浸潤影が比較的肺野の末梢側に存在し，かつ胸膜側を一層スペアすること，逆に CHP を示唆する所見としてモザイ

クパターンと小粒状影の存在があげられています[5].

IFP/UIP を CHP と鑑別するのは困難ですが，小粒状影が過多に認められる例は CHP であるとされています.

OP パターンや CPFE に類似する症例に至っては，それぞれに対して有意な差異はないとの報告でした.つまり，画像での鑑別は不可能です.

気管支肺胞洗浄液（BALF）

CHP 患者の BALF 中のリンパ球比率は一般的に高値とされますが，発症から時間が経過するに従い低下する傾向にあります.鳥飼病でのリンパ球比率の平均は，再燃症状軽減型で 69.5％と高値ですが，潜在性発症型では 23.2％と軽度高値に留まるとのデータもあります[6].リンパ球の形態は，核形に切れ込み，クローバー状，脳回状など様々な異型を認めることがあり，異型リンパ球は BALF 中リンパ球の 14〜21％との報告もあります[7].

CD4/CD8 比はばらつきがあるものの，慢性夏型過敏性肺炎は高値を，農夫肺やイソシアネート肺などは低値を示す傾向があります[8].

免疫学的検査

抗原に対する特異抗体は，再燃症状軽減型で 90％以上，潜在性発症型で 50％に陽性です.保険収載されているのは抗トリコスポロン抗体のみですが，他にも抗トリ抗体（ハト，オウム，セキセイインコ）は業者への委託で測定が可能です.抗原添加リンパ球増殖試験は CHP では陽性率が極めて高く 100％の感度とする報告がありますが，商業ベースでの測定はなされていません.トリコスポロンによる慢性過敏性肺炎での抗トリコスポロン抗体（外注可能）陽性率はおよそ 85.7％であり，全症例で抗体陽性とはならないようです[9].

チャレンジテスト

環境誘発試験と抗原吸入誘発試験があげられます.環境誘発試験は 2〜4 週間の単位で行います.再燃症状軽減型の早期例では陽性になりますが，進行例や潜在性発症型は陰性になることもしばしばです.抗原吸入誘発試験は，抗原を抽出した液体を吸入するもので，再燃症状軽減型の進行例や潜在性発症型でも陽性となりうる検査です.

しかし，いずれも病態の悪化を引き起こす検査であり，CHP は稀に急性増悪に類似した急激な病態の悪化をきたすことがあります.適応は慎重に判断しましょう.

病理組織像

問診や免疫学的検査，画像検査を行っても IIPs との鑑別が困難な場合は，外科的肺生検が診断の一助となることがあります.

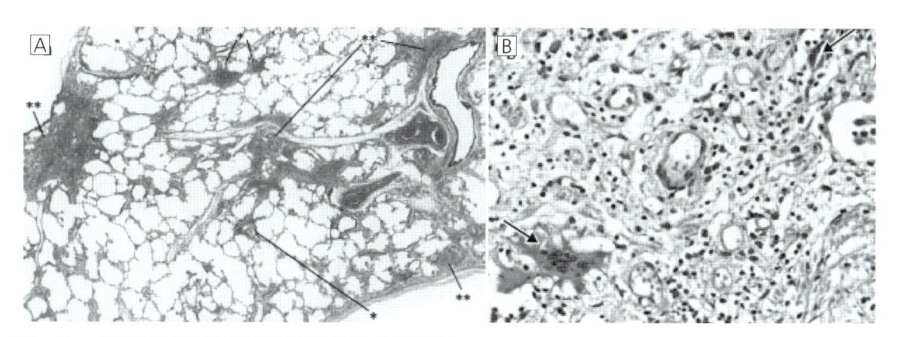

Fig 1 ■ 慢性過敏性肺炎の VATS 検体の病理像
＊：小葉中心性の線維化，＊＊：架橋線維化，→：巨細胞
(Wada S, et al. 日本胸部臨床. 2016; 75: 551-6[11])

　Takemura らの報告では，22 例の CHP と 13 例の IPF/UIP を外科的肺生検での病理組織像で比較しています．CHP 症例において IPF/UIP に対して優位に認めた（p＜0.01）所見としては，細気管支炎，小葉中心性の線維化，小葉中心と辺縁の線維化をつなぐ架橋線維化（bridging fibrosis），器質化肺炎，肉芽腫，巨細胞，リンパ球性胞隔炎であった，と報告しています[10]．これらの要素が様々に混在してみられますが，潜在発症型では急性期の症状を欠くのと同様に，アレルギーの要素である肉芽腫が認めにくいとされています．この中で最も重要なのは，小葉中心性の線維化，架橋線維化であり，特にCHP に特有の所見といえます（Fig 1）．これはまさに吸入抗原に対する線維化が気管支周囲に生じて，胸膜との bridging fibrosis が形成されることを示しており，アトランダムな線維化や器質化病変，肉芽腫を呈する薬剤性肺炎（p.251）との明らかな違いとなります．

治療

　まずは抗原を同定し，回避することが第一ですが，症例によっては抗原を回避しても線維化が進行することが多くあります．その場合は，ステロイド（プレドニゾロン 0.5〜1.0mg/kg/ 日）の内服を行い，漸減していく，あるいはシクロスポリンなどの免疫抑制薬を併用することもあります．

予後

　高年齢，潜在性発症，拡散能低下，UIP/f-NSIP パターン，環境調査未施行例で予後が不良とされています．また，潜在性発症型では IPF と同様に急性増悪をきたす症例があり，その予後は極めて不良です．なお，慢性鳥関連過敏性肺炎では約 10％に肺癌の合併を認めるとされています．

＊あんずコラム＊

犯人は頭のすぐ近くのあいつ？？

　東京在住の生来健康な 40 歳代の男性．日本各地に約 1 カ月ごとに単身赴任している．

　X 年 3 月 20 日，東京の自宅に帰省した．帰省 2 日後より 38℃台の発熱，関節痛が出現し，さらに階段昇降時の息切れも認めた．

　X 年 3 月 24 日，出張先に戻り昼には解熱した．呼吸困難の持続があり近医を受診，抗菌薬を 4 日間内服した．呼吸困難はその後，軽快した．

　X 年 3 月 27 日，東京に再び帰省したところ，翌日から 38℃台の発熱，呼吸困難，血痰が出現し，近医での胸部単純写真で肺炎と診断，当院を紹介され入院した．

　入院後，抗菌薬やステロイドなどで治療せず酸素投与のみで経過観察としたが，酸素化，画像所見はいずれも数日で軽快した．

　入院までの病歴で，我々は急性過敏性肺炎を鑑別疾患としてあげました．環境の変化により症状が出現する点，抗菌薬不応性の肺炎である点が合致し，また入院による抗原回避で実際に症状などは改善しました．しかし本人，家族の話によれば，自宅は鉄筋のマンションで築数年であり，清潔に保たれています．ペットもおらず鳥類との接触は羽毛布団のみであり，それは自宅，出張先のいずれでも用いていました．

　原因が判然としないまま急性過敏性肺炎の患者を退院させるわけにはいきません．どうしたら原因を特定できるでしょうか？　環境調査のため自宅へ伺うことも前提に，病歴をきちんと洗い直すため自宅の状況を細かく聴取したところ，ある"容疑者"が浮かびました．季節柄，"それ"が自宅にいることには誰も不自然とは思わない物です．

【正解】加湿器肺

　過敏性肺炎の稀な一型として，微生物に汚染された空調器や加湿器が原因の換気装置肺があります．本邦では安藤ら[1]が 1980〜1989 年の 10 年間で 36 の報告例があったとしており，内訳としては加湿器が原因とされる症例が多いです．

　原因菌としてはグラム陰性桿菌や真菌などがあげられ，こうした微生物の吸入によってⅢ型あるいはⅣ型アレルギーを惹起し発症するとされていますが，加湿器水中に含まれる細菌由来のエンドトキシンの関与を示唆する報告もあります[2]．診断において最も重要なことは原因となりうる機器の使用歴の聴取であることはいうまで

もありませんが，特定の微生物に対する沈降抗体検査や特異抗原の吸入試験が行われても原因菌を特定できないこともある点は留意すべきでしょう．

　実は，本症例では自宅にいる時は枕元で必ず加湿器を使用していたのです．まだ3月の乾燥した季節，患者本人の在宅にかかわらず毎日奥さんが使用していました．加湿器自体は入院の2年前に購入，冬になったら使用し，水の交換は行っていたもののフィルターなどの手入れは怠っていたようです．

　残念ながらフィルターや貯水タンクの拭い培養では雑多な菌しか生えず，また使用当時の水も持参して頂いた時には捨てられてしまっていたので確定診断としては不十分でしたが，その使用を禁止し自宅へ退院したところ，症状は再燃しませんでした．

　過敏性肺炎の診断には原因抗原の特定が重要ですが，それを同定することは容易ではなく，特に細かい菌種を絞り込むことは先述のように至難です．しかしそれを吸引する「状況」を患者が回避できるようにするため，病歴の聴取が特に重要である疾患といえるでしょう．

Reference

❶ Ando M, et al. Difference in the phenotypes of bronchoalveolar lavage lymphocytes in patients with summer-type hypersensitivity pneumonitis, farmer's lung, ventilation pneumonitis, and bird fancier's lung. J Allergy Clin Immunol. 1991; 87: 1002-9.
❷ 仲谷善彰, 他. 多数の抗原とエンドトキシンの関与が疑われた加湿器肺の1例. 日胸疾会誌. 1997; 35: 1232-7.

3　市中肺炎で暗躍するウイルス

- これまでの報告では成人市中肺炎患者の約25%から呼吸器ウイルスが検出される．
- 我々の検討では市中肺炎では細菌単独が39.5%，ウイルス単独が10.5%，両者合併が11.8%でありおよそ40%の原因は不明．
- 我々の検討では市中肺炎に関わるウイルスはヒトメタニューモウイルス，ヒトライノウイルス，RSウイルスの順で多い．

　近年，PCRなどの遺伝子検査を用いて行う感染症診断技術の向上により，肺炎の原因微生物（呼吸器ウイルスを含む）を調べる疫学研究が各国より報告されています．特に米国では，成人および子供を対象とした市中肺炎の原因を調べるEPIC Studyの結果が2015年にNEJMに報告されました[12][13]．小児では，胸部X線で診断された肺炎患者2222症例中，1802症例（81%）で原因微生物が検出され，ウイルス単独1472症例（66%），細菌単独175症例（8%），ウイルス・細菌合併155症例（7%）でした[12]．

間質性肺炎・アレルギー

　成人では X 線写真で診断された肺炎患者 2259 人中 853 人（38%）に，原因微生物が検出され，その内訳は，ウイルス単独 530 症例（23%），細菌単独 247 症例（11%），ウイルス・細菌合併 59 症例（3%），真菌または抗酸菌 17 症例（1%）でした．成人で最も多く検出された病原体はヒトライノウイルス（9%），インフルエンザウイルス（6%），肺炎球菌（5%）の順となっています．

　この論文は，良質な喀痰の頻度がかなり低く，それに伴い細菌感染の割合が実際より低く解釈されている可能性はありますが，呼吸器ウイルスが市中肺炎患者から検出される頻度が高いことを明らかにした大規模な観察研究です．また，同時に無症候性の健常人から採取したコントロール群の気道検体から，これらの呼吸器ウイルスは 2.1% 検出されていますが，肺炎患者ではコントロール群より有意に高い割合で検出されており，

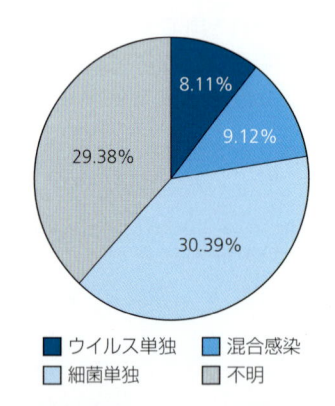

Fig 2 ■ 当院の CAP の原因微生物
（N＝76）

Table 1 ■ CAP の原因微生物の詳細

原因微生物	N
ウイルス	
ヒトメタニューモウイルス	3
サイトメガロウイルス	2
RS ウイルス	1
インフルエンザウイルス	1
ヒトパラインフルエンザウイルス	1
混合感染	
ヒトライノウイルス＋	
肺炎球菌	2
G 群溶連菌	1
肺炎球菌＋インフルエンザ菌	1
ヒトメタニューモウイルス＋	
肺炎球菌	1
MSSA	1
肺炎球菌＋インフルエンザ菌＋MSSA	1
RS ウイルス＋	
肺炎球菌	1
サイトメガロウイルス＋肺炎球菌	1
細菌	
肺炎球菌	11
肺炎マイコプラズマ	4
MSSA	4
モラキセラ・カタラーリス	2
インフルエンザ菌	2
ストレプトコッカス・アンギノサス	2
緑膿菌	1
大腸菌	1
セラチア菌	1
肺炎球菌＋インフルエンザ菌	1
緑膿菌＋MSSA	1

検出されたウイルスの疾患への関与はあると考えられます[⑫]．自験例（Fig 2，Table 1）や他の論文においても，同様に市中肺炎患者の約25％前後に呼吸器ウイルスが検出され[⑬〜⑰]，およそ半数の患者で，細菌感染を合併していました．

高頻度に検出されるウイルスは，報告により多少異なりますがヒトライノウイルス（HRV），インフルエンザウイルス以外にも RS ウイルス（RSV），ヒトメタニューモウイルス（hMPV）が検出されやすいと考えられます．ICU の重症肺炎患者を対象にした Choi SH らの疫学研究では，半数以上で気管支鏡による下気道検体の採取を行い，ウイルスの検出は市中肺炎の 40.6％，医療関連肺炎の 34.3％に認めています[⑬]．当院における検討でも，ウイルスが検出された肺炎患者（17/17：100％），では細菌単独（17/30：56.7％）で検出された患者に比べ呼吸不全の合併を有意に認めやすかった．

以上から，成人市中肺炎による入院患者の約 1/4 にウイルスが検出され，これらの肺炎は，細菌性肺炎と比べ軽症とはいえない．

＊ あ ん ず コ ラ ム ＊

レジオネラ肺炎の腎障害

レジオネラ肺炎でもやはり Cunha 教授が総説を書いています[❶]．レジオネラ肺炎は市中肺炎における頻度が 2〜9％といわれていますが，当院ではここ十数年で 20 症例ほどしかありませんので実際の頻度はもっともっと低いと考えています．喀痰からの培養陽性はわずか 2 症例でありほとんどがレジオネラ尿中抗原で診断されています．ちなみにそのレジオネラ尿中抗原（NOW®）は 60 日後でも 10％で陽性となり，1 年後まで陽性であったとする報告もあります[❷]．潜伏期は 2〜14 日であり下痢，嘔気，嘔吐などの消化器症状や神経症状のある肺炎ではレジオネラ感染症をまず疑いましょう．

レジオネラでは腎障害を合併することがありますが，種々の機序が知られています．腎不全を合併したレジオネラ感染症で腎生検を施行した 45 症例の米国からの報告があります．病変を確認し得たのは約30％の 14 症例で，急速進行性糸球体腎炎（n＝1），急性尿細管壊死（n＝6），急性腎盂腎炎（n＝2），メサンギウム増殖性糸球体腎炎（n＝1），急性尿細管間質性腎炎（n＝4）を認め，横紋筋融解症の合併を認めたのは 1 症例のみでした[❸]．腎障害の機序は，近位尿細管への鉄負荷による障害や，円柱形成による遠位尿細管障害，また，ミオグロビン自体による一酸化窒素排除による腎血管攣縮，腎血流低下，筋組織壊死に伴う血管内脱水やエンドトキシンカスケードを介した腎虚血が知られています[❹]．

自験例の 54 歳男性でレジオネラ肺炎と横紋筋融解症を合併した症例は，CK

間質性肺炎・アレルギー

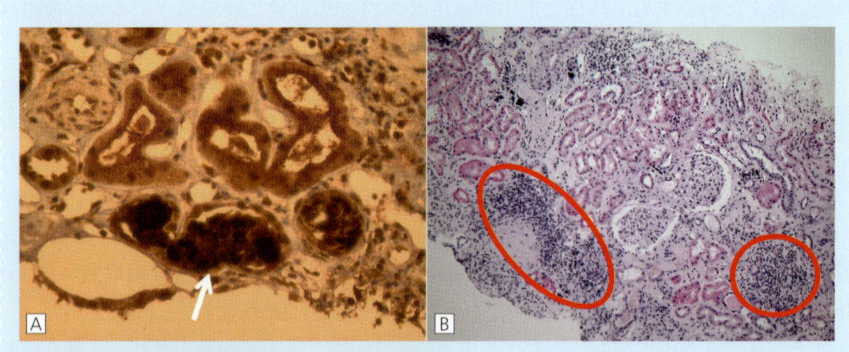

ミオグロビンの遠位尿細管析出による尿細管障害

52656 IU/L，ミオグロビン 16838ng/mL と著増し，入院後数日で一気に血清 Crea は 5.1 まで上昇し，尿細管障害の所見（尿中 NAG 57.1 IU/ 日．β_2 ミクログロブリン 54,934μg/L）を認めました[❸]．尿潜血陽性でしたが，尿中赤血球は認めていません．腎生検では糸球体は正常で，遠位尿細管腔には円柱を認め，一部色素沈着様に見える部分もあり，ミオグロビン抗体陽性からミオグロビンの析出と（図 A の矢印），間質への著明な炎症細胞浸潤（B），線維化がありレジオネラ感染およびミオグロビンの析出に伴う間質性腎炎（尿細管障害の合併）と診断しています．

　横紋筋融解症を合併したレジオネラ肺炎において，ミオグロビンの遠位尿細管への析出による尿細管障害を抑制するため，血清 CK＞1000 IU/L を超える場合は補液と重炭酸ナトリウムの点滴で尿のアルカリ化（pH＞7.0）を行うことが勧められます．

　血清 CK のピークは 24〜36 時間で認め 36〜40%/ 日の割合で減少する．血清の CK の半減期は 36 時間，血清のミオグロビンの半減期は 1〜3 時間であり，血清からは 6 時間で消失する．尿潜血陽性で尿沈渣で赤血球がない場合は，ミオグロビン尿またはヘモグロビン尿を疑うといったあたりは覚えておくと役立つでしょう．

Reference

❶ Cunha BA, et al. Legionnaires' disease. Lancet. 2016; 387: 376-85.
❷ Stout JE, et al. Legionellosis. N Engl J Med. 1997; 337: 682-7.
❸ Shah A, et al. Legionnaires' disease and acute renal failure: case report and review. Clin Infect Dis. 1992; 14: 204-7.
❹ Zager RA. Rhabdomyolysis and myohemoglobinuric acute renal failure. Kidney Int. 1996; 49: 314-26.
❺ Shimura C, et al. Pathological evidence of rhabdomyolysis-induced acute tubulointerstitial nephritis accompanying Legionella pneumophila pneumonia. J Clin Pathol. 2008; 61: 1062-3.

📖 文献

❶ Nakajima A, et al. Familial summer-type hypersensitivity pneumonitis in Japan: two case reports and review of the literature. BMC Res Notes. 2013; 6: 371.

❷ Inase N, et al. Chronic summer-type hypersensitivity pneumonitis: clinical similarities to idiopathic pulmonary fibrosis. Sarcoidosis Vasc Diffuse Lung Dis. 2007; 24: 141-7.

❸ Ohtani Y, et al. Chronic hypersensitivity pneumonitis. 日本胸部臨床. 2010; 69: 29-37.

❹ Okamoto T, et al. The usefulness of KL-6 and SP-D for the diagnosis and management of chronic hypersensitivity pneumonitis. Respir Med. 2015; 109: 1576-81.

❺ Silva CI, et al. Chronic hypersensitivity pneumonitis: differentiation from idiopathic pulmonary fibrosis and nonspecific interstitial pneumonia by using thin-section CT. Radiology. 2008; 246: 288-97.

❻ Ohtani Y, et al. Clinical features of recurrent and insidious chronic bird fancier's lung. Ann Allergy Asthma Immunol. 2003; 90: 604-10.

❼ Matsubara M, et al. Cytological evaluation of atypical lymphocytes in bronchoalveolar lavage fluid of hypersensitivity pneumonitis. Jpn Soc Clin Cytol. 2000; 39: 408-9.

❽ Okamoto T, et al. Nationwide epidemiological survey of chronic hypersensitivity pneumonitis in Japan. Respir Investig. 2013; 51: 191-9.

❾ Inase N, et al. Chronic summer-type hypersensitivity pneumonitis: clinical similarities to idiopathic pulmonary fibrosis. Sarcoidosis Vasc Diffuse Lung Dis. 2007; 24: 141-7.

❿ Takemura T, et al. Pathological differentiation of chronic hypersensitivity pneumonitis from idiopathic pulmonary fibrosis/usual interstitial pneumonia. Histopathology. 2012; 61: 1026-35.

⓫ Wada S, et al. Chronic hypersensitivity pneumonitis caused by Trichosporon antigen inhalation and diagnosed with video-assisted thoracoscopic surgery. 日胸臨. 2016; 75: 551-6.

⓬ Jain S, et al. Community-acquired pneumonia requiring hospitalization among U.S. children. N Engl J Med. 2015; 372: 835-45.

⓭ Jain S, et al. Community-acquired pneumonia requiring hospitalization among U.S. adults. N Engl J Med. 2015; 373: 415-27.

⓮ Self WH, et al. Respiratory viral detection in children and adults: comparing asymptomatic controls and patients with community-acquired pneumonia. J Infect Dis. 2016; 213: 584-91.

⓯ Kurai D, et al. Pathogen profiles and molecular epidemiology of respiratory viruses in Japanese inpatients with community-acquired pneumonia. Respir Investig. 2016; 54: 255-63.

⓰ Jennings LC, et al. Incidence and characteristics of viral community acquired pneumonia in adults. Thorax. 2008; 63: 42-8.

⓱ Huijskens EG, et al. The value of signs and symptoms in differentiating between bacterial, viral and mixed aetiology in patients with community-acquired pneumonia. J Med Microbiol. 2014; 63: 441-52.

⓲ Choi SH, et al. Viral infection in patients with severe pneumonia requiring intensive care unit admission. Am J Respir Crit Care Med. 2012; 186: 325-32.

間質性肺炎・アレルギー

1　ウイルスの暗躍は？

> ■ 呼吸器ウイルス感染は IPF の急性増悪の原因として証明されていない.

　特発性肺線維症（idiopathic pulmonary fibrosis：IPF）の患者の 5〜10％程度に急性増悪とよばれる呼吸状態の急激な悪化が確認されています. この急性増悪は, 一般的には明らかな誘因（感染, 心不全, 肺塞栓症, 気胸など）がなく, 呼吸状態が急速に低下する場合と定義されています[❶]. しかしながら急性増悪には統一基準がないため, 論文ごとにその定義が異なっています. 2007 年に Idiopathic Pulmonary Fibrosis Clinical Research Network Investigators が提案した急性増悪の基準を Table 1 に示します[❷].

　IPF の急性増悪は, 感染症と並んで入院の原因ともなり[❸], その多くは病理学的に diffuse alveolar damage（DAD）の所見を認め[❶], 短期死亡率が極めて高いといわれています[❷]. 剖検症例の検討では, 治療経過を含め約 30％の患者に細菌・真菌・ウイルスが検出されていますが[❹], これらはステロイドや免疫抑制薬などの治療の修飾を受けているため, IPF 増悪原因と断じることはできません.

　近年の polymerase chain reaction（PCR）法などを用いた遺伝子検査で, いくつかのウイルス（トルクテノウイルス, 麻疹ウイルス, サイトメガロウイルス, RS ウイルス）が IPF の急性増悪患者から検出され[❺〜❽], Wootton らの検討では下気道の検体を取るために特に, BALF を用いています. 我々の検討では, 鼻咽頭や喀痰中に呼吸器ウイルスが IPF の急性増悪時に検出されることは稀で[❾], むしろ喘息発作や COPD の増悪でヒトライノウイルス, ヒト RS ウイルスなどが高頻度に検出されています[❿]. 現在までの報告では IPF の急性増悪には呼吸器ウイルスの積極的な関与は乏しいだろうと推定されますが, 単純ヘルペスウイルス, サイトメガロウイルスなどのヘルペス属ウイルスの再活性化と IPF の病態進行との関連についてもやはりよくわかっていないのが現状です.

Table 1 ■ Idiopathic Pulmonary Fibrosis Clinical Research Network Investigators が提案した急性増悪の基準

・過去あるいは増悪時の IPF の診断
・原因不明の 1 カ月以内の悪化あるいは呼吸困難の進行
・高分解能 CT（HRCT）所見で, 背景の UIP パターンに合致する蜂巣肺や網状影に加え両側性のすりガラス影かつ / あるいは浸潤影の出現
・気管吸引痰や肺胞洗浄液で明らかな感染を認めない
・左心不全, 肺塞栓がなく, 急性肺障害の明らかな原因がない

（Collard HR. Am J Respir Crit Care Med. 2007; 176: 636-43[❷]）

2 手術のリスク: 予測スコアを活用せよ!

- 間質性肺炎患者では,健常者と比較して5〜14倍肺癌発生のリスクが高くなり,罹患年数が長期になればなるほどそのリスクは高くなる.
- 術後急性増悪は間質性肺炎合併肺癌の術後死因の主な原因となっている.術前スコアで評価を行うことにより,そのリスクを減らす治療法を検討する必要がある.

間質性肺炎に肺癌を合併することは知られています.Raghu らによると間質性肺炎の患者の6〜17%に肺癌を合併すると報告されています[11].健常者と比較すると 5.3〜14.1 倍肺癌発生のリスクが高くなります.また,間質性肺炎の罹患年数別では1年間では3.3%,5年間では15.4%,10年間では54.7%に肺癌が発生しており,長期間になるほど肺癌が合併しやすい傾向にあります.

ではなぜ間質性肺炎は肺癌を合併するのでしょうか.いくつかの報告では,線維化による慢性的な炎症が肺癌発生の原因として考えられていますが,はっきりとした原因はわかっていません.また,肺癌の組織型では扁平上皮癌が多くみられ,発生部位は胸膜直下に多いと報告されています.これからも末梢肺野の線維化が発癌に何らかの影響を及ぼしている可能性が示唆されます.

患者の多くがヘビースモーカーであったことよりその関連性も検討されましたが,非喫煙者との比較では有意差は認めませんでした.しかし,間質性肺炎合併肺癌患者の90%以上が男性で喫煙者です.

肺癌治療には,放射線治療,化学療法,手術があります.そのいずれも間質性肺炎急性増悪を生じる可能性がありますが,本項では間質性肺炎合併肺癌の手術について検討します.

佐藤らによる多施設共同研究では,2000〜2009 年の間質性肺炎合併肺癌手術症例1763 人について後ろ向きに検討されています.全症例の5年生存率は40%であり,それぞれⅠa期: 59%,Ⅰb: 42%,Ⅱa: 43%,Ⅱb: 29%,Ⅲa: 25%,Ⅲb: 17%,Ⅳ: 16%となっています.Ⅰa 期の術式別で5年生存率をみると,部分切除: 33.2%,区域切除: 61.0%,肺葉切除: 68.4%となります.死因としては再発が 50.2%,呼吸不全が26.8%という結果になりました[12].

間質性肺炎合併肺癌患者の術後急性増悪の頻度は 9.3%と報告されており,その43.9%が死亡しています[13].そのため術前に急性増悪のリスク評価を行うことが重要となります.佐藤らによる間質性肺炎合併肺癌の術後急性増悪のリスク評価によると,リスク因子を7因子設定し,それぞれ重みづけし点数化することによって low risk, intermediate risk, high risk と分類しています[14].それぞれの項目を Table 2 に示しました.low risk で1%未満,intermediate risk では1〜25%,high risk では 25%以上の術後急性増悪のリスクとなります.

間質性肺炎・アレルギー

Table 2 ■ 間質性肺炎合併肺癌のリスク評価

リスク因子	点数
急性増悪の既往	5
術式：部分切除以外	4
CT で UIP パターン	4
術前のステロイドの使用	3
性別：男	3
KL-6＞1000U/mL	2
%VC≦80%	1

リスク評価	点数
Low risk	0〜10
Intermediate risk	10〜14
High risk	15〜22

　前述の通り，術後急性増悪は間質性肺炎合併肺癌の術後死因の主な原因となっていますので，術前評価を行うことによりそのリスクを減らす治療法を検討する必要があります．手術別の急性増悪のリスクをみると部分切除と比較して，区域切除では 3.68 倍，葉切除では 3.86 倍，二葉切除では 5.05 倍，肺全摘では 6.95 倍の急性増悪のリスクとなります．術前リスク評価の中で変更可能な項目は術式だけであり，high risk 群であれば術式を変更したり，外科的手術以外の治療法を検討することも必要となります．

　術式を変更するうえでの注意点としては，前述しているように部分切除の方が区域切除より 5 年生存率が低い結果が示されていますが，これは再発率が高かったためです．また，呼吸不全の発生率は肺葉切除より区域切除，区域切除より部分切除の方が低くなりました．このように急性増悪以外のリスクも十分に考慮する必要があります．

3　線維化を予測した聴診を！

- fine crackles/coarse crackles のない間質性肺炎はありうる．
- fine crackles のない疾患は cellular NSIP, OP/COP を考えよ．
- central distribution を呈する NSIP は 3％程度に認める．

　第 3 章でも述べましたが coarse crackles は主に気管内での水泡がはじける音でありfine crackles は閉塞した気管支が吸気時に急速に開くときの音です（p.74）．

　coarse crackles のイメージとしては「気管内≫音の主たる産生場所」として考えていた方が良さそうです．ラ音のない間質性肺炎となると線維化の乏しい① cellular NSIP, ② OP/COP 初期を覚えておくとよいでしょう．

　当科で経験した症例を一つ提示します[15]．66 歳女性，数日前から乾性咳嗽と寝汗を主訴に来院．2 カ月前に狭心症のため冠動脈ステントを施行後は元気です．7 年前から高血圧，心房細動，高脂血症で治療を受けていますが薬剤も数年来変更はありません．

　バイタルサイン：血圧 160/80mmHg, 心拍数 58/ 分，呼吸数 18/ 分，体温 36℃, SpO₂

97%（室内気）です．

　身体所見は左室の PMI は第 5 肋間で，左鎖骨中線より 2 横指外側であるが，大きさ，持続時間は正常，頸静脈圧は 8cm で上昇なしですが，心胸郭比（CTR）は 2 カ月前の 54.2%（Fig 1A）から 59.2%（Fig 1B）まで増大しています．肺のラ音なく，心雑音なし．

　胸部 X 線では肺門から拡がる浸潤影を認め，胸部 CT でも確認できます（Fig 2）．BNP は 78pg/mL と著変はありませんでしたが，心不全も否定できず利尿薬で治療されました．その後に KL-6 は 1539 IU/L 高値であることが判明し，右 S3 の VATS（Fig 3）にて cellular NSIP と診断されました．cellular NSIP は肺胞隔壁を主体にリンパ球を主体とする炎症細胞浸潤を認めますが，線維化所見が少ないことが特徴です．また本症例は，a）気管支血管束周囲の consolidation⑯，b）時相が一致している点は NSIP を疑う所見ですが，①末梢側や胸膜直下背側に病変の主体がない，②聴診上，fine crackles がな

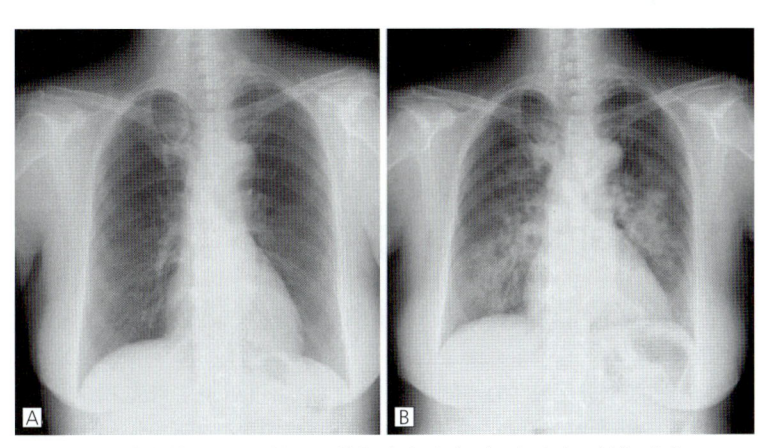

Fig 1 ■ 66 歳女性．2 カ月前の X 線像（A）ならびに来院時 X 線像（B）

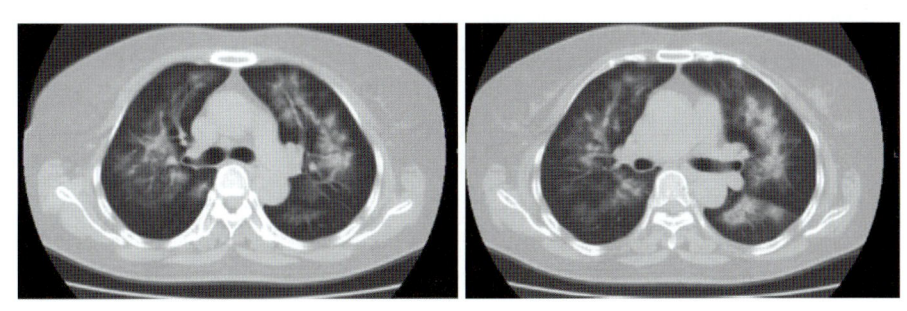

Fig 2 ■ 来院時の 66 歳女性の CT 像
肺門から拡がる浸潤影を認める．

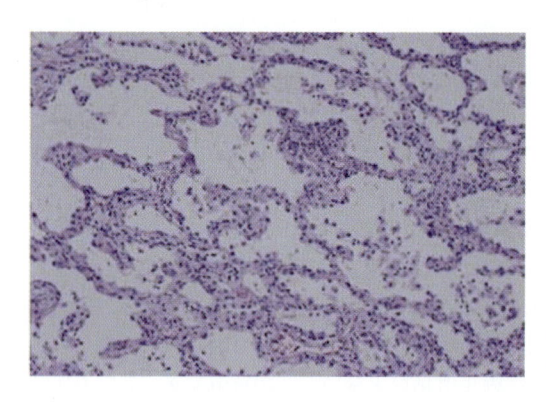

Fig 3 ■ 右 S3 の VATS 検体の病理所見

い，ことが NSIP の診断を難しくさせました．実際に biopsy proven の 50 症例の NSIP のうち本症例のような central distribution を呈したのはわずか 1 症例（3%）だとする報告もあります[16]．

聴診上ラ音がなくても疑うべき間質性肺炎として，cellular NSIP，基礎疾患を背景に出現した organizing pneumonia（OP）や COP で起きる可能性があることも頭の片隅においておきましょう．

4 COP vs OP：似て非なる疾患

- 臨床，検査所見での鑑別は難しい．経過をみて肺陰影の改善の有無で判断できる場合がある．
- 移動する浸潤影や非区域性の浸潤影をみたら OP より COP を考えよ．
- COP として 20mg 以上のステロイド投与中に画像の再燃をみたら secondary OP を想起せよ．

COP（cryptogenic organizing pneumonia）や OP（organizing pneumonia）であった場合，臨床医はきっと nonresolving pneumonia として病態を捉えると思います．抗菌薬をやっていても改善がない，または軽度改善したが残存する肺の異常陰影…といった具合です．この場合 "最初に認識された肺炎" が膿胸や肺膿瘍として進展する可能性と，最初から "非感染性の肺の浸潤影" であった可能性があります．前者であれば病原菌の推定に気管支鏡などのアプローチも有用でしょう．その段階ではもちろん悪性疾患や薬剤性肺炎，膠原病などの自己免疫疾患は病歴や身体所見からある程度鑑別診断の下位に位置している必要があります．膠原病で非区域性の OP パターンを呈することは総論で述べましたが，Cordier らによれば[17]，感染症で OP パターンを呈するもの，薬剤性肺炎で OP パターンを呈するものをそれぞれ Table 3, 4 のように報告しています．

Table 3 ■ OP の原因となる病原性

細菌
  Chlamydia pneumoniae
  Coxiella burnetii
  Legionella pneumophila
  Mycoplasma pneumoniae
  Nocandia asteroides
  Pseudomonas aeruginosa
  Serratia marcescens
  Staphylococcus aureus
  Streptococcus group *B*（newborn treated
    by extracorporeal oxygenation）
  Streptcoccus pneumoniae
ウイルス
  Herpes virus
  Human immunodeficiency virus
  Influenza virus
  Parainfluenza virus
寄生虫
  Plasmadium vivax
真菌
  Cryptococcus neoformans
  Penicillium janthinellum
  Pneumocystis carinii（in AIDS）

（Cordier JF. Thorax. 2000; 55: 318-28[7]）

Table 4 ■ OP の原因となる薬剤

5-aminosalicylic acid（アミノサリチル酸）
Acebutolol（アセブトロール）
Acramin FWN
Amiodarone（アミオダロン）
Amphotericin（アムホテリシン）
Bleomycin（ブレオマイシン）
Busulphan（ブスルファン）
Carbamazepine（カルバマゼピン）
Cephalosporin（セファロスポリン）
Cocaine（コカイン）
Gold salts
Hexamethonium
Interferon alpha（インターフェロンα）
L-tryptophan（トリプトファン）
Mesalazine（メサラジン）
Minocycline（ミノサイクリン）
Nilutamide
Paraquat（パラコート）
Phenytoin（フェニトイン）
Sotalol（ソタロール）
Sulfasalazine（スルファサラジン）
Tacrolimus（タクロリムス）
Ticlopidine（チクロピジン）
Vinabarbital-aprobarbital

（Cordier JF. Thorax. 2000; 55: 318-28[7]）

　では感染症の OP パターンと非感染症〔薬剤，膠原病，特発性（COP）〕の OP パターンはどう見分けるのか？　イメージすべき mind map は Fig 4 です．一般的には非感染性の OP の場合は，非区域性の浸潤影が肺の末梢側に拡がることが特徴的で，時に GGO や単結節としても出現し気管支鏡での組織診断が必要になります[18]．一方，肺炎に続発した OP では原疾患を反映して区域性であることが多いと考えられます．

　感染症に伴う OP パターンは我慢して待っていれば陰影が徐々に改善していく場合があるので，呼吸状態が安定し，推定される起炎菌が検出されない状態が担保されていれば経過をみることもできます．一方，薬剤や膠原病が moderate に除外された場合には COP が考えられますが，自然治癒する COP は稀です．すなわちステロイドでの治療が必要になることが OP と COP を鑑別する大きな理由の一つです．

　ここにメイヨークリニックからの興味深い報告があります[19]．胸部 X 線で OP パターンを呈し組織学的に OP と診断された患者 74 人を，①症状のある COP，② secondary OP（血液疾患，膠原病，薬剤），③症状のない結節影を呈した focal OP の 3 群に分け臨床所見を比較したものです．そこでは発熱，咳嗽，呼吸困難などの臨床所見や画像所見，血液データ（ESR/h，Hb，WBC，Plt，Alb），予後に至るまで 3 群間で明らかな差

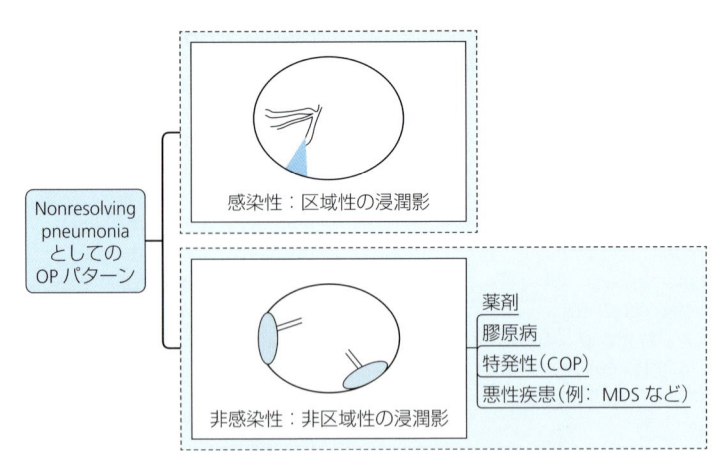

Fig 4 ■ 治療抵抗性の器質化肺炎（OP）をみた時の考え方

がなかったのです．これは，我々がしばしばOP パターンの画像で思い悩むことを実証した study に思えます．この study では20 人の COP 患者は平均 15mg/ 日のプレドニゾンで治療が開始され，平均 12.7 カ月の治療期間でしたが，うち 13％で再発したと報告されています．画像所見の完全な消失は 5.1 カ月であったとしています．secondary OP の原因としてスルファサラジンを投与された炎症性腸疾患，乳癌に対する放射線照射では migratory OP（移動する OP）としてあたかも COP のような動きをするため注意が必要であると記載されています[19]．この study で focal OP と分類された結節影は悪性腫瘍との鑑別が問題になり臨床医を悩ませる一因となります[20]．

　Lazor らは，1993〜1999 年にフランス全土の 40 の大学から集積された COP の再発例48 症例の解析を報告しています[21]．1 回もしくは 2 回以上の再発は 58％に生じ（平均2.4±2.2），非再発群と比較して 3 回以上の再発を起こした 9 人の患者は最初の症状から治療開始までが長かった（22＋17 vs 11＋8 週，p＝0.02）としています．興味深いのは，非再発群（non-relapse group：NR）と 3 回以上の再発群（multiple relapse group：MR）の違いは liver enzyme の上昇であったことです．MR 群ではより高い γGTP（124＋98 vs98＋13 IU/L，p＝0.001），ALP（190±124 vs 110±68 IU/L，p＝0.04）を認め，胆汁うっ滞を反映していると考えられています．また 1 回目の再発患者のステロイド投与量の分布は，21/28（75％）は 0〜10mg/ 日，6/28（21％）は 11〜20mg/ 日，1/28（4％）は 20mg/日以上となっており，ステロイドが高用量で入っている間には再発しにくい可能性を示唆しています．再発そのものは COP においては致死率に影響を与えないことも示されていますが，プレドニゾロンが 20mg/ 日以上で COP が再燃した場合には基礎疾患が隠れていないか（悪性リンパ腫や血管炎など）を再考する必要がありそうです．

5 Galaxy sign: 銀河に思いをよせて

- 胸部CTのGalaxy signは肺結核と比べるとサルコイドーシスにより特異的な所見である.
- Galaxy sign陽性は臓器障害の程度や心臓サルコイドーシスの有無に寄与しない.
- サルコイドーシスのGalaxy sign陽性症例は,陰性例と比較して若年かつBALF中のCD4/CD8比は有意に低い.

サルコイドーシスは全身に肉芽腫を認める,原因不明の疾患です.眼や皮膚や心臓など全身に病変を認めることがあります.胸部X線では,両側肺門リンパ節腫大(bilateral hilar lymphadenopathy: BHL)が,肺サルコイドーシスで多く認める所見であり,健康診断などでそれを疑うきっかけとなります.

BHLに加え肺サルコイドーシスの画像所見の一つとして2002年に"Galaxy sign"の

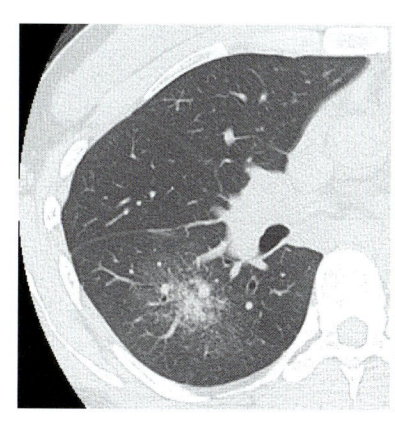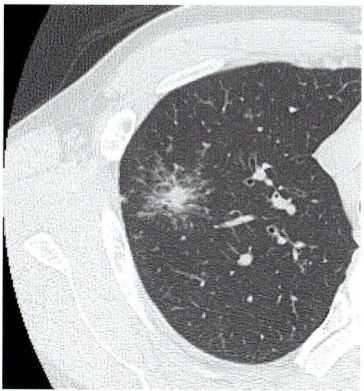

Fig 5 ■ Galaxy sign

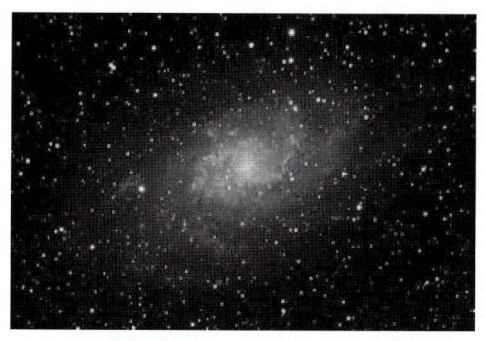

Fig 6 ■ 本物の銀河

間質性肺炎・アレルギー

報告がされました[22]．Galaxy sign は，多数の微小結節の集簇により形成された辺縁不整の結節で，その微小結節それぞれが独立し，結節内には低吸収域を伴うこととされています（Fig 5）．星が集簇した銀河（Fig 6）のように見えることから Galaxy sign といわれています．微小結節の一つ一つは肉芽腫に相当するとされています．

Galaxy sign は，サルコイドーシス以外にも，活動性肺結核や肺癌などで認める所見ですが[23]，副所見や分布，個数などで鑑別が可能とされています．例えば活動性肺結核の場合では，Galaxy sign が単独で上葉にあることが多く結核菌の気道散布性陰影の傍証である tree-in-bud appearance が多いとされています[24]．

我々の検討では，Galaxy sign 陽性率は，肺結核症例では 108 症例中 2 症例（1.9%），サルコイドーシスでは，65 症例中の 15 例（23.1%），とサルコイドーシスで有意に多く，感度は 23.1% と低いものの特異度は 98.1% と極めて高値でした[25]．

一方で Galaxy sign のサルコイドーシス診断における臨床的意義を述べた報告は皆無でした．我々の検討では Galaxy sign の有無による性別，検査所見（ACE, 血性カルシウム値，可溶性 IL-2 受容体），呼吸機能検査，気管支鏡所見（総胞数，好中球，リンパ球，肺胞マクロファージの各比率），臓器障害の数，心臓・神経病変の有無，ステロイド加療を必要とした症例の違いは認めませんでした．重要なことに，Galaxy sign 陽性群は陰性群と比較し有意に若年であり，気管支肺胞洗浄液中の CD4/CD8 比は低値を示しました．また，Galaxy sign の分布は下肺野と比較し上肺野に多いことも判明しています．

我々の研究により，アジア人に多いとされる心臓サルコイドーシスなどの合併症も Galaxy sign の有無によらないこと，臓器障害の程度にも寄与しないことが明らかとなっています[26]．

📘 文献

❶ Raghu G, et al. An official ATS/ERS/JRS/ALAT statement: idiopathic pulmonary fibrosis: evidence-based guidelines for diagnosis and management. Am J Respir Crit Care Med. 2011; 183: 788-824.

❷ Collard HR, et al. Acute exacerbations of idiopathic pulmonary fibrosis. Am J Respir Crit Care Med. 2007; 176: 636-43.

❸ Song JW, et al. Acute exacerbation of idiopathic pulmonary fibrosis: incidence, risk factors and outcome. Eur Respir J. 2011; 37: 356-63.

❹ Oda K, et al. Autopsy analyses in acute exacerbation of idiopathic pulmonary fibrosis. Respir Res. 2014; 15: 109.

❺ Wootton SC, et al. Viral infection in acute exacerbation of idiopathic pulmonary fibrosis. Am J Respir Crit Care Med. 2011; 183: 1698-702.

❻ Santos GC, et al. Immunohistochemical detection of virus through its nuclear cytopathic effect in idiopathic interstitial pneumonia other than acute exacerbation. Braz J Med Biol Res, 2013; 46: 985-92.

❼ Ushiki A, et al. Viral infections in patients with an acute exacerbation of idiopathic interstitial pneumonia. Respir Investig. 2014; 52: 65-70.

❽ Moore BB, et al. Viruses in idiopathic pulmonary fibrosis. etiology and exacerbation. Ann Am

Thorac Soc. 2015. Suppl 2: S186-92.

❾ Saraya T, et al. Clinical significance of respiratory virus detection in patients with acute exacerbation of interstitial lung diseases. Respir Med. 2018; 136: 88-92.

❿ Kurai D, et al. Virus-induced exacerbations in asthma and COPD. Front Microbiol. 2013; 4: 293.

⓫ Raghu G, et al. The epidemiology of interstitial lung disease and its association with lung cancer. Br J Cancer. 2004; 91 (Suppl 2): S3-10.

⓬ Sato T, et al. Long-term results and predictors of survival after surgical resection of patients with lung cancer and interstitial lung diseases. J Thorac Cardiovasc Surg. 2015; 149: 64-70.

⓭ Sato T, et al. Impact and predictors of acute exacerbation of interstitial lung diseases after pulmonary resection for lung cancer. J Thorac Cardiovasc Surg. 2014; 147: 1604-11.

⓮ Sato T, et al. A simple risk scoring system for predicting acute exacerbation of interstitial pneumonia after pulmonary resection in lung cancer patients. Gen Thorac Cardiovasc Surg. 2015; 63: 164-172.

⓯ Saraya T, et al. Cellular non-specific interstitial pneumonia masquerading as congestive heart failure. BMJ Case Rep. 2013; 2013.

⓰ Hartman TE, et al. Nonspecific interstitial pneumonia: variable appearance at high-resolution chest CT. Radiology. 2000; 217: 701-5.

⓱ Cordier JF. Organising pneumonia. Thorax. 2000; 55: 318-28.

⓲ Drakopanagiotakis F, et al. Organizing pneumonia. Am J Med Sci. 2008; 335: 34-9.

⓳ Lohr RH, et al. Organizing pneumonia. Features and prognosis of cryptogenic, secondary, and focal variants. Arch Intern Med. 1997; 157: 1323-9.

⓴ Maldonado F, et al. Focal organizing pneumonia on surgical lung biopsy: causes, clinicoradiologic features, and outcomes. Chest. 2007; 132: 1579-83.

㉑ Lazor R, et al. Cryptogenic organizing pneumonia. Characteristics of relapses in a series of 48 patients. The Groupe d'Etudes et de Recherche sur les Maladles "Orphelines" Pulmonaires (GERM "O" P). Am J Respir Crit Care Med. 2000; 162 (2 Pt 1): 571-7.

㉒ Nakatsu M, et al. Large coalescent parenchymal nodules in pulmonary sarcoidosis: "sarcoid galaxy" sign. AJR Am J Roentgenol. 2002; 178: 1389-93.

㉓ Aikins A, et al. Galaxy sign. J Thorac Imaging. 2012; 27: W164.

㉔ Heo JN, et al. Pulmonary tuberculosis: another disease showing clusters of small nodules. AJR Am J Roentgenol. 2005; 184: 639-42.

㉕ Koide T, et al. Clinical significance of the "galaxy sign" in a Japanese single-center cohort. Sarcoidosis Vasc Diffuse. Lung Dis. 2016; 33: 247-52.

間質性肺炎・アレルギー

3 膿胸 / 胸水

1 線維素溶解 / 血栓溶解剤は膿を減らすが死亡率は下げない

- 線維素溶解 / 血栓溶解剤は現在のところ死亡率に対して有用性を示すものが少ないが，胸水ドレナージ量の増加や外科的治療を回避する可能性が示されている．
- 全症例に対してルーチンで行う治療ではないが，症例を選択すれば少なからず恩恵を受ける症例は存在する．
- 当科では症例ごとにカンファレンスを行い，禁忌や医療費用対効果の面を考慮したうえで投与症例を決定，その際はウロキナーゼ® 6 万単位を生食 50mL で溶解し，3 日間胸腔内投与していく．

これまでの主な臨床試験で使用されている線維素溶解剤や血栓溶解剤は Table 1 の 3 種類です．

以下にそれぞれの薬剤における膿胸に対するエビデンスを紹介します．

ウロキナーゼ（UK）

■ UK 10 万単位 / 日 vs 生食 3 日間投与[1]

31 人の肺炎随伴性胸水・膿胸患者を対象にした二重盲検化比較試験．

［結果］胸水ドレナージ量は UK 投与群が生食群に比べて有意に多く（970±75mL vs 280mL±55mL，$p<0.001$），完全にドレナージできた患者も UK 群の方が多かった（86.5% vs 25%，$p<0.001$）．

■ UK 10 万単位 / 日 vs 生食 5 日間投与[2]

49 人の膿胸患者を対象にした二重盲検化比較試験．

［結果］解熱までの期間は UK 投与群が生食群と比べ短くなり（7±3 日 vs 13±5 日，$p<0.01$），治療中 5 日間の胸水ドレナージ量も UK 投与群の方が多かった（1.8±1.5L vs 0.8±0.8L，$p<0.001$）．また入院期間も UK 投与群では短かった（14±4 日 vs 21±4 日，$p<0.001$）．

Table 1 ■ 膿胸に対する線維素溶解 / 血栓溶解剤

薬剤名	用量	期間
ウロキナーゼ（UK）	10 万単位 / 日	3 日間
ストレプトキナーゼ（SK）	25 万〜50 万単位 / 日	3〜7 日間
アルテプラーゼ（t-PA）	10mg×2 回 / 日	3 日間

ストレプトキナーゼ（SK）

■ SK 25 万単位 / 日（4.5±2 日間）vs 生食（3±1.3 日間）❸

53 人の膿胸患者を対象にした，単一施設，無作為化プラセボ対照試験．

［結果］3 日後は両群間ともに臨床的治療奏効率や外科的治療の適応率の差は認めていません．7 日後，臨床的治療成功率は SK 群の方が高く（82% vs 48%，p＝0.01），外科的治療適応も低下がみられています（45% vs 9%，p＝0.02）．ただし 6 カ月後の画像所見や機能的な差異はなかった．

■ SK 50 万単位 / 日 vs プラセボ 3 日間投与❹

454 人の胸腔内感染症患者を対象にした二重盲検化比較試験．

［結果］死亡率，外科的治療適応，在院日数，胸部単純写真上の改善，いずれの項目でプラセボ群と比較して優位性はありませんでした．この結果は 3 カ月後，12 カ月後でも同様であり，胸痛・発熱・アレルギーの副作用はむしろ SK 群の方で多く認めています〔7% vs 3%，RR 2.49（95%CI 0.98 to 6.36），p＝0.08〕．

アルテプラーゼ（t-PA）＋DNase

■ t-PA 20mg/ 日＋DNase 10mg/ 日 vs t-PA vs DNase vs プラセボ 3 日間投与❺

210 人の胸腔内感染症患者を対象にした，2×2 要因デザイン，二重盲検試験．1 日目と 7 日目の胸部単純写真を比較して胸水が占める割合の変化をみた study．

［結果］t-PA＋DNase 群はプラセボ群に比べ有意に胸水減少を認めています〔−29.5±23.3% vs −17.2%±19.6%；差は−7.9%（95%CI −13.4 to −2.4），p＝0.005〕．他に 3 カ月後までの外科的手術適応は t-PA＋DNase 群がプラセボ群と比較して少なく〔オッズ比 0.17；（95%CI 0.03 to 0.87），p＝0.03〕，在院日数も t-PA＋DNase 群がプラセボ群と比較して短かった〔差は−6.7 日；（95%CI −12.0 to −1.9），p＝0.006〕．t-PA 単独，DNase 単独ではいずれの項目でもプラセボ群と比較して有意差はなく，外科的治療適応においては DNase 単独群の方が多いという結果になっています

これらの無作為化試験からシステマティックレビュー，メタアナリシスを行った論文があります．Tokuda らは 5 つの RCT 計 575 人の患者を対象にフィブリン溶解療法群とプラセボ群でメタアナリシスを行い，結果，死亡率と外科的治療適応は両群間に有意差がなかったとしています〔27.6% vs 32.8%；RR 0.55（95%CI 0.28 to 1.07），p＝0.023〕❻．Janda らは 7 つの RCT 計 801 人を対象にメタアナリシスを行い，結果，治療失敗（外科的治療を要したもしくは死亡）のアウトカムに利益がみられ〔RR 0.55（95%CI 0.28 to 0.87）〕，外科的治療適応のみをみても有用だったとしています〔RR 0.61（95%CI 0.45 to 0.82）〕．しかし在院日数や死亡率単独には両群間で有意差はないと報告しています❼．

2　膿胸の果てに…

- 慢性膿胸のフォロー中に，胸背部痛や発熱や膿胸腔の拡大を認めた場合は，PAL の可能性を考慮する．
- PAL は結核性胸膜炎や肺結核症後の人工気胸術後の患者に 20 年以上を経て発症し EBV との関連がある．

PAL とは？

膿胸関連リンパ腫（pyothorax-associated lymphoma：PAL）は，Iuchi らにより 1980 年代後半に提唱された[8]，肺結核胸膜炎や肺結核症に対する人工気胸術後の患者が数十年を経過した後に，膿胸腔に隣接して発症する悪性リンパ腫である（Fig 1）．慢性膿胸患者の約 2%に合併する．60〜70 歳代と高齢者に多く，男女比は 10：1 と男性に多い．アジア，特に日本での報告が多い．病理組織は大部分がびまん性大細胞型 B リンパ腫（diffuse large B cell lymphoma：DLBCL）であり，1993 年に EB ウイルスと PAL との関連が指摘され注目を浴びた[9][10]．アジアにおいて EB ウイルスの感染率が高いことも PAL が本邦で多い理由の一つである．

その他の理由として，人工気胸術が日本で盛んに行われていたことと関連があるといわれている．実際に本邦の 106 症例の PAL は肺結核（80%）や結核性胸膜炎（17%）の治療のために施行された人工気胸術後 20 年〜64 年（中央値 37 年）を経て発症している[9]．

慢性膿胸に続発する軟部組織の腫瘤性病変としては，PAL のほかに，結核の再燃，アスペルギルス感染，および悪性病変として，胸膜中皮腫，扁平上皮癌，肉腫などがあり，最終的な診断には生検による病理診断が必須である．

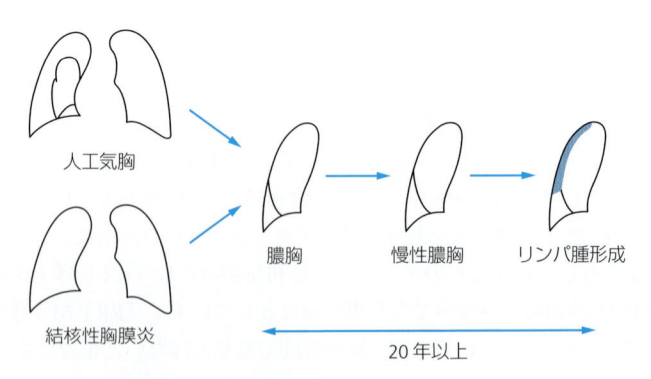

Fig 1 ■ 膿胸関連リンパ腫の形成

(Aozasa K. J Clin Exp Hematopathol. 2006; 46: 5-10)

＊人工気胸術とは，患側の胸腔内に空気を注入して人工的に気胸を起こすことで，患側の肺を萎縮させ，結核菌の活動性を低下させた状態で自然治癒を待つ治療法である．1950年頃まで数多くの患者がこの治療を受けたが，肺機能の損失が大きく，空洞穿孔や膿胸などの合併症が多かったことから，薬物治療の出現とともに行われなくなった．

症状

初発症状としては，Nakatsuka らの報告では 57％に胸背部痛，43％に発熱，40％に胸壁腫瘍や胸壁隆起が認められたとしている[11]．また，血痰などの症状も報告されている．

画像所見

胸部 X 線や胸部 CT では膿胸腔の拡大所見が認められるが，慢性膿胸の悪化との区別が困難であることが多い．CT では筋肉とほぼ同程度の吸収値を示し，造影剤によりびまん性に軽度増強される．MRI では T1 強調像では筋肉とほぼ同程度ないしやや低信号，T2 強調像では高信号を呈し，膿胸腔と腫瘤との鑑別に有用である．また，Ga シンチや FDG-PET では，膿胸部位には集積が乏しく，PAL と考えられる部位には集積が高度となり，鑑別に有用であるとされている[12][13]．

治療

放射線治療に加え，化学療法もしくは手術療法を併用するなど集学的治療が行われるが，PAL 患者は高齢で全身状態が不良であることも多く，当初より緩和治療を選択せざるを得ない場合も多い．

予後

比較的不良で 5 年生存率 21.6％である[11]．

人工気胸術後の患者の高齢化に伴い患者数は減少していくと推測される．今後は，結核性胸膜炎の既往のある患者から発症するケースに遭遇する可能性がある．比較的稀な疾患であることから，PAL を念頭においておくことが何よりも重要であり，慢性膿胸のフォロー中に，胸背部痛や発熱などの症状に加え，胸部 X 線で膿胸腔拡大所見を認めた場合には，さらなる画像検査を追加していく必要がある．また，PAL の可能性が高いと判断した場合には，積極的な生検が必要であることも認識しておくことが大切である．

3 Split pleura sign に着目せよ！

- 胸部 CT で split pleura sign と 30mm 以上の胸水貯留の両方を認めた場合，膿胸の可能性を考慮する．
- 胸腔穿刺前にある程度の診断予測をすることによって，侵襲的検査の患者負担を減らすことができ，早期に適切な治療を開始することができる．

　画像検査で胸水の貯留を認めた場合，原因精査には胸腔穿刺が必要となります．しかし，胸腔穿刺は侵襲的な処置であり，合併症が生じるリスクがあります．本稿では感染性胸水である肺炎随伴性胸水と膿胸が，胸腔穿刺前に鑑別できるかを検討します．

　肺炎随伴性胸水と膿胸は，The American College of Chest Physicians consensus（ACCP consensus）によるガイドライン（Table 2）[14]や Richard W. Light による肺炎随伴性胸水と膿胸の分類（Table 3）[15]に従って鑑別や治療を検討することが多いです．いずれも肺炎随伴性胸水と膿胸は一連の病態と考えられていますが，その経過の過程で治療方法や治療結果が変わってくるため分類を行います．分類には画像所見による胸水量も項目としてありますが，基本的には胸水中の pH，糖，LDH，細菌培養の結果，膿の存在により分類されます．また，日本感染症学会，日本化学療法学会による「JAID/JSC 感染症治療ガイドライン」でも，『胸腔穿刺を行い，「（肉眼的）膿性胸水」または「胸水のグラム染色または培養で微生物が検出される」または「胸水の pH<7.2」といった検査結果をあわせて膿胸と診断する』[16]と示されており胸腔穿刺が必須となります．

　前述の通り胸腔穿刺は侵襲的な処置であり，複数回施行すればそれだけ合併症のリス

Table 2 ■ The American College of Chest Physicians consensus による 肺炎随伴性胸水と膿胸のガイドライン

胸水の画像所見			胸水の培養検査			胸水の pH		Category	予後不良の危険度	ドレナージ
A0	最少量で水様性の胸水（デクビダス像で 10mm 以下）	and	Bx	培養とグラム染色の結果は不明	and	Cx	pH が不明	1	とても低い	不要
A1	小〜中程度の胸水（10mm 以上の厚さで胸隔の 1/2 以下）	and	B0	培養とグラム染色の結果は陰性	and	C0	pH≧7.20	2	低い	不要
A2	胸隔の 1/2 以上を占める胸水で被包化しているもの，もしくは胸壁の肥厚しているもの	or	B1	培養とグラム染色の結果は陽性	or	C1	pH<7.20	3	中等度	要
			B2	膿				4	高度	要

(Colice GL, et al. Chest. 2000; 118: 1158-71[14])

JCOPY 498-13044

Table 3 ■ Richard W. Light による肺炎随伴性胸水と膿胸の分類

class 1	通常胸水	仰臥位 X 線上 10mm 以下の厚さ 胸腔穿刺の適応なし
class 2	典型的肺炎随伴胸水	仰臥位 X 線上 10mm 以上の厚さ グルコース>40mg/dL, pH>7.2 グラム染色と培養が陰性 抗菌薬の投与のみ
class 3	境界型複雑性肺炎随伴胸水	7.0<pH<7.2 または LDH>1000 グルコース>40mg/dL グラム染色と培養が陰性 抗菌薬の投与と胸腔穿刺
class 4	通常複雑性肺炎随伴胸水	pH<7.0 またはグルコース<40mg/dL グラム染色と培養が陽性 小房化していない，膿がない 胸腔ドレナージと抗菌薬の投与
class 5	高度複雑性肺炎随伴胸水	pH<7.0 またはグルコース<40mg/dL グラム染色と培養が陽性 多房化している 胸腔ドレナージとフィブリン溶解剤
class 6	通常膿胸	明らかな膿 単房性もしくは流動性あり 胸腔ドレナージ±被膜剥離術
class 7	高度膿胸	明らかな膿 多房化している 胸腔ドレナージ＋フィブリン溶解剤 しばしば胸腔鏡や被膜剥離術が必要

(Light RW. N Engl J Med. 2002; 346: 1971-7[1])

クも大きくなり，患者さんの負担も増えます．また，治療開始が遅れればそれだけ治療失敗のリスクも高くなります．穿刺前にある程度の診断ができれば穿刺からドレナージまでまとめて行うことができ，速やかに治療を行うことが可能となります．

膿胸に特徴的な画像所見は多くありませんが，日常診療を行っていると CT 検査にて胸水貯留を認めた場合，何となく肺炎随伴性胸水っぽい，何となく膿胸っぽいと感じたことがあると思います[17]．

split pleura sign〔Fig 2，臓側胸膜（白矢印）と壁側胸膜（黒矢印）が肥厚して可視化し胸水を被包化している状態〕が膿胸の画像所見として報告されていますが，それに加え，様々な画像所見，臨床所見，血液検査から，胸腔穿刺前に肺炎随伴性胸水と膿胸/複雑性肺炎随伴胸水を鑑別することができるかを検討しました．肺炎随伴性胸水と膿胸/複雑性肺炎随伴胸水を分類する理由としてはドレナージの有無を考慮しています．

結果は，臨床所見では優位差は認めず，血液所見では血性 LDH のみ肺炎随伴性胸水で高い結果が出ました．しかし，胸水 LDH では膿胸/複雑性肺炎随伴胸水の方が高い

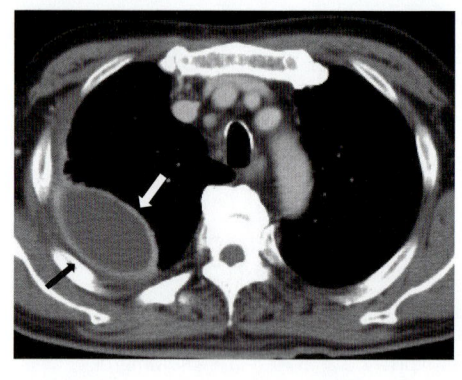

Fig 2 ■ Split pleura sign
臓側胸膜（白矢印）と壁側胸膜（黒矢印）が
肥厚して可視化し胸水を被包化している状態

結果が出ており，白血球や CRP の結果からも全身炎症と局所炎症は必ずしも一致しないことが示されました．多変量解析で膿胸 / 複雑性肺炎随伴胸水を示唆する所見としては，画像所見での split pleura sign と 30mm 以上の胸水量の 2 項目で有意差を認めました，その組み合わせでは，split pleura sign と 30mm 以上の胸水量の両方を認めた場合が，感度 79.4%，特異度 80.9%，AUC（area under the curve）0.801 と最も良い結果となっています[18]．

　膿胸は好気・嫌気性菌の混合感染が多いため抗嫌気性菌活性を有する抗菌薬を選択する必要があり，ドレナージも必要となります．また，死亡率は 15〜20% と報告されており，難治例では外科的処置が必要となる場合もあります．画像所見や血液検査から肺炎随伴性胸水と膿胸を鑑別することは難しいですが，split pleura sign と 30mm 以上の胸水の両方を認めた場合は，膿胸としてドレナージも念頭において，侵襲的検査・治療を進めることにより患者負担を減らすことができると考えられます．

4　胸水：CEA と LENT スコアを活用せよ！

- 胸水穿刺の陽性率は，60% 程度であり，2 回まででよいとされている．
- 胸水中の CEA の上昇は，癌性胸水の補助診断として有用である．
- 我々の肺腺癌における研究において，胸水 CEA/ 血清 CEA 比 5.53 未満であれば，60 日間の予後は良好であった．

　胸水貯留は，日常診療でしばしば遭遇する重要な所見です．胸水貯留の原因には，感染症，悪性腫瘍，心不全，肝硬変など多岐にわたります．適切な治療を行うためには，正確な診断を迅速に行う必要があります．

　悪性胸水の診断は，胸水穿刺による細胞診検査により行われます．しかし，胸水の細胞診の陽性率は 60% 程度であり，3 回以上繰り返し行っても悪性胸水の診断に必ずしも

寄与せず，2回までが妥当とする考えもあります[19][20]．胸水細胞診で診断に至らなかった場合には，確定診断のために胸膜生検は検討されます．しかし，胸膜生検は，侵襲も大きく，必ずしも可能な状況であるとは限らないため，胸水中の腫瘍マーカーの数値により良性疾患と悪性疾患の鑑別が試みられています．

胸水中の腫瘍マーカーの診断の有用性は報告されており，CEA 値の cut off 値による良性疾患と悪性疾患の鑑別が試みられています．

Niwa らは，癌性胸膜炎〔n＝36：原発性肺癌（n＝30），転移性腫瘍（n＝5），悪性リンパ腫（n＝1）〕と結核性胸膜炎（n＝35）を対象に CEA 5ng/mL を cut off 値とし感度 69.7％，特異度 100％と報告しています[21]．また，多田らは肺癌による癌性胸膜炎〔n＝39：腺癌（n＝29），小細胞癌（n＝7），扁平上皮癌（n＝3）〕と結核性胸膜炎を対象に CEA 8.1ng/mL を cut off 値とし感度 87.2％，特異度 92.9％と報告しています[22]．

Salama らは，腺癌（n＝66，肺腺癌 n＝18）と良性疾患（n＝97，結核性胸膜炎 n＝12，膿胸 n＝7，肺炎随伴性胸水 n＝20）を対象に CEA 6ng/mL を cut off 値とし感度 71％，特異度 95％と報告しています[23]．

これらの結果は，原発性肺癌，特に腺癌において，胸水 CEA 値の診断における有用性を示唆するものでした．

Table 4 ■ 膿胸 / 肺炎随伴性胸水と悪性疾患臨床背景と検査結果

	膿胸 肺炎随伴性胸水	悪性胸水	p 値
患者数（人）	28	73	
年齢	70.3±13.4	70.1±11.0	p=0.949
男 / 女	23/5	47/26	
胸水			
pH	7.915±0.205	7.90±0.19	p=0.763
総細胞数	5639±11455	2234.5±1941.4	p=0.666
好中球（%）	57.5±35.5	10.3±16.0	p<0.001
リンパ球（%）	27.0±28.9	60.4±24.5	p<0.001
LDH	812.9±577.5	518.6±692.8	p=0.020
TP	4.3±2.0	4.5±0.8	p=0.317
Glu	83.2±64.1	109.9±49.5	p=0.013
CEA	2.1±1.5	1401.3±3531.2	p<0.001
末梢血			
WBC	13171±5612	9183.3±4953.2	p<0.001
好中球（%）	80.9±7.3	74.1±8.3	p=0.009
リンパ球（%）	9.5±5.0	15.5±7.6	p=0.007
TP	6.4±0.8	6.9±0.7	p=0.004
LDH	220.3±114.9	344.0±598.8	p=0.008
Glu	145.8±42.1	121.3±39.1	p=0.012
CRP	21.6±19.7	3.9±5.1	p<0.001

感染症

Table 5 ■ LENT スコア

L	胸水中 LDH（IU/L）	
	＜1500	0
	＞1500	1
E	ECOG PS	
	0	0
	1	1
	2	2
	3〜4	3
N	血液中好中球 / リンパ球比	
	＜9	0
	＞9	1
T	腫瘍の組織型	
	低リスク群	0
	悪性胸膜中皮腫，血液疾患	
	中リスク	1
	乳癌　婦人科癌 腎細胞癌	
	高リスク	2
	肺癌　その他の癌	

	スコア
低リスク	0〜1
中リスク	2〜4
高リスク	5〜7

　当院において，肺腺癌における胸水 CEA 値の cut off 値を検討しました．2010 年 1 月から 2014 年 10 月までに当院において初診時に胸水を認め 1 カ月以内に胸水細胞診で診断がついた肺腺癌 73 症例と，良性疾患として同時期に診断がついた肺炎随伴性胸水と膿胸 28 例を後方視的に検討しました．良性疾患では，胸水中の好中球・リンパ球，末梢血中の白血球数，CRP 値は有意に高値でした（Table 4）．また胸水中の CEA 値は悪性疾患群で高値でした．胸水 CEA の cut off 値を 4.2ng/mL とすると感度 89.7%，特異度 92.1% で悪性胸水と診断が可能でした．これは，これまでの報告とほぼ同様の結果でした．

　悪性胸水と予後との関連については，2014 年に Clive らによる LENT スコアが報告されました（Table 5）[20]．予後の予測スコアとして胸水中の LDH（L），ECOG パフォーマンスステータス（E），血液中好中球リンパ球比（N），腫瘍の組織型（T）により低リスク，中リスク，高リスク群に分けるものです．リスク群別の生存期間の中央値は低リスク群で 319 日，中リスク群で 130 日，高リスク群で 31 日でした．

　当院の検討では，初診時に胸水を認め 1 カ月以内に胸水細胞診で診断がついた肺腺癌において，胸水 CEA/ 血清 CEA 比の中央値 5.53 で比較すると 5.53 未満の症例は 5.53 以上の症例に比して診断からの 60 日間の生存率は有意に高いことが示されています．

📖 文献

❶ Bouros D, et al. Intrapleural urokinase versus normal saline in the treatment of complicated parapneumonic effusions and empyema. A randomized, double-blind study. Am J Respir Crit Care Med. 1999; 159: 37-42.

❷ Tuncozgur B, et al. Intrapleural urokinase in the management of parapneumonic empyema: a randomised controlled trial. Int J Clin Pract. 2001; 55: 658-60.

❸ Diacon AH, et al. Intrapleural streptokinase for empyema and complicated parapneumonic effusions. Am J Respir Crit Care Med. 2004; 170: 49-53.

❹ Maskell NA, et al. U.K. Controlled trial of intrapleural streptokinase for pleural infection. N Engl J Med. 2005; 352: 865-74.

❺ Rahman NM, et al. Intrapleural use of tissue plasminogen activator and DNase in pleural infection. N Engl J Med. 2011; 365: 518-26.

❻ Tokuda Y, et al. Intrapleural fibrinolytic agents for empyema and complicated parapneumonic effusions: a meta-analysis. Chest. 2006; 129: 783-90.

❼ Janda S, et al. Intrapleural fibrinolytic therapy for treatment of adult parapneumonic effusions and empyemas: a systematic review and meta-analysis. Chest. 2012; 142: 401-11.

❽ Iuchi K, et al. Non-Hodgkin's lymphoma of the pleural cavity developing from long-standing pyothorax. Cancer. 1987; 60: 1771-5.

❾ Fukayama M, et al. Epstein-Barr virus in pyothorax-associated pleural lymphoma. Am J Pathol. 1993; 143: 1044-9.

❿ Sasajima Y, et al. High expression of the Epstein-Barr virus latent protein EB nuclear antigen-2 on pyothorax-associated lymphomas. Am J Pathol. 1993; 143: 1280-5.

⓫ Nakatsuka S, et al. Pyothorax-associated lymphoma: a review of 106 cases. J Clin Oncol. 2002; 20: 4255-60.

⓬ 斎藤一浩. ガリウムシンチグラフィーが有用であった慢性膿胸に発生した悪性リンパ腫の2例. 臨床放射線. 1998; 43: 855-8.

⓭ 白山裕士. ガリウムシンチグラフィーが有用であった膿胸関連リンパ腫の2例. 核医学. 2001; 38: 223-8.

⓮ Colice GL, et al, Littenberg B, et al. Medical and surgical treatment of parapneumonic effusions: an evidence-based guideline. Chest. 2000; 118: 1158-71.

⓯ Light RW. Clinical practice. Pleural effusion. N Engl J Med. 2002; 346: 1971-7.

⓰ Mikasa K, et al. The JAID/JSC Guideline to Clinical Management of Infectious Diseases (Respiratory infections). Kansenshogaku Zasshi. 2014; 88: 1-109.

⓱ Kraus GJ. The split pleura sign. Radiology. 2007; 243: 297-8.

⓲ Tsujimoto N, et al. A simple method for differentiating complicated parapneumonic effusion/empyema from parapneumonic effusion using the split pleura sign and the amount of pleural effusion on thoracic CT. PLOS ONE. 2015; 10: e0130141.

⓳ Udaya BS, et al. Comparison of needle biopsy with cytologic analysis for the evaluation of pleural effusion: analysis of 414 Cases. Mayo Clin Proc. 1985; 60: 158-64.

⓴ BTS Pleural Disease Guideline 2010 Thorax. 2010; 65 (Suppl 2): ii4-ii17.

㉑ Niwa Y, et al. Carcinomatous and tuberculous pleural effusions. Comparison of tumor markers. Chest. 1985; 87: 351-5.

㉒ 多田敦彦, 他. 肺癌癌性胸膜炎と結核性胸膜炎における胸水中腫瘍マーカー. 日呼吸会誌. 2002; 40: 106-12.

㉓ Salama G, et al. Evaluation of pleural CYFR 21-1 and carcinoembryonic antigen in the diagnosis of malignant pleural effusion. Br J Cancer. 1998; 77: 472-6.

㉔ Clive AO, et al. Predicting survival in malignant pleural effusion: development and validation of the LENT prognostic score. Thorax. 2014; 69: 1098-104.

感染症

4 肺癌の治療戦略

1 肺癌治療: ファーストステップ

　殺細胞性抗癌剤の開発に加え，分子標的治療薬や免疫チェックポイント阻害薬の登場によって，肺癌治療のシークエンスは複雑化してきました．この流れはテーラーメイド治療やプレシジョンメディスンといった言葉で表現されます．一般的に全身化学療法の適応となる患者に対しては，日本肺癌学会や NCCN（米国総合がんセンターネットワーク），ASCO（米国臨床腫瘍学会）などのガイドラインより標準的治療が示されています．しかし，実臨床においてはガイドラインで対応困難な症例に遭遇することがしばしばあります．そこで，私たち内科臨床医は，様々な基礎疾患を有する症例や oncologic emergency，傍腫瘍症候群といった特殊な病態を理解し，適切な治療指針を速やかに打ち出す必要があります．つまり，適切な初期治療をすることで，標準治療を受けられる状態への回復，QOL の向上や苦痛からの緩和などが図られます．では，どのようなことを意識して診療すべきなのでしょうか．

肺癌治療に対するリスク評価

　肺癌治療を行うために必要不可欠なのが，患者さんの治療に対するリスク評価です．分子標的治療薬や免疫チェックポイント阻害薬の登場によって，これまで以上に細かく評価することが求められます．治療選択に加え，治療に伴う合併症のリスク回避の点からも重要です．

肺癌治療を妨げる病態

　治療を妨げる病態の一つに performance status（PS）の低下があります．PS は 0〜4 で評価され，3 および 4 は殺細胞系抗癌薬による治療の適応から外れます．私たちは PS の低下をきたしている原因について大きく 2 つに分けて考える必要があります．つまり，可逆的な病態で治療により PS の改善が図れるものとそうでないものに分けることができます．さらに改善が図れる病態は，現病（肺がん）に対する治療によって改善するものとそうでないものに分類できます（Table 1）．改善が望めない病態としては加齢，痴呆，精神疾患，悪液質などがあげられます．

Oncology emergency (Table 2)

　肺癌の進行に伴い，急速に呼吸・循環不全や神経障害などを合併することがあります．早急に対処しないと全身状態や QOL の悪化をもたらし，場合によっては死に至る

Table 1 ■ PS の低下をきたす症状と病態 ※青字は oncology emergency

症状	病態	症状	病態
疼痛	骨転移 肥厚性骨関節症 脊髄圧排症候群 Pancoast 腫瘍	意識障害・傾眠	脳転移 癌性髄膜炎 高 Ca 血症 Trousseau 症候群 低 Na 血症 腫瘍崩壊症候群
眼痛	眼内転移		
頭痛	脳転移 癌性髄膜炎 上大静脈症候群 低 Na 血症	認知症	辺縁系脳炎
		呼吸苦	気道狭窄 上大静脈症候群 癌性胸水 癌性リンパ管症 腫瘍塞栓 気胸 無気肺 心タンポナーデ
筋力低下・脱力・倦怠感	傍腫瘍性神経症候群 中枢神経：脳脊髄炎，辺縁系脳炎，亜急性小脳変性症，オプソクローヌス，ミオクローヌス症候群 末梢神経：亜急性感覚性末梢神経障害 神経接合部・筋疾患：皮膚筋炎，LEMS Pancoast 腫瘍 脊髄圧排症候群 低 Na 血症 高 Ca 血症		
		嘔気・食思不振	癌性髄膜炎 低 Na 血症 高 Ca 血症
		視覚障害	脳転移 癌性髄膜炎 眼内転移 脈絡膜転移 CAR
		うつ・不眠	疼痛

病態を oncologic emergency といい，緊急で治療する必要があります．特に PS の低下と関連があり，迅速かつ適切な診断にて，予後の改善が望めます．

2 限局型小細胞肺癌（LD）と予防的全脳照射（PCI）

　日本肺癌学会による「肺癌診療ガイドライン 2015 年」では予防的全脳照射（PCI）の項目は以下のようになっています．

a. LD（limited disease）で，初期治療で CR（complete remission）が得られた症例では，PCI を標準治療として行うよう勧められる（グレード A）．

b. ED（extensive disease）では，化学療法後の PCI は行わないよう勧められる（グレード D）．

c. 良好な初期効果が確認され次第，できるだけ早期（治療開始 6 カ月以内）に PCI を行うように勧められる（グレード B）．

d. PCI の線量分割法は 25Gy/10 回相当を用いることが勧められる（グレード B）．

癌

Table 2 ■ Oncology emergency

	病態
低 Na 血症	●小細胞肺癌による異所性 ADH 産生腫瘍が最も多い（N Engl J Med. 2007; 356: 2064-72） ●急速な血清 Na 値の補正は橋中心髄崩壊をきたすことがあり注意を要する.
高 Ca 血症	●PTHrP（parathyroid hormone-related protein）亢進もしくは骨転移に伴う骨破壊（local osteolytic hypercalcemia: LOH）による. 扁平上皮癌に多い. ●補正 Ca 値≧11mg/dL の時は治療を行う.
腫瘍崩壊症候群	●高尿酸血症, 高 K 血症, 高 P 血症, 低 Ca 血症をきたす. ●肺癌では小細胞癌に多い. ●治療前から合併している場合がある. ●腫瘍量が多いこと（肝腫大, 脾腫, 腎腫大など）, LDH の上昇, 広範囲な骨髄浸潤, 治療感受性が高いことが発生の危険因子としてあげられる（N Engl J Med. 2011; 364: 1844-54）.
気道狭窄	●気道内の腫瘍の増大あるいは壁外性圧迫による狭窄. ●人工呼吸器管理が必要な場合もあり, 気道ステント留置などの気道内インターベンションを検討する. ●放射線治療を行う場合は照射初期の気道のむくみに注意を要する. ●小細胞肺癌は化学療法, 放射線療法に感受性が高く, 速やかな病状緩和が期待できる.
上大静脈症候群	●放射線治療を優先し, 可能であれば化学療法を併用する. 小細胞肺癌の場合は化学療法だけでも効果が望める. ●CDDP による大量の輸液を要する場合は, SVC 症候群を悪化させるため, 少なくとも 1 コース目 CBDCA を使用することが望ましい. ●気道狭窄が合併していないか確認する. ●緩徐に閉塞が進行した時は, 表在静脈怒張を認める.
心タンポナーデ	●Beck の三徴（頸静脈怒張, 低血圧, 心音減弱） ●症状の発現は心嚢液の量だけではなく, 貯留速度が関与する. ●脱水を合併した例では頸静脈怒張がない場合がある.
脊髄圧排症候群	●脊椎転移による病的骨折や直接浸潤, 髄内転移など脊髄の圧迫によって生じる. ●脊髄圧迫レベル以下のしびれ知覚鈍麻, 知覚過敏などを生じ, 上肢の巧緻運動障害, 歩行障害, 膀胱直腸障害をきたす. ●治療前の神経障害の程度が治療後の機能的な予後を規定する（Int J Radiat Oncol Biol Phys. 2002: 53: 75-9）. ●治療の遅れによって非可逆的な神経障害を生じるため, デキサメタゾンを初回 10mg, その後 4mg を 6 時間ごとに投与し, 徐々に漸減する（Eur J Cancer. 1994: 30A: 22-7, Neurology. 1989: 39: 1255-7）. ●整形外科, 放射線治療部と除圧術, 放射線治療などの適応について速やかに検討する.
発熱性好中球減少症	●Multinational Association of Supportive Care in Cancer（MASCC）のスコアリングシステム（J Clin Oncol. 2000; 18: 3038-51）において, 低リスク群（21 点以上）であれば, 重症感染症の合併リスクは 5%以下と報告される（J Clin Oncol. 2006; 24: 4129-34）.
infusion reaction	●原因薬物として殺細胞薬ではタキサン系（パクリタキセルとドセタキセル）とプラチナ系（カルボプラチンとオキサリプラチンとシスプラチン）で多い. ●発症のタイミングは投与開始直後から 10 分以内に多いが, 開始 1〜2 時間後, 稀に数日後に生じることもある. ●発症は初回投与時が多いが, 2 回目以降に発症する場合もある.

LD（limited disease）の場合は CR（complete remission）が得られた症例では PCI は標準治療として勧められています．根拠になった論文は 1999 年の NEJM にある Auperin らの 7 つの臨床試験のメタアナリシス[1]です．1977〜1995 年の 7 つの臨床試験登録症例のうち LD 症例は 85％，そのうち CR 症例 987 例のうち，PCI は CR 症例に限れば 3 年脳転移再発率を 58.6％から 33.3％へ有意に低下させ，3 年生存率を 15.3％から 20.7％へ有意に向上させた，という報告です．

PCI の時期については比較した臨床試験の報告はないのですが早期に施行した方が脳転移再発率は低い傾向にあるとされています[1]．6 カ月以上経過後の PCI は有意に脳転移を抑制しないことが示されており[1]，できるだけ早期（治療開始から 6 カ月以内）に行うことが勧められています．

PCI の脳に対する毒性（精神症状や脳萎縮など）は Arriagada[2]らと Gregor[3]らの 2 つのランダム化比較試験で有意な増強は認められない，と報告されています．いずれの試験でも PCI 開始前に 40〜60％の症例で精神症状が認められています．要因は喫煙，傍腫瘍症候群あるいは化学療法の影響などをあげ，PCI による毒性の増強は否定的とされていますが，放射線の晩期毒性について観察期間は 1〜2 年と短く，明らかになっていません[2,3]．

PCI の線量はこれまで 24〜36Gy/8〜18 回が用いられ，線量が多いほど効果が高い傾向が示唆されていました[4]が，Le Pechoux[5]らにより PCI の至適線量についてのランダム化比較試験が行われ，25Gy/10 回が勧められています．これまでの標準線量 25Gy/10 回群に対し高線量 36Gy/18 回あるいは 36Gy/24 回（1 日 2 回）群との比較で 2 年脳転移再発率は標準線量群で 29％，高線量群で 23％と有意差を認めないうえ，2 年生存率は標準群で 42％，高線量群で 37％と高線量群での生存率の低下を報告しています．また，遅発性有害反応軽減のため 1 回線量は 2.5Gy を超えないことが望ましい[6]，とされています．

定期的な MRI の評価で無症候性の脳転移の発見が可能となり，一方ガンマナイフなどの治療の進歩により新病変の出現ごとに脳転移の治療を行えるようになってきています．現状では LD 症例には PCI が標準治療ですが，脳転移出現時に治療を行う方法との比較はなく，今後の課題と考えます．

癌

3　SCLC の ED で PCI をやるべきか否か？

- 小細胞肺癌に対する治療として，放射線療法は化学療法に次いで有用である．
- しかし，進展型小細胞肺癌に対する予防的全脳照射に関しては，現在までに二転三転した経緯があり，理解が必要である．
- 日本での ED-SCLC に対する化学療法後の PCI は，施行すべきではない．

　小細胞肺癌（small cell lung cancer：SCLC）に対する治療は，化学療法および放射線療法が主体となります．その中で，予防的全脳照射（prophylactic cranial irradiation：PCI）の位置づけにおいては，二転三転している歴史があります．ここでは 3 つの論文をあげ，その経緯と今現在の評価について述べていきます．

　なお，本項においては，"病変が同側胸郭内に加え，対側縦隔，対側鎖骨上窩リンパ節までに限られており，悪性胸水や心嚢水を有さないもの"を限局型（limited disease：LD），それ以外のものを進展型（extensive disease：ED）と定義し，それぞれを限局型小細胞肺癌（LD-SCLC）および進展型小細胞肺癌（ED-SCLC）と表記します．

　ここにいくつかのランドマーク study を提示します．

論文 1

［Auperin A, et al. Prophylactic cranial irradiation for patients with small-cell lung cancer in complete remission. Prophylactic Cranial Irradiation Overview Collaborative Group. N Engl J Med. 1999; 341: 476-84]❶

　SCLC の患者に対して，PCI を施行することは脳転移の出現を減らすとされていましたが，化学療法後に完全寛解（complete response：CR）に至った患者に PCI を施行すると，どの程度予後が改善するのかは不明でした．そこで Auperin らは，1977～1995 年の 7 つの臨床試験登録例の中で CR に至った 987 例のメタアナリシスを行いました．主要評価項目は，全生存期間（overall survival：OS）としました．結果は，PCI 群の全死亡の相対リスクは 0.84（95％信頼区間 0.73-0.97，p=0.01）であり，3 年生存率は 5.4％も増加しました（コントロール群 15.3% vs PCI 群 20.7%）．また，無病生存期間（disease-free survival：DFS）も延長し（相対リスク 0.75，95％信頼区間 0.65-0.86，p<0.001），脳転移の累積出現リスクも低下しました（相対リスク 0.46，95％信頼区間 0.38-0.57，p<0.001）．以上より，SCLC の患者に対して 1 次治療で CR に至った場合は，PCI によって OS および DFS の改善を認める，と報告されました．

　しかし，この論文における 987 例の中には ED-SCLC が 140 例（14％）しかおらず，コントロール群と PCI 群に含まれる ED-SCLC の割合には有意差がある（コントロール群 12% vs PCI 群 17%，p=0.02）ことが指摘されていました．

論文 2

［Slotman B, et al. Prophylactic cranial irradiation in extensive small-cell lung cancer. EORTC Radiation Oncology Group and Lung Cancer Group. N Engl J Med. 2007; 357: 664-72]❼

　Auperin らの論文では，ED-SCLC の割合が少なかったため，ED-SCLC に対する PCI の効果が正確に評価できていない可能性がありました．そこで Slotman らは，2001～2006 年に ED-SCLC で 1 次治療が奏効［部分寛解（partial response：PR）が 87％］した 286 例のランダム化比較試験を行いました．主要評価項目は，登録から症状を伴う脳転

移が出現するまでの期間とし，脳転移を示唆する症状が出現した場合には頭部 CT ある
いは MRI を施行しました．結果は，PCI 群における症状を伴う脳転移の出現リスクが
低く（ハザード比 0.27，95％信頼区間 0.16-0.44，p＜0.001），さらに DFS の中央値が
12.0 週から 14.7 週に延長し（ハザード比 0.76，95％信頼区間 0.59-0.96，p＝0.02），割
付け後の生存期間中央値も 5.4 カ月から 6.7 カ月に延長しました（ハザード比 0.68，
95％信頼区間 0.52-0.88，p＝0.003）．以上より，ED-SCLC における PCI は症状を伴う
脳転移を抑制し，DFS および OS を延長する，と報告されました．

　しかし，この論文にも問題点がありました．1 つ目は，試験登録前に画像診断により
脳転移の有無を確認された症例が全体の 29％のみであったことです．したがって，登
録時に本当に脳転移が存在しなかったかを証明することができていませんでした．2 つ
目は，主要評価項目を"症状を伴う脳転移"としたため，脳転移を示唆する症状が出現
した場合にしか画像検索がなされていませんでした．すなわち，無症候性の脳転移を発
見することができていませんでした．以上より，この論文にも試験デザインの問題が指
摘されていました．

論文 3

[Seto T, et al. Prophylactic cranial irradiation has a detrimental effect on the overall survival of
patients with extensive disease small cell lung cancer: Results of a Japanese randomized phase
Ⅲ trial. J Clin Oncol. 2012; 32: suppl. Abstract 7503]

　Slotman らの論文でも問題が指摘されたため，日本でも ED-SCLC に対する PCI の追
試が行われました．瀬戸らは，2009〜2013 年に 1 次治療でプラチナ併用化学療法を施
行し，いずれかの奏効を得た日本人の ED-SCLC を対象とし，全例に頭部 MRI で脳転
移がないことを確認したうえで，PCI 群とコントロール群に無作為に割り付けました．
主要評価項目は OS，副次評価項目は脳転移までの期間，無増悪生存期間（progres-
sion-free survival：PFS），安全性としました．統計的に 330 人の症例数が必要とされ（ハ
ザード比 0.75，有意水準 0.05，検出力 80％），上記期間に 224 例が登録されました．し
かし，中間解析（PCI 群 84 例 vs コントロール群 79 例）の段階で，OS において PCI 群
の生存曲線がコントロール群を下回る結果となり，これ以上試験を継続しても PCI 群
の優越性が証明される見込みはないと結論づけられ，独立データモニタリング委員会の
審査の後に試験が中止されました．結果は，OS の中央値は PCI 群で 10.1 カ月，コント
ロール群で 15.1 カ月（ハザード比 1.38，95％信頼区間 0.95-2.02，層別ログランク検定，
p＝0.091）で，PFS の中央値は PCI 群で 2.2 カ月，コントロール群で 2.4 カ月（ハザー
ド比 1.12，95％信頼区間 0.82-1.54）となり，いずれも有意差はつきませんでした．脳
転移の発症率においては PCI 群で有意に低く，12 カ月時点で PCI 群は 32.4％でコント
ロール群は 80.4％でした（Gray 検定，p＜0.001）．

　以上の経緯を踏まえ，日本での ED-SCLC に対する化学療法後の PCI は行わないように勧められています（推奨グレード：D）．

まとめ

・日本での ED-SCLC に対する化学療法後の PCI は，施行すべきではない．

4 Driver mutation (Fig 1～3)

　日本肺癌学会の「EBM 手法による肺癌診療ガイドライン 2015」[9]で示されているように，根治照射不能のⅢ期・Ⅳ期非扁平上皮非小細胞肺癌に対する 1 次治療選択は driver mutation を調べることが必須となっています．driver mutation の一部には oncogene addiction（癌遺伝子依存）を引き起こしているものがあり，この driver mutation をターゲッ

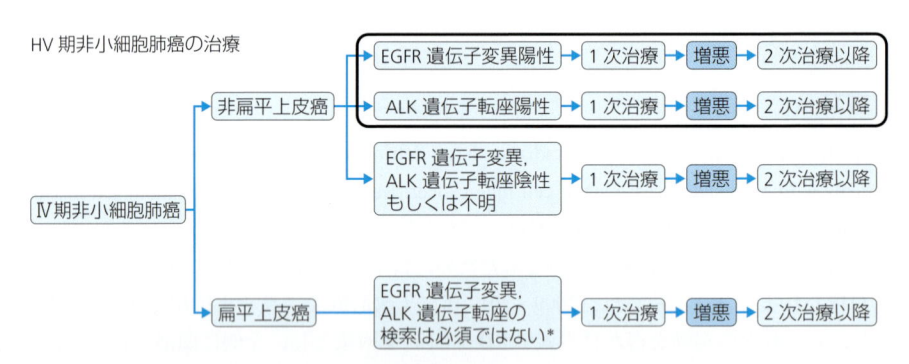

HV 期非小細胞肺癌の治療

*診断が生検や細胞診などの微量の検体の場合においては，腺癌が含まれない．
　組織でも EGFR 遺伝子変異，ALK 遺伝子転座の検索を考慮する．

Fig 1 ■ Ⅳ期非小細胞肺癌 1 次治療
（日本肺癌学会. 肺癌診療ガイドライン 2015）

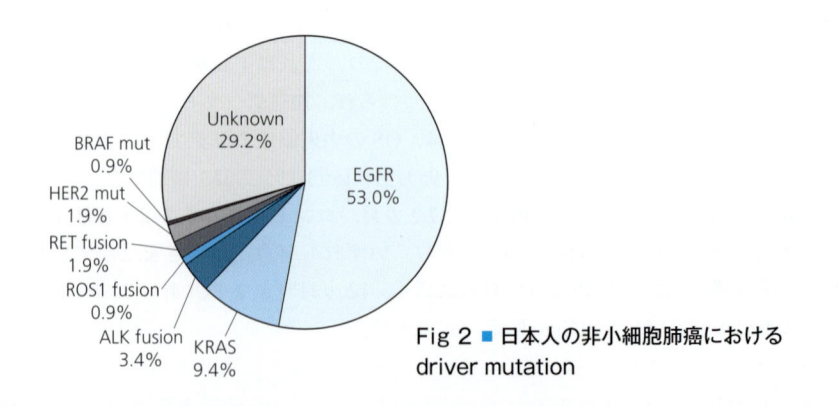

Fig 2 ■ 日本人の非小細胞肺癌における driver mutation

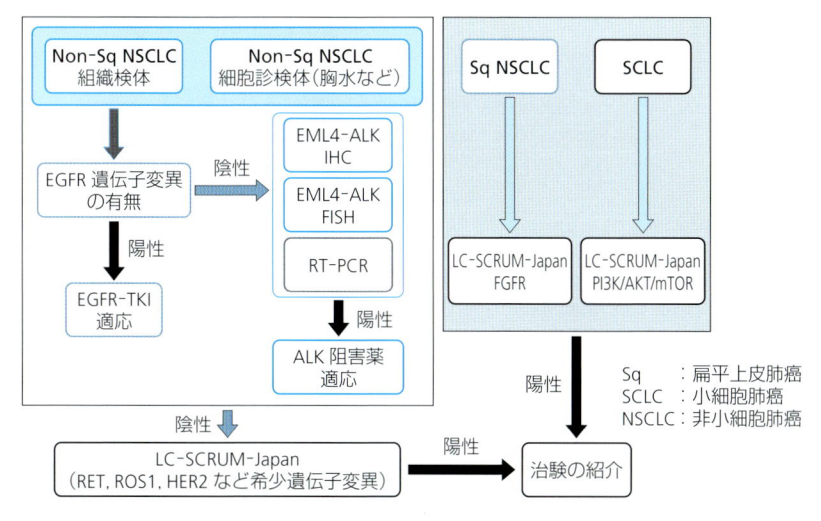

Fig 3 ■ 当科における遺伝子検査のアルゴリズム

トとした分子標的治療薬は進行非小細胞肺癌に対して，大きな予後改善を寄与しました．oncogene addiction という概念は 2000 年に Weinstein が提唱し[10]，癌細胞の増殖や生存がある特定の遺伝子に強く依存していることを定義しました[11]．現在，実地診療において治療対象となる driver mutation は EGFR と EML4-ALK の 2 つとなっています[12]．当科における driver mutation 検索のアルゴリズムを Fig 3 に示します．当院では保険診療における EGFR と EML4-ALK 以外の稀な driver mutation については LC-Scrum-Japan[13]に検体を送り検査しています．

5 EGFR 遺伝子変異陽性肺癌に対する治療

EGFR 遺伝子変異による治療選択が適切に行われるようになったのは，IPASS study[14,15]の結果が発表となった 2009 年以降と考えられます（Fig 4）．それ以前の試験はほぼ negative な結果でしたが，EGFR 遺伝子変異を評価せずに non-selective な集団を対象にした試験でした．IPASS study によって，EGFR 遺伝子変異は強力な効果予測因子であることが証明され，以降，EGFR 遺伝子変異陽性非小細胞肺癌の予後を大きく改善しました．

EGFR 遺伝子変異陽性の進行非小細胞肺癌に対する 1 次治療は，EGFR-TKI 単剤（ゲフィチニブ，エルロチニブ，アファチニブ）とプラチナ製剤併用療法の比較第Ⅲ相試験において，EGFR-TKI 単剤のプラチナ製剤併用療法に対する PFS の有意な延長が報告されています[16～21]．その結果，日本肺癌学会の「EBM 手法による肺癌診療ガイドライン2015」[9]において PS 0-2，75 歳未満に対する 1 次治療は，EGFR-TKI 単剤が推奨グレー

癌

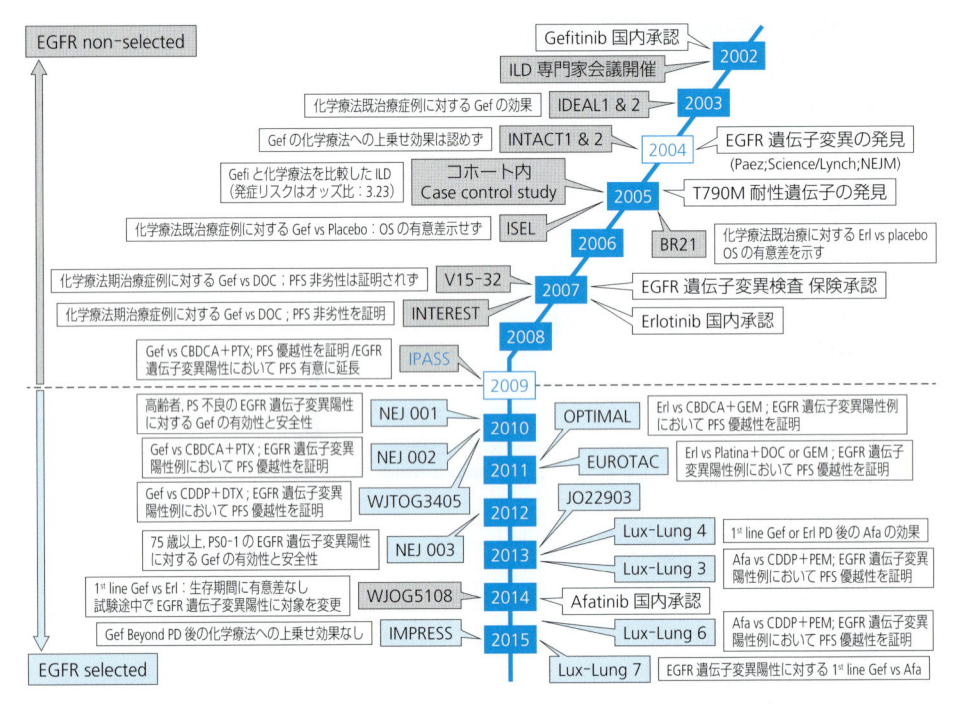

Fig 4 ■ EGFR-TKI の歴史

Table 3 ■ EGFR 遺伝子変異陽性非小細胞肺癌に対する EGFR-TKI とプラチナ併用療法の効果

	Study	Treatment Arm	ORR (%)	mPFS (m)	HR p value	MST (m)	HR p value
Japan	NEJ002 [17]	Gefitinib	74	10.38	0.30 (0.22-0.41)	27.7	0.887 (0.634-1.241)
		CBDCA+PTX	31	5.4	<0.001	26.6	0.483
Japan	WJOG3405 [19]	Gefitinib	62	9.6	0.520 (0.378-0.715)	35.5	1.185 (0.767-1.829)
		CDDP+DOC	32	6.6	<0.0001	38.8	<0.001
Spain	EURTAC [18]	Elrotinib	58	9.7	0.37 (0.25-0.54)	19.3	1.04 (0.65-1.68)
		Platinum+DOC or GEM	15	5.2	<0.0001	19.5	0.87
China	OPTIMAL [21]	Erlotinib	83	13.1	0.16 (0.10-0.26)	22.7	1.19 (0.83-1.71)
		CBDCA+GEM	36	4.6	<0.0001	28.9	0.2663
	Lux-Lung 3 [22]	Afatinib	56	11.1	0.58 (0.43-0.78)	31.6	0.78 (0.58-1.06)
		CDDP+PEM	23	6.9	0.0004	28.2	0.11
Japan	Lux-Lung 3 [23]	Afatinib	61	13.8	0.38 (0.20-0.70)	46.9	0.57 (0.29-1.12)
	Japanese subset	CDDP+PEM	21	6.9	0.0014	35	0.0966
China	Lux-Lung 6 [24]	Afatinib	67	11	0.28 (0.20-0.39)	23.6	0.83 (0.62-1.09)
		CDDP+GEM	23	5.6	<0.0001	23.5	0.18

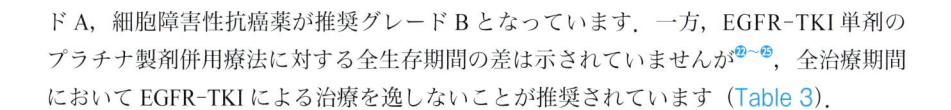

ド A，細胞障害性抗癌薬が推奨グレード B となっています．一方，EGFR-TKI 単剤の
プラチナ製剤併用療法に対する全生存期間の差は示されていませんが[22〜25]，全治療期間
において EGFR-TKI による治療を逸しないことが推奨されています（Table 3）．

---

6 EGFR 遺伝子変異陽性肺癌に対する治療 （re-biopsy を含めて）

- ▪ EGFR-TKI による耐性機序を理解する．
- ▪ 耐性獲得時の治療選択を理解する．

　EGFR 遺伝子変異陽性肺癌に対する EGFR-TKI の治療によって，EGFR-TKI に対して
耐性を獲得することがわかっています．獲得耐性の機序として，T790M 遺伝子変異，
MET 遺伝子増幅，hepatic growth factor（HGF）の過剰発現による Met 活性化などの by-
pass track，epithelial-mesenchymal transition（EMT），小細胞肺がんへの transform などが
あり，T790M 遺伝子変異が耐性機序の約 50％と最も多くを占めます（Fig 5）[27,28]．

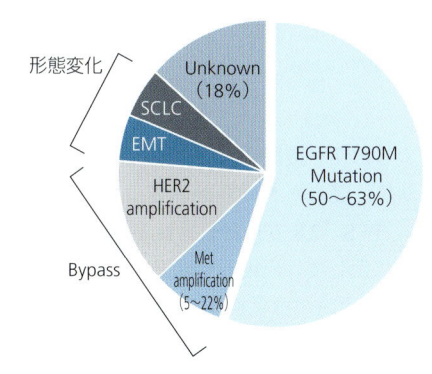

Fig 5 ▪ 1st generation EGFR 阻害薬に 対する耐性機序

(Cortot AB, et al. Eir Respir Rev. 2014; 23: 356-66[29])

　現時点では EGFR-TKI にて PD（progressive disease）と判断された後，T790M 遺伝子
変異が陽性であれば，第 3 世代 EGFR-TKI であるオシメルチニブが選択されますが，
T790M が陰性であった場合は，増悪パターンによって次の治療を選択することが示唆
されています（Fig 6）[29]．

　脳転移単独の増悪では放射線治療の追加，また脳転移以外の増悪でも転移部位が少数
に限定されている場合（oligometastatic disease）では局所療法の追加と TKI の継続を推
奨する見解があります．また，全身的な PD 後も，症状増悪に伴う PD（clinical PD）で
なければ EGFR-TKI を継続して治療する（beyond PD）場合もあり，有効であるとの報
告があります[30,31]．ただしこの場合，化学療法の併用は意味がないことが比較試験で検
証されています[32]．

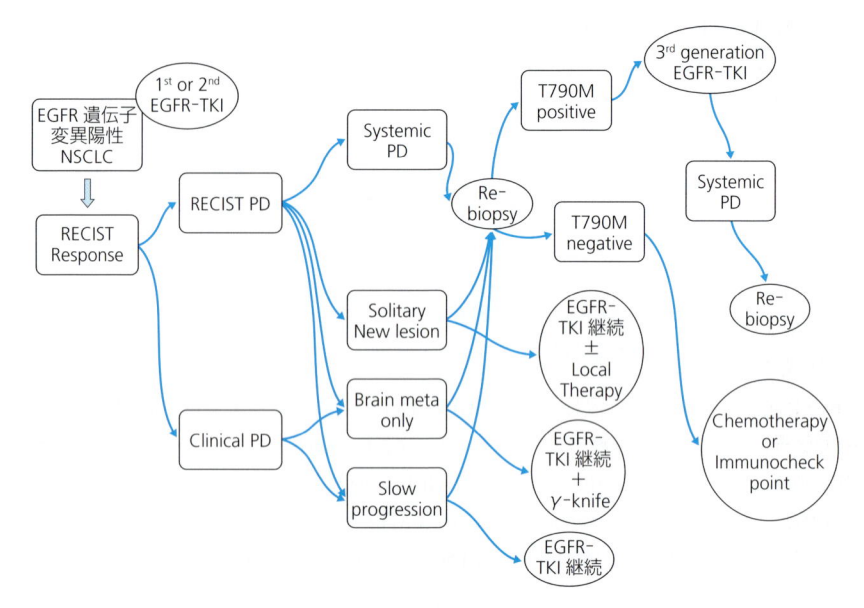

Fig 6 ■ EGFR-TKI による病状進行に伴う治療戦略
RECIST: Response Evaluation Criteria in Solid Tumors

　EGFR-TKI 治療後に T790M 遺伝子変異による耐性を獲得した症例に対するオシメルチニブの有効性は奏効率：61％，PFS：9.6 カ月と優れた有効性が示されていますが，T790M が陰性症例に対しては，奏効率：21％，PFS：2.8 カ月と有効性が示されていません[33]．そのため，第 3 世代 EGFR-TKI の使用に関しては原則的に腫瘍組織検体による T790M 遺伝子変異を確認する必要があり，耐性獲得時の腫瘍検体採取（re-biopsy）が必須となっております．しかし，EGFR-TKI による再発部位は中枢神経病変が多いことや，原発巣の線維化といった再生検が困難であることが経験され，また組織内の heterogeniety も指摘されております[34]．そのため，侵襲性が低く簡便な血漿などの検体を用いる liquid biopsy の開発が進められ，Cobas EGFR Mutation Test® を用いた血漿 ctDNA での T790M 遺伝子診断が FDA に続き，本邦でも薬事承認されました．しかし，liquid biopsy による T790M 診断は，臨床病期によって検出感度が異なる報告や[35]，血漿検体で T790M が陰性であった場合は組織検体の再生検が推奨されており[36]，再生検のタイミングも含め，EGFR-TKI 耐性に対する治療戦略の重要な課題の一つと考えます．

7　PS 不良時の抗癌薬選択：PS 3〜4 を中心に

Eastern Cooperative Oncology Group の performance status（PS）は肺癌の予後因子の一

つであり，PS 2 は PS 0〜1 に比して抗癌薬治療に対する効果が低いことが知られています[17,18]．しかし，非小細胞肺癌を対象にした多くの治験・臨床試験において，患者選択基準の PS は 0〜1 であり，PS 2 以上のエビデンスは乏しいのが現状です．

非扁平上皮非小細胞肺癌

■ EGFR 遺伝子変異・ALK 転座遺伝子が陰性もしくは不明

PS2 の EGFR 遺伝子変異・ALK 転座遺伝子が陰性もしくは不明の非小細胞肺癌に対してプラチナ併用療法の有効性を証明する臨床試験が行われていますが，現時点では PS2 は多様な集団とされ，標準治療はドセタキセル（DOC）やペメトレキセド（PEM）などの第 3 世代抗癌薬単剤となっています[39]．また，PS 3〜4 に対しては細胞障害性抗癌薬だけでなく EGFR-TKI，ALK-TKI の適応はありません[40]．

【参考データ[39]】

205 人の PS2 の非小細胞肺癌を対象に PEM 単剤とカルボプラチン（CBDCA）＋PEM 併用療法を比較する第Ⅲ相試験が行われ，主要評価項目である生存期間は 5.3 カ月 vs 9.3 カ月（ハザード比 0.62，95%CI 0.46-0.83，p＝0.001）と併用群で有意に延長を認めましたが，毒性は併用群で有意に強く，4 例（3.9%）の治療関連死を認めました．

【参考データ[40]】

PS 不良や合併症のため化学療法の適応とならない進行非小細胞肺癌に対してエルロチニブ単剤と緩和療法を比較する第Ⅲ相試験が行われました．この試験では PS 3 が 30%を占め，EGFR 遺伝子変異については陰性が 52%，不明が 46%という患者背景であり，OS の延長は認めませんでした．

■ EGFR 遺伝子変異陽性

PS 3〜4 でも EGFR 遺伝子変異陽性の非小細胞肺癌に対してはゲフィチニブが適応と

Table 4 ■ PS 不良の EGFR 遺伝子変異陽性非小細胞肺癌に対する治療成績

*	EGFR TKI	PS	n	ORR	PFS	OS	1year survival rate
Okuma[41]	gefitinib	2	21 (40.4%)	65.40%	12.2m (95%CI: 4.63-20.30)	20.9m (95%CI: 16.2-not reached)	87.50%
		3	27 (51.9%)		3.12m (95%CI: 1.94-8.50)	13.1m (95%CI: 5.96-not reached)	52.80%
		4	4 (7.7%)		4.32m (95%CI: 0.20-6.64)	2.76m (95%CI: 0.30-7.20)	0%
Inoue[41]	gefitinib	1	3 (10.3%)*	66%	6.5m	17.8m	63%
		2	4 (13.8%)*		No statistical differences between PS 1 to 2 and 3 to 4.		
		3	17 (58.6%)				
		4	5 (17.2%)				

* Age≧80

癌

なっています．EGFR 遺伝子変異陽性で PS 3～4 が大多数を占める予後不良群に対して
ゲフィチニブは，80％近くの PS 改善と ORR 66％，OS 17.8 カ月，PFS 6.5 カ月と極め
て良好な治療効果が報告されています[41]．ただし，やはりエビデンスは乏しく（Table
4），PS 不良，男性，喫煙歴がある症例，既存の間質性肺炎を有する症例，正常肺領域
が少ない症例，心疾患を有する症例では間質性肺障害の発症リスクが高いことが報告さ
れており[43,44]，慎重な経過観察が必要です．

■ ALK 転座遺伝子陽性

ALK 転座遺伝子陽性非小細胞肺癌の臨床試験では PS の選択基準は少数であるが 2 ま
でとなっています[45~47]．しかし，PS 3～4 の ALK 遺伝子転座陽性非小細胞肺癌に対する
ALK 阻害薬の安全性はデータが乏しく，やはり慎重な投与が望ましいです．

肺扁平上皮癌

これまでのほとんどの治験・臨床試験では扁平上皮癌，非扁平上皮癌に分けずに非小
細胞肺癌として症例登録が行われてきました．そのため，各試験における扁平上皮癌の
占める割合は約 30％程度であり[48]，サブセット解析では小さな母集団となり，扁平上皮
癌だけのエビデンスが乏しい状況です．PS 2 の扁平上皮癌に対しても標準治療はペメ
トレキセドを除く第 3 世代抗癌薬単剤となっています．

小細胞肺癌（SCLC）

PS 不良の小細胞肺癌に対する臨床試験は高齢者を含むものです．PS 3 の SCLC に対
する治療は 70 歳以上の SCLC に準じた治療で考えます．PS 4 の SCLC に対するエビデ
ンスは乏しく，脳転移や疼痛などの PS 不良となっている原因に対して治療を行い，PS
3 まで改善すれば治療の検討をします．

■ 進展型（ED）-SCLC（Table 5）

PS 不良の ED-SCLC に対しては PS 3 であれば治療を検討します．JCOG9702 では 70
歳以上もしくは PS 3 の SCLC を対象に CBDCA＋エトポシド（VP16）（80mg/m^2, day 1

Table 5 ■ PS 不良の ED-SCLC の治療成績

	PS	n	Regimen	OS	PFS
ED-SCLC	2-3	58（26%）	CE	8.3m	–
			SPE	8.1m	
	3 (age<70)	18（8%）	CE	7.1m	CE: 5.2m
			SPE	6.9m	SPE: 4.7m
	0-2 (age≧70)	202（92%）	CE	10.8m	
			SPE	10.0m	

CE: CBDCA＋VP16, SPE: split CDDP＋VP16
(Okamoto H, et al. Br J Cancer. 2007; 97: 162-9[49])

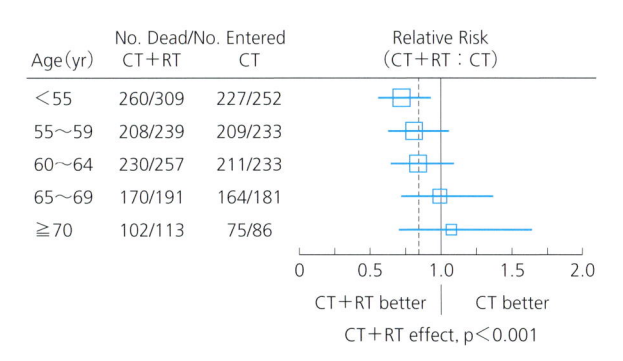

Fig 7 ■ LD-SCLC に対する放射線治療の成績

(Pignon JP, et al. N Engl J Med. 1992; 327: 1618-24[39]を改変)

〜3）もしくは split CDDP＋VP16 で治療し良好な結果を示しました[49].

■ 限局型（LD）-SCLC（Fig 7）

PS 良好な若年者の LD-SCLC の標準治療は化学放射線同時併用療法ですが，PS 3〜4 の患者に対しての化学放射線療法のエビデンスは乏しいです．LD-SCLC における化学療法と放射線療法のメタアナリシスにおいて，70 歳以上では放射線治療の併用は予後不良である可能性が示されており[50]，PS 不良例に対しては少なくとも化学療法後の PS によって，逐次照射を検討します．

8 間質性肺炎（IP）がある場合の治療選択

肺癌では IP を合併している場合が多くあります．一般的に IP の急性増悪は予後不良であり，抗癌薬や放射線治療はそのトリガーとして指摘されています．

放射線治療（RT）

間質性肺炎合併肺癌に対する RT は放射線肺臓炎（RP）のリスクが高いことが報告されていますが，少数例の検討となっています（Table 6）．Ozawa らは，①照射野でない両肺野の ground-glass or infiltrative shadow，②照射終了後 30 日以内に新たに出現する陰影，③心不全や感染などが除外できるといった特徴を有する RP を重症度の高い acute extended radiation pneumonitis（AERP）と定義し，治療前に IP を合併していた 84 人のうち，7 人が AERP を発症し，そのうちの 2 人が definite UIP，5 人が possible UIP であったことを報告しています．以上より，UIP 合併症例では RT は禁忌と考えられます．

【ポイント】

①発症時期は照射後から 1 カ月以内〜6 カ月以上と様々です．

癌

Table 6 ■ ILD 合併症例に対する RT

	All	放射線治療前に間質性肺炎を有した症例	放射線肺臓炎	
			≧G3	G4-5
Ueki[51]	157	N＝20	N＝2 (10%)	N＝1 (5%)
Bahig[52]	504	N＝28	N＝9 (32.1%)	N＝6 (21.4%)
Ozawa[53]	651	N＝84	acute extensive RP N＝7 〔8.3% (any grade)〕	N＝5 (6%)
Takeda[54]	128	N＝3 (2%)	N＝2 (67%)	N＝0 (0%)
Yamaguchi[55]	100	N＝16	N＝3 (18.8%)	N＝2 (12.5%)

②体幹部定位放射線治療 (SBRT) を施行した肺癌患者のうち IP を合併していない症例と比べて RP の発症が有意に高い.

③≧G3 の RP 合併の有意な予測因子として，cystic change を認めかつ 50% 以上の肺病変を認める IP，肺気腫の合併，酸素療法の 3 つがあげられる.

④UIP 合併症例では RT は禁忌と考えられます.

抗癌薬

各抗癌薬によって IP 急性増悪のリスクは異なり (Table 7)[56]，正常肺が少ないほどリスクが高いとされています[57]．びまん性肺疾患に関する全国調査では，IP 合併進行肺癌に対する初回化学療法における急性増悪の発症率は 13.1% と報告され[58]，Minegishi らは IP 合併肺癌患者 50 人中 10 人 (20%) で急性増悪を合併し，7 人 (14%) が死亡し

Table 7 ■ 殺細胞系抗癌薬別の IP 合併肺癌の急性増悪の頻度

	UIP		Non-UIP	
	投与患者数	急性増悪 (%)	投与患者数	急性増悪
CDDP	21	2 (10)	21	1 (5)
CBDCA	40	5 (13)	19	0
パクリタキセル	31	1 (3)	14	0
ドセタキセル	25	7 (28)	12	1 (8)
エトポジド	21	5 (24)	10	0
ビノレルビン	13	0	6	0
ゲムシタビン	7	3 (43)	10	1 (10)
S-1	7	2 (29)	7	1 (14)
イリノテカン	6	2 (33)	6	0
アムルビシン	4	0	6	0
ペメトレキセド	2	1 (50)	1	0

(Kenmotsu H. J Thoracic Oncol. 2011; 6: 1242-6[56]を改変)

Table 8 ■ 間質性肺炎に禁忌・慎重投与の殺細胞抗癌薬

	慎重投与	禁忌
ゲムシタビン	−	間質性肺炎を有する患者
イリノテカン	−	間質性肺炎を有する患者
アムビシン	−	胸部単純X線写真で明らかで，かつ臨床症状を有する間質性肺炎の患者
ドセタキセル	活動性のある間質性肺炎	−
ペメトレキセド	活動性のある間質性肺炎	−
トポテカン	間質性肺炎を有する患者	−
nab-PTX	間質性肺炎を有する患者	−
パクリタキセル	−	−
エトポシド	−	−
ビノレルビン	−	−
S-1	−	−

たと報告しています[59].

　抗癌剤によってIPの合併に対して慎重投与・禁忌が示されています（Table 8）. びまん性肺疾患に関する全国調査においても，この禁忌を反映してカルボプラチン（CBDCA）＋パクリタキセル（PTX）が140例（35.3%）とプラチナ製剤＋エトポシド（VP16）が120例（30.3%）を占めていました[56]. しかし，これらのregimenでも急性増悪はそれぞれ8.6%，3.7%と報告されており，高いリスクとベネフィットの評価が必須です. 前向き試験において，IP合併肺癌に対する治療効果はIP非合併肺癌とほぼ同等ですが，全生存期間は短い傾向が示されています（Table 9）. 原因として，急性増悪による死

Table 9 ■ 間質性肺炎合併肺癌に対する抗腫瘍効果と急性増悪の頻度

	SCLC（n=17）[8]	NSCLC（n=18）[9]
Regimen		CBDCA＋paclitaxel
IPパターン	IPF: 8, non-IPF: 9	IPF: 6, non-IPF: 12
奏効率	88.2%（95% CI, 71-100%）	61.1%（95% CI, 36-86%）
Median PFS	5.5m	5.3m
MST	8.7m	10.6m
1-year survival	29%	22%
治療関連急性増悪	1（5.9%）	1（5.6%）
死亡	1（5.9%）	1（5.6%）
全経過中の急性増悪	5（29.4%）	5（27.8%）
死亡	3（17.6%）	2（11.1%）

(Minegishi Y, et al. Lung Cancer. 2011; 71: 70-4[8], Minegishi Y, et al. J Thorac Oncol. 2011; 6: 801-7[9])

亡と 2 次治療以降の導入率の低下が考えられています[60][61].

NSCLC の 2 次治療薬は，主にドセタキセル，ペメトレキセドが使用されますが，ともに IP のリスクを有し，また，SCLC の 2 次治療ではアムルビシンが使用できないため，さらに選択肢が少なくなります．

【ポイント】

①各抗癌薬によって IP 急性増悪のリスクは異なる．

②正常肺が少ないほどリスクが高い．

③IP 合併肺癌に多く使用されているパクリタキセル，エトポシドでも急性増悪のリスクを伴う．

④IP 合併肺癌の全生存期間は IP のない肺癌に比べて短い傾向にある．

分子標的治療薬

EGFR チロシンキナーゼ阻害薬（EGFR-TKI）

2002 年にゲフィチニブの発売後に「Interstitial lung disease（ILD）に関する専門家会議」が行われ，ゲフィチニブ投与後に ILD を発症した 152 例についてレトロスペクティブな検討が行われました．ILD 発症率は約 1.9%，死亡率 0.6%，ILD 予後不良因子として，男性，扁平上皮癌，PS2 以上，喫煙歴あり，特発性肺線維症などの既存ありが報告されました．その後，2003 年に 3322 例を対象としたプロスペクティブな検討が実施され，実地臨床でのゲフィチニブによる ILD 発症率は 5.81%，また，ILD 発症危険因子は PS 2 以上，喫煙歴あり，間質性肺疾患の合併であることが報告されました．また，3159 例を対象としたコホート内ケースコントロールスタディでは[62]，化学療法剤に対するゲフィチニブの ILD 相対リスクがオッズ比で約 3 倍であること，ILD 発症率は約 4%（発症例中の死亡割合 31.6%），ILD 発症危険因子は喫煙歴あり，既存の間質性肺炎，PS 2 以上，正常肺占有率 50% 以下，年齢 55 歳以上，心血管系の合併症を有していることと報告されました．これらの症例には EGFR 遺伝子変異陰性・不明が含まれていますが，高い死亡率が示されており，IP 合併肺癌には基本的には使用しません．

Anaplastic lymphoma kinase（ALK）阻害薬

ALK 肺癌は非小細胞肺癌の中で 3〜5% と頻度が少ないうえ，治験・臨床試験では一般的に間質性肺炎を有する症例は除外されるため，間質性肺炎を有する ALK 肺癌に対する安全性のエビデンスはありません．クリゾチニブでは，2012 年 3 月 30 日〜2015 年 7 月 31 日に集計された 2143 例のうち，間質性肺疾患は 119 例（重篤 99 例: 4.6%，死亡例 23 例: 1.1%）と報告されています[63]．また，アレクチニブでは，2014 年 9 月 5 日〜2015 年 3 月 4 日に集計された 886 例のうち，13 例で間質性肺炎・肺臓炎の報告があり，12 例が重篤と報告されています[64]．

【ポイント】

ゲフィチニブに伴う肺障害での経験，知見をもとに海外と比べて日本人での間質性肺

疾患の発症割合が高い可能性があることから，常にリスクとベネフィットのバランスを検討することが必要である．

免疫チェックポイント阻害薬

免疫チェックポイント阻害薬のうち，抗PD-1抗体であるニボルマブによる肺障害は，本邦で行われた非小細胞肺癌を対象とした第Ⅱ相試験において，全グレード：7.2%（8/111），グレード3以上：3.6%（4/111），grade 4の1例は死亡と報告されています．危険因子は明確ではありませんが，既存肺疾患は間質性肺炎：1例，完治していない放射線肺臓炎：1例，肺炎：1例，気腫性変化：3例であり，死亡例では気腫性変化のみと報告されています[65]．

画像，病理所見は器質化肺炎の報告が多い傾向にあり[66]，EGFR-TKIで報告されているパターンと異なるようです．

9 脱毛と抗癌薬

抗癌薬による脱毛は，投与後およそ2〜3週間後に始まる傾向にあります．脱毛の程度は人それぞれですが，治療後2〜6カ月で再び生え始めます．また，頭髪だけでなく睫毛や全身にも脱毛は起こります．外来での化学療法が可能になり，勤務しながら治療を継続する方も多くなってきています．肺癌に使用する薬剤の脱毛の頻度を示します．PEM，S-1，GEMが脱毛の頻度が少ない抗癌薬として認められます（Table 10）．

10 しびれと抗癌薬

抗癌薬の有害事象の一つに末梢神経障害があります．抗癌薬治療を受けている患者のうち，30〜40%に末梢神経障害が出現することが報告されていますが[84]，末梢神経障害は日常生活に支障をきたし，QOLやPSが低下し治療が行えなくなることもあり，予後に関係します．

末梢神経障害は感覚神経障害，運動神経障害，自律神経障害に分けられます．感覚神経障害は手袋・靴下型（glove and stocking）に分布し，感覚鈍麻，異常感覚，感覚脱失，感覚過敏に分けられます．手掌や足底部が膜を張ったような感じやしびれではなく，ピリピリとした痛みを訴える患者さんもいます．さらに，感覚神経障害に加えて筋萎縮や筋力低下，麻痺などの運動神経障害や排尿障害や起立性低血圧などの自律神経障害を呈することもあります．

肺癌で使用される抗癌薬のうち，特にプラチナ製剤（シスプラチン，カルボプラチン），タキサン系製剤（パクリタキセル，ナブパクリタキセル，ドセタキセル）で，末梢神経障害が引き起こされやすいことが報告されています[85]．タキサン系単剤での使用

癌

Table 10 ■ 脱毛の頻度

		regimen	n	grade1-2	ref
PEM		PEM	265	6.4%	[67]
		CBDCA+PEM	109	7.3%	[68]
		CBDCA+PEM+Bev	442	6.6%	[69]
		CDDP+PEM	28	21.4%	[26]
S-1		S-1	48	2.0%	[70]
		CBDCA+S-1	279	9.3%	[71]
		CDDP+S-1	301	12.3%	[72]
GEM		GEM	83	6%	[73]
		CBDCA+GEM	356	13.5%	[74]
PTX		CBDCA+PTX	366	59.8%	[75]
		CBDCA+PTX+Bev	443	36.8%	[69]
Nab-PTX		CBDCA+nabPTX	514	55.5%	[75]
DOC		DOC	276	37.7%	[67]
VNR		VNR	60	35%*	[76]
AMR		AMR	59	72.9%	[77]
CPT11		CPT11	15	26.7%	[78]
		CBDCA+CPT11	61	75.4%	[79]
		CDDP+CPT11	202	36.1%	[80]
VP16		CBDCA+VP16	110	80.9%*	[81]
		CDDP+VP16	203	48.3%	[80]
gefitinib		gefitinib	87	9%	[82]
erlotinib		erlotinib	103	27%	[83]
afatinib		afatinib	54	13%	[26]

*70 歳以上

やプラチナ製剤と組み合わせて使用しますが，治療回数を繰り返し，累積投与量が多くなると末梢神経障害のリスクも高くなります．

　末梢神経障害の機序は抗癌薬の種類によって異なり，後根神経節から遠位軸索まで障害される神経細胞が異なります．プラチナ製剤は，腫瘍細胞の DNA 鎖と共有結合を行い，プラチナ–DNA 架橋を形成することにより DNA の複製・転写を阻害し，細胞増殖を抑制します．腫瘍細胞だけでなく，後根神経節の神経細胞の DNA 合成も阻害されるため，アポトーシスにより神経細胞死が生じ末梢神経障害が出現します[86]．タキサン系製剤は微小管阻害薬であり，細胞周期の G2〜M 期に作用します．チューブリンの重合を促進し，微小管の形成，脱重合を抑制するため，細胞の有糸分裂が阻害され，抗腫瘍効果が得られます．末梢神経の軸索での微小管の重合も阻害し，軸索の変性と軸索内での微小管の濃度の低下が起こり，軸索輸送が途絶することにより，末梢神経障害を発症すると考えられています[86]．

　タキサン系製剤の一つであるパクリタキセルには，無水エタノールなどを溶媒とした

solvent-based paclitaxel（sb-PTX；タキソール®）と，ヒト血清アルブミンと結合させた the 130-nm albumin-bound formulation of paclitaxel（nab-PTX；アブラキサン®）がありま す．nab-PTX は sb-PTX に比べて過敏反応が出にくく，未治療非小細胞肺癌（NSCLC） を対象としたカルボプラチン併用の国際共同第Ⅲ相試験（CA031 試験）において，nab-PTX 群の末梢神経障害の発現率は 46%，grade 3 以上は 3%であり，sb-PTX 群より も良好な結果でした（Table 11）[47]．しかし，grade 2 以上の神経毒性は日常生活動作に 制限をもたらすため，数字以上に QOL に大きな影響を与える有害事象です．

末梢神経障害に対する予防や治療について，様々な臨床試験が行われていますが，小 規模での無作為化比較試験が多く，画一された方法はありませんが，毛細血管血流を最 小限にし，動静脈吻合の細動脈血流を増やすために，弾性ストッキング，スリーブ，薬 剤（牛車腎気丸 7.5g/ 日，メコバラミン 1500μg/ 日，ラフチジン 20mg/ 日）を用いた 3S treatment（Stockings，Sleeves，Selected prophylactic drugs）の報告があります．Ohno ら

Table 11 ■ CA031 試験における末梢神経障害の有害事象の結果

	CBDCA ＋sb-PTX		CBDCA ＋nab-PTX	
	All Grade %（n）	≧G3 %（n）	All Grade %（n）	≧G3 %（n）
運動神経障害	3.2（17）	0.1（1）	1.6（8）	0.1（1）
感覚神経障害	60.1（315）	11.6（61）	45.4（234）	3.1（16）

CBDCA: carboplatin, sb-PTX; solvent-based paclitaxel, nab-PTX; the 130-nm albumin-bound formulation of paclitaxel
(Socinski MA, et al. J Clin Oncol. 2012; 30: 2055-62[9])

Table 12 ■ Functional Assessment of Cancer Therapy- Taxane（FACT-Tax）Subscales

神経毒性構成要素	手の感覚が麻痺したり，ぴりぴり痛む
	足の感覚が麻痺したり，ぴりぴり痛む
	手に不快感がある
	足に不快感がある
	関節に痛みを感じたり，筋肉が痙攣する
	体全体が弱っている感じがする
	耳が聞こえにくくなった
	耳鳴りがする
	ボタンを掛けるのに苦労している
	手で小さいものを握った時，その形がはっきりわかりにくい
	歩くことが困難である
タキサン系構成要素	全身がむくんでいる気がする
	両手がはれている
	両足がはれている
	指先が痛い
	自分の手や爪がいつもと違って見えることがとても気になる

(Cella D, et al. Cancer. 2003; 98: 822-31[8])

癌

は，nab-PTX で治療した進行乳癌患者に対して 3S treatment の効果を評価し，4 サイクル終了後の末梢神経障害はコントロール群と比較して 3S 群で有意に低い（p＜0.001）ことを報告しています[98]。

タキサン系製剤を使用している患者の QOL を評価するツールに FACT-Taxane 質問票があります。末梢神経に対する毒性とタキサン系に特異的な有害事象について 5 段階評価で回答し，合計点数が高いほど末梢神経障害が多い結果となります（Table 12）[99]。

当科においても，PTX，nab-PTX で治療を行う肺癌患者に対して 3S treatment を行い，FACT-Taxane を用いて評価する臨床試験を行っております。末梢神経障害は症状が様々であり，抗癌薬投与を終了した後も持続する場合があります。患者の主観的な評価と医療者側の客観的な評価にしばしば乖離がみられるため，このようなツールを使用して連携を取っていくことが重要と考えます。

11　放射性肺炎診断の落とし穴

- 放射線照射範囲外にも起こりうる。
- immunologically mediated lymphocytic alveolitis が照射外の炎症機序か？
- 放射性肺炎のリスクは照射量と照射範囲。

放射線照射後の肺炎が 1920 年代に報告されてから[90]，総線量，放射線照射歴，過去または現在の化学療法への曝露，ステロイドの中止，既存の肺疾患などがその頻度や重症度に関与することが報告されてきました。一般には，放射線照射終了後 2 週間〜6 カ月の間に生じ，呼吸困難感が最も多い症状で，乾性咳嗽，発熱も通常伴います。発熱は微熱から高熱まで spiking fever にもなります。検査データは好中球や赤沈の上昇であり，放射線照射による肺の線維化はその収束時期や照射後 1 年頃までに生じるとされています。

ここで覚えておきたいのは放射性肺炎のほとんどは照射部位に生じますが，照射範囲外にも起こりうるという事実です[91][92]。放射性肺炎の機序の一つに II 型肺上皮細胞や内皮細胞の直接障害により放出される "cascade of cytokines"（例：TGF-α, β）があり，これらの growth factor は逆に膠原線維の増加や線維化に関与します。その他，肺胞腔内への蛋白の集積が肺胞サーファクタントの不活化に関わり，その減少につながるという機序です。これらの変化は血管透過性の増している放射性肺炎において肺胞の不安定性や肺胞腔の容積の減少につながります。フリーラジカルの産生もその原因の一つだといわれています。

では，照射外での放射性肺炎はなぜ起きるのか？

前述の放射性照射の肺障害には直接障害の他に，照射外ではリンパ管の閉塞や散らばってきた放射線（scattered irradiation）の吸収に伴う障害が示唆されています。それは

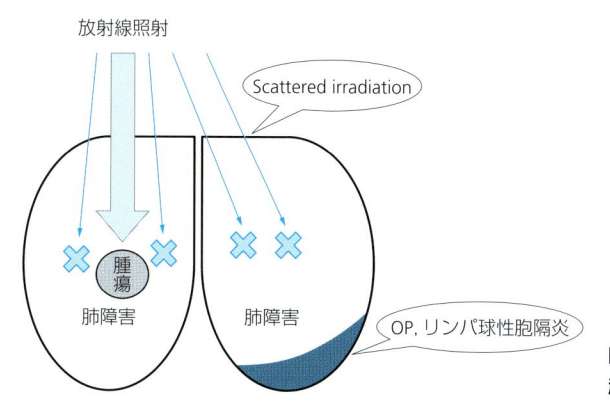

Fig 8 ■ 照射範囲外に
起こりうる放射線肺炎

放射線が照射された肺実質のダメージにより放出された "autoantigen" が肺実質のリンパ球に認識され，活性化された "radiation-primed" lymphocytes（CD4 優位）が両肺に胞隔炎を起こすというものです（Fig 8）．この照射範囲外のリンパ球活性化は過敏性肺炎を惹起し，最終的には OP パターンとなるものが多いのです．放射性肺炎患者では，照射肺と非照射肺の BALF で同様のリンパ球増多を認めたとする報告もあります．このように非照射野でも scattered irradiation が起こるため，放射線照射の反対側の肺野は "nonirradiated lung" とはよべないのではないか？という意見もあるようです[22]．しかしながら放射性肺炎の対側に生じる頻度は低く，個々の放射線への感受性が影響している可能性があります．放射線照射と反対側の OP を呈した症例の症状出現から診断まではおよそ 18 週と報告しています[22]．

　我々は放射性肺炎では必ずしも照射野だけではなく，反対側の肺野にも生じることを認識しておくことが重要ですね！

＊あんずコラム＊

B 型肝炎再活性化と化学療法

■ ステロイドや免疫抑制薬，抗癌薬の投与前には HBc 抗体，HBs 抗体，HBs 抗原のチェックを行う

　近年，免疫抑制療法や化学療法の進歩により B 型肝炎の再活性化が注目を集めるようになっています．特に血液疾患の化学療法や移植，膠原病に対する免疫抑制療法では問題となっています．

癌

2013 年に日本肝臓学会より B 型肝炎治療ガイドラインが出され，2017 年には第 3 版が出ています．

B 型肝炎の再活性化とは

B 型肝炎ウイルス（hepatitis B virus：HBV）再活性化には，① HBV キャリア（HBs 抗原陽性者，HBV 持続感染者のこと）からの再活性化と，② 既往感染者（HBs 抗原陰性で HBc 抗体または HBs 抗体陽性者）からの再活性化，の 2 パターンあります[❶]．HBV はヒトに感染すると核内に移行し，二本鎖閉鎖環状 DNA（covalently closed circular DNA：cccDNA）となって生涯にわたり肝細胞内に潜伏します（寛解期でも）．宿主の免疫状態の低下により HBV の再増殖を起こします．既往感染者からの HBV 再活性化を「de novo B 型肝炎」とよび，通常の急性 B 型肝炎と比較し，劇症化の経過をとり死亡率も高いと報告されています[❷]．つまり，再活性化させないためには，ハイリスク患者のスクリーニングと予防が重要になります．

スクリーニング

厚生労働省研究班より「免疫抑制・化学療法により発症する B 型肝炎対策ガイドライン（改訂）」が作成されています（次頁の図）．固形癌の化学療法による既往感染者からの再活性化は低リスクではありますが，当院では化学療法予定者全例にスクリーニングを行っています．

まず，HBs 抗原をチェックします．陽性であれば HBV キャリアになり，核酸アナログの投与となります．当院ではこの時点で消化器内科の先生に相談しています．HBs 抗原陰性であれば HBc 抗体と HBs 抗体をチェックします．2 段階に分けるのは保険上の問題です．ただし，当院では HBV キャリアの見逃しを避けるために，抗癌薬やステロイド，免疫抑制薬をこれから投与する症例では HBs 抗原，HBc 抗体，HBs 抗体のセットで測定することが推奨されています．

HBc 抗体または HBs 抗体のどちらかが陽性の場合（既往感染者）は HBV-DNA 定量を行います．2.1 log copies/mL（20 IU/mL）以上，つまり HBV が比較的多い場合は消化器内科医に相談し，核酸アナログ投与となります．2.1 log copies/mL 未満，つまり HBV が比較的少ない場合は化学療法中に 1〜3 カ月に 1 回の定期的なモニタリングを行い，HBV-DNA が上昇した場合に消化器内科医にコンサルトをしています．この既往感染者のモニタリングは化学療法終了後少なくとも 1 年まで行うことを推奨されています．HBV ワクチン接種者は HBs 抗体陽性となりますが，ワクチン接種者以外は HBs 抗体単独陽性でも HBV-DNA 定量を行います．

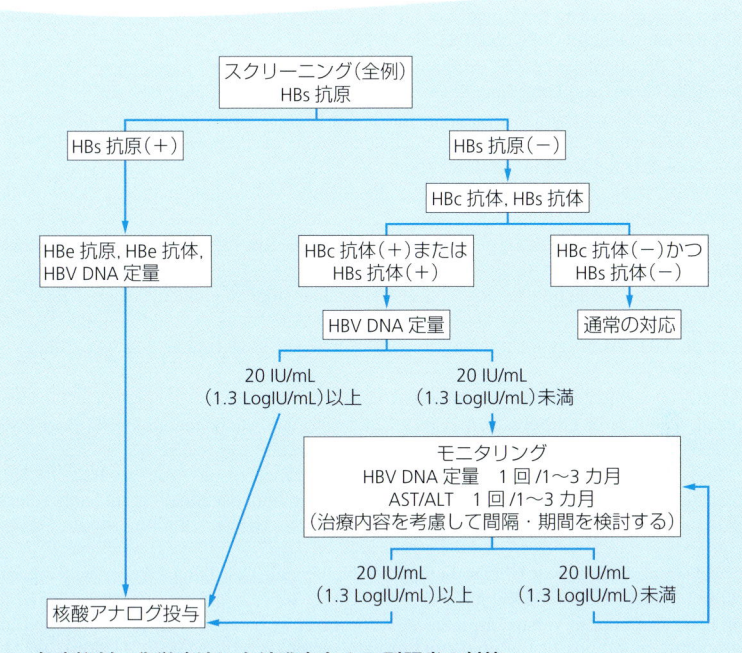

スクリーニング（全例）
HBs 抗原

HBs 抗原（＋）　　　HBs 抗原（－）

HBc 抗体，HBs 抗体

HBe 抗原，HBe 抗体，　HBc 抗体（＋）または　HBc 抗体（－）かつ
HBV DNA 定量　　　HBs 抗体（＋）　　　HBs 抗体（－）

HBV DNA 定量　　　通常の対応

20 IU/mL　　　　　20 IU/mL
（1.3 LogIU/mL）以上　（1.3 LogIU/mL）未満

モニタリング
HBV DNA 定量　1 回 /1〜3 カ月
AST/ALT　1 回 /1〜3 カ月
（治療内容を考慮して間隔・期間を検討する）

20 IU/mL　　　　　20 IU/mL
（1.3 LogIU/mL）以上　（1.3 LogIU/mL）未満

核酸アナログ投与

免疫抑制・化学療法により発症する B 型肝炎の対策

Reference

❶ 日本肝臓学会 肝炎診療ガイドライン作成委員会. B 型肝炎治療ガイドライン（第 3 版）. 2017.

❷ Umemura T, et al. Fatal HBV reactivation in a subject with anti-HBs and anti-HBc. Inter Med. 2006; 45: 747–8.

📖 文献

❶ Auperin A, et al. Prophylactic cranial irradiation for patients with small-cell lung cancer in complete remission. Prophylactic Cranial Irradiation Overview Collaborative Group. N Engl J Med. 1999; 341: 476-84.

❷ Arriagada R, et al. Prophylactic cranial irradiation for patients with small-cell lung cancer in complete remission. J Natl Cancer Inst. 1995; 87: 183-90.

❸ Gregor A, et al. Prophylactic cranial irradiation is indicated following complete response to induction therapy in small cell lung cancer: results of a multicentre randomised trial. United Kingdom Coordinating Committee for Cancer Research (UKCCCR) and the European Organization for Research and Treatment of Cancer (EORTC). Eur J Cancer. 1997; 33: 1752-8.

❹ Meert AP, et al. Prophylactic cranial irradiation in small cell lung cancer: a systematic review of the literature with meta-analysis. BMC Cancer. 2001; 1: 5.

❺ Le Pechoux C, et al. Standard-dose versus higher-dose prophylactic cranial irradiation (PCI) in patients with limited-stage small-cell lung cancer in complete remission after chemotherapy and thoracic radiotherapy (PCI 99-01, EORTC 22003-08004, RTOG 0212, and IFCT 99-01): a randomised clinical trial. Lancet Oncol. 2009; 10: 467-74.

❻ Wolfson AH, et al. Primary analysis of a phase II randomized trial Radiation Therapy Oncology

癌

Group（RTOG）0212: impact of different total doses and schedules of prophylactic cranial irradiation on chronic neurotoxicity and quality of life for patients with limited-disease small-cell lung cancer. Int J Radiate Oncol Biol Phys. 2011; 81: 77-84.

❼ Slotman B, et al. Prophylactic cranial irradiation in extensive small-cell lung cancer. EORTC Radiation Oncology Group and Lung Cancer Group. N Engl J Med. 2007; 357: 664-72.

❽ Seto T, et al. Prophylactic cranial irradiation has a detrimental effect on the overall survival of patients with extensive disease small cell lung cancer: Results of a Japanese randomized phase Ⅲ trial. J Clin Oncol. 2012; 32: suppl. Abstract 7503.

❾ 日本肺癌学会. EBM 手法による肺癌診療ガイドライン 2015. https://www.haigan.gr.jp/modules/guideline/index.php?content_id=3

❿ Weinstein IB. Disorders in cell circuitry during multistage carcinogenesis-the role of homeostasis-. Carcinogenesis. 2000; 21: 857-64.

⓫ Weinstein IB. Cancer. Addiction to oncogenes-the Achilles heal of cancer. Science. 2002; 297: 63-4.

⓬ Kohno T, et al. RET fusion gene: translation to personalized lung cancer therapy. Cancer Sci. 2013; 104: 1396-400.

⓭ 先端医療開発センター. http://epoc.ncc.go.jp/scrum/lc_scrum/

⓮ Mok TS, et al. Gefitinib or carboplatin-paclitaxel in pulmonary adenocarcinoma. N Engl J Med. 2009; 361: 947-57.

⓯ Fukuoka M, et al. Biomarker analyses and final overall survival results from a phase III, randomized, open-label, first-line study of gefitinib versus carboplatin/paclitaxel in clinically selected patients with advanced non-small-cell lung cancer in Asia（IPASS）. J Clin Oncol. 2011; 29: 2866-74.

⓰ Maemondo M, et al. Gefitinib or Chemotherapy for Non-Small-Cell Lung Cancer with Mutated EGFR. N Engl J Med. 2010; 362: 2380-8.

⓱ Mitsudomi T, et al. Gefitinib versus cisplatin plus docetaxel in patients with non-small-cell lung cancer harbouring mutations of the epidermal growth factor receptor（WJTOG3405）: an open label, randomised phase 3 trial. Lancet Oncol. 2010; 11: 121-8.

⓲ Rosell R, et al. Erlotinib versus standard chemotherapy as first-line treatment for European patients with advanced EGFR mutation-positive non-small-cell lung cancer（EURTAC）: a multicentre, open-label, randomised phase 3 trial. Lancet Oncol. 2012; 13: 239-46.

⓳ Zhou C, et al. Erlotinib versus chemotherapy as first-line treatment for patients with advanced EGFR mutation-positive non-small-cell lung cancer（OPTIMAL. CTONG-0802）: a multicentre, open-label, randomised phase 3 study. Lancet Oncol. 2011; 12: 735-42.

⓴ Sequist LV, et al. Phase III study of afatinib or cisplatin plus pemetrexed in patients with metastatic lung adenocarcinoma with EGFR mutations. J Clin Oncol. 2013; 31: 3327-34.

㉑ Wu YL, et al. Afatinib versus cisplatin plus gemcitabine for first-line treatment of Asian patients with advanced non-small-cell lung cancer harbouring EGFR mutations（LUX-Lung 6）: an open-label, randomised phase 3 trial. Lancet Oncol. 2014; 15: 213-22.

㉒ Inoue A, et al. Updated overall survival results from a randomized phase III trial comparing gefitinib with carboplatinpaclitaxel for chemo-naïve non-small cell lung cancer with sensitive EGFR gene mutations（NEJ002）. Ann Oncol. 2013; 24: 54-9.

㉓ Mitsudomi T, et al. Updated overall survival results of WJTOG 3405, a randomized phase III trial comparing gefitinib（G）with cisplatin plus docetaxel（CD）as the first-line treatment for patients with non-small cell lung cancer harboring mutations of the epidermal growth factor receptor（EGFR）. J Clin Oncol. 2012; 30:（suppl; abstr 7521）.

㉔ Zhou C, et al. Final overall survival results from a randomised, phase III study of erlotinib versus chemotherapy as first-line treatment of EGFR mutation-positive advanced non-small-cell lung cancer（OPTIMAL, CTONG-0802）. Ann Oncol. 2015; 26: 1877-83.

㉕ Yang JC, et al. Afatinib versus cisplatin-based chemotherapy for EGFR mutation-positive lung adenocarcinoma（LUX-Lung 3 and LUX-Lung 6）: analysis of overall survival data from two randomised, phase 3 trials. Lancet Oncol. 2015; 16: 141-51.

㉖ Kato T, et al. Afatinib versus cisplatin plus pemetrexed in Japanese patients with advanced non-small cell lung cancer harboring activating EGFR mutations: subgroup analysis of LUX-Lung 3.

Cancer Sci. 2015; 106: 1202-11.

㉗ Sequist LV, et al. Genotypic and histological evolution of lung cancers acquiring resistance to EGFR inhibitors. Sci Transl Med. 2011; 3: 75ra26.

㉘ Cortot AB, et al. Molecular mechanisms of resistance in epidermal growth factor receptor-mutant lung adenocarcinomas. Eur Respir Rev. 2014; 23: 356-66.

㉙ Gandara DR, et al. Acquired resistance to targeted therapies against oncogene-driven non-small-cell lung cancer: approach to subtyping progressive disease and clinical implications. Clin Lung Cancer. 2014; 15: 1-6.

㉚ Chaft JE, et al. Disease flare after tyrosine kinase inhibitor discontinuation in patients with EGFR-mutant lung cancer and acquired resistance to erlotinib or gefitinib: implications for clinical trial design. Clin Cancer Res. 2011; 17: 6298-303.

㉛ Oxnard GR, et al. New strategies in overcoming acquired resistance to epidermal growth factor receptor tyrosine kinase inhibitors in lung cancer. Clin Cancer Res. 2011; 17: 5530-7.

㉜ Soria JC, et al. Gefitinib plus chemotherapy versus placebo plus chemotherapy in EGFR-mutation-positive non-small-cell lung cancer after progression on first-line gefitinib (IMPRESS): a phase 3 randomised trial. Lancet Oncol. 2015; 16: 990-8.

㉝ Jänne PA, et al. AZD9291 in EGFR inhibitor-resistant non-small-cell lung cancer. N Engl J Med. 2015; 372: 1689-99.

㉞ Suda K, et al. Small cell lung cancer transformation and T790M mutation: complimentary roles in acquired resistance to kinase inhibitors in lung cancer. Sci Rep. 2015; 5: 14447.

㉟ J Clin Oncol 34, 2016 (suppl; abstr 9001)

㊱ Oxnard GR, et al. Association between plasma genotyping and outcomes of treatment with osimertinib (AZD9291) in advanced non-small-cell lung cancer. J Clin Oncol. 2016; 34: 3375-82.

㊲ Finkelstein DM, et al. Long-term survivors in metastatic non-small-cell lung cancer: an Eastern Cooperative Oncology Group Study. J Clin Oncol. 1986; 4: 702-9.

㊳ Lilenbaum RC, et al. Prevalence of poor performance status in lung cancer patients: implications for research. J Thorac Oncol. 2008; 3: 125-9.

㊴ Zukin M, et al. Randomized phase III trial of single-agent pemetrexed versus carboplatin and pemetrexed in patients with advanced non-small-cell lung cancer and Eastern Cooperative Oncology Group performance status of 2. J Clin Oncol. 2013; 31: 2849-53.

㊵ Lee SM, et al. First-line erlotinib in patients with advanced non-small-cell lung cancer unsuitable for chemotherapy (TOPICAL): a double-blind, placebo-controlled, phase 3 trial. Lancet Oncol. 2012; 13: 1161-70.

㊶ Inoue A, et al. First-line gefitinib for patients with advanced non-small-cell lung cancer harboring epidermal growth factor receptor mutations without indication for chemotherapy. J Clin Oncol. 2009; 27: 1394-400.

㊷ Okuma Y, et al. Clinical outcomes after first-line EGFR inhibitor treatment for patients with NSCLC, EGFR mutation, and poor performance status. Anti Res. 2013; 33: 5057-64.

㊸ Kudoh S, et al. Interstitial lung disease in Japanese patients with lung cancer: a cohort and nested case-control study. Am J Respir Crit Care Med. 2008; 177: 1348-57.

㊹ Ando M, et al. Predictive factors for interstitial lung disease, antitumor response, and survival in non-small-cell lung cancer patients treated with gefitinib. J Clin Oncol. 2006; 24: 2549-56.

㊺ Shaw AT, et al. Crizotinib versus chemotherapy in advanced ALK-positive lung cancer. N Engl J Med. 2013; 368: 2385-94.

㊻ Solomon BJ, et al. First-line crizotinib versus chemotherapy in ALK-positive lung cancer. N Engl J Med. 2014; 371: 2167-77.

㊼ Gadgeel SM, et al. Safety and activity of alectinib against systemic disease and brain metastases in patients with crizotinib-resistant ALK-rearranged non-small-cell lung cancer (AF-002JG): results from the dose-finding portion of a phase 1/2 study. Lancet Oncol. 2014; 15: 1119-28.

㊽ Ardizzoni A, et al. Cisplatin-versus carboplatin-based chemotherapy in first-line treatment of advanced non-small-cell lung cancer: an individual patient data meta-analysis. J Natl Cancer Inst. 2007; 99: 847-57.

㊾ Okamoto H, et al. Randomised phase III trial of carboplatin plus etoposide vs split doses of cis-

癌

platin plus etoposide in elderly or poor-risk patients with extensive disease small-cell lung cancer: JCOG 9702. Br J Cancer. 2007: 97: 162-9.

㊿ Pignon JP, et al. A meta-analysis of thoracic radiotherapy for small-cell lung cancer. N Engl J Med. 1992; 327: 1618-24.

51 Ueki N, et al. Impact of pretreatment interstitial lung disease on radiation pneumonitis and survival after stereotactic body radiation therapy for lung cancer. J Thorac Oncol. 2015; 10: 116-25.

52 Bahig H, et al. Severe radiation pneumonitis after lung stereotactic ablative radiation therapy in patients with interstitial lung disease. Pract Radiat Oncol. 2016; 6: 367-74.

53 Ozawa Y, et al. Impact of preexisting interstitial lung disease on acute, extensive radiation pneumonitis: retrospective analysis of patients with lung cancer. PLoS One. 2015; 10: e0140437.

54 Takeda A, et al. Early graphical appearance of radiation pneumonitis correlates with the severity of radiation pneumonitis after stereotactic body radiotherapy (SBRT) in patients with lung tumors. Int J Radiat Oncol Biol Phys. 2010; 77: 685-90.

55 Yamaguchi S, et al. Stereotactic body radiotherapy for lung tumors in patients with subclinical interstitial lung disease: the potential risk of extensive radiation pneumonitis. Lung Cancer. 2013; 82: 260-5.

56 Kenmotsu H, et al. The risk of cytotoxic chemotherapy-related exacerbation of interstitial lung disease with lung cancer. J Thoracic Oncol. 2011; 6: 1242-6.

57 Kudoh S, et al. Interstitial lung disease in Japanese patients with lung cancer: a cohort and nested case-control study. Am J Respir Crit Care Med. 2008; 177: 1348-57.

58 弦間昭彦. 特発性間質性肺炎合併肺癌に対する化学療法の現況と治療関連急性増悪に関する実態調査. びまん性肺疾患に関する調査研究班, 平成 21 年度研究報告書. 2010. p.105-7.

59 Minegishi Y, et al. Exacerbation of idiopathic interstitial pneumonias associated with lung cancer therapy. Inter Med. 2009; 48: 665-72.

60 Minegishi Y, et al. The safety and efficacy of weekly paclitaxel in combination with carboplatin for advanced non-small cell lung cancer with idiopathic interstitial pneumonias. Lung Cancer. 2011; 71: 70-4.

61 Minegishi Y, et al. The feasibility study of carboplatin plus etoposide for advanced small-cell lung cancer withidiopathic interstitial pneumonias. J Thorac Oncol. 2011; 6: 801-7.

62 Kudoh S, et al. Japan Thoracic Radiology Group. Interstitial lung disease in Japanese patients with lung cancer: a cohort and nested case-control study. Am J Respir Crit Care Med. 2008; 177: 1348-57.

63 Satouchi M. Use of ALK inhibitors in the clinical setting - patient selection and side effect management - . JJLC. 2015; 55: 956-61.

64 アレセンサ®カプセル市販直後調査における副作用集計結果報告: 2014 年 9 月 5 日～2015 年 3 月 4 日.

65 日本肺癌学会. 抗 PD-1 抗体薬ニボルマブ（オプジーボ®）についてのお願い（追加）. http://www.haigan.gr.jp/modules/important/index.php?content_id=58

66 Nishino M, et al. Anti-PD-1-related pneumonitis during cancer immunotherapy. N Engl J Med. 2015; 373: 288-90.

67 Hanna N, et al. Randomized phase III trial of pemetrexed versus docetaxel in patients with non-small-cell lung cancer previously treated with chemotherapy. J Clin Oncol. 2004; 22: 1589-97.

68 Okamoto I, et al. Pemetrexed and carboplatin followed by pemetrexed maintenance therapy in chemo-naïve patients with advanced nonsquamous non-small-cell lung cancer. Invest New Drugs. 2013; 31: 1275-82.

69 Patel JD, et al. PointBreak: a randomized phase III study of pemetrexed plus carboplatin and bevacizumab followed by maintenance pemetrexed and bevacizumab versus paclitaxel plus carboplatin and bevacizumab followed by maintenance bevacizumab in patients with stage IIIB or IV nonsquamous non-small-cell lung cancer. J Clin Oncol. 2013; 31: 4349-57.

70 Totani Y, et al. Phase II study of S-1 monotherapy as second-line treatment for advanced non-small cell lung cancer. Cancer Chemother Pharmacol. 2009; 64: 1181-85.

71 Okamoto I, et al. Phase III trial comparing oral S-1 plus carboplatin with paclitaxel plus carboplatin in chemotherapy-naïve patients with advanced non-small-cell lung cancer: results of a west Japan oncology group study. J Clin Oncol. 2010; 28: 5240-6.

72 J Clin Oncol. 2012; 30: (suppl; abstr 7515).

73 Crinò L, et al. Gemcitabine as second-line treatment for advanced non-small-cell lung cancer: a phase II trial. J Clin Oncol. 1999; 17: 2081-5.

74 Treat JA, et al. A randomized, phase III multicenter trial of gemcitabine in combination with carboplatin or paclitaxel versus paclitaxel plus carboplatin in patients with advanced or metastatic non-small-cell lung cancer. Ann Oncol. 2010; 21: 540-7.

75 J Clin Oncol. 2012; 30: (suppl; abstr 7592).

76 Frasci G, et al. J Clin Oncol. Gemcitabine plus vinorelbine versus vinorelbine alone in elderly patients with advanced non-small-cell lung cancer. 2000; 18: 2529-36.

77 Takeda K, et al. Phase II study of amrubicin, 9-amino-anthracycline, in patients with advanced non-small-cell lung cancer: a West Japan Thoracic Oncology Group (WJTOG) study. Invest New Drugs. 2007; 25: 377-83.

78 Masuda N, et al. CPT-11: a new derivative of camptothecin for the treatment of refractory or relapsed small-cell lung cancer. J Clin Oncol. 1992; 10: 1225-9.

79 Kinoshita A, et al. Phase II study of irinotecan combined with carboplatin in previously untreated small-cell lung cancer. Br J Cancer. 2006; 94: 1267-71.

80 Zatloukal P, et al. A multicenter international randomized phase III study comparing cisplatin in combination with irinotecan or etoposide in previously untreated small-cell lung cancer patients with extensive disease. Ann Oncol. 2010; 21: 1810-6.

81 Okamoto H, et al. Randomised phase III trial of carboplatin plus etoposide vs split doses of cisplatin plus etoposide in elderly or poor-risk patients with extensive disease small-cell lung cancer: JCOG 9702. Br J Cancer. 2007; 97: 162-9.

82 Mitsudomi T, et al. Gefitinib versus cisplatin plus docetaxel in patients with non-small-cell lung cancer harbouring mutations of the epidermal growth factor receptor (WJTOG3405): an open label, randomised phase 3 trial. Lancet Oncol. 2010; 11: 121-8.

83 Goto K, et al. A prospective, phase II, open-label study (JO22903) of first-line erlotinib in Japanese patients with epidermal growth factor receptor (EGFR) mutation-positive advanced non-small-cell lung cancer (NSCLC). Lung Cancer. 2013; 82: 109-14.

84 Wolf S, et al. Chemotherapy-induced peripheral neuropathy: prevention and treatment strategies. Eur J Cancer. 2008; 44: 1507-15.

85 Kolb NA, et al. The Association of chemotherapy-induced peripheral neuropathy symptoms and the risk of falling. JAMA Neurol. 2016; 73: 860-6.

86 Arakawa K. Chemotherapy-induced peripheral neuropathy: clinical symptoms, managements and mechanism. Jpn J Pharm Palliat Care Sci. 2011; 4: 1-13.

87 Socinski MA, et al. Weekly nab-paclitaxel in combination with carboplatin versus solvent-based paclitaxel plus carboplatin as first-line therapy in patients with advanced non-small-cell lung cancer: final results of a phase III trial. J Clin Oncol. 2012; 30: 2055-62.

88 Ohno T, et al. Management of peripheral neuropathy induced by nab-paclitaxel treatment for breast cancer. Anticancer Res. 2014; 34: 4213-6.

89 Cella D, et al. Measuring the side effects of taxane therapy in oncology: the functional assesment of cancer therapy-taxane (FACT-taxane). Cancer. 2003; 98: 822-31.

90 Groover T, et al. Intrathoracic changes following roentgen treatment of breast carcinoma. AJR Am J Roentgenol. 1923; 10: 471-6.

91 Arbetter KR, et al. Radiation-induced pneumonitis in the "nonirradiated" lung. Mayo Clin Proc. 1999; 74: 27-36.

92 Prakash UB. Radiation-induced injury in the "nonirradiated" lung. Eur Respir J. 1999; 13: 715-7.

癌

1 ヒッチコックの映画は現実に

　急性過敏性肺炎の大きな原因となるのは *Trichosporon asahii* の吸入であり，こちらは夏場に増殖した *T. asahii* を吸入することによって起きるⅢ型，Ⅳ型アレルギーでしたね（p.424）．ところで，急性過敏性肺炎や慢性過敏性肺炎の原因の中に鳥抗原の吸入によるものがあります．

　鳥抗原とは，鳥糞，羽毛（羽毛布団など），鳥剥製，鶏糞肥料の身近なものに加え，近隣での鳥飼育（レース鳩），野鳥の飛来に至るまで沢山の原因があります．この鳥は空を飛べるわけですから，ヒッチコックの映画よろしく"もう鳥からは逃げられない"のです．日本の某大学には一子相伝の鳥マップなる，秘伝の鳥がたむろする場所を示すマップがあるという噂です．

　この鳥関連過敏性肺炎における鳥特異抗体の感度，特異度はあまり大きなデータはないように思いますが，2014 年 12 月から外注検査（BML）でセキセイインコ，ハト，オウムなどの鳥抗原に対する血中 IgG 抗体が測定可能となりました．

　びまん性肺疾患に関する調査研究班 平成 21 年度研究報告書によれば，reference standard を血清ハト抽出抗原（pigeon dropping extracts：PDE）に対する抗体が ELISA 法で O.D. 値が 0.3 以上かハト血清 LST 陽性（200％以上）とした場合の鳥関連の慢性過敏性肺炎（17 症例）の特異的 IgG 抗体の感度，特異度は Table 1 の通りでした（対照群は健常者 30 症例）[1]．

　一方，2011 年の鳥関連過敏性肺炎（急性 18 症例，慢性 47 症例），膠原病肺（30 症例），健常者（20 症例）の東京医科歯科大学からの報告があります[2]（Table 2）．急性鳥関連過敏性肺炎の定義を，①鳥抗原の曝露を受ける環境，②聴診での捻髪音，③気管支肺胞洗浄液でのリンパ球増多またはハト血清添加リンパ球増殖試験陽性，④胸部HRCT で小葉中心性粒状影またはすりガラス影，⑤環境曝露による臨床像の再現と抗原

Table 1 ■ 鳥抗原に対する血中 IgG 抗体の感度，特異度

イムノキャップ特異的 IgG（ファデイア社）	Cut off 値	感度	特異度
ハト	14.0 mgA/L	94	88
オウム	18.0 mgA/L	94	93
セキセイインコ	7.5 mgA/L	94	97

（羽白 高, 他. びまん性肺疾患に関する調査研究班. A. 特発性間質性肺炎 II. 臨床像に関する研究 イムノキャップ特異 IgG キットを用いたハト・オウム・セキセイインコ IgG 抗体値のカットオフ値の検討. びまん性肺疾患に関する調査研究班 平成 21 年度研究報告書. 2010. p.187-9[2]）

Table 2 ■ 鳥抗原に対する IgG，IgA 抗体の感度，特異度

イムノキャップ法 （ファデイア社）	鳥関連過敏性肺炎	cut-off （μg/mL）	感度（%）	特異度（%）	AUC
ハト-IgG	急性	34.2	83	100	0.96
	慢性	35.9	27	100	0.522
ハト-IgA	急性	3.6	78	75	0.792
	慢性	1.9	73	45	0.526
セキセイインコ-IgG	急性	20	89	100	0.983
	慢性	13.4	27	100	0.517
セキセイインコ-IgA	急性	1.8	89	85	0.899
	慢性	1.7	50	85	0.653

(Inase N, et al. Nihon Kokyuki Gakkai Zasshi. 2011; 49: 717-22[2])

回避による改善としています．

　慢性鳥関連過敏性肺炎の定義は，①，②，③に加えて，外科的肺生検で慢性過敏性肺炎に合致する所見，拘束性肺障害が 1 年以上にわたって進行または関連する症状が 6 カ月以上持続，鳩糞抽出物吸入誘発試験陽性または抗原回避による改善としています．東京医科歯科大学では独自の ELISA のアッセイ系で鳥関連の抗体を測定していますが，このファデイア社の抗体との相関があることが確認されています．

　この結果からは急性の鳥関連過敏性肺炎ではイムノキャップ特異的 IgG または IgA はハト，セキセイインコのどちらもかなり信頼の高い検査であるといえますが，逆に慢性の鳥関連過敏性肺炎では感度が著しく低下する傾向があることは覚えておきましょう．ちなみにこのイムノキャップ法では鳩またはセキセイインコの血清蛋白，羽毛，糞を混ぜたものを抗原として用いられていますが，詳細な抗原抽出方法は公開されていないそうです．また鳥抗原に対する抗体は，種を越えて多くの鳥抗原と交叉反応（cross-react）するということも考えられているようです．羽毛布団の中身はアヒルやガチョウが多いようですが，それでもハトやインコの抗体に交叉反応することがあるということになるのでしょう．

　杏林大学でのカンファレンスでは長年にわたり，"鳥からは逃げられない"がまことしやかに語りつがれています．

2 CPFE：COPD と IPF のハイブリッド

- 呼吸機能は一見正常になることもあり，拡散能にも注意が必要．
- 肺高血圧症の合併が多い．
- 治療は COPD と間質性肺炎の治療に準じる．

歴史的背景

　COPD の最大の危険因子は喫煙です．また，特発性肺線維症（IPF）の重要な危険因子としても喫煙があげられます．当然，IPF 患者における喫煙者は少なくありません．そのため，肺気腫を合併した肺線維症の存在は知られていました．1990 年頃からこのような症例の報告がなされるようになっていました．2005 年，Cottin らはこのような症例を"combined pulmonary fibrosis and emphysema（CPFE）"として Table 3 のよう定義し，注目を集めるようになりました[3]．その後も CPFE は報告されていますが報告者により定義が異なり，必ずしも上記の定義を満たさない多様な疾患概念となっています．

Table 3 ■ Cottin らによる CPFE の定義

1	CT にて上葉優位の気腫や bulla を認める
2	CT にて肺底部に強い線維化を認める
3	1・2 が同時に存在し，膠原病や薬剤性肺障害などによる間質性肺炎を除外する

(Cottin V, et al. Eur Respir J. 2005; 26: 586-93[3])

病因

　現在は喫煙が重要な因子であることは予測されていますが，詳細なメカニズムについては不明です．IPF と COPD の合併なのか，それらと独立した因子をもつ疾患群なのか議論がなされているところです．

臨床像

■ 疫学

　疫学的には高齢で男性が多く，40pack-years 以上の重喫煙者であることが報告されています[4]．肺高血圧症の合併率が COPD や IPF 単独に比較すると有意に高く 47〜90％にのぼると報告されています．生命予後としては 5 年生存率が 55％との報告があり，予後不良であると考えられています[3]．その中でも肺高血圧症の合併がさらに予後を不良にすることがわかっています．また，高い喫煙率を反映して肺癌の合併率が高いことも報告されており，予後に影響を与えると考えられます．

　一方，Cottin らが除外した膠原病に合併する気腫合併肺線維症では上記の疫学と異なり，やや若年化し女性の割合が増加します．また，肺高血圧症の合併もやや少なくなり，予後も特発性のものと比較すると良い傾向にあるようです[5]．

■ 症状・身体所見

　症状は咳嗽（48％），呼吸困難が多く，他にも喀痰，胸痛などがあります．身体所見ではばち指を認め（43％），肺底部での crackle を聴取します（87％）．時に喘鳴を伴うことがあります（13％）[3]．

検査所見

■ HRCT

HRCT は CPFE の診断に重要な検査であり，Cottin らの定義のように気腫に相当する部位と間質性肺炎に相当する部位が混在します（Fig 1）．上葉には気腫性変化を認め，paraseptal emphysema が COPD より高頻度で認められます[6]．下葉には蜂巣肺や牽引性気管支拡張，線維化を認めます．CPFE に特徴的な所見として壁肥厚を伴う嚢胞（thick-walled cystic lesions：TWCLs）があります[7]．この所見は川端らの報告[8]にある airspace enlargement with fibrosis（AEF）と類似するものと考えられ，約 72％に存在する所見となります．

Cottin の報告では病理での検討はあまりなされていませんが，画像での検討から UIP パターンや fibrotic NSIP パターンを呈しているものが多いと考えられます．また，上述の AEF が特徴的な所見となる可能性があります．

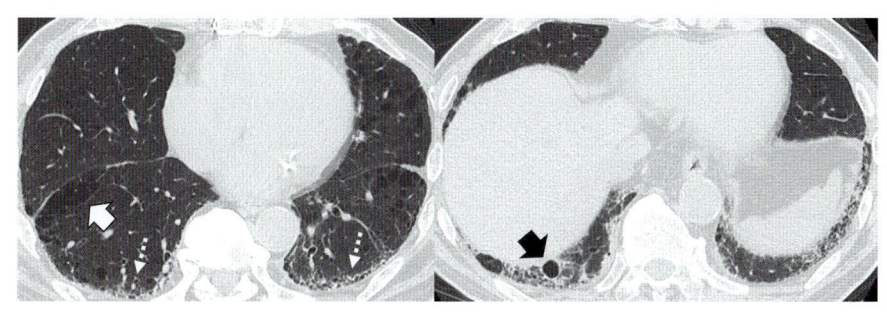

Fig 1 ■ CPFE の HRCT 像
肺気腫にみられるような薄壁嚢胞（白実線矢印），間質性肺炎と同様に牽引性気管支拡張やすりガラス影が混在します（破線矢印）．また壁肥厚を伴う嚢胞（thick-walled cystic lesions：TWCLs）（黒実線矢印）も存在します．

呼吸機能検査 （Fig 2）

多くの報告において，FVC と TLC は概ね正常範囲内にあることが知られています．これに関連しては気腫による過膨張と肺線維症に伴う拘束性障害が相殺しているためと考えられます．DLco は著明に低下し，IPF よりも低い傾向を示します[9]．

治療

今まで述べたように，CPFE ははっきりとした病因もわからないため，現在では特異的な治療は見つかっていません．ただし，喫煙が明らかな原因であるため禁煙は必須です．現状では COPD としての治療および肺線維症としての治療を組み合わせた形で行っているのが実際です．IPF と同様にピルフェニドンなどを用いたり，COPD 同様に抗コリン薬やβ刺激薬の吸入などが行われたりしています．また，合併する肺高血圧症に対

間質性肺炎・アレルギー

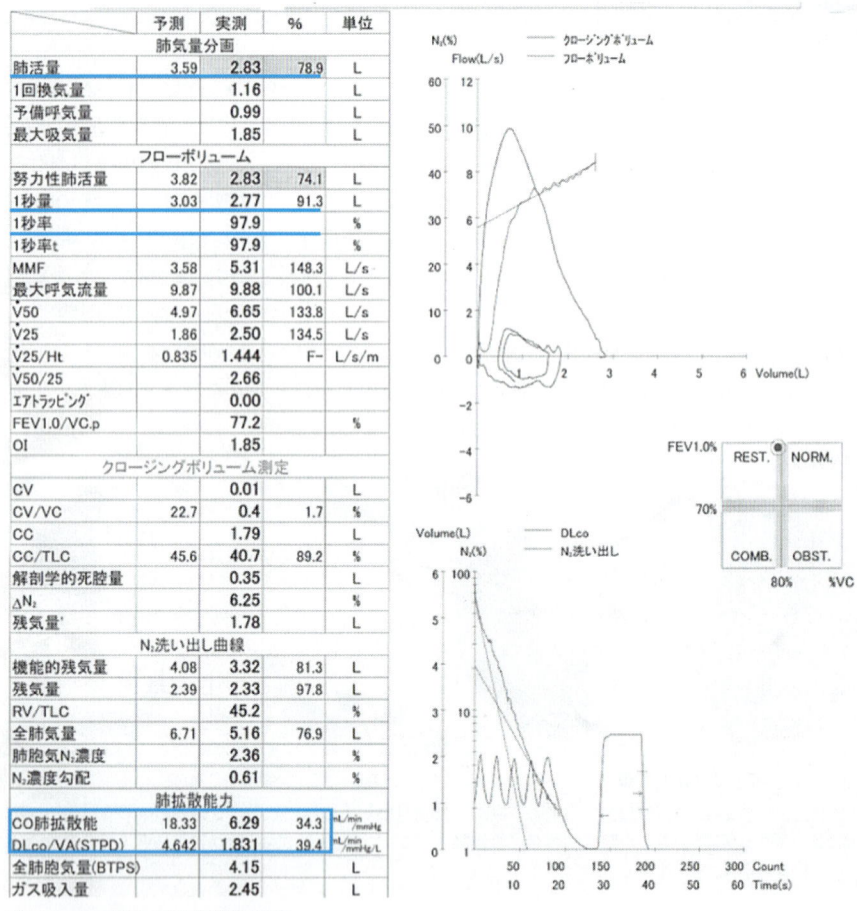

Fig 2 ■ CPFE の呼吸機能検査

%肺活量の軽度低下のみで 1 秒量・1 秒率は保たれているのに対して DLco や DLco/VA は著明な低下を示しています.

する治療も行います.

　治療を行う際に注意が必要となるのは，呼吸機能検査では見た目上，良い数値が出ていることがあるので%肺活量や 1 秒率だけでなく，拡散能にも注目して評価することが必要と考えられます.

3 PPFE: はじまりは網谷病から

- 診断には，HRCT で上葉優位の線維化を認めることが重要である．
- 痩せた成人に多く，病状の進行により平坦胸郭がみられる．

歴史的背景

　1992 年に網谷らが，原因不明の上葉限局もしくは上葉優位に肺線維症を認める肺線維症を，特発性上葉肺線維症（idiopathic pulmonary upper lobe fibrosis: IPUF）・網谷病と提唱しました[10]．その後 2004 年に Frankel らが上葉優位の臓側胸膜と胸膜直下の肺線維化を総称して pleuroparenchymal fibroelastosis（PPFE）と名づけました[11]．この 2 疾患は臨床所見や病理学的に共通する部分が多く，定義についても様々な見解があり定まっていません．

病因

　大きく，特発性のものと二次性のものに分けられます．二次性のものでは石綿肺，サルコイドーシス，膠原病関連間質性肺炎，放射線照射後，化学療法後，肺 *Mycobacterium avium* 感染，アスペルギルス感染，肺移植後，造血幹細胞移植後，潰瘍性大腸炎といった疾患でみられたと報告があります[12~15]．詳細な機序については不明ですが，肺胞内の線維化に引き続きそれが胸膜下で押しつぶされた弾性線維の集簇により進展するといわれています．

臨床像

■ 疫学

　疫学的には成人に多く（中央値 57 歳），性差はありませんが非喫煙者が多い傾向にあります[16,17]．生命予後としては，緩徐に進行して診断後 10～20 年で死に至るとされていて，特発性肺線維症（IPF）単独と比較して生存期間が短いと報告されています．

■ 症状・身体所見

　労作時呼吸困難が多く，他にも乾性咳嗽，胸痛，体重減少，気胸（25～67％）などがあります．身体所見では平坦胸郭が病状の進行の指標となっていて，ばち指がみられることは稀です[18,19]．

検査所見

■ 呼吸機能検査

　拘束性の換気障害と DLco の減少がみられますが，閉塞性換気障害をきたすものもあります．また，特発性肺線維症ではほとんどみられない RV/TLC 比の上昇を認めること

が，PPFE では特徴的です[20].

■動脈血ガス

一般的には低酸素血症がみられますが，病状の進行により高二酸化炭素血症がみられることもあります[21].

■HRCT

HRCT は診断には重要な検査であり，上葉優位に臓側胸膜の肥厚と胸膜直下の透過性低下・肺門部の上方への牽引が認められます．浸潤影のみられる病変では著明な容量減少を認め，葉間胸膜の肥厚と牽引性変化も認めます．上葉以外の他の肺葉で間質影がみられることもあり，実際に UIP の合併が 25％で，NSIP の合併が 8％でみられたという報告もあります[22].

■病理

肺胞レベルでの線維化と臓側胸膜の線維性肥厚を認めます．PPFE の線維化については，肺の線維性病変で主にみられている膠原繊維ではなく，弾性線維を認めることが特徴的です．また，PPFE では蜂巣肺は認めません[17].

治療

現在，基本的にエビデンスのある治療法はありません．ステロイドや免疫抑制薬を使用しても，しばしば進行性で難治性の経過をたどります．そのため，呼吸器リハビリで運動耐容能を高めたり，感染の予防をすることが重要になってきます．また，進行例では肺移植も成功例の報告があり，選択肢の一つとして考慮してもよいかもしれません[23].

4 良性石綿: 胸膜プラークを探せ！

- 曝露歴の聴取は 30 年前までさかのぼって行う．
- 家族の職業歴や居住歴など，アスベスト曝露の可能性を探るべし．
- 胸壁の外側，横隔膜ドームの胸膜肥厚はアスベストプラークとして特異的所見．
- 胸膜プラークそのものと肺癌の関連はコントラバーシャル．

アスベスト曝露による悪性胸膜中皮腫などの悪性疾患との関連が報道されて久しいですが，アスベスト曝露は良性滲出性胸水にも明らかに関連しています．アスベスト関連疾患として，石綿肺，肺癌，中皮腫，良性石綿胸水（benign asbestos pleural effusion: BAPE），びまん性胸膜肥厚があります．良性石綿胸水は，1964 年に Eisenstadt らによって非悪性の胸膜疾患の一つとして報告されました[24]．Epler らは 1000 人余りのアスベスト労働者の病歴を調査し，約 3％に原因不明の胸水貯留を認めたと報告しました[25]．古い報告では，アスベスト曝露から 20 年以内に起こるとされておりましたが，最近では，30 年あるいは 40 年以上と他のアスベスト関連疾患と変わらぬ期間を経て出現し，曝露

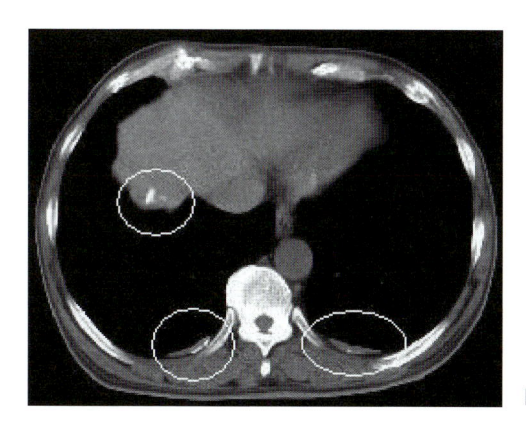

Fig 3 ■ 胸膜プラーク

量が多いほど早く発症するのではないかともいわれています．その証明は困難です．欧米では無症状の健診発見が多いとされていますが，本邦での症状は呼吸困難などが多いようです．職種別にみると造船業，建設作業，断熱作業，石綿製品製造業，海運業，配管作業，解体業などの職歴の関与がありアスベストの曝露は本人だけではなく，家族の着衣などからも曝露が起こりうるので，家族の職歴も聴取しましょう．また造船所や石綿を扱う工場付近への幼小児期での居住歴などもチェックしましょう．

アスベスト片が胸膜中皮細胞に到達すると，中皮細胞がインターロイキン-8を放出し胸腔内の線維芽細胞の遊走なども伴うともいわれています．しかしよく考えてみると，なぜ吸入したアスベストが臓側胸膜ではなく壁側胸膜に病変を作るのでしょうか？それは臓側胸膜から飛び出したアスベストが壁側胸膜と擦れることで慢性刺激を引き起こす，という説もありますが，実はわかっていないのです．胸水の外観は血性が多く，好酸球性胸水の鑑別の一つとしてアスベスト胸水はあげられていますが，リンパ球優位であることもしばしばあるようです．胸膜プラークはアスベスト曝露の傍証になり得るので胸部CTでの検出は有用です（Fig 3）．<u>特に胸壁の外側，横隔膜ドームの胸膜肥厚や石灰化</u>（時間が経過すると胸膜肥厚は石灰化します）はBAPEの診断のヒントになります．Eplerらはアスベスト曝露症例の20%に胸膜プラークの出現を認めるとし，Hillerdalらは65%では両肺に胸膜プラークを認めると報告しています[26]．胸水の多くは数カ月のうちに自然軽快しますが，一部では対側に再燃することもあります．

BAPE診断は除外診断であり，EplerはTable 4の4つを満たす場合と提唱しています．

特に③の他の胸膜疾患の除外については，臨床的に非常に難渋する問題です．

胸水貯留の主たる原因となりうる肺癌の癌性胸膜炎の細胞診陽性

Table 4 ■ Epler の診断基準 （1982）

①石綿曝露歴がある
②胸部X線あるいは胸水穿刺で胸水の存在が確認される
③石綿曝露以外に胸水貯留の原因がない
④胸水確認後3年以内に悪性腫瘍を認めない

間質性肺炎・アレルギー

率は 60% 程度，悪性胸膜中皮腫では 30% 台ともいわれ，結核性胸膜炎をはじめ，感染性の胸膜炎の培養陽性率も低いのが現状です．

そこで，本邦の 2015 年の厚労省の研究班の報告では補助診断を提唱しています

1）CEA（carcinoembryonic antigen）＜5ng/mL

2）ADA（adenosine deaminase）＜35IU/L

3）HA（hyaluronic acid）＜100000ng/dL

以上のバイオマーカー的指標に加えて，他の自己免疫疾患などの活動性病変のないこととされています．予後についてですが，Epler らは 5% が悪性胸膜中皮腫を合併したと報告しました．しかし BAPE 患者では胸膜プラークそのものが悪性化するというエビデンスはないようです[27]．また BAPE 後にどれくらいの頻度で経過観察すべきかに関しては種々の議論があり一定していませんが，Hillerdal らは胸部 CT などで詳細な検討後には，発症後 1 年の経過観察でよいとしている．筆者らは半年〜1 年ごとの X 線検査を行っています．

また，BAPE に続発する疾患として，びまん性胸膜肥厚があります．Epler らはアスベスト胸水患者の 54% にびまん性胸膜肥厚がみられたとしています．びまん性胸膜肥厚は肋骨横隔膜角を侵し臓側胸膜を巻き込んで胸膜癒着を引き起こします．拘束性の呼吸機能障害を呈しますが，進行すると II 型呼吸不全に陥ることもあります．アスベスト関連疾患の多い地域の病院では，II 型呼吸不全の鑑別としてびまん性胸膜肥厚があげられることもあります．治療は，胸膜剥皮術が有効であるとの報告もありますが，確証はありません．高炭酸ガス血症をきたすと NPPV などの呼吸管理が必要になります．

診療上の注意点

■ 労災補償

アスベストの曝露歴がはっきりしていて（石綿曝露作業に従事しているか，または従事したことのある労働者），発症した疾病が，①石綿肺，②中皮腫，③肺癌，④良性石綿胸水，⑤びまん性胸膜肥厚の場合，労災保険給付または特別遺族給付金が支給されるので覚えておきましょう．また請求期限があるので早めに情報を提供するようにしましょう[28]．

各疾患の認定には病理所見でのアスベスト曝露を証明，呼吸機能検査，画像所見などそれぞれ異なります．

■ 石綿健康被害救済制度

「石綿による健康被害の救済に関する法律」（平成 18 年 3 月 27 日施行）に基づき，環境再生保全機構が窓口となり労災補償の対象とならない症例で，医療費の救済給付を目的に開始された制度です．中皮腫，肺癌，著しい呼吸機能障害を伴う石綿肺，著しい呼吸機能障害を伴うびまん性胸膜肥厚の 4 つを対象とし，療養中または死亡例でも救済給付が施行されるためご家族に早めに情報を伝えることも大事です[29]．

📗 文献

❶ 羽白 高, 他. びまん性肺疾患に関する調査研究班. A. 特発性間質性肺炎 II. 臨床像に関する研究 イムノキャップ特異 IgG キットを用いたハト・オウム・セキセイインコ IgG 抗体値のカットオフ値の検討. びまん性肺疾患に関する調査研究班 平成 21 年度研究報告書. 2010. p.187-9.

❷ Inase N, et al. Measurement of bird specific antibody in bird-related hypersensitivity pneumonitis. Nihon Kokyuki Gakkai Zasshi. 2011; 49: 717-22.

❸ Cottin V, et al. Combined pulmonary fibrosis and emphysema: a distinct underrecognised entity. Eur Respir J. 2005; 26: 586-93.

❹ Marten K, et al. Non-specific interstitial pneumonia in cigarette smokers: a CT study. Eur Radiol. 2009; 19: 1679-85.

❺ Katzenstein AL, et al. Clinically occult interstitial fibrosis in smokers: classification and significance of a surprisingly common finding in lobectomy specimens. Hum Pathol. 2010; 41: 316-25.

❻ Cottin V. The impact of emphysema in pulmonary fibrosis. Eur Respir Rev. 2013; 22: 153-7.

❼ Cottin V, et al. Combined pulmonary fibrosis and emphysema syndrome in connective tissue disease. Arthritis Rheum. 2011; 63: 295-304.

❽ Kawabata Y, et al. Smoking-related changes in the background lung of specimens resected for lung cancer: a semiquantitative study with correlation to postoperative course. Histopathology. 2008; 53: 707-14.

❾ Jankowich MD, et al. Combined pulmonary fibrosis and emphysema syndrome: a review. Chest. 2012; 141: 222-31.

❿ Amitani R, et al. Idiopathic pulmonary upper lobe fibrosis (IPUF). Kokyu. 1992; 11: 693-9.

⓫ Frankel SK, et al. Idiopathic pleuroparenchymal fibroelastosis: description of a novel clinicopathologic entity. Chest. 2004; 126: 2007-13.

⓬ von der Thusen JH, et al. Pleuroparenchymal fibroelastosis in patients with pulmonary disease secondary to bone marrow transplantation. Mod Patol. 2011; 24: 1633-9.

⓭ Camus P, et al. Pleuroparenchymal fibroelastosis: one more walk in the wild side of drugs? Eur Respir J. 2014; 44: 289-96.

⓮ Beynat-Mouterde C, et al. Pleuroparenchymal fibroelastosis as a late complication of chemotherapy agents. Eur Respir J. 2014; 44: 523-7.

⓯ Watanabe K. Secondary pleuroparenchymal fibroelastosis: Mycobacterium avium complex, ulcerative colitis, after esophagus cancer irradiation, after lung transplantation. JSSOG. 2013; 33: 57-60.

⓰ Piciucchi S, et al. High resolution CT and histological findings in idiopathic pleuroparenchymal fibroelastosis: features and differential diagnosis. Respir Res. 2011; 12: 111.

⓱ von der Thusen JH. Pleuroparenchymal fibroelastosis: its pathological characteristics. Curr Repir Med Rev. 2013; 9: 238-47.

⓲ Harada T, et al. The thoracic cage becomes flattended in the progression of pleuroparenchymal fibroelastosis. Eur Respir Rev. 2014; 23: 263-6.

⓳ Enomoto N, et al. Quantitative analysis of lung elastic fibers in idiopathic pleuroparenchymal fibroelastosis: comparison of clinical, radiological, and pathological findings with those of idiopathic pulmonary fibrosis. BMC Pulm Med. 2014; 14: 91.

⓴ Kusagaya H, et al. Idiopathic pleuroparenchymal fibroelastosis: consideration of a clinicopathological entity in a series of Japanese patients. BMC Pulm Med. 2012; 12; 72.

㉑ Watanabe K. Pleuroparenchymal fibroelastosis: its clinical characteristics. Curr Respir Med Rev. 2013; 9: 237-99.

㉒ Maraia A, et al. Rare idiopathic interstitial pneumonias: LIP and PPFE and rare histological patterns of interstitial pneumonias: AFOP and BPIP. Respiology. 2015; 10: 1-15.

㉓ Chen F, et al. Lung transplantation for pleuroparenchymal fibroelastosis after chemotherapy. Ann Thorac Surg. 2014; 98: 115-7.

㉔ Eisenstadt HB. Asbestos Pleurisy. Dis Chest. 1964; 46: 78-81.

㉕ Epler GR, et al. Prevalence and incidence of benign asbestos pleural effusion in a working population. JAMA. 1982; 247: 617-22.

間質性肺炎・アレルギー

㉖ Hillerdal G, et al. Benign asbestos pleural effusion: 73 exudates in 60 patients. Eur J Respir Dis. 1987; 71: 113-21.

㉗ O'Reilly KM, et al. Asbestos-related lung disease. Am Fam Physician. 2007; 75: 683-8.

㉘ https://jsite.mhlw.go.jp/tokyo-roudoukyoku/var/rev0/0145/6299/201772182516.pdf

㉙ 環境再生保全機構. 石綿と健康被害. https://www.erca.go.jp/asbestos/what/kenkouhigai/pdf/panphlet.pdf

JCOPY 498-13044

1 エンドトキシン吸着療法: IPF の急性増悪のエビデンス

- 特発性肺線維症（IPF）の急性増悪（AE）の治療として PMX-DHP 療法が有効な可能性があるが，予後を改善するデータは乏しい．

PMX-DHP 療法とは

　ポリペプチド系抗菌薬であるポリミキシン B はエンドトキシンに対する中和作用を有している．これはポリミキシン B が LPS の活性中心である lipid A との高い親和性をもつため，LPS が不活化されると考えられている．この作用を応用してエンドトキシン除去，吸着材料としてカラム内に充填し血液浄化療法として確立したのが PMX-DHP（polymixin-B immobilized column direct hemoperfusion）療法である．

　PMX-DHP の作用として，エンドトキシンの吸着のみならず，IL-8 や HMGB-1 などの炎症性メディエーターや好中球エラスターゼの吸着，好中球由来の活性酸素や活性化単球の吸着，アナンダマイドや 2-アラキドニルグリセロールなど内因性大麻の吸着，血清 matrix metalloproteinase-9 や tissue inhibitor of metalloproteinase-1 の抑制などの作用があることがわかってきている．

適応疾患

　1994 年にグラム陰性桿菌に伴う敗血症性ショックに対する治療法として保険収載されたが，その後，2002 年に急性呼吸促迫症候群（acute respiratory distress syndrome：ARDS）に対しての使用が報告された[1]．IPF-AE に対しては，2006 年に Seo らが PMX-DHP 療法の有用性を発表し[2]，現時点では Abe らの報告が最大の症例数の検討を行った報告となっている[3]．IPF-AE では病理像においてびまん性肺胞傷害（diffuse alveolar damage：DAD）という ARDS においてもみられることのある病理像を呈することで知られており，ARDS に対するものと同様の効果がある可能性が示唆される．

IPF-AE に対する evidence

　厚生労働科学研究難治性疾患克服研究事業びまん性肺疾患に関する調査研究班では，2008 年より IPF-AE に対して PMX-DHP 療法が行われた多施設 73 例について，酸素化や AE 後の予後などの有効性について後ろ向き観察研究が行われた[4]．PMX-DHP 療法

その他

後の P/F 比は治療前と比較して約 30Torr の有意な改善を認めた．また，30 日生存率は 70.1%，90 日生存率は 34.4% であった．これは PMX-DHP 非施行群との比較試験ではないが，これまで知られている IPF-AE の生存率と比較すると良好な治療成績と思われる．しかし，人工呼吸器の装着や設定，ステロイドパルス療法以外の治療については検討されておらず，PMX-DHP 療法単独で有効であったかは不明である．

2014 年の米国胸部学会（ATS）において，PMX-DHP 療法を施行された急速進行性間質性肺炎患者 25 例の後ろ向き観察研究が報告され，発症から PMX-DHP 療法の開始までの時間は生存者の方が有意に短かった（4.25±3.61 時間 vs 7.05±6.54 時間）[5]．

Kono らの報告[6]では，IPF-AE に対して PMX-DHP 療法を施行した症例で，6 時間以下の短時間施行群 5 例と 12 時間以上の長時間施行群 12 例を比較した後ろ向き観察研究を行い，長時間施行群で 30 日生存率が有意に高かった（75% vs 20%，p＝0.02）．

実際の導入

内頸静脈もしくは大腿静脈からブラッドアクセスカテーテルを挿入し，抗凝固薬としてヘパリンもしくはメシル酸ナファモスタットなどを使用し，血液浄化装置を用いて行う．プロトコールは一定しておらず，各施設で行われている．Abe らの報告[3]では，1 本あたり約 6 時間施行で，平均 2 回行われ，1 本目の投与から 24 時間以内に 2 本目が開始されていた．敗血症に伴うエンドトキシンショックに対して対外循環時間は添付文書上 1 回 2 時間で 2 回施行が可能となっているが，急性肺障害において対外循環時間は 6 時間以上の長時間施行群で P/F 比が改善した報告があり，それを参考にしていると考えられる．

杏林大学呼吸器内科での IPF-AE に対する治療法

当科での IPF-AE に対する治療は，ステロイドパルス療法を施行し，効果が乏しい症例に対してエンドキサンパルス療法を追加することが多い．さらに PMX-DHP 療法を追加することはほとんどないのが現状である．

IPF-AE は有効な治療法がなく，PMX-DHP 療法に対する有効性の報告が蓄積されていくことを期待する．

2 ARDS：当科でのステロイドパルス療法

■ ARDS においてステロイド治療を積極的に勧めるエビデンスはあまりない．

急性呼吸促迫症候群（ARDS）では，非常に強い侵襲によって肺に過剰な炎症反応が起こっています．その過剰な炎症性サイトカインの産生（サイトカインストーム）などにより肺は傷害され，呼吸不全を進行させます．そのような状態を改善させることが期

待される薬としてステロイドは近年使用されてきました.

しかし，ARDS に対するステロイド使用の効果についてはまだ結論が出ていない部分です．これまで多くの試験が実施されていますが，それぞれ試験内容が異なるだけでなく，結果も異なっているからです．そのうちのいくつかを紹介します.

1987 年に Bernard らは ARDS 患者 99 人を対象に高用量のステロイド治療についての効果を報告しました❼．これは，メチルプレドニゾロン（mPSL）30mg/kg を 6 時間おきに 4 回投与した群 50 人とプラセボ群 49 人を比較したものです．その結果は，死亡率は 60% vs 63%，ARDS の改善率は 36% vs 39% と，高用量のステロイド治療は結果に影響しないとされました．この報告では体重 50kg では 1500mg の mPSL が 4 回投与されているので，使用量や使用方法についてはかなり議論されました.

2006 年には，多施設でのランダム化比較試験（RCT）が行われています❽．これは，ARDS を発症して 7〜28 日間経過した患者 180 人を対象にして，mPSL 群 89 人とプラセボ群 91 人に割り付けた試験です．mPSL 群は，最初に 2mg/kg 投与された後，0.5mg/kg を 6 時間ごと 14 日間，さらに 0.5mg/kg を 12 時間ごと 7 日間の計 21 日投与されています．その結果は，28 日目では mPSL 群は人工呼吸器フリー期間ならびにショックフリー期間は改善したものの，60 日目での死亡率はプラセボ群と有意差は認められませんでした（mPSL 群で 29.2%，プラセボ群で 28.6%）．また，ARDS を発症して 14 日以降に試験に参加した患者群をみてみると，mPSL 群の方が 60 日後と 180 日後の死亡率が有意に高いという結果でした.

2007 年には，91 人の ARDS 患者に対し 2：1 の割合で mPSL とプラセボを割り付けた多施設ランダム化比較試験が行われました❾．mPSL は 1mg/kg/ 日を初期に投与し，徐々に漸減して 28 日間投与されています．その結果，mPSL 群の方が 7 日目の肺損傷スコア〔lung injury score（LIS）〕が 1 点以上改善した割合，人工呼吸器離脱の割合が優位に多いというものでした（それぞれ 69.8% vs 42.9%，p＝0.002，53.9% vs 25.0%，p＝0.01）．さらに，mPSL 群は 7 日目の CRP，LIP，MODS スコアを有意に改善させたほか，人工呼吸器装着期間（p＝0.002），ICU 滞在期間（p＝0.007），ICU 死亡率（p＝0.03）を有意に減少させました.

これらの結果からわかるように，ステロイドは部分的には良い結果が出ていますが，誰もが納得するような結果には至っていません．その後多くの研究を統合して分析したメタ解析がいくつか行われています.

2009 年のメタ解析では，少量のステロイドの使用が死亡率を改善させたと報告しています❿．一方，2008 年のメタ解析では，ステロイドが死亡率を有意に減少させる結果にはなりませんでした⓫．2007 年のメタ解析でも ARDS においてのステロイドの治療を支持する結果ではありませんでした.

上記のように ARDS に対しては，ステロイド治療を積極的に勧めるエビデンスはあまりないようです．ただ，研究ごとに ARDS の定義や原因疾患が異なるなどの理由で

統一した結論に至っていないのかもしれません．

3　ガンマグロブリン療法：適応疾患を理解しよう！

- 最近報告された meta-analysis では重症感染症での有効性がないとしたものとあるとしたものの双方が存在する．
- 高価な薬剤である一方で重症感染症では費用対効果は良いとはいえない．

ガンマグロブリン製剤の歴史

　ガンマグロブリン製剤は 1943 年に筋注製剤として発売されました．しかし，即効性が期待できないことや大量投与できないこと，疼痛などの理由であまり使用されていませんでした．その後 1970 年代になり，静注用製剤が登場し幅広く用いられるようになりました．

ガンマグロブリン製剤の治療適応

　ガンマグロブリン製剤による治療適応は大まかには免疫不全，感染症，自己免疫性疾患が含まれます[13]（Table 1）．免疫不全には無ガンマグロブリン血症や多発性骨髄腫などガンマグロブリンの産生が減少している病態に対する補充を行い，感染の予防となります．感染症としては重症感染症，ウイルス感染症があげられます．自己免疫性疾患としては川崎病，Guillain-Barré 症候群，好酸球性多発血管炎性肉芽腫症などがあり，自己抗体に対する抗体による効果を期待されています．

Table 1 ■ ガンマグロブリン製剤の主な適応疾患

免疫不全	無（低）ガンマグロブリン血症 慢性リンパ球性白血病 多発性骨髄腫
感染症	敗血症 麻疹 toxic shock syndrome サイトメガロウイルス肺炎 慢性パルボウイルス B19 感染
自己免疫性疾患	川崎病 特発性血小板減少性紫斑病 皮膚筋炎 / 多発筋炎 好酸球性多発血管炎性肉芽腫症 Guillain-Barré 症候群 慢性炎症性脱髄性多発ニューロパチー 重症筋無力症

ガンマグロブリン製剤の感染症における作用

　主に 4 種類が考えられます．毒素やウイルスなどに結合することで無力化する中和作用，補体の活性化，好中球やマクロファージへの貪食効果を上げるオプソニン効果，ウイルス特異抗原に結合することで NK 細胞が感染細胞への傷害をしやすくする抗体依存性傷害活性があります[14]．なお，静注用製剤のうちペプシン処理をしたものは抗体の Fc

部分が除去されているため，オプソニン効果や抗体依存性傷害活性がありません．

重症感染症とガンマグロブリン

前述したメカニズムから敗血症などの重症感染症に対するガンマグロブリン製剤の効果が期待され，使用されるようになりました．重症感染症においてガンマグロブリン製剤の投与が死亡率を改善させるという報告もされるようになりましたが，他方で効果がないという報告もあり，これまで議論されています．

2013 年の Cochran review[15]では敗血症性ショックにおいて，ポリクローナル抗体によるグロブリン製剤ではコントロール群と比較し死亡の危険率は 1.02 と効果はみられませんでした．新生児でも同様の結果となりました．また，IgM 含有率が高いガンマグロブリン製剤においても死亡の危険率は 0.82 でしたが 95％信頼区間が 0.56-1.19 であり有意差はありませんでした．

一方，同時期のイギリスのグループにおける meta-analysis[16]もあります．この文献では，一般的に投与される 3 日間の投与期間ではアルブミンをコントロールとした場合，オッズ比 0.75 と死亡率を有意に改善したとされています．投与量に関する検討では 1 回量においても総量においても最適な投与量は見出せなかったと結論づけています．この解析ではガンマグロブリン療法の費用対効果に関しての検討も行われていて，健康に過ごせる年数をスコア化した QALY を用いて評価しています．結果は 1 QALY あたり 20850 ポンドと，イギリスで求められている費用対効果 20000 ポンド付近であり，境界線上と表現されています．

上記の代表的な review においても，これまでの報告では bias が大きく良質な検討が少ないとされており，今後このような問題が解消された臨床試験を望むと結論づけています．

日本においては重症感染症に対するガンマグロブリン製剤の適応は適切な抗菌薬との併用において十分効果が認められない場合とされています．用法・用量は成人に 1 回 2500〜5000mg ですが，上記のような文献上で使用されている用量からすると少ないです．現状では本邦において重症感染症に対するガンマグロブリン製剤を積極的に勧めるエビデンスは乏しいといえます．一方で肺炎球菌肺炎の重症例では適切な抗菌薬を使用しても予後不良であり，わずかでも効果を期待しガンマグロブリン製剤を投与することは選択肢となっているのが現状と考えます．

4 癒着剤の種類を学ぶ

- 胸膜癒着術とは，胸腔ドレーンを介して癒着剤を胸腔内に投与する治療法である．
- 癒着剤の適切な選択が重要である．

胸膜癒着術とは

胸膜癒着術とは，胸腔ドレーンなどを用いて胸腔内に癒着剤を注入することにより，壁側胸膜と臓側胸膜を癒着させ，物理的に胸腔を閉鎖する方法のことです．正常であれば，胸腔内の大部分を肺実質が占めていますが，胸膜炎などによる胸水や気胸による空気などが胸腔内に多量に貯留した場合には，圧排により肺実質の拡張障害をきたします．全身状態が不良で全身麻酔および外科的手術が施行できない場合や原疾患の完治が見込めない場合などには，胸膜癒着術がよい適応となります．

癒着剤について

癒着剤は，化学的に胸膜炎を惹起させる薬剤と，それ自体に接着・粘着作用のある薬剤の 2 種類に大別されます．前者には，タルク（ユニタルク®），OK432（ピシバニール®），抗菌薬（テトラサイクリン系），抗癌薬（ブレオマイシンなど）が含まれ，後者には，自己血やフィブリン糊が含まれます．

タルク（ユニタルク®）

タルク（ユニタルク®）は，滑石という鉱石を粉砕した無機粉末です．癌性胸膜炎に対して使用され，胸膜癒着術の成績が最も良いとされており，胸膜癒着術の後に 78% の確率で成功が維持できるとされています．日本では癌性胸膜炎にのみ保険適応が通っています．

当院では，ユニタルク®（4g）＋生食（50mL）を胸腔内に投与しています．

有害事象としては，微熱や胸膜痛が高率に認められますが，後述する OK432 よりは軽度であることが多いです．重篤な有害事象として，10g を超える使用では急性呼吸促迫症候群（ARDS）を引き起こすと報告されており，注意が必要です[17]．

OK432（ピシバニール®）

OK432（ピシバニール®）は，*Streptococcus pyogenes*（A 群 3 型）Su 株のペニシリン処理凍結乾燥粉末です．単位は KE（Klinische einheit: 臨床単位）が用いられ，1KE は上記の凍結乾燥粉末 2.8mg 乾燥菌体として 0.1mg に相当します．ベンジルペニシリンカリウムを含有しているため，ペニシリンアレルギーを有する患者には投与は禁忌です．現在はタルクが癌性胸膜炎に対する保険適応が通りましたが，それ以前の癌性胸膜炎には OK432 を主軸とした胸膜癒着術が頻用されていました．文献としては，38 例の癌性胸膜炎に対して OK432 を 1KE と 10KE 投与し，10KE の方がドレナージ期間の短縮（7.0±1.6 日 vs 4.0±1.3 日，p＝0.028）および排液量の減少（1356±277mL vs 675±215mL，p＜0.001）を認めた，との報告があります[18]．

当院では，ピシバニール®（10KE）＋ミノサイクリン（200mg）＋1% キシロカイン（10mL）＋生食（50mL）を胸腔内に投与しています．有害事象として発熱や胸膜痛を高率に認め，前述のタルクよりも症状が重篤であることが多いです．日本では一般的な OK432 ですが，実はアジア圏の数カ国以外では販売されていません．

抗菌薬

　抗菌薬の中ではテトラサイクリン系が選択されます．海外ではタルクに劣る文献があるためにあまり使用されていませんが，日本ではいまだに選択されることがあります．当院でも，OK432 とミノサイクリンを混合して胸腔内に投与することが多いです．有害事象として，高熱や胸膜痛がほぼ必発であり，キシロカインを同時に投与するなどの工夫が必要です．ミノサイクリンで胸痛の持続時間が長いほど癒着率が高いという興味深いデータもあります．

抗癌薬

　抗癌薬の中ではブレオマイシンが選択されることが多いです．1mg/kg（最大で 60mg）を生食に溶解して投与することが一般的で，骨髄抑制をきたしにくいとされています．日本ではシスプラチンも選択されることがありますが，骨髄抑制や腎障害などの有害事象が多いとされています．

　日本で行われた JCOG9515 では，4 週間の胸水無増悪生存率が OK432 は 75.8%，シスプラチン＋エトポシドは 70.6%，ブレオマイシンは 68.6%と報告されています[19]．3 群間に有意差は認めなかったものの，OK432 が最も良好な成績であったため，日本では OK432 を含む癒着剤の投与が頻用されています．

自己血

　自己血とはその名の通り患者本人の血液のことで，採取した血液を癒着剤として用います．主に気胸に対して使用され，穴の開いた部分に血糊でパッチをすることで効果を発揮します．自己血の有用な点は，有害事象がほとんどなく，繰り返し使用できることにあります．すなわち，難治性気胸に対して臨床的に非常に有用です．

　自己血の注入量についてはいくつか文献がありますが，14 例の自然気胸に対して 50mL の自己血を注入した文献では，奏効率が 92%で，53%が 12 時間以内，23%が 24 時間以内，15%が 72 時間以内にエアリークの消失を認めたと報告しています[20]．別の文献では，25 人の遷延性気胸に対して，0mL，50mL，100mL の自己血を注入し，エアリークが消失するまでの日数が 6.3±3.7 日，2.3±0.6 日，1.5±0.6 日であったと報告しています[21]．

　当院では，50mL の自己血を用いることが多く，難治性気胸に対しては改善するまで自己血での癒着術を繰り返し施行しています．注意すべき合併症は膿胸です．栄養たっぷりの血液が胸腔内に入るので細菌にとっては増殖しやすい環境となるためで，9%に膿胸の合併があるとする study もありますが，症例の選択をきちんと行えばそのリスクはかなり低くなると考えられます．

まとめ

● 胸膜癒着術は，癌性胸膜炎や難治性気胸など，手術の適応がない症例に対しても有効な，低侵襲性の治療法である．

その他

● 癒着剤の違いによって，効果や有害事象に差が生じるため，症例毎に適切な癒着剤を選択することが望ましい．

5 ワタナベ先生による気管支閉塞法

- EWS® は気管支充填術に使用されるシリコン製充填材のことである．
- EWS® を用いた気管支充填術は，手術が困難である症例に対しても低侵襲性に行うことができる，内視鏡的治療法である．

EWS® とは

EWS® は Endobronchial Watanabe Spigot の略で，気管支充填術の際に使用されるシリコン製充填材のことを指します．気管支充填術とは，気管支鏡を用いて充填材を気管支に詰めることにより，その末梢から気漏などを止めて様々な病態を改善する内視鏡的治療法のことです．気管支充填材の歴史としては，1968 年に使用されたガーゼやポリビニールスポンジに始まり[22]，1980 年代にはフィブリン糊，ゼラチン糊，オキシセル綿などが用いられてきましたが，持続性に難があるという欠点がありました．その後，岡山赤十字病院の渡辺洋一医師らの考案により，長時間の気管支閉塞を可能とする EWS® が開発されました．

EWS® の適応

気管支充填術は内視鏡的治療法であるため，全身麻酔を用いた手術を回避し，低侵襲性に治療を行うことができます．すなわち，手術が困難である気管支瘻，肺瘻，続発性難治性気胸などがその適応となります．その中でも，肺瘻（術後，外傷性），医原性の気胸，有瘻性膿胸，遷延する気管支出血，胸水を有する気管支瘻などは，責任気管支が明確かつ少数である場合が多いため，EWS® を用いた気管支充填術のよい適応であるとされています[23]．

手技の手順まとめ

■ 責任気管支の同定

気管支充填術の成否を決める要素として，責任気管支の同定は非常に重要です．その方法として最も有用なのがバルーンテストです．バルーンテストとはバルーンカテーテルを用い，胸腔ドレーンからのエアーリークを低圧持続吸引器で確認する方法のことです．責任気管支と思われる気管支を，葉気管支・区域気管支・亜区域気管支の順にバルーンで閉塞し，エアーリークの消失もしくは減少を確認した気管支を責任気管支として同定します．バルーンテストが最も有用ではありますが，バルーンテストを施行する

前に，胸部 X 線や CT などで責任気管支を推定しておくことも必要です．また，インジゴカルミンなどの着色料をクランプした胸腔ドレーンから注入し，気管支鏡にて気管支内への逆流を確認することも非常に有用です．

■ **責任気管支の充填**

EWS®のセットの中には，1セットの中にS・M・Lの3種類（最大径：5・6・7mm）が入っていますが，原則として M サイズの EWS® を亜区域気管支に充填することが極めて重要であるとされています．また，より確実な充填には，気管支の軸，EWS® の軸，気管支鏡の軸の3つの軸が一致していることが重要であり，それでも充填が困難な場合には，EWS® をメスなどでカットし，形状を細工することも有用であるとされています[23]．

EWS®の充填による合併症

本処置に伴う合併症として最も多いのは，充填部位末梢側の感染症です．頻度としては約3%弱とされていますが，いずれも抗菌療法のみで改善し，重篤となった症例はなかったと報告されています[24]．その他の合併症としては，呼吸困難感や発熱があげられています．

EWS®の抜去について

EWS® は気管支充填術により治療効果が得られ，EWS® が不必要となったところで抜去することが基本です．全身状態が良好で長期予後が期待される症例では，充填後早期（1年以内を目安）に EWS® を抜去することが好ましいと考えられています[23]．しかし，難治性の症例に使用されることが多く，EWS® の再充填が容易ではないことを考慮すると，必ずしも抜去は必須ではないとされています[25]．

まとめ

- EWS® を用いた気管支充填術は，手術が困難な症例でも施行が可能な，低侵襲性の内視鏡的治療法である．
- 術前に責任気管支を可能な限り同定し，M サイズの EWS® を亜区域気管支に充填することが重要である．
- 合併症としては充填部位末梢側の感染症が多いが，重症となった症例は報告されていない．
- EWS® は術後に抜去することが望ましいが，症例によってはその限りではない．

その他

疫学の始祖・ジョン・スノウ博士の
コレラ流行対策から学ぶ疫学研究の重要性

　19世紀，イギリスなどの欧米諸国においては，産業革命による工業化の影響で，都市部に人口が流入し，上下水道のインフラ整備が追い付かず，赤痢やコレラなどの水系感染症の流行が頻発していました．

　ジョン・スノウ（John Snow）博士は，1854年にイギリス・ロンドンで発生したコレラの流行対策を行った公衆衛生医であり，疫学の始祖としても知られています．同年8月に始まったコレラ流行は，ロンドン・ソーホー地区ブロードストリートを中心に患者数が増加し，流行が探知されてから，最初の3日間で約120人，さらにそれから10日間で約500名の住人が死亡しました．結局，このコレラ流行で616名（同地区住民の12.8%）が死亡しました．スノウ博士は，丹念かつ詳細な患者発生地域の調査を行い，患者発生数をマップ化しました（通称「コレラマップ」，次頁）．その結果，この地区にある井戸のうち，ある一つの井戸の周辺に患

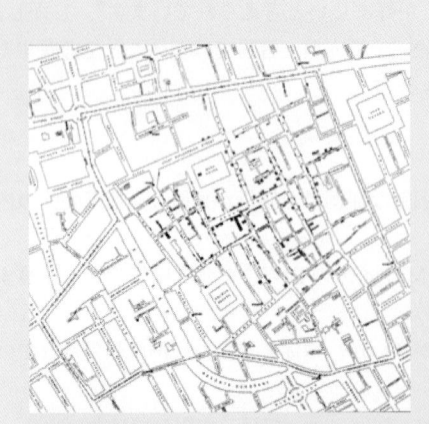

コレラマップ
（出典：http://www.ph.ucla.edu/epi/
snow.html）

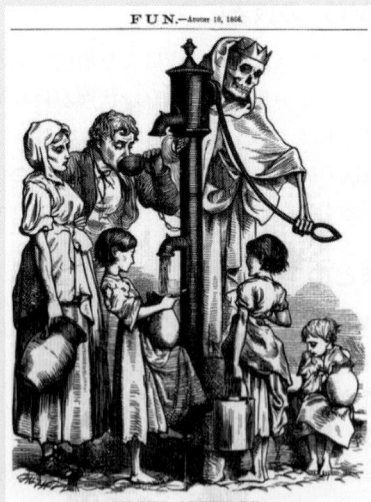

死神の井戸
コレラの原因となった井戸の恐怖を表した図
（出典：http://c-h-o-l-e-r-a.tumblr.com/
cites）

者が集積していることに気づきました．彼は，原因と推定した井戸のポンプの柄を取り外し，井戸を使えないようにしました．以後，患者発生数は急速に減少し，9月末にはこの流行が終息しました．

　この時代は，まだ，病気は悪い空気＝瘴気（miasma）によって起こるとされ，感染症の原因が微生物であることが解明されておらず，当然ながらコレラ菌も発見されていませんでした．上述した当時の医学的水準を考慮すると，原因（コレラ菌）が特定されなくても，井戸がコレラの原因であることを確信し，リスク排除を行った彼の行動は高く評価されると思います．現在でも，スノウ博士がコレラマップ作製に用いたボロノイ図法は，種々の感染症の疫学調査に用いられています．読者の皆さんも時間がある時に，Snow 博士の功績とコレラマップをぜひ参照してください（http://www.ph.ucla.edu/epi/snow/snowmap1_1854.html）．

　なお，蛇足ですが，世界的な現地疫学調査を行っている CDC（米国疾病予防管理センター）の EIS（Epidemic Intelligence Service）のロゴマークには地球儀に穴が開いた靴が乗っています．これは，スノウ博士のように「穴が開くほど靴を擦り減らし，現地疫学調査を行う」という，同部局の現地疫学に対するポリシーを表しています．

📖 文献

❶ スティーヴン・ジョンソン, 著. 矢野真千子, 訳. 感染地図－歴史を変えた未知の病原体－. 東京: 河出書房新社; 2007.

＊ あ ん ず コ ラ ム ＊

後藤新平博士と水道水

　ご存じの通り，後藤新平は，明治・大正・昭和時代に活躍した，医師・官僚・政治家といった多彩な顔をもつ人物です．彼は，江戸末期（安政 4 年，1857 年），現 岩手県奥州市に下級武士の子息として生まれ，17 歳で須賀川医学校（福島県立医科大学の前身）に入学しました．卒業後，名古屋医学校（現 名古屋大学医学部）にて医師として活躍し，弱冠 24 歳で医学校の病院長になり，その後，内務省衛生局長，台湾総督府民生長官，満州鉄道総裁を経て，逓信大臣，内務大臣，外務大臣ならびに東京市長などの要職を歴任しました．また，内務省勤務時代に，当時ドイツの細菌学の権威であるロベルト・コッホ博士のもとに私費で留学し，その時の研究功績により医学博士を取得しています．

　ジョン・スノウ博士のコラムでも述べた通り，19 世紀から 20 世紀初頭にかけて，

その他

ヨーロッパ，米国および日本では，近代化・工業化に伴い，都市部への過度の人口流入が起こると同時に，コレラや赤痢のような感染症の流行が大きな健康リスクとして存在していました．ちょうどこの頃，近代細菌学の開祖とされる，ルイ・パスツールやロベルト・コッホにより，赤痢やコレラのような下痢症の原因は細菌であることが明らかになりました．また，消毒法に関する研究が発展し始めたのもこの頃からです．後藤新平が，コッホ博士のもとで細菌学の研究に励んでいたのもこの時期でした．

　記録では，大正 10 年（1921 年），彼が東京市長在職時，水道水の塩素消毒が始まったとされています．東京では，塩素消毒導入後，コレラや赤痢のような水系感染症が劇的に減少し，同時に乳児死亡率も下がりました．東京市での水道水の塩素消毒導入のイニシアチブをとったのは誰かという，明確な記録はないとされます．余談として，塩素消毒に用いた塩素ガスは，陸軍の化学兵器（塩素ガス）からの軍事転用という一説もあります．しかし，これは別として，塩素消毒の導入による水系感染の劇的な減少は，後藤市長の医師・細菌学者という専門家としての知見・経験と政治家としてのリーダーシップによる功績ではないかと私は密かに思っています．

　さらに，大正 12 年（1923 年）9 月 1 日，関東大震災が発生しました．後藤新平は，内務大臣を任命され，帝都復興のために身を削って働きました．新たに建設された靖国通りは，彼が行った復興都市計画の象徴かつ功績といわれています．最後に，「財を残すは下，業を残すは中，人を残すは上」という，彼が残したとされる名言でこのコラムを締めくくりたいと思います．

Reference

❶ 竹村公太郎. 日本文明の謎を解く. 東京: 清流出版; 2003. 第 8 章.

📖 文献

❶ Tsushima K, et al. Direct hemoperfusion using a polymyxin B immobilized column improves acute respiratory distress syndrome. J Clin Apher. 2002; 17: 97-102.

❷ Seo Y, et al. Beneficial effect of polymyxin B-immobilized fiber column (PMX) hemoperfusion treatment on acute exacerbation of idiopathic pulmonary fibrosis. Inter Med. 2006; 45: 1033-8.

❸ Abe S, et al. Neutrophil adsorption by polymyxin B-immobilized fiber column for acute exacerbation in patients with interstitial pneumonia: a pilot study. Blood Purif. 2010; 29: 321-6.

❹ Abe S, et al. Polymyxin B-immobilized fiber column (PMX) treatment for idiopathic pulmonary fibrosis with acute exacerbation: a multicenter retrospective analysis. Intern Med. 2012; 51: 1487-91.

❺ Izumi S, et al. Potential benefits of early direct hemoperfusion with polymyxin B-immobilized fiber columns for patients with rapidly progressive interstitial pneumonia. Am J Respir Crit Care Med. 2014; 189: A1436.

❻ Kono M, et al. Evaluation of different perfusion durations in direct hemoperfusion with polymyxin B-immobilized fiber column therapy for acute exacerbation of interstitial pneumonias. Blood Purif. 2011; 32: 75-81.

❼ Bernard GR, et al. High-dose corticosteroids in patients with the adult respiratory distress syndrome. N Engl J Med. 1987; 317: 1565-70.

❽ Steinberg KP, et al. Efficacy and safety of corticosteroids for persistent acute respiratory distress syndrome. N Engl J Med. 2006; 354: 1671-84.

❾ Meduri GU, et al. Methylprednisolone infusion in early severe ARDS: results of a randomized controlled trial. Chest. 2007; 131: 954-63.

❿ Tang BM, et al. Use of corticosteroids in acute lung injury and acute respiratory distress syndrome: a systematic review and meta-analysis. Crit Care Med. 2009; 37: 1594-603.

⓫ Meduri GU, et al. Steroid treatment in ARDS: a critical appraisal of the ARDS network trial and the recent literature. Intensive Care Med. 2008; 34: 61-9.

⓬ Agarwal R, et al. Do glucocorticoids decrease mortality in acute respiratory distress syndrome? A meta-analysis. Respirology. 2007; 12: 585-90.

⓭ 日本血液製剤ホームページ. http://www.ketsukyo.or.jp/

⓮ Perez EE, et al. Update on the use of immunoglobulin in human disease: a review of evidence. J Allergy Clin Immunol. 2016; S0091-6749: 31141-1.

⓯ Alejandria MM, et al. Intravenous immunoglobulin for treating sepsis, severe sepsis and septic shock. Cochrane Database Syst Rev. 2013; 9: CD001090.

⓰ Soares MO, et al. An evaluation of the feasibility, cost and value of information of a multicentre randomised controlled trial of intravenous immunoglobulin for sepsis (severe sepsis and septic shock): incorporating a systematic review, meta-analysis and value of information analysis. Health Technol Assess. 2012; 16: 1-186.

⓱ Arellano-Orden E, et al. Small particle-size talc is associated with poor outcome and increased inflammation in thoracoscopic pleurodesis. Respiration. 2013; 86: 201-9.

⓲ Kasahara K, et al. Randomized phase Ⅱ trial of OK-432 in patients with malignant pleural effusion due to non-small cell lung cancer. Anticancer Res. 2006; 26: 1495-9.

⓳ Yoshida K, et al. Randomized phase Ⅱ trial of three intrapleural therapy regimens for management of malignant pleural effusion in previously untreated non-small cell lung cancer: JCOG 9515. Lung Cancer. 2007; 58: 362-8.

⓴ Blanco I, et al. Pleurodesis with the patient's own blood: the initial results in 14 cases: Arch Bronconeumol. 1996; 32: 230-6.

㉑ Andreetti C, et al. Pleurodesis with an autologous blood patch to prevent persistent air leaks after lobectomy. J Thorac Cardiovasc Surg. 2007; 133: 759-62.

㉒ Rafinski RA. Uber die Behandlungsmoglichkeit, des Spontanpneumothorax von kindern mit einer zeitweilingen Plobiereng des sogenannten Drainagebronchus. Prax Pneumol. 1968; 19: 736-46.

㉓ 渡辺洋一. EWS®を用いた気管支充填術. EWSハンドブック. 2013

㉔ 渡辺洋一. 気管支充填術. 気管支学. 2005; 27: 475-8.

㉕ Ueyama M, et al. Three cases of intractable pneumothorax treated successfully with bronchial occlusion using Endobronchial Watanabe Spigots and coagulation factor XIII. JJSR. 2010; 32: 224-8.

その他

索　引

呼吸器診療 ANDS BOOK（アンズブック）　ⓒ

発　行	2019 年 9 月 20 日　初版 1 刷	
監修者	滝　澤　　始	
編著者	皿　谷　　健	
発行者	株式会社　中外医学社	
	代表取締役　青　木　　滋	
	〒162-0805　東京都新宿区矢来町 62	
	電　　話　　（03）3268-2701（代）	
	振替口座　　00190-1-98814 番	

印刷・製本/三和印刷（株）　　　　　　　　　　　＜HI・KN＞
ISBN978-4-498-13044-9　　　　　　　　　　　　Printed in Japan